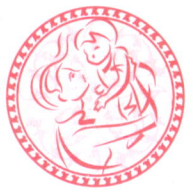

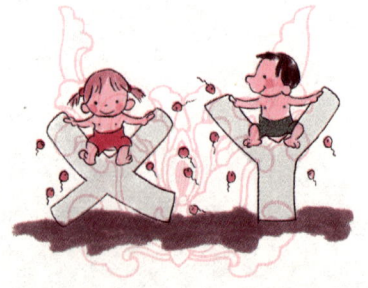

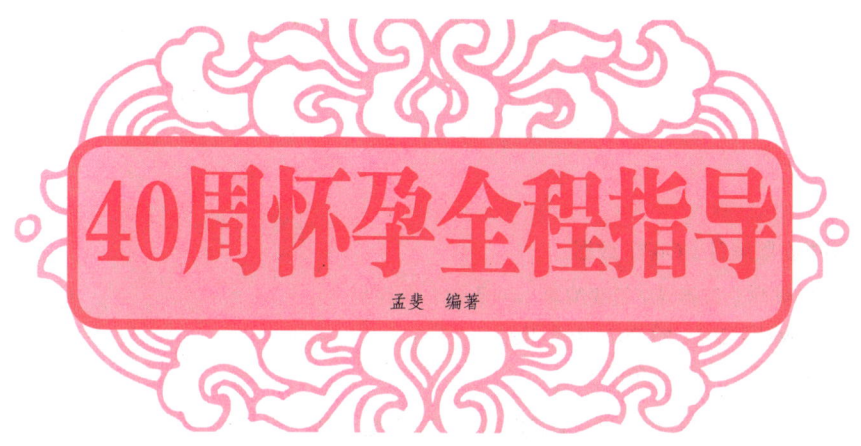

40周怀孕全程指导

孟斐 编著

内容更全面　方法更科学　理念更先进
备孕、怀孕、分娩到产后的全程跟踪
全方位呵护准妈妈和胎宝宝的健康

天津出版传媒集团
天津科学技术出版社

图书在版编目（CIP）数据

40周怀孕全程指导/孟斐编著.——天津：天津科学技术出版社，2014.3（2021.7重印）

ISBN 978-7-5308-8624-3

Ⅰ.①4… Ⅱ.①孟… Ⅲ.①妊娠期-妇幼保健-基本知识 Ⅳ.①R715.3

中国版本图书馆CIP数据核字（2013）第319217号

40周怀孕全程指导

40ZHOU HUAIYUN QUANCHENG ZHIDAO

策 划 人：杨　譞

责任编辑：孟祥刚

责任印制：兰　毅

出　　版：天津出版传媒集团
　　　　　天津科学技术出版社

地　　址：天津市西康路35号

邮　　编：300051

电　　话：（022）23332490

网　　址：www.tjkjcbs.com.cn

发　　行：新华书店经销

印　　刷：三河市万龙印装有限公司

开本720×1020　1/16　印张20　字数430 000

2021年7月第1版第3次印刷

定价：55.00元

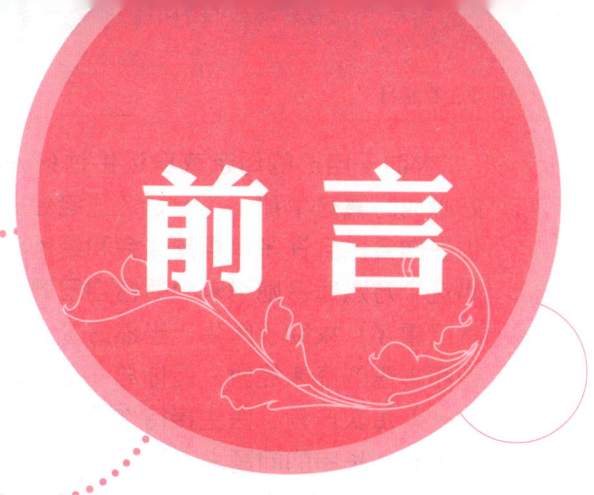

前言

从准备怀孕起，到十月怀胎、一朝分娩，这是一个漫长的过程，期间，准妈妈自身的生理和心理都会发生巨大的变化，对于许多突如其来的变化，再加上对孩子的热切期盼，年轻的准妈妈不可避免地会产生各种疑问：怀孕前夫妻如何调养身体？什么时候能怀上孩子？选择什么时机受孕最有利于优生呢？怀孕期需要做哪些检查？妊娠反应强烈如何缓解？准妈妈不小心感冒了能吃药吗？如何能知道宝宝在腹中是安全的呢？都说"一人吃两人补"，孕妇究竟吃多少、怎么吃才健康呢？爱美的准妈妈们在加强营养时，又如何确保自己长胎不长肉？如何确保母亲和腹中宝宝的安全，生活中有哪些宜忌？出现孕吐、感冒、皮肤瘙痒等各种不适时，除了用药还有没有更安全的方法？出现什么情况时一定要马上就医？该选择自然分娩还是剖宫产？……

　　诸如此类的问题或许还有很多很多，一些仅仅只是小小的疑问，懂得一些妇产科学知识就能打消你的疑虑。而有些确实是一些需要解决的问题，比如说：有些人会呕吐不止甚至难以继续工作，有些人会遇上妊娠期糖尿病，有些人会在孕晚期严重水肿，有些人会失眠，有些人会早产。因而有专家曾说："怀孕不是件简单的事情，它意味着许多问题的开始。"在甜蜜和艰辛交织的怀孕过程中，一些问题是所有人都会碰到的，但因体质、生活环境、遗传因素、文化背景等的不同，每个人也会遇到不一样的问题。当面对各种问题时，每一个准妈妈该如何去应对呢？

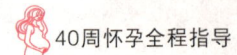

求助于自己的母亲或身边生过孩子的女性吗？她们常常会好心地叮嘱这个那个，但是这些老经验靠谱吗？上网交流吗？也许你会找到许多有相同体会和经历的准妈妈，但你同样会担心这个方法适合她也未必适合自己呀，万一出了点差错后果可就严重了！求助于医生，当然好了，他们有专业的妇产科学知识和丰富的临床经验。但你总不可能时时、事事都能求助于他们吧？每次产检，医生接待你的时间是有限的，你许多细微的体验和一长串的问题来不及说出口就被支出去了。

　　为了帮助年轻的准妈妈轻松顺利地度过孕期，给准妈妈准爸爸提供一个科学、实用、有效的40周全程孕产指导。本书立足于现代生活，从准妈妈的实际需要出发，是一部根据中国女性特有的体质、生活方式、育儿环境等进行编写的孕产百科全书，因而最适合中国妈妈使用。同时，本书大量综合了国内外妇产科学、遗传学、营养学、儿科等相关领域的最新研究成果，借鉴了近年来优秀孕产、育儿相关图书的编写体例，系统而全面地讲解了孕产过程中的科学知识、实用方法。对于准妈妈而言，在本书中，你所不知道的、想知道的、应该知道的一切问题都能在书中找到答案，从孕前准备、孕期40周，再到分娩、坐月子、产后恢复、护理新生儿，每一个环节都详细介绍了相关的科学常识，讲解了一些实用有效的解决方案，帮助你打消一些疑虑，解决一些问题，并制定好孕期每一阶段的饮食、运动和胎教计划，将使你的孕期生活变得更美好，更安全。

　　本书旨在应准妈妈之所需，急准妈妈之所急，想准妈妈之所想，为准妈妈出谋划策，解决实际问题。凡准妈妈普遍关心和最经常遇到的问题，诸如，提高受孕率的诀窍，胎儿性别的秘密，怎样补钙最有效，如何数胎动监测宝宝的安全，自然分娩时如何配合医生，如何正确哺乳等等，你都可以在书中找到答案。正是因为书中所讨论的这些问题都是从各大育儿论坛、问卷调查中得来，是从准妈妈的实际生活中得来，所以它非常贴近实际，贴近大众。针对每个问题，书中不仅告诉你要怎么做，而且还告诉你为什么要这么做，如果不这么做会有什么后果。每个问题都有科学的解答，阐述得详细而深入，彻底把孕产知识讲清楚了，让准妈妈学起来轻松，用起来放心。

　　我们衷心希望本书能帮助每个准妈妈平安、顺利度过孕产期，轻松解决孕产期的各种问题，拥有健康快乐的心情。

目录

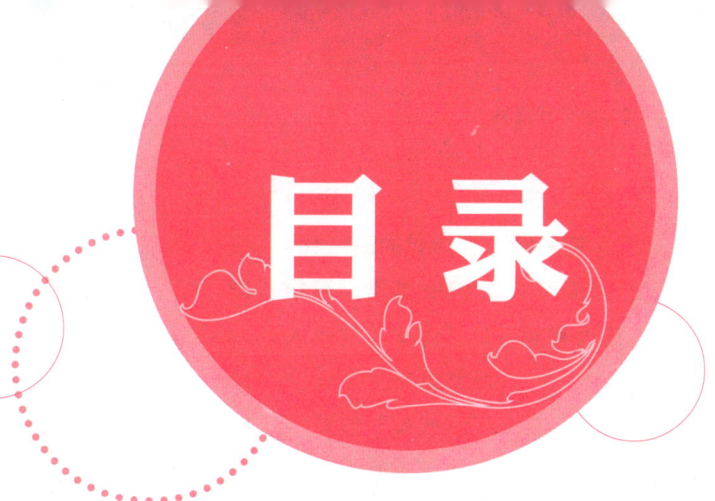

第一章 预约一个优质宝宝——缜密的怀孕准备

第一节 计划怀孕的夫妻要知道的9件事

1. 女性的最佳生育年龄　2
2. 男性的最佳生育年龄　2
3. 把受孕选在瓜果飘香的季节　3
4. 4月生的孩子发育好　4
5. 今天也许是受孕的好日子　4
6. 择时而孕，享受"性福"时刻　5
7. 隔日同房更"幸孕"　5
8. 生男生女的奥秘　6
9. 学一点胎教知识　6

第二节 准孕妇提前要做的11件事

1. 提前11个月注射乙肝疫苗　7
2. 提前10个月要做的健康检查　7
3. 孕前9个月必须治愈的3种疾病　8
4. 提前8个月注射风疹疫苗　8
5. 提前7个月排出体内毒素　9
6. 提前6个月治好牙病　9
7. 提前5个月做抗体检测　9
8. 孕前3个月可供选择的疫苗　9
9. 孕前3个月的营养方案　10
10. 提前1个月洗牙　11
11. 提前养成运动的好习惯　11

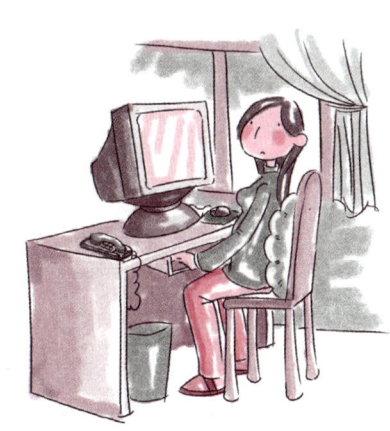

第三节　准孕妇要当心的8件事

1. 孕前需经医生指导的9种疾病　12
2. 远离可能致畸的8类常用药物　13
3. 压力和疲劳是"优孕"的敌人　14
4. 肥胖影响生儿育女　14
5. "骨感妈妈"做不得　14
6. 停止避孕后不宜马上受孕　15
7. 喜忧参半的外形遗传　16
8. 高度近视也遗传　16

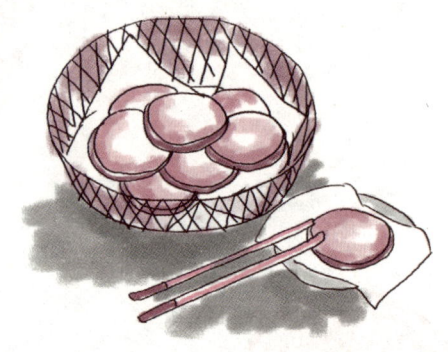

第四节　准孕妇不要做的10件事

1. 不可勉强的性生活　17
2. 不要再跟你的宠物腻在一起　17
3. 做个不喝酒的健康准妈妈　18
4. 负责的准妈妈不要吸烟　18
5. 远离化学添加剂　19
6. 暂时告别咖啡因食品　19
7. 清洗果蔬不可马虎　19
8. 抵制油炸食品及香辣调料　19
9. 高糖、多盐要不得　20
10. 忌用铝制品烹调食物　20

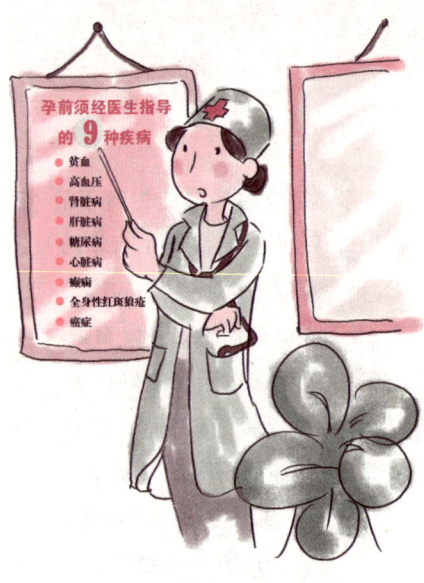

第五节　丈夫一定要注意的10件事

1. 男人也要做"孕前检查"　21
2. 丈夫也需谨慎用药　22
3. 为了孩子，不能再挑食　22
4. 向香烟说再见　23
5. 孩子和酒，请选择一个　23
6. 你的胡子刮净没有　23
7. 一定要穿纯棉内裤　23
8. 不要再穿紧身裤　24
9. 洗澡时，请把水温调低　24
10. 暂时停止长途骑车运动　24

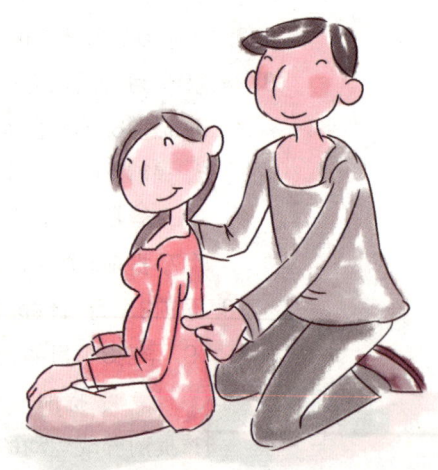

第二章 新生命的奇妙旅程——平安的妊娠期

第一节 一个新生命的缔造——第一阶段护理方案

第1周 精子与卵子的伟大结合 26
第2周 准妈妈的过渡期准备 29
第3周 一粒种子的诞生 31
第4周 胎宝宝找到了温暖的家 36
第5周 准妈妈出现早孕反应 44
第6周 宝宝像个字母C 49
第7周 胎宝宝开始有第一个动作 54
第8周 透明的小家伙 59
第9周 真正的小宝宝 64
第10周 经受生命的考验 68
第11周 宝宝的重要器官完全形成 72
第12周 不安分的小小舞蹈家 76

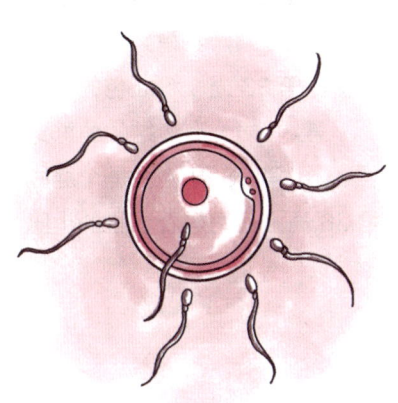

第二节 胎宝宝正在快速成长——第二阶段护理方案

第13周 谁在跟我打招呼 82
第14周 小下巴终于抬起来了 89
第15周 我会皱眉了 94
第16周 小淘气一阵乱踢 99
第17周 脐带是宝宝的第一件玩具 103
第18周 独一无二的指纹 109
第19周 开始监测胎动 114
第20周 我的头发长了 118
第21周 接受别人祝福的目光 122
第22周 我现在很清醒 127
第23周 宝宝的身材越来越匀称 130
第24周 噪声很讨厌 134

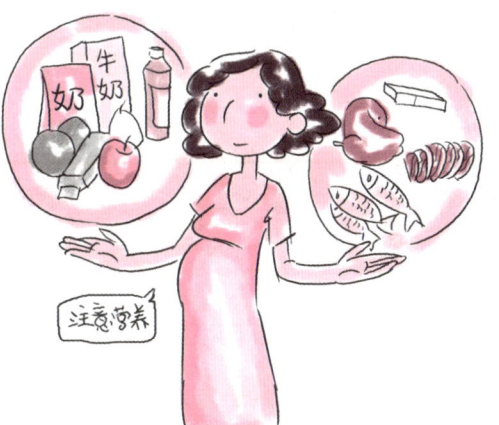

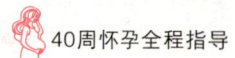

第三节 真正的小人儿日渐茁壮——第三阶段护理方案

第 25 周　第一次睁眼睛　139
第 26 周　房子变小了　145
第 27 周　偶尔眨眨眼　149
第 28 周　在梦里吸吮妈妈的奶　152
第 29 周　大脑功能日渐完善　157
第 30 周　吵得人家睡不着　162
第 31 周　外边有个小太阳　166
第 32 周　我踢到了妈妈的胸　169
第 33 周　粉红色的小宝宝　173
第 34 周　有个结实的好身体　177
第 35 周　我是个胖娃娃　181
第 36 周　让妈妈看看我的小脚丫　184

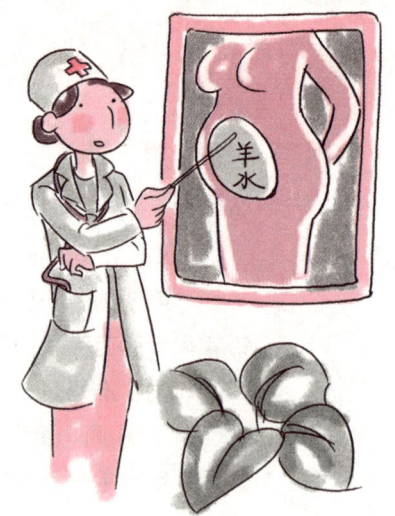

第三章　女人最光辉的时刻
——痛并快乐着分娩

第 37 周　蠕动着告诉妈妈：我很好　190
第 38 周　像小泥鳅一样光滑　195
第 39 周　小脑袋在向外顶　199
第 40 周　分娩进行时　202

第四章　月子交响曲
——幸福的产褥期

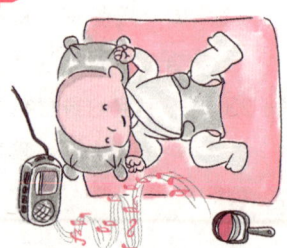

第一节　新妈妈科学坐月子

1. 4种坐月子方式大比拼　222
2. 新妈妈身体恢复　223
3. 科学坐月子的生活常识　230
4. 月子里的6套科学饮食方案　238

5. 产后"亲密接触"宝典里的4个词条　243
6. 产后9种常见病症的预防与治疗　245
7. 特殊人群平安坐月子　251
8. 健康新妈妈学做保健操　255
9. 新妈妈从抑郁阴霾中走出来　260

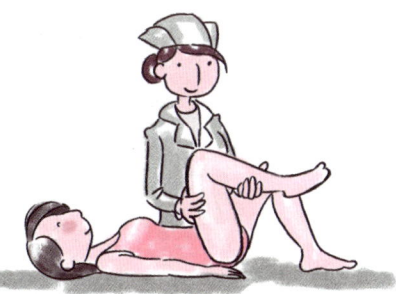

第二节　精心护理新生儿

1. 细心观察新生小宝贝　265
2. 正确哺乳——你做对了吗　271
3. 无奈的选择——科学的人工喂养　277
4. 小宝贝，大学问——科学护理新生儿　283
5. 无微不至的呵护——早产儿的护理　291
6. 关注新生儿的9种常见病症　296
7. 新生儿早期教育　300

附　录

阿普加评分　305
妊娠中晚期不同孕周胎儿双顶径、股骨长标准值对照表　306

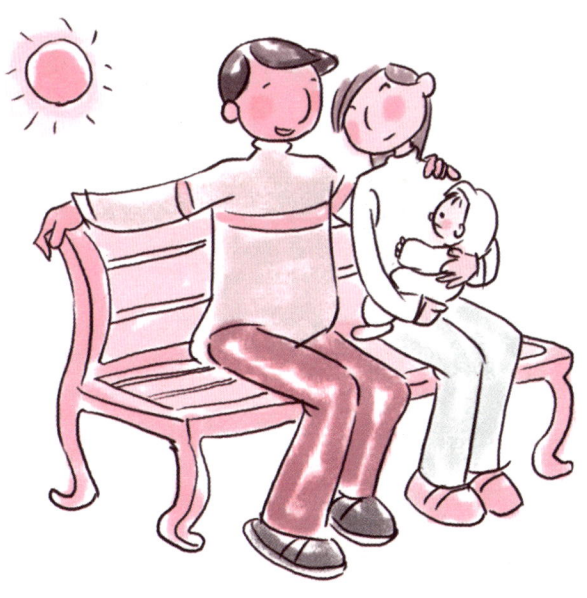

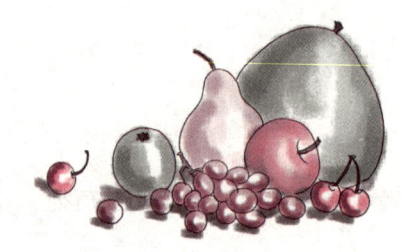

第一章

预约一个优质宝宝
——缜密的怀孕准备

当你享受过了二人世界的幸福,开始觉得好像缺少了点什么,会不会想要一个爱情的结晶,品尝生活的另一种滋味?

为了生一个聪明健康的好宝宝,在怀孕前可要做好充分准备,至少要给自己预留出至少1年的时间,这包括身体、心理、经济等多个方面的准备。在这段时间内,你要多留心周围新生宝宝的父母,从他们身上总结出以后可能用到的方法和经验。只有做好了缜密的怀孕准备,才能够使你的宝宝健康、聪明。

也许有人会觉得一年的时间太漫长,准备怀孕也有那么多的事情要做吗?其实,每个人的实际情况不同,你可以针对自己的具体情况,按部就班地慢慢进入准备怀孕的阶段。

让我们来看看一个"优质宝宝"的爸爸妈妈在怀孕之前应该做些什么?不应该做些什么……好好补习一下"孕前必修课"吧!

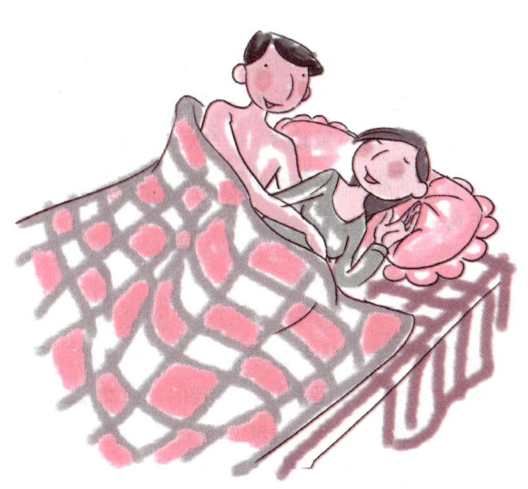

第一节 计划怀孕的夫妻要知道的 9 件事

1. 女性的最佳生育年龄

选择在最佳年龄阶段生育，对于胎儿的生长发育和对孩子的未来成长都是十分有利的。我国《婚姻法》规定的结婚年龄为男 22 周岁、女 20 周岁。但法定的结婚年龄并不是最佳婚育年龄，科学研究表明：我国女性最佳生育年龄在 24～29 岁之间，男性在 30～40 岁之间。这个年龄段的男女青年身体发育成熟，生活上有一定经验，经济上也有了一定的积蓄，这都有利于对孩子的培养教育。

女性不宜过早生育。20 岁左右的女青年仍处于发育阶段，尤其是性腺和生殖器官尚未完全成熟，而怀孕、分娩需要消耗大量的体力和营养，十月怀胎到一朝分娩，从小小的受精卵发育到 3 千克左右的胎儿，所需要的一切营养都是由母体提供的，如果妇女本身尚未发育成熟，就要与胎儿平分某些营养物质，这样不但影响孕妇的自身健康，还会影响下一代的生长发育。过早的生育还容易发生难产，产妇和新生儿所面临的危险系数较高。

女性生育虽不宜过早，但也不宜过晚。如果女性到了 30 岁以后才第一次受孕，就会增加生育的困难，更主要的是卵巢功能逐渐衰退，卵子发生异常的可能性增加，使先天性畸形和痴呆儿的发生率增多。

女性的最佳生育年龄是多大呢？国内外医学家普遍认为是 24～29 岁。这是从女性的生理特点、母婴健康、优生优育等多方面来考虑的。这个时期女子的生殖器官、骨骼及高级神经系统已完全发育成熟，生殖功能处于最旺盛的时期，卵子的质量较高，怀孕后胎儿的生长发育良好，流产、早产、畸形儿和痴呆儿的发生率都比较低，生下的孩子大多聪明健康。这个时期女性的软产道伸展性好，子宫收缩力强，难产概率小，生育危险性小。

2. 男性的最佳生育年龄

孩子的智力和体质与父亲的生育年龄也有一定的关系。有人曾对 302 个家庭的 1150 名子女进行调查，统计资料表明，智力和体力较好的人出生时，父亲的年龄为 29 岁左右。这是因为，男性的精子素质在 29～30 岁时达到最高峰，然后能持续 5～6 年的高质量。科学家们调查了世界上大量杰出人物后认为，父亲在 30～45 岁时生的孩子最聪明。例如，大科学家爱因斯坦出生时父亲 32 岁；大作家契诃夫、马克·吐温出生时父亲均为 36 岁；诗人歌德出生时父亲 39 岁；作家萧伯纳出生时父亲 45 岁等。

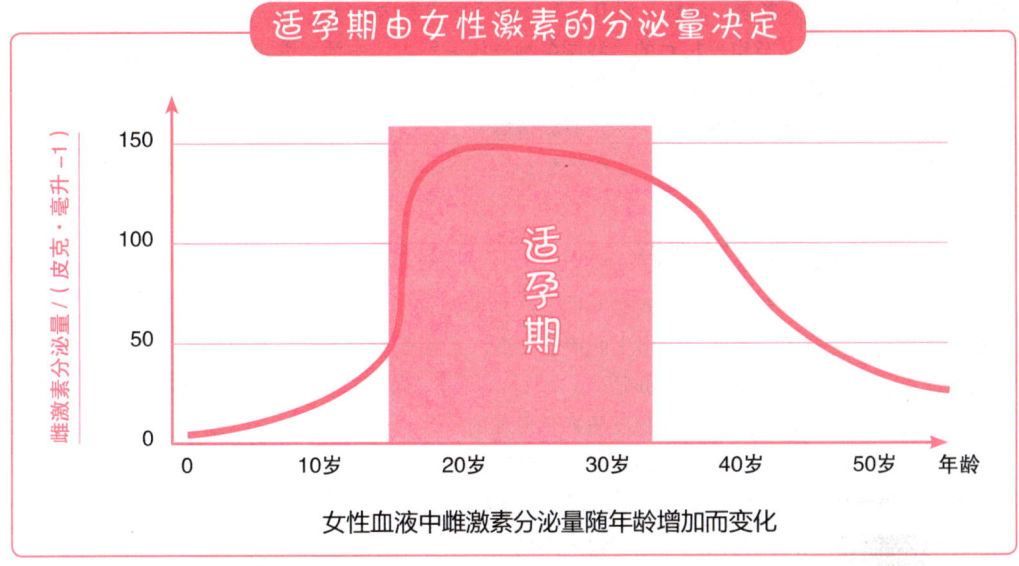

女性血液中雌激素分泌量随年龄增加而变化

与女性一样，男性也不宜高龄生育。胎儿染色体异常的基因突变也与父亲高龄有关。超过40岁的男性将会使新生儿痴呆症的概率明显提高，而且每增长5岁，新生儿染色体异常的概率就会提高1%。

从优生角度考虑，夫妻生育最好有一个年龄差。最新研究结果表明，男方的年龄比女方大5～7岁最好。父亲年龄大，智力相对成熟，精子素质也处于顶峰状态，遗传给下一代的"密码"更准确；母亲年纪轻，生命力旺盛，身心发育成熟，卵子质量高，会给胎儿创造一个更良好的孕育环境，有利于胎儿的发育成长。所以，这种"优化组合"并发症少，分娩安全度高，早产、畸形儿和痴呆儿的发生率最低。著名作曲家柴柯夫斯基与诺贝尔奖得主居里夫人，他们的父亲均比母亲大10余岁。

3. 把受孕选在瓜果飘香的季节

每一对年轻夫妇都希望有一个健康、聪明的孩子。为此，有些男女青年一结婚就不择时间，忙于孕育。殊不知，孩子的健康除了与后天的喂养、保健有关外，还与当初受孕的季节有关。一年有春、夏、秋、冬四个季节，到底选在哪个季节受孕最好呢？

一般说来，选在夏末秋初最为适宜。这样，早孕反应正值秋季，避开了盛夏的炎热对食欲的影响，而且，蔬菜、瓜果供应齐全，既能促进食欲，又能为母子提供充足的营养。等严寒的冬季和来年的初春携着风疹、流感等病毒而来时，妊娠已达中期，胎儿已平安地度过了致畸敏感期。分娩之时，正是春末夏初，气候温和，孩子出生后母亲哺乳、婴儿洗澡均不易受凉。居室可经常开门开窗，还可经常把孩子抱出去晒太阳，有助于胎儿的骨骼生长。当婴儿渐渐长大，需要大量添加辅助食品时，已进入冬季，这样又避开了肠道流行病的发病高峰。

当然，最佳受孕季节也是相对的。我国各地气候差别大，生活习惯也不尽相同，所以准备怀孕的夫妻应因地制宜，综合考虑。

孕育季节虽然不能生搬硬套，但一定要尽量避开 11～12 月。如果在这段时间受孕，临产期就处在炎热的夏季，不仅宝宝要经受炎热的考验，产妇也容易发生产褥期中暑，增加患病的概率。

4. 4月生的孩子发育好

从秋季怀孕来推算，相应的预产期是次年的 3～5 月。据国外一项调查发现，4 月份出生的孩子身高比同等条件其他月份出生的孩子要高，尤其是与 10～12 月出生的孩子比较，差距可达 4 厘米，这其中到底有什么玄机呢？

原来，怀孕初期正是胎儿的大脑皮质初步形成的阶段，这时胎儿的正常发育需要有合理的营养条件和适当的外界温度。夏末秋初月受孕，蔬菜瓜果品种繁多，有效地增加了孕妇的食欲，从而使胎儿的营养需求得以保障。3 个月后，室外温度正好让人感觉很舒服，既不太热，也不太冷，减少了母体健康及胎儿发育因温差起伏过大受到不良的影响。春暖花开时，胎儿已渐趋成熟，良好的气候条件和美丽的大自然，为胎教的实施提供了优良的外界环境。足月分娩时正值气候宜人的春末夏初，有利于宝宝适应新环境。看来，孩子的生日还真的很重要呢！

5. 今天也许是受孕的好日子

女性每月有 6 天时间为受孕最佳时机，即排卵前 5 天及排卵当日。排卵日在下次月经来前 14 天左右，大约就是月经周期中间。女性通常会在这几天有小腹下坠样疼痛及乳房胀痛感。那么如何找准自己的排卵日呢？

○测定基础体温

人在经过较长时间睡眠后醒来（一般在清晨），尚未进行任何活动时所测得的体温，为基础体温。正常情况下，育龄妇女的基础体温于月经前半期较低，排卵期更低，排卵后 24 小时到几天内可突然或缓慢上升 0.3～0.5℃，并一直持续到下次月经来潮时才开始下降。测量基础体温最好从月经来潮第一天开始，坚持每天测量，并用坐标纸记录，以便观察分析。

○推算月经周期

月经周期推算方法仅适用于月经周期比较有规律的女性。方法为从月经来潮的第一天算起，倒数 14（±2）天就是排卵期。例如，月经周期为 28 天，如果这次月经来潮的第一天是在这个月 28 日，那么这个月的 12、13、14、15、16 日就是排卵日。

○观察宫颈黏液变化

身体准备排卵的时候会分泌出黏

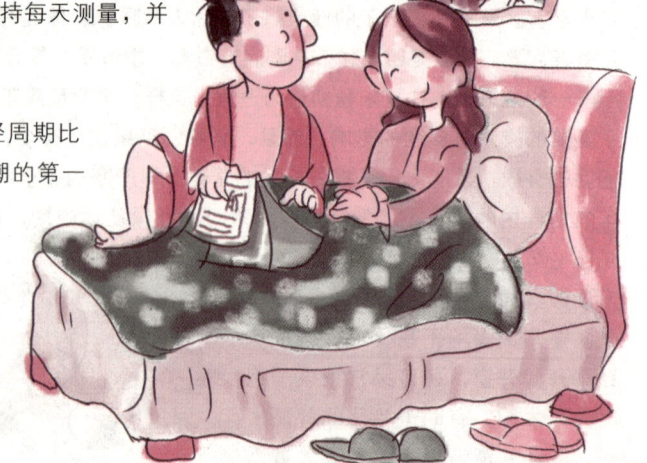

液，它能润滑宫颈，从而方便精子与卵子相会。在排卵期之前黏液透明有弹性，呈鸡蛋清状，用手指尖碰一下就能拉出很长的丝。排卵期之后，黏液通常会变稠，然后慢慢干掉。采集宫颈黏液时，可以用卫生纸或干净的手指轻拭阴道口。

6. 择时而孕，享受"性福"时刻

○ 对准生物钟，有利性生活

月生物钟的周期存在着明显的高低起伏，无论是情绪还是体力的生物钟，在各自的运转中都有高潮期、低潮期和临界期。当夫妻共同处于生物钟的高潮期时，精力充沛、情绪高涨、性欲旺盛，性生活的质量也理想。相反，如果两人都处于生物钟的低潮期或临界期时，体力不济，情绪低落，性欲减退，性生活质量就差，也可能因此而出现性功能异常。

可见，性生活中性兴奋、情欲高潮程度等，都会受到情绪、体力生物钟的操纵。如果夫妻生活偶尔出现不和谐音符，不要自怨自艾，更不能相互指责，应该从生物钟的融洽与否上找找原因。

○ 晚21~22时受孕最佳

科学家对生物钟的研究表明，除了一些疾病对身体的影响因素外，正常人体生理现象和功能状态在一天24小时内也是不断变化的，7~12时，人的身体功能状态呈上升趋势；13~14时，是白天中人体功能最低的时刻；17时再度上升，23时后又急剧下降。

意大利科学家为了研究受孕的时间规律，请了50多名男性参加试验，每人提供两份样本：一份在7时30分提取；一份在17时30分提取。试验发现，75%的男子下午提取的精液数量特别集中，而且快速运动的比例也比较大。另外，科学研究早已发现激素在影响妇女受孕上起着关键作用，它使大多数妇女在17时开始排卵。

但17时并不是最佳受孕时间，普遍认为21~22时才是真正的"幸福"时刻。因为此时同房后即进入睡眠休息状态，而女方长时间平躺有利于精子游动，增加了精卵接触的机会。

7. 隔日同房更"幸孕"

○ 对准生物钟，有利性生活

长久以来人们普遍认为，在妻子最易怀孕之前的几天里，男人应当禁欲，目的是使精子的数目积累得多一些。这种说法并不准确。因为性生活过少时，不利于精子与排出的成熟卵子相遇，受孕机会自然较低。医学家研究发现：同房次数越多，受孕的概率越大。但并不是说每日同房就会使怀孕的可能性增至最大。

有些人为了更快怀孕，总是执着于频繁同房，结果适得其反。如果每日同房，甚至每日多次同房，就会导致精液量减少和精子密度降低，精子活动率和生存率显著下降，使精子在女性生殖道里的行进能力、与卵子相会的"后劲"大大减弱，受孕的机会自然就大大降低了。

○ 隔日同房最佳

实际上隔日同房，怀孕的概率为22%，而每日同房，仅将这个数目增至25%。但是，如果间隔时间过长，比如每周一次，怀孕的概率就会降至10%。因此，在最佳受孕时段内，隔日同房是既科学又容易实现的最佳频度。

8. 生男生女的奥秘

人体有23对染色体,22对为常染色体,1对为性染色体,人的性别就是由这1对性染色体决定的。男性的1对性染色体为ⅩY染色体,女性的1对为ⅩⅩ染色体。正常精液中含Ⅹ和Y的精子数是基本相等的,因此生男生女的机会也基本相等。

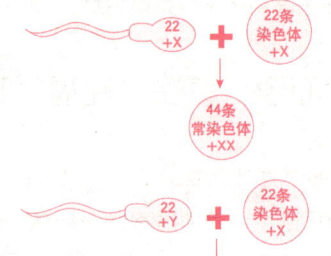

卵子和精子结合

一个卵子和一个含Ⅹ染色体的精子结合,这将发育成一个女孩。

一个卵子和一个含Y染色体的精子结合,这将发育成一个男孩。

随着时代的进步,一般人都能够以平常的心态看待子女性别,但也有一些人依然重男轻女,这是违反自然规律的。如果人们都想要男孩,会造成社会上男女性别比失衡,甚至产生对社会安定极为不利的因素。

不过,如果遇到某种特殊情况,就必须对孩子的性别做出选择,如某些"Ⅹ连锁显性遗传病"只遗传给男孩,如遗传性肾炎、先天性眼球震颤等。为避免这些伴性遗传病或缺陷,主动采取一些相应措施是必要的,为此,有研究人员经过调查后发现,大致有7个因素可能会对受精卵的性别产生影响。

(1)同房时间影响:带Ⅹ染色体的精子活动力较慢,但存活时间较长,故在排卵前数日同房,生女孩概率大。带Y染色体的精子活动力强,但存活时间短,故在接近排卵日同房,生男孩概率大。

(2)酸碱环境影响:带Ⅹ染色体的精子喜欢酸性环境,而带Y染色体精子喜欢碱性环境,所以调整饮食习惯,多吃肉类食物,可以提高生女胎的概率;反之,多吃蔬菜类食物则易生男孩。

(3)怀孕时年龄影响:孕妇25~29岁之间生男孩的概率比生女孩的概率大;夫妇年龄每增加5岁,生女孩概率增加1‰;丈夫年纪太大,妻子易生女孩。

(4)孕妇体质影响:如果孕妇属先天营养不良体质,则生男孩的概率要多一些。

(5)季节影响:北半球国家的女性夏冬两季受孕较易生女孩,而春秋受孕则较易生男孩。

(6)金属元素影响:妊娠前6周常吃咸的和富含钾、钠的食物,可以增加生男孩的概率。

(7)药物影响:如果在医生指导下用药物进行人工促排卵后,新生婴儿的性别比,女性明显多于男性。

当然这些资料仅供参考,具体情况还需要找产科专家进行指导,以免自行操作产生不良后果。

9. 学一点胎教知识

胎教,源于我国古代。古人认为,胎儿在母体中能够感受孕妇情绪,受到言行的感化,所以孕妇必须谨守礼仪,给胎儿以良好的影响。在我国古代的典籍中,如西汉刘向的《列女传》、贾谊的《新书·胎教》等,都有关于胎教的论述。

实践证明,人类在幼儿时期,即大脑发育最佳时期,所受的教育是至关重要的,而胎教则是在胎儿神经系统形成过程中,所采取的培育手段,也是婴儿早期教育的开端。俄国著名科学家巴甫洛夫就曾说过:"婴儿出生后再进行教育,就已经迟了……"

现代胎教主要通过母亲对胎儿进行训练,激发胎儿的大脑神经细胞增殖到最佳数目。因为脑神经细胞发育一旦完成,再也不会增殖,因此对未出世的胎儿进行最佳的训练就显得十分重要,同时又可以使胎儿从生理上和心理上得到合理的训练和发展。所以,怀孕前多花一点时间学习胎教知识及实践方法,是值得的。

第二节 准孕妇提前要做的11件事

1. 提前11个月注射乙肝疫苗

如果你没有任何慢性疾病，到目前为止还很健康，那么你这时可以去打疫苗了。我国目前还没有专为女性设计的怀孕免疫计划，但是专家建议准备怀孕的女性一定要提前11个月注射乙肝疫苗。

因为乙肝疫苗是按照0、1、6的程序注射的：即从第1针开始算起，在此后1个月时注射第2针，在6个月时注射第3针。因此至少应该在怀孕前9～10个月进行注射，才能保证怀孕的时候体内乙肝疫苗病毒完全消失，并且产生抗体。还有些人在3针注射完之后仍不能产生抗体，或者抗体的数量很少，还需要进行加强注射。所以，为了能留出充足的时间，最好将注射乙肝疫苗的时间提前11个月。

2. 提前10个月要做的健康检查

建议你在准备怀孕的前半年就进行一次身体检查，对身体的各个脏器，如心脏、肝脏、肾脏等，做一次全面系统的检查。如果某些系统曾患有疾病，就应当请医生检查，是否已痊愈或者已好转。医生告诉你适合怀孕时，方可怀孕。这样做不只是为胎儿的健康打下基础，更是为将来养育儿女的漫长岁月储备能量。毕竟，有健康快乐的父母，才有健康快乐的宝宝。一般的健康检查包括以下几个方面：

○测量血压

看血压是否偏高或偏低，在受孕前应把血压控制在正常的水平。

○妇科检查

一些生殖道致病微生物，如真菌、滴虫、淋球菌、沙眼衣原体、梅毒螺旋体等会引起胎儿宫内或产道内感染，影响胎儿的正常发育，还会引起流产、早产。如有感染，应推迟受孕时间，进行治疗。

○宫颈涂片

宫颈涂片是从子宫颈部取少量的细胞样品，放在玻璃片上，然后在显微镜下研究是否异常。通过这项检查，医生可以检测到子宫颈细胞微小的早期变化。

○血常规和血型

对于迁延型慢性肝炎，如病情轻微、肝功能正常、病人年轻、体质又好，经过适当治疗，也可以妊娠。但在妊娠后，应坚持高蛋白饮食和充分休息，加强孕期监护。

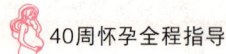

○尿检查

了解肾脏的一般情况和改变,其他脏器的疾病对肾脏功能有无影响,药物治疗对肾脏有无影响等。

○便检查

查虫卵、潜血试验、检验粪便中有无红细胞、白细胞,排除肠炎、痔疮、息肉等病变。

○肝、肾功能检测

检查肝、肾功能的各项指标,可诊断有无肝脏及肾脏疾病、疾病的程度以及评估临床治疗效果和预后。

○其他检测

如果你已经超过35岁,那么最好再做乳房X线摄影。如果你曾与艾滋病或肝炎患者有过亲密接触,最好请医生安排检查,确认是否患病。如果你原本有一些慢性病,如贫血或习惯性流产等,医生可能会建议你做一些特殊的检查。

3. 孕前9个月必须治愈的3种疾病

检查结果出来了,如果有那么点异常,千万不要慌张。不管是两人中的哪一方存在问题,都要冷静对待,配合医生进行治疗。如果女方患有下面的任一种疾病,那么你们的怀孕计划就要暂缓,治疗才是当务之急。

○隐匿性梅毒

近几年来,婚检人群中的性病人数年增长率高于50%,其中绝大多数为梅毒,在这些梅毒患者中,比例最高的就是隐匿性梅毒,患者本人全然不知。梅毒是对人体伤害很大的性病。它悄悄地"蚕食"肌体,危害健康,并可传染给配偶,造成流产、早产、死胎、新生儿先天性梅毒等。但是,这种疾病只要发现早,治疗及时,是完全可以治愈的。治愈后,再经过几个月的恢复期,将体内残余药物代谢之后,便可以受孕。

○阴道炎

阴道炎最多见的是真菌性阴道炎和原虫类的滴虫性阴道炎,都可引起瘙痒和阴道分泌物增多。应在妊娠前彻底治愈。如果不加治疗就进行分娩,在产道中会造成婴儿感染。

○结核病

早期结核病往往不易发觉。如果出现持续数日低热,容易疲劳、咳嗽、咳痰、盗汗等症状,应想到是否患结核病,立即上医院诊治。如果妻子患有传染性的结核病,怀孕后可致流产、早产。而如果在孕期服用抗结核药物,势必会影响到胎儿的发育,所以应治愈后再考虑怀孕。

4. 提前8个月注射风疹疫苗

怀孕前还有一种疫苗也是必须注射的,那就是风疹疫苗。风疹是由风疹病毒引起的一种常见的急性呼吸道传染病。以低热、全身皮疹为特征,常伴有耳后、枕部淋巴结肿大。

如果孕妇在妊娠期患风疹,风疹病毒可以通过胎盘感染胎儿,所生的婴儿可能成为未成熟儿,可能患先天性心脏畸形、白内障、耳聋、发育障碍等症，称为先天性风疹或先天性风疹综合征。医生建议风疹疫苗至少应该在怀孕前3个月注射，这样才能保证怀孕的时候体内风疹疫苗病毒完全消失，不会对胎儿造成影响。为了保险起见，建议准备怀孕的你给自己留出充足的时间，提前8个月注射风疹疫苗。并在2个月后确认体内是否有抗体产生。

5. 提前7个月排出体内毒素

从日常饮食中注意摄取以下食物，可帮助排出人体内的毒素。

动物血：猪、鸭、鸡、鹅等动物血液中的血蛋白被胃液分解后，可与侵入人体的烟尘发生反应，以促进巨淋巴细胞的吞噬功能。如猪血中富含氨基酸、铁、铜、锌、铬、钴、钙、磷、钾、硅等人体必需的营养素，尤其适宜身体虚弱及贫血者食用。

韭菜：又叫作起阳草，富含挥发油、硫化物、蛋白质，膳食纤维等营养素，温中益脾、固精壮阳，其粗纤维可助排泄体内毒物。

海鱼：含多种不饱和酸，能增强身体的免疫力。

豆芽：贵在"发芽"。无论黄豆、绿豆，发芽时产生的多种维生素都能够消除体内的致畸物质，并且促进性激素生成。

6. 提前6个月治好牙病

80％的女性在孕期容易出现牙周病和其他牙齿疾病，如牙痛、牙龈炎、牙龈出血、龋齿等。牙病不仅影响孕妇的健康，严重的还会导致胎儿发育畸形，甚至流产或早产。

关于牙齿疾病，不管从治疗手段，还是用药方面都会有很多禁忌，因此应该在怀孕前6个月就去看看你的牙齿有没有问题，防患于未然。如果牙齿损坏严重，只剩下牙根或残缺的牙冠，虽然不痛，也应该在怀孕前拔除。另外，大部分人都无法全部萌出智齿，智齿周围容易积存食物残渣，也是影响健康的隐患，应该在怀孕前尽早拔除。如果牙齿没有其他的问题，只需要在怀孕之前到医院去洗洗牙就可以了。

7. 提前5个月做抗体检测

检查一下注射乙肝和风疹疫苗后，是否有抗体产生。如果没有产生抗体应该及时补种，以免影响你的怀孕计划。疫苗能使人的血清中产生具有免疫功能的蛋白质，这种蛋白质即是抗体。抗体只能跟相应的抗原起作用，如乙肝抗体只能对乙肝病毒起作用。

8. 孕前3个月可供选择的疫苗

除了上述两种必不可少的疫苗外，还可根据自身的情况，结合医生的建议，考虑是否需要注射其他疫苗。

◎ 甲肝疫苗

甲肝病毒可通过水源、饮食传播。怀孕之后，因为内分泌变化和营养需求大增，肝脏的负荷加重，抗病能力随之减弱。如果准备怀孕的你，经常出差或时常奔赴饭局，应至少在怀孕前3个月注射此种疫苗。

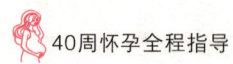

○水痘疫苗

如果在怀孕早期感染水痘，会引起胎儿先天性水痘或新生儿水痘，如果在怀孕晚期感染，则可能导致孕妇患严重肺炎甚至威及生命。由于水痘具有较强的传播性，因此应结合自身职业和所在地区的特点，考虑是否注射水痘疫苗。

○流感疫苗

这种疫苗的有效期较短，抗病时间只能维持1年左右，并且只能预防几种流感病毒。通常说来，流感疫苗适于儿童、老人及抵抗力相对较弱的人群。准孕妇可以根据自己的身体状况来做决定。

○狂犬疫苗

这属于事后注射疫苗，也就是在被动物咬伤后再注射。只要在生活中注意防范，这种麻烦是完全可以避免的。若不慎被动物咬伤，必须征求医生的意见，然后考虑注射。

最后，还要提醒准孕妇们无论是注射何种疫苗，都应遵循至少在怀孕前3个月注射的原则。另外，疫苗毕竟是病原或降低活性的病毒，并非打得越多越好。坚持锻炼、增强体质，才是防病的根本。

9. 孕前3个月的营养方案

○叶酸，你坚持补了没有？

在人类胚胎发育过程中，从受孕至怀孕后28天是神经管形成和发育完善的时期，也是预防神经管畸形的有效时期。常见的神经管畸形有：无脑、脑积水、脑膨出、脊柱裂等。以往，妇女一般在确认怀孕后才开始服用复合维生素，往往错过了这一重要的阶段。有研究显示，妇女在妊娠前后，服用叶酸或含叶酸的复合维生素，可以降低发生神经管畸形的危险。美国公共卫生署建议，准备怀孕的妇女应每天服用400微克的叶酸，以预防胎儿、婴儿发生神经管畸形。

○营养储备，是该开始的时候了

优生学研究表明，孩子出生后的体质和智力的好与坏，很大程度上取决于胎儿时期所得到的营养是否充足、均衡。因此，孕期营养极为重要，但要保证孕期营养，还得从准备怀孕的3个月前就开始积极储备。

（1）要保证热能的充足供给，最好在每天供给正常成人需要的9204.8千焦耳（2200千卡）的基础上，再加上1673.6千焦（400千卡），以供给性生活的消耗，同时为受孕积蓄一部分能量，这样才能使"精强卵壮"，为受孕和优生创造必要条件。

（2）要保证充足优质蛋白质的供给，男女双方应每天在饮食中摄取优质蛋白质40～60克，保证受精卵的正常发育。

（3）保证脂肪的供给。脂肪是肌体热能的主要来源，其所含脂肪酸是构成肌体细胞组织不可缺少的物质，增加优质脂肪的摄入对怀孕十分有益。

（4）充足的无机盐和微量元素，钙、铁、锌、铜等构成骨骼、血液、提高智力的元素，以维持体内代谢的平衡。

（5）供给适量的维生素，能够有助于精子、卵子及受精卵的发育与成长，但是过量的维生素（如脂溶性维生素）也会对身体有害，因此建议慎重补充维生素制剂。

具体来说，建议夫妻双方每天摄入畜肉 150～200 克、鸡蛋 1～2 个、豆制品 50～150 克、蔬菜 500 克、水果 100～150 克、主食 400～600 克、植物油 40～50 克、坚果类食物 20～50 克、牛奶 500 毫升。

另外，为减少早孕反应对身体摄取营养造成的损失，孕前注意摄取在身体储存量较低的一些营养素，如富含叶酸、锌、铁、钙的食物，为早期胚胎正常发育打下充足的物质基础。为避免发生便秘、腹胀甚至痔疮，可多吃一些富含膳食纤维的食物，比如：粗粮面包、糙米、果仁、韭菜、芹菜、无花果等。

10. 提前1个月洗牙

如果你的牙齿没有其他问题，也建议你应该定时清洁牙齿（也就是我们常说的洗牙），这样才能保证牙齿的健康。一般来说，早孕期的 3 个月不宜治牙病和清洁牙齿，所以怀孕前清洁一下，保证整个妊娠期都没有牙病来捣乱。

有的人在清洗牙齿后会出现口腔疼痛、牙齿酸痛等症状，这主要是牙根暴露所致。在清洗牙齿后，短期内应避免接触过冷、过热食物，坚持每餐后刷牙并用牙线清洁牙齿，每隔几小时可用温的盐水漱口，使牙齿有个适应过程，症状会有所缓解。

11. 提前养成运动的好习惯

养成有规律的运动习惯，这不但对现在的你有很大的好处，对怀孕期的体重控制也会有帮助。不过，运动不可以过度，否则就会出现问题。当你想怀孕时，不要过度锻炼身体，也不要突然增加运动量，更不要从事高度竞技的运动。找一种你喜欢、能持续、适合任何季节的运动，最好是能强化背部及腹部肌肉的运动，这将对怀孕有很大帮助。

第三节 准孕妇要当心的 8 件事

1. 孕前需经医生指导的9种疾病

妇女带病妊娠，不仅对自身有害，使病情加重，而且还会危及胎儿。不过，也并非所有的慢性病患者都不能妊娠。因为经过合理、恰当的治疗，待慢性病病情好转后，也可以在医生指导下妊娠。这些病症主要有以下9种：

○ 贫血

在妊娠前如果发现患有贫血，首先要查明原因，确定是属于哪一种原因引起的贫血，然后进行治疗。如果是缺铁性贫血，要在饮食中增加含铁和蛋白质丰富的食物，如仍不好转，应服用铁制剂，待贫血情况基本稳定后，即可妊娠。

○ 高血压

在受孕前应按医生嘱咐进行合理治疗，把血压控制在允许的水平，自觉症状基本消失，即可以妊娠。但应比一般孕妇更注意孕期检查，经常测量血压，并提防妊娠高血压综合征的发生。

○ 肾脏病

严重的肾脏病不宜妊娠。症状较轻，而且肾功能正常者，经过医生允许可以妊娠，但要经过合理治疗，必须把水肿、蛋白尿和高血压等症状控制住，妊娠后也应警惕妊娠高血压综合征的发生。

○ 肝脏病

对于迁延型慢性肝炎，如病情轻微、肝功能正常、病人年轻、体质又好，经过适当治疗，也可以妊娠。但在妊娠后，应坚持高蛋白饮食和充分休息，加强孕期监护。

○ 糖尿病

一般情况下，妊娠会加重糖尿病的病情，而且会危害胎儿，所以严重糖尿病患者不宜妊娠。但如属于轻型，不用胰岛素就可以控制血糖，或虽用胰岛素，但用量不大，没有明显的肝、肾、眼底损害者，且体质较好，可以在正确治疗控制好血糖的情况下受孕。怀孕后要加强产前检查和自我保健，饮食控制更应严格些，并要取得糖尿病医生的指导。

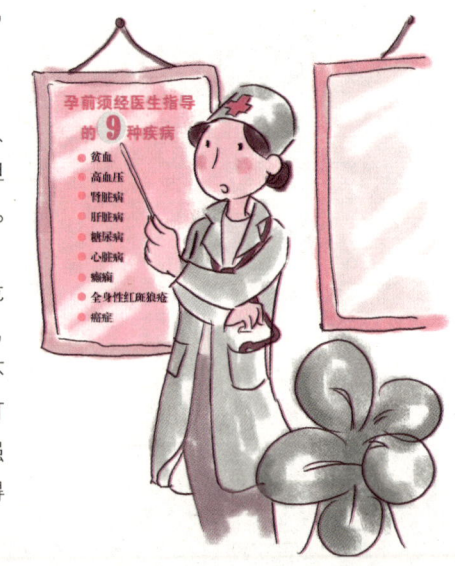

◯心脏病

所有的心脏病患者必须经医生同意后，方可妊娠。有些心脏病患者还需要用一些药物，甚至必须在医院住院接受治疗，不可大意，整个孕期都应取得医生的指导。

◯癫痫

罹患癫痫病的孕妇，约 1/3 会产下有癫痫疾病的孩子，胎儿出现先天畸形的概率也很大，这可能跟妈妈怀孕时服用抗癫痫药物有关。如果正在服用药物治疗癫痫，在怀孕之前，一定要先告诉医生，并将所服用的药物种类及剂量详细告知。有些药物在怀孕时服用是安全的，因此，准备怀孕时，医生会将药物改为怀孕期间可以继续服用的苯巴比妥之类的药物。

◯全身性红斑狼疮

全身性红斑狼疮目前仍无法完全治愈，治疗的方式也因人而异，通常需要服用类固醇。如果罹患此病，最好在计划怀孕前，与医生做详细讨论，征得医生同意。

◯癌症

癌症病人在痊愈之前不应怀孕，否则会影响患者的营养和体力，也可能促使癌症的复发和转移；且维持治疗的药物多对胎儿有毒性作用，会发生胎儿畸形、流产、早产。

患者是在妊娠期内发现癌症的，应迅速中止妊娠，保护孕妇，及早治疗癌症；如果临近生产，也可以进行引产或剖宫产，然后治疗癌症。

如果患者曾经得过癌症，不论是哪一种癌症，都应该在计划怀孕之前，告诉医生，或者在发现怀孕以后，尽快告诉医生，以取得相应的指导。

2. 远离可能致畸的8类常用药物

◯测量血压

如庆大霉素、新霉素等。土霉素可造成胎儿短肢畸形，囟门隆起，先天性白内障，妊娠末期服用可造成儿童期牙釉质发育不良；链霉素、庆大霉素类药物可损害胎儿第八对脑神经，导致先天性耳聋，还可损害肾脏功能；新霉素可使胎儿的骨骼发育异常，以及出现骈指、先天性白内障、智力障碍和肺、肾小动脉狭窄等。

◯激素类

如甲乙烯雌酚、黄体酮、雄激素、泼尼松。口服避孕药可致胎儿生殖器官畸形，使女胎男性化、阴蒂肥大、阴唇融合，男性胎儿尿道下裂。

◯抗癫痫药

苯妥英钠，可使胎儿发生唇裂、腭裂、小脑损害和先天性心脏病。

◯抗肿瘤药物

在妊娠早期服用腺嘌呤、环磷酰胺，可引起胎儿无脑、脑积水、腭裂和死胎。

◯镇静安眠药

可引起多种畸形，氯丙嗪可产生视网膜病变。

◯抗疟药

如奎宁、氯喹乙胺嘧啶，可致胎儿发生畸形及其他缺陷，如耳聋、四肢缺损、脑积水等。

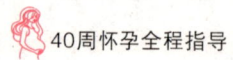

○ 抗过敏药

如氯苯那、苯海拉明，可使胎儿肢体缺损、唇裂及脊柱裂等。

○ 活血化瘀的草药

如丹参、红花、大青叶等，可引发胎儿肢体畸形。

3. 压力和疲劳是"优孕"的敌人

现代心理学研究和临床调查表明，精神心理因素在很大程度上影响女性的生育状况。生活中经常可见一些难以受孕的女性本已打算不生孩子了，没想到精神压力解除后竟意外怀孕了。对于这种现象，有关专家的解释是，人的心理因素对性腺激素的分泌、女性的生殖功能以及体液调节有很大影响，如抑制排卵、使子宫和输卵管痉挛及宫颈黏液分泌异常等，这些心理因素导致的生理异常都会干扰女性正常受孕。因此，一定要调整好怀孕前的情绪，减轻精神压力，从而更好地受孕。

同时，尽量不再出差、加班或者熬夜、进行强体力劳动等。因为性生活要消耗一定的体力，且身体疲劳或精神疲惫时同房会影响性生活质量，也会损害身体健康，如果此时受孕，还会影响下一代的正常发育。

4. 肥胖影响生儿育女

女性皮下脂肪较多，且相对集中于乳房、臀部和腹部。但如果皮下脂肪过多，不仅没有美感，而且会引发多种疾病，尤其是育龄妇女，更应注意肥胖对生育产生的不良影响。

现代医学研究表明，肥胖可引起女子闭经、月经不调和不孕等。据统计，以往月经正常而肥胖后发生月经异常的女子中，继发性闭经、月经稀少或过多等发生率为50%；不孕症发生率为18.5%，较一般同龄女子高8.5%～11.5%。肥胖女子不仅不易受孕，且怀孕后的产科并发症也较多。过度肥胖引起的妊娠高血压综合征、巨大胎儿、胎盘早期剥离、难产及胎死子宫的发病率都远远高于正常体重的女子。

肥胖还会导致会阴部多汗、外阴炎、湿疹及大腿根部摩擦性皮炎。上述疾病的瘙痒等症状，不仅给患者带来诸多难言之苦，而且还会引起性欲减退、性冷淡等，以至影响性生活，减少受孕机会。

由于肥胖影响生儿育女，因此，通过适当的锻炼和调节饮食来控制体重，对育龄女子来说是非常必要的。

5. "骨感妈妈"做不得

近年来，吃素的饮食风尚渐渐为大众接受。尤其是体形较为丰满的女性，甚至把吃素当成了习惯，希望借此变成"骨感美人"。不可否认，多吃蔬菜水果等富含膳食纤维的食物，的确对减肥有帮助。不过，最近医学界对素食的研究证实，女性经常食素，会对体内激素分泌造成破坏，严重的甚至可能导致不孕不育。

在吃素影响女性生育能力的众多研究中，德国医学家的结论最引人注意。专家们将参加试验的健康少女分成两组，其中一组除了进食少量乳酪和牛奶外，其他食物全部是素食；而另外一组则进食正常食物。在为期6周的减肥计划结束后，研究者发现，在吃素食的减肥女性中，有78%

的人出现了停止排卵的生理现象，而且几乎全组人的月经周期都比正常时间短。但是在正常饮食的一组中，67%的女性排卵正常，月经周期也没有明显变化。

专家分析认为，在两组试验者的体重都下降了同等幅度，并且她们的运动量都一样的条件下，素食一组女性之所以出现排卵停止的情况，与她们进食的食物中所含蛋白质过少，从而导致激素分泌失常，月经周期紊乱有关。由此得出结论，素食会导致生殖功能异常，甚至严重影响生殖能力。假若女性不愿意生育能力受影响，那么在进行素食减肥前一定要三思而行，尤其是年龄超过30岁的女性，生育能力本身已经下降，更要谨慎行事。

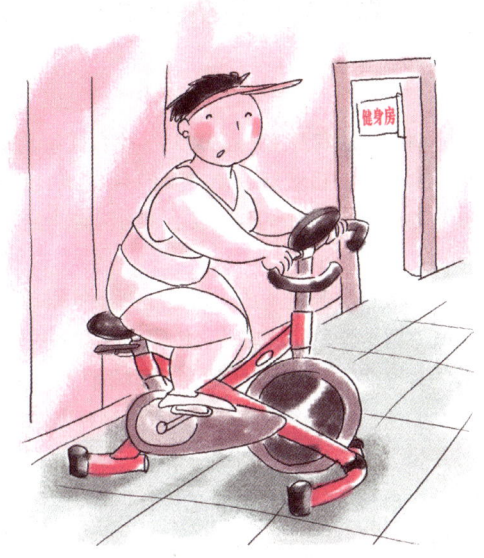

6. 停止避孕后不宜马上受孕

○避孕药

目前国内使用的长、短效口服避孕药大多含有性激素，其作用机制是利用大量外源性激素的使用，抑制肌体内源性激素的分泌，干扰子宫内膜的正常增生和分泌，影响宫颈黏液的成分和黏稠度，从而达到避孕的目的。因为是激素类药物，停止服药后需要几个月的代谢期才能将残余药物完全排出体外，若待月经完全正常再怀孕，就不会对孩子有影响了，这段时间可用"安全套"来避孕。

○子宫内节育器

宫内节育器就是放在子宫内，作为人体内一种与身体组织完全不同的东西，使子宫腔和输卵管的内环境发生一系列变化，影响精子的活动，使之难以和卵子会合；即使能会合（受精），受精卵也不能或不容易在子宫内"安家落户"，从而起到避孕作用。要想怀孕，需要取出子宫内避孕器，取避孕器的最佳时间是在月经净后3~8天。一般说来，宫内节育器取出后，子宫腔和输卵管的内环境很快就能恢复到原来的状态。但如果有发炎的迹象，一定要先治好炎症后再怀孕。取出避孕器后，建议同房时可先用"安全套"，恢复一段时间后再受孕。

○皮下植埋避孕药

现在有些妇女采用皮下植埋法避孕，植入物缓慢而恒定地释放出孕激素，从而影响卵泡的发育或使卵泡发育不全；使子宫颈黏液变得厚而黏稠，阻止精子从宫颈进入；抑制子宫内膜的生长，使受精卵不能种植。最好在取出"植埋物"后，经过身体的调节，待一切恢复正常后再考虑怀孕。一般经过两三个月的过程，生殖器官或体内代谢便可达到一种良好状态，这时就不用再隔着"安全套"了，可随时准备怀孕。

7. 喜忧参半的外形遗传

◯ **半数遗传**

身高：决定身高的因素35%来自父亲，35%来自母亲。还有30%的主动权握在你的手里。

身材：父母肥胖，使子女们有53%的概率肥胖；若一方肥胖，概率下降到40%。这说明，胖与不胖，大约有一半可以由人为因素决定，我们完全可以通过合理饮食，充分运动使自己体形匀称。

秃头：父亲是秃头，遗传给儿子的概率有50%，就连母亲的父亲，也会将自己秃头的25%的概率留给外孙们。这种"传男不传女"的性别遗传倾向，让男士们无可奈何。

青春痘：这个让少男少女耿耿于怀的容颜症，居然也与遗传有关。若父母双方都患过青春痘，子女们的患病率将比无家族患病史者高出20倍。

◯ **少数遗传**

少白头：属于概率较低的隐性遗传，因此不必过分担心父母的少白头会在孩子的头上如法炮制。

◯ **先天遗传后天可塑**

声音：通常男孩的声音大小、高低像父亲，女孩像母亲。但是，这种由父母生理解剖结构的遗传所影响的音质如果不美，多数可以通过后天的发音训练得到改变。这使某些声音条件并不优越的人，可以通过科学、刻苦的练习而圆一个甜美嗓音的梦。

腿形：酷似父母的那双脂肪堆积的腿，完全可以通过充分的健美运动而塑造成修长健壮的腿。倒是那双腿如果因遗传而显得过长或太短时，就无法再塑，只有听任自然了。

8. 高度近视也遗传

在我国一般人群中，约有1/5是近视眼基因的携带者。

高度近视是常染色体隐性遗传病，也就是有关近视的一对基因都是本病的致病基因时才发病。如果只是其中一个基因是致病的，而另一个基因是正常的，则不发病，只是致病基因携带者。譬如父母亲都不是近视眼，但他们都是高度近视基因携带者，虽然他们本人不显示近视，但他们的致病基因遗传给孩子，使孩子具备了两个近视基因，故而使孩子成了近视眼。

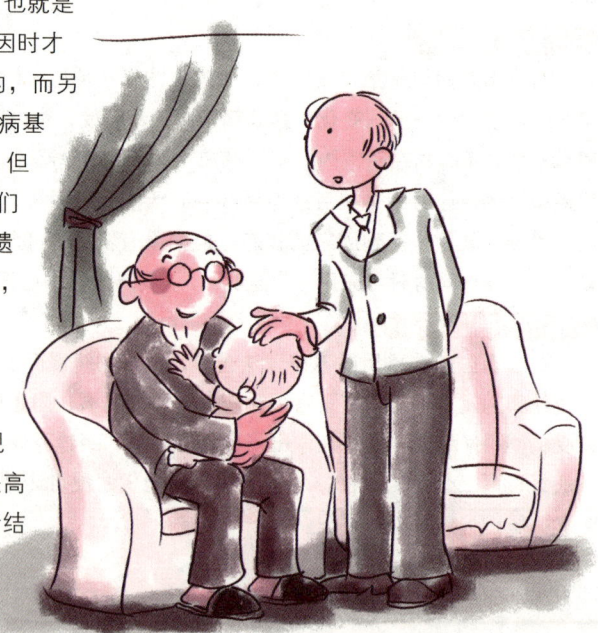

高度近视眼（600度以上者）的男子与高度近视眼的女子结合，子女发病的概率在90%以上。如果与近视眼基因携带者结合，子女可能有半数是高度近视，而同正常视力或中低度近视者结合，子女发生近视眼的概率是10%。

第四节 准孕妇不要做的 10 件事

1. 不可勉强的性生活

◎ **强行同房**

一般而言，男子的性欲强于女性，而且往往急于求成，性欲一来，不顾女方的身体、情绪，粗暴地强求房事，这样易使妻子得不到快感而被迫应付，从而恐惧、厌倦性生活，导致性冷淡。结果，一方面不易受孕，另一方面，即使受孕，母体当时的情绪对胎儿的生长发育也极为不利。

◎ **浴后同房**

洗澡时逆向血液循环加快，皮肤血管充分扩张，这种生理变化情况要持续一段时间。浴后如立即行房事，会使血液循环平衡失调，从而影响身体健康和胎儿发育。

◎ **过饥过饱时同房**

饮食后，气血集中于胃肠，应适当休息，以利于消化吸收。如果经常饱食后同房，会造成食欲不振、性欲减退，甚至引发慢性胃病。反之，饥肠辘辘，人的体力下降，精力不充沛，此时同房往往不易达到满意的效果，也不易受孕。

◎ **忍尿同房**

忍尿同房有较大的危害。由于尿液充盈膀胱，此时如果同房，往往会导致下焦气机壅滞，气血瘀阻，引起尿道与膀胱病变。

2. 不要再跟你的宠物腻在一起

你们饲养小动物了吗？如果有，无论它多么可爱，都应该寻思为它另觅"人家"了。虽然它给你们的二人世界增添了不少乐趣，但当你们和它嬉闹的时候，或许就会感染上一种叫作弓形虫的寄生虫。

弓形虫是一种肉眼看不见的小原虫，比细菌大不了多少，2～3微米粗，5～6微米长，因形似月牙而得名。这种原虫寄生到人和动物体内就会引起弓形虫病。正常人感染弓形虫大多没有明显症状，只有少数人会有低热、流鼻涕等症状，并且可自愈。但对于即将担负孕育重任的女性来说，就应另当别论了。如果妇女不慎感染，就可能将弓形虫传染给肚子中的宝宝，甚至导致早产、流产等严重后果。

时下深受人们喜爱的猫猫狗狗，就是弓形虫常见的携带体，其中又以猫最为突出。研究表明，

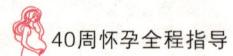

猫和其他猫科动物是弓形虫的终宿主。一只猫的粪便中每天可以排泄数以万计的弓形虫卵囊，一个弓形虫卵囊可以分成两个孢子囊。若被人或动物食入，就会经胃肠壁进入血液或组织中，导致病毒感染。并且，若接触了猫的唾液或饮用受污染的水、食用受污染的食物，都有被感染的危险。因此，虽然有些恋恋不舍，但还是至少应在孕前3个月，将你心爱的宠物送走吧！而且要做相应的体检，如果感染了弓形虫应该愈后再考虑怀孕。

3. 做个不喝酒的健康准妈妈

饮酒对女性危害较大，主要表现在以下几点：

○ 抑制性功能

长期饮酒的人性生活可能出现不正常。大量饮酒会导致女性性功能减退；即使是经常少量饮用，也会使女性阴道黏液减少并使快感减低。

○ 影响月经

女性饮酒过多，可影响女性性腺，使其提早出现绝经。

○ 增加胎儿畸形发生率

调查发现，孕妇如果每天喝白酒或啤酒4杯以上，生下的婴儿每百人当中有25～30人是心脏畸形，即使不是每天饮酒，1周大喝一次，结果也是一样。因此，准备怀孕的女性一定要戒酒。

4. 负责的准妈妈不要吸烟

有的年轻女性说：怀孕时，我就不吸烟了。殊不知，吸烟的影响是长期的，有多年吸烟史的女性即便短期内不吸烟，但其体内已潜伏下了"危险分子"，烟雾通过鼻腔进入肺部，其中部分有害物质留在了肺部，另一部分进入血液循环流向全身，只要环境适宜，就会进行"破坏活动"。

烟草中的化学成分十分复杂，目前所知的就有20多种有毒物质。吸烟对女性的危害极大，主要表现在以下几个方面：

○ 致月经不调

烟草中的尼古丁能降低女性性激素的分泌量，导致月经失调。吸烟的女性会有绝经年龄提前，更年期综合征提早出现的现象。

○ 引起不孕

据国外研究人员称，吸烟能使卵子的受精能力大大降低，并且香烟中的化学物质可以杀死吸烟妇女卵巢中的一半卵子。因此，吸烟者患不孕症的可能性比不吸烟的人高2.7倍。

○ 致流产

吸烟女性孕期出现流产的可能性比不吸烟女性高10倍，而且胎儿体重平均减少230克。吸烟母亲的胎儿出生前后的死亡率也偏高，母亲每天吸烟量一包以下者，胎儿出生前后的死亡率与危险性为20%；每天吸一包以上者则为35%。此外，吸烟母亲的婴儿患先天性心脏病的概率也增加一倍。

○ 影响子女智力及发育

孕妇吸烟对其子女的智力和身体发育都有不良影响，儿童在学龄前，会出现一些心理和生理功能上的障碍，入学后他们的阅读和运算能力也比不吸烟女性的孩子要差，身高往往也低于不吸烟女性的孩子。

5. 远离化学添加剂

孕妇应注意食物中是否含有太多化学成分。例如午餐肉、香肠、腌肉、熏鱼、熏肉等这些腌熏食品都含有亚硝胺，食用过量的话可致胎儿畸形。这些食品腌制过程中加有硝酸钠、亚硝酸钠等防腐物质，这些化学物质能够导致胚胎畸变，并且使体内血液的含氧量降低，出现头晕、疲倦、头痛、发热、腹痛等症状，所以怀孕前尽量不吃含化学成分的腌制食品。

避免经常食用人工甜味食品，尤其是添加了大量甜味剂的饮料，因为这些食品含有大量的食品添加剂、色素和防腐剂等物质，经常食用会对人体肝脏和神经系统产生危害，对孕妇和胎儿危害较大。因此，尽量选用新鲜天然的绿色食品。

6. 暂时告别咖啡因食品

每500毫升红茶水大约含咖啡因0.06毫克。大量的咖啡因在一定程度上改变女性体内雌激素、孕激素的比例，从而阻碍受精卵在子宫内安家落户。同时，它在体内很容易通过胎盘吸收进入胎儿体内，危及胎儿的大脑、心脏等重要器官。同时，摄取太多咖啡因会影响胎儿的骨骼成长，有可能出现手指、脚趾畸形，也会增加流产、早产、婴儿体重过轻或患先天性痴呆的概率。因此，打算怀孕的女性最好暂时告别含有咖啡因的饮品，如咖啡、茶、可乐等。

7. 清洗果蔬不可马虎

有些女性生活很马虎，认为把水果、蔬菜买回来随便用水冲一下就行；还有一些人认为，果皮中维生素含量比果肉高，因而食用水果时连皮一起吃。殊不知，蔬菜、水果发生病虫害时，往往用农药进行喷洒，农药会浸透并残留在果皮中和蔬菜表面上，食用前，蔬菜应充分清洗，水果应去皮后再食用，以免农药在体内聚集，引起中毒，或影响受孕及胎儿的发育，导致胎儿畸形，甚至引起孕妇流产、早产和死产。

8. 抵制油炸食品及香辣调料

○ 拒绝油炸食品

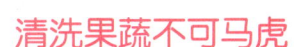

油炸食品含有较多的铝及含苯环的芳香族化合物，对人体有多种危害，不仅会加速衰老，影响胎儿发育，而且可诱发癌症、畸形等。

研究表明，油炸食品时，因一些物质的分解和聚合所形成的某些化学物质对人体可能含有毒性作用。一般在油炸食品加热温度不高且时间较短时，这种安全问题还不大，但是加热温度过高、油反复使用，就可能产生多环的芳香性有害物质。近年还发现高温油炸食品（例如炸薯条）

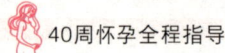

中有大量 2 A 级致癌物——丙烯酰胺。另外,油反复使用会导致促使脑细胞早衰的脂肪过氧化物的积累。

当你了解油炸食品的危害后,准备怀孕的你是否应该从今天起和"油炸食品"说再见呢?

● 少吃辣椒、卤制品

辣椒为辛辣燥热之品,如果吃辣椒(尤其是干辣椒)太多,容易使大便干燥。排便时需用力屏气,腹压随之加大,从而使子宫、胎儿、血管局部受挤压导致供血不足,容易引起血压增高、流产、早产或胎儿畸形。甚至有人认为,临产时吃辣椒,能间接地引起子宫破裂、子痫等。

由于卤制食品是由桂皮、八角及茴香等香料煎煮而成,而多数香料性温热,具有刺激性,也容易消耗肠道水分,造成便秘或大便阻塞。实验研究还证明,桂皮、八角和花椒等调味品还有一定的诱变性和毒性,并可能改变正常组织细胞的遗传功能,有致胎儿畸形的潜在危险。因此,准备怀孕的女性要少吃辣椒、卤制品。

9. 高糖、多盐要不得

● 高糖危害大

含糖量过高的食品(或热量过高容易使人发胖的食品)以及过咸、过辣的食品危害大,如奶油、糖果、糕点、巧克力等。因为这类食品含热量较高,食用过多将导致体重剧增、脂肪蓄积、组织弹性减弱,还会因肥胖易患妊娠中毒征、糖尿病、肾炎等症病,并且分娩时易造成难产甚至大出血。因此,准备怀孕的女性应减少糖的摄入。

● 多盐要不得

准备怀孕的女性应逐渐习惯低盐饮食,最好每天进食氯化钠不能超过 20 克。过多进食氯化钠,怀孕后易引起水肿,血压升高。如果准备怀孕的女性患有某些疾病,如心脏病、肾病等,应从妊娠开始就吃低钠盐,如在妊娠期发现患有妊娠高血压综合征,也应减少盐的摄入量。

10. 忌用铝制品烹调食物

铝超标是健康杀手。铝壶、铝锅等铝制品或铝合金制品,都是铝元素进入人体的来源。尤其是炒菜时再加醋,就更加速了铝的溶解。

据了解,铝元素是一种低毒金属元素,它并非人体需要的微量元素,虽不会导致急性中毒,但食品中含有的铝元素超过国家标准就会对人体造成危害。人体摄入铝元素后仅有 10%~15% 能排泄到体外,大部分会在体内蓄积,与多种蛋白质、酶等人体重要成分结合,影响体内多种生化反应,长期摄入会损伤大脑,导致痴呆,还可能出现贫血、骨质疏松等疾病,对孕妇和胎儿危害很大。

另外,铅制品及彩色搪瓷制品也不宜用于烹调食物,否则,其中的铝、铅元素也会溶解到食物中,危害孕妇及胎儿的健康。

第五节 丈夫一定要注意的 10 件事

1. 男人也要做"孕前检查"

"生育是女人的事",人们习惯上将优生的责任完全归于妻子,这并不正确,因为优良的婴儿必然来自优良的受精卵,而优良的受精卵又必来自优良的精子和优良卵子的结合。因此,欲得优良的后代,首先夫妻双方身体和心理都应是健康的,没有患遗传病,而且在受孕前都要避开一切会损害生殖细胞的不良因素。那么,为实现优生,丈夫应做些什么呢?

尽管女性在生儿育女方面要承担起更多的责任,但是生育必定离不开"男女搭配"。知己知彼,方能百战不殆,优生优育首先就要了解自身的生殖能力,孕前检查咨询不仅是检查一下"武器"情况,最重要的还是通过个案咨询,清除丈夫的一些误区,有针对性地就其个人实际做一个"战斗"计划。

首先,健康宝宝必须是健康的精子和卵子的结晶,因此男士孕前检查最重要的就是精液检查。不少男性过于自信,总认为自己身体很棒,不愿意到医院检查,殊不知无精子症等疾病自身并不一定有不适感。随着社会的发展和工业化进程的加快,工作压力、环境污染及性病等因素导致了男性"播种"能力也呈下降的趋势。

其次,男性泌尿生殖系统的疾病对下一代的健康影响极大,因此这个隐私部位的检查必不可少。如果觉得自己的睾丸发育可能有问题,一定要先问一下父母,自己小时候是否患过腮腺炎,是否有过隐睾、睾丸外伤和手术,是否有过睾丸疼痛肿胀、鞘状腹膜积液、斜疝、尿道流脓等情况,将这些信息提供给医生,并仔细咨询。

最后,有些人如果几年了也没有进行过身体检查或者没做过婚检,那么肝炎、梅毒、艾滋病等传染病检查也是很必要的。除此之外,医生还会详细询问体检者及家人以往的健康状况,曾患过何种疾病,如何治疗

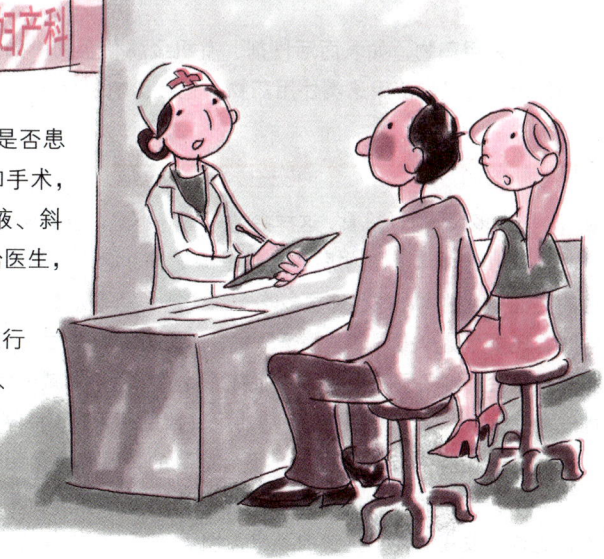

等情况，特别要重点询问精神病、遗传病等，必要时还要求检查染色体、血型等。

以上这些并不会耽误你太多的时间，只需在陪同妻子去医院做健康检查时，一起检查就可以了。如果有问题，早发现，早治疗，才能保证你们怀孕计划的顺利实现。

2. 丈夫也需谨慎用药

胎儿虽然要在母亲体内生长发育，但丈夫服用某些药物，同样会给胎儿的发育带来一定影响。其实，很多药物包括避孕药，均会影响精子的生存，或使畸形精子数目大大增加；男子不育症、习惯性流产等病症的部分原因就是精子受损所致；含有药物的精液，通过性生活排入阴道，经阴道黏膜吸收后进入女性血液循环，影响受精卵，使低体重儿及畸形儿发生率增高。

那么，什么药物会影响男子生育功能呢？

○ 激素类药物

丙酸睾酮、雌激素以及孕激素等激素类药物的使用，可抑制脑下垂体促性腺激素分泌，进而抑制睾丸的生精功能。

○ 直接抑制生精子的药物

氯化酰胺类，是杀虫药物，但同时有抑制生精的作用，硝基吡咯、硝基呋喃类药物，抗癌用的烷化物类、环磷酰胺，以及新近研究从棉籽中提取的棉酚等，都有很强的抑制睾丸生精功能的作用。

○ 影响精子成熟的药物

吗啡、氯丙嗪、红霉素、利福平、解热镇痛药、环丙沙星、酮康唑等，这些药物虽然对睾丸功能影响不大，但对睾丸生成的精子有直接作用，会通过干扰雄激素的合成，使精子不能成熟而失去受精能力。

影响射精的药物

如治疗高血压的呱乙啶、硫利达嗪等药物均可使服药者射精量减少，甚至不射精。有些药物可以抑制射精反射，使男性延迟射精，例如安宁、氯丙咪嗪等。

○ 某类外用药物

许多外用药物，如表面活性剂、有机金属化合物（如醋酸苯汞）以及弱酸等，有直接杀灭精子的作用。若经常使用这类外用药物，也会影响生育。

3. 为了孩子，不能再挑食

许多人偏食、挑食，这样会造成营养不足。营养不足可能影响身材，并且食物中缺乏钙、磷、维生素A和维生素E等物质，尤其是缺乏锌、硒，会影响精子的数量和质量。因此，计划要个宝宝的男性不可挑食，并且注意多吃一些含锌、硒等元素多的食物，如鱼、牡蛎、动物肝脏、糙米等。同时，还要尽量少摄入"杀精子"食物，如芹菜、大豆、可乐等。国外有医生经过实验发现，男性多吃芹菜会抑制睾酮的生成，从而有杀精子作用，会减少精子数量。当然一般人不可能每天只大量地进食芹菜、大豆，只要按照正常的用餐数量和习惯，芹菜、大豆等是不会对男性精子产生影响的。

另外，肥胖的准爸爸也是"不合格"的，营养失衡会影响男性体内性激素的正常分泌，造成精子异常，使胚胎的物质基础受到影响，所以对准爸爸来说在怀孕前也应该和妻子一起调整一下饮食结构，改变偏食、挑食的不良习惯。

4. 向香烟说再见

虽然香烟能给你带来一时的快乐,但却是宝宝健康的"杀手"。烟草中的有害成分可导致染色体和基因发生变化,它们可通过血液直接进入生殖系统。就其中的尼古丁及醇类物质来说,对睾丸的上皮有直接毒性,可引起精子发育畸形、数量减少。这种精子与卵细胞结合而成的胎儿,其发育也将受到不同程度的损害。因此在准备怀孕之前,你至少应提前半年开始戒烟。

5. 孩子和酒,请选择一个

据统计,在过去的 50 年里,世界范围内男性精子几乎减少一半,并且还在以每年 2.1% 的速度递减。1960 年,每毫升精液中精子少于 2000 万个的男性占 5%,到 20 世纪 90 年代,这个比例猛增至 15%。专家指出,这与环境中的化学物质的增加及烟酒摄入量的升高有关,而要使卵子顺利受精,2000 万个精子是远远不够的。

酒精是生活中常见的致畸剂之一,极易引起人体染色体畸变。男性若经常饮酒,会直接影响生殖系统,不但使精子的数量减少,活力降低,而且会导致畸形精子、死精子的比例增加,从而影响到受孕和胚胎发育。所以你不要铤而走险,还是戒酒为妙。需要提醒你的是,任何酒类饮料,如葡萄酒、啤酒、甜酒等,都应在被禁止之列。

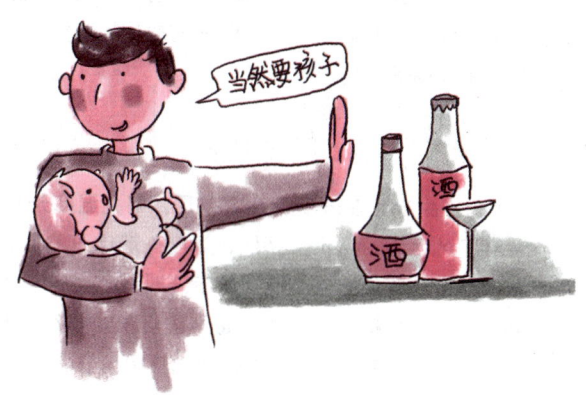

6. 你的胡子刮净没有

在人们的心目中,胡须是男子成熟的象征。它给人以老练、成熟的感觉。但是,准备做父亲的男性不宜蓄胡须。

从保证受精卵的质量来看,留胡须不足取。因为浓密的胡子能吸附及收容许多灰尘和空气中的污染物,特别是胡子在口鼻的周围,使污染物特别容易进入呼吸道和消化道,对受精前精子的内环境不利。如果蓄胡须与妻子接吻可将各种病原微生物直接经口腔传染给妻子,不仅不利于"优身受精、佳境养胎",而且潜伏着致畸危险。因此,为了胎儿的正常发育及健康,丈夫应在要孩子前半年开始勤刮胡须。

7. 一定要穿纯棉内裤

从在不孕不育门诊就诊的病人来看,近半数属男方生殖疾患。精液不液化、少精子症、性功能障碍等疾病呈上升的趋势。

国外科学家从"纺织品类型对精子生成、妊娠及性活动的影响"研究中发现,纯聚酯内裤试验组、混纺试验组与纯棉试验组比较,睾丸温度及血浆激素水平有显著性差异。在聚酯组中有 4 位病人(占 36%)到第 14 个月时精子数明显减少;在混纺组中有 1 位(占 9%)到第 10

个月时患了少精子症，而对照组即纯棉试验组的精液质量无改变。但有精液改变者一般在脱去含聚酯的内裤4个月后可恢复正常。经30个月的潜心研究，科学家认为聚酯内裤有暂时性抑制精子生成的作用。聚酯还会在阴茎组织内产生静电场，这或许可以解释为什么长期穿聚酯内裤的人有性功能减退的表现。聚酯内裤的静电场作用容易引起妊娠妇女体内孕激素水平降低，结果导致流产。

8. 不要再穿紧身裤

长期穿紧身裤的男子，可能出现睾丸生精功能严重受损，造成少精子症或无精子症而丧失生育能力。为什么呢？这要从阴囊的特殊功能以及睾丸的最适宜环境说起。

阴囊有丰富的汗腺，并有一个叫作内膜的肌肉层。当外界或是体内的温度升高时阴囊内膜松弛，汗腺大量分泌汗液，使阴囊内温度降低。冬天阴囊不出汗，内膜收缩，保持阴囊温度在34～35℃，这是睾丸产生精子的最佳温度。而人体的温度一般维持在37℃左右，穿紧身裤的男子会把睾丸压缩到腹股沟处，此时阴囊的散热机制被破坏，睾丸长期受体内温度的影响，久而久之就可能产生少精子症或无精子症。

9. 洗澡时，请把水温调低

美国优生专家在一项调查中发现，睾丸温度升高也是影响精子功能的一个重要因素。睾丸是产生精子的器官，它十分娇嫩，温度一般比腹腔低2～3℃。当环境温度升高时，睾丸的皮肤就会松弛，以便散热；当环境温度下降时，睾丸皮肤就会收缩，以利于保温。通过这样的调节方法，男性可以确保精子的活力。如果长期洗热水浴，就等于给阴囊增加温度，使阴囊处于高温状态下，破坏精子生成的最佳温度，影响正常精子的产生。

因此，准备要宝宝的男性尽量不采取热水浴，特别是不要洗热水盆浴及桑拿浴，这样对精子的损害作用更大。

10. 暂时停止长途骑车运动

长途骑车是一些年轻男性很喜欢的运动。优生专家指出，打算要宝宝的男性暂时不要进行这项运动了。因为骑车时车子座椅正好处于男性的阴部，时间过长座椅会持续压迫阴囊，导致阴囊功能受到影响。而且，长时间骑车还会使人疲劳，造成阴部明显充血，可能诱发前列腺炎，使精液分泌减少，不利于受孕。

骑车固然是一项很好的运动，但在准备怀孕时最好先放弃一段时间，可以采取其他运动方式代替，如游泳、登山、打球等。

第二章

新生命的奇妙旅程

——平安的妊娠期

获知自己体内有一个小生命开始孕育的那个时刻起，一种慷慨的豪情，一种庄严神圣的感觉便会涌上心头。从此，身体的每一根神经都紧紧系于那个在肚子里慢慢成长的神奇生命。从此，心中有了一份牵挂，生活中有了一种企盼。怀孕女人的内心，惊喜和惊愕同在——惊喜一个生命的到来，惊愕自己对自己身体的无知。

在这美丽的40周历程中，相伴准妈妈的不仅是将为人母的喜悦和骄傲，还有很多的麻烦和疑虑。怎样轻松、平安、顺利地度过孕育小宝贝的生命历程？准爸爸能够帮助准妈妈做些什么？这些恐怕是每一位准妈妈迫切想知道的。

本章以生动的形式，告诉准妈妈们在每一周内胎宝宝的生长和孕妇自身的变化，准妈妈科学饮食策略、生活护理方案、安全运动计划、胎教知识以及在生活中应该注意的事项，准爸爸应该做的事——全方位细心呵护准妈妈和宝宝一起成长的每一天！

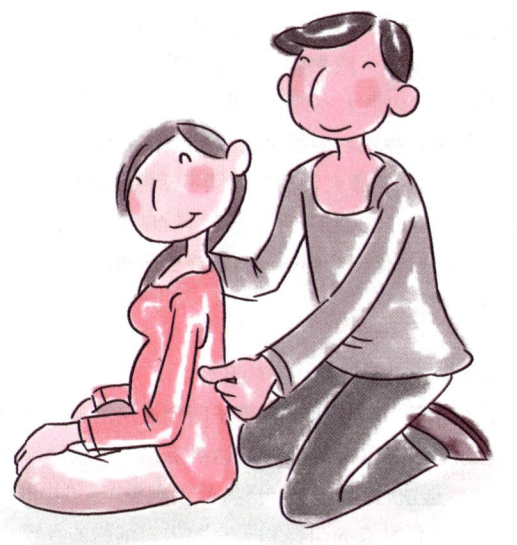

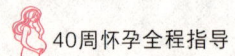

第一节 一个新生命的缔造
——第一阶段护理方案

孕早期是胎儿全身器官发育形成的时期，这个时期受精卵逐渐分裂成"初具人形"的胎儿，形成了人体所有器官的原基。尤其第3~8周为胚胎发育的敏感期，这个时期胚胎的细胞和组织正在迅速分化，最易受致畸因素的影响，人类的先天畸形大多在这个时期发生。如果此时因某种因素影响或阻碍了某器官基础的发育，势必对胎儿器官的发育造成障碍。

第1周 精子与卵子的伟大结合

精子与卵子

人体由数以百万亿计的细胞构成。从生育的观点来看，这些细胞可归为两类，一类是构成心、肝、肺、肾、肌肉、骨骼等人体器官的"体细胞"，另一类是承担着繁衍后代重任的"性细胞"。性细胞又叫生殖细胞，男性为精子；女性则为卵子。

卵子是由卵巢产卵上皮的原始卵母细胞发育成熟而来。卵巢的产卵机制是不连续的，女性青春期发育以后，每一个规则的月经周期排出一个成熟卵子，直到绝经期。一个妇女一生约排出400个卵子，最多也不过500个。卵子是人体内最大的细胞，直径可达200微米。

精子是在睾丸中的几百万条曲细精管内产生的。曲细精管生精上皮的精原细胞，经过多次分裂，最后发育成熟为精子。男性青春期发育以后，睾丸便拥有延续不断的生精能力。成年人睾丸重10~20克，而平均每克睾丸组织每天可产生约1000万精子。一般到40岁后，生精能力逐渐减弱。精子全长约500微米，分为头部、颈部和尾部，像一个蝌蚪一样靠尾部运动。

受孕真相

精子和卵子结合的过程叫作受精或受孕，受孕就是怀孕的开始。

同房时，男子每次排出2亿~4亿个精子，其中大部分精子随精液从阴道内排出，小部分精子依靠尾部的摆动前进，先后通过子宫颈管、子宫腔，最后到达终点站——输卵管壶腹部，在那里等待和卵子结合。精子从阴道到达输卵管最快时间仅需数分钟，最慢则需4~6小时，一般1~1.5小时。精子在前进过程中，沿途要受到子宫颈黏液的阻挡和子宫腔内白细胞的吞噬，最后到达输卵管的仅有数十条至一二百条。精子在和卵子受精前还要在女性生殖腔内经过一段时间的孵育后，才具有受精能力，这个过程称为精子获能。

女子排卵日期在下次月经来潮前14天左右，卵子从卵巢排出后立即被输卵管伞部吸到输卵管内，并在输卵管壶腹部以等待精子的到来。

精子处在良好的宫颈黏液环境中能存活 1～3 天，卵子仅能生存 12～36 小时，如在女子排卵日前后数天内同房，精子和卵子可能在输卵管壶腹部相遇，这时一群精子包围卵子，获能后的精子其头部可分泌顶体酶，以溶解卵子周围的放射冠和透明带，为精子进入卵子开通道路，最终只有一条精子进入卵子，然后形成一个新的细胞，这个细胞称为受精卵，这个过程称为受精（受孕）。受精通常只能发生在性交后的 24 小时。

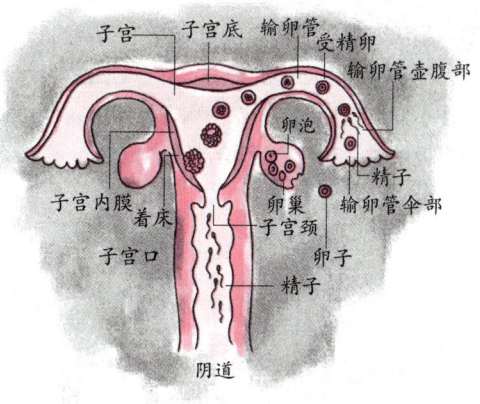

受精（受孕）过程

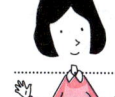

准妈妈的生活护理方案

创造舒适的居住环境

- 居室中应该整齐清洁，安静舒适，宽敞明亮，通风通气。
- 居室中最好保持一定的温度，即 20～22℃。
- 居室中最好保持一定的湿度，即 50% 的空气湿度。
- 居室中的一切物品设施要便于孕妇日常起居，消除不安全因素。
- 要注意居室中的色彩搭配，可以用艺术品来加以装点，还可以用绿色植物给居室带来生机。
- 噪声可使人情绪紧张，烦躁不安，心跳过速，血压升高等，这些情况不但不利于受孕，而且受孕后对胎儿的发育也极为不利，甚至引起流产，因此居住环境最好选择无噪声的地方。

远离环境污染

○化学物质

某些金属或化学物质如果污染了环境，对孕妇和胎儿都会产生不利影响，如镉、铬、镍、钼、锂、铅、砷、苯以及农药等。这些物质可能影响胎儿的发育或导致畸形，甚至引起孕妇流产、早产和死产。

因此，准孕妇及孕妇均应远离这些有毒物质。如果正在从事接近有害物质的工作，原则上一经确诊妊娠，应立即暂时调离有毒害物的工作环境。

○有毒气体

空气污染乃优生之大敌，尤其在妊娠早期，孕妇若经常吸入有害有毒气体——二氧化硫、一氧化碳、氮氧化物、氯化物、浮尘和焦油等，可以通过血液循环，长驱直入至胎儿体内，严重干扰胎儿的正常生长发育，甚至引起胎儿畸形或自然流产。污染的空气多出现在以下地方：

（1）现代装潢的居室：如果没有选择好装修工人，如果没买对装修材料，那些看似富丽堂皇的现代装潢，可能会有许多弊病。如有些材料甲醛含量过高，于是在室内长期大量挥发，久之不但危害人体健康，还容易使胎儿发育迟缓，导致新生儿体重过轻等。

（2）油烟弥漫的厨房：煎、炒、烹、炸的交响曲过后，厨房中充斥着烟气、油气，如果使

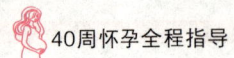

用的是天然气,还会有少量未充分燃烧的一氧化碳弥漫开来……孕妇掌勺,则胎儿会深受其害。

(3)吸烟者所处的地方:孕妇吸烟或被动吸烟,可增加胎儿流产、早产的概率,使胎儿体重过轻,并使小儿先天性心脏病发病率明显提高。为使胎儿平安无恙,应该戒烟或避免被动吸烟,家庭成员有吸烟嗜好者也应远离孕妇。

提高睡眠质量

睡眠应该是一种无意识的愉快状态。就算睡的时间短,而第二天起床仍能够很有精神,就表示有好的睡眠"品质"。如果在睡了很久之后仍然觉得很累,就表示睡眠质量很差。睡眠是人的基本生理需求,如果打算怀孕,就要提高自己的睡眠质量。首先要做的是必须注意入睡时间。能取得较好睡眠质量的入睡时间是晚上9点到11点,中午12点到1点半,凌晨2点到3点半,这时人体精力下降、反应迟缓、思维减慢、情绪低下,利于人体转入慢波睡眠,以进入甜美的梦乡。其次,要消除或避免其他不利睡眠的各种因素,如噪声、兴奋剂、情绪不佳等。最后,睡眠的环境、姿势等也要达到最佳状态。

注意生殖器官卫生

女性的外生殖器结构比较复杂,皮肤、黏膜皱褶较多,有多种腺体和宫颈、阴道分泌物,阴阜和阴毛能够黏附一些白带、经血等分泌物;大、小阴唇之间及与阴蒂之间的空隙也极容易存污垢;阴道口前后又有尿道口和肛门,极易受到污染。这些问题轻者将影响母体健康,严重时则危及胎儿,造成流产、早产等。因此必须做好外阴的清洁卫生,养成经常清洗"下身"的习惯。清洗外阴时要用清洁的温水,不宜用凉水或过热的水;用具(毛巾、盆)要专用,不要与洗脚用具混用;清洗外阴的顺序是由内向外,从前向后,动作要轻柔、仔细。

另外,大便后要由前往后擦拭,以免将粪便带到阴道及尿道口造成感染,而且要养成经常更换内衣、内裤的习惯。

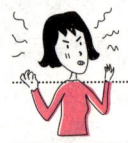

妊娠期间的不和谐音符

焦虑情绪危害大

焦虑是妊娠期精神障碍的主要表现,是孕妇怕分娩时疼痛、怕难产、怕胎儿畸形、担心胎儿性别不理想,以及家庭生活琐事等因素所引起。焦虑情绪主要表现为怀疑自己的能力、夸大自己的失败、忧虑、紧张、不安、依赖性很强、独立性很差;身体应激方面表现为行动刻板,睡眠不宁,注意力不集中等,严重者甚至发展为病态——妊娠焦虑症。

孕妇因焦虑情绪所引起的一系列生理变化,可通过胎盘传递给胎儿,影响胎儿的健康发育,甚至影响到婴儿出生后的智力发展，严重者可导致胎儿畸形甚至流产。研究还发现，妊娠头 3 个月内，孕妇受惊吓、过分忧虑、情绪紧张，是可能引起腭裂以及兔唇畸形的重要原因。

第 2 周 准妈妈的过渡期准备

尽早知道自己怀孕

从理论上讲，排卵的第 9 天，若是妊娠就可以用较敏感的方法检测出是否妊娠。

为明确有无妊娠，可采用妊娠试验进行检测。妊娠试验是利用孕妇尿液及血清中含有绒毛膜促性腺激素的生物学或免疫学特点，检测体内有无绒毛膜促性腺激素的方法。目前临床上应用广泛的早孕诊断试纸，也称单克隆抗体早孕检测，其原理与"酶免疫法"相同。只是应用胶体金标记抗体，省掉了酶标记测定中与底物作用的步骤，加入金标记后，直接在试纸上显示为红色，更方便快捷。

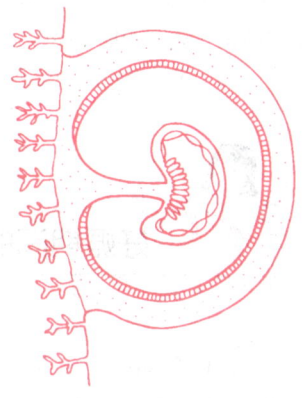

2 周大的胚泡附着在子宫内膜上，细胞逐渐分化为胚胎本身、胎盘和羊膜囊。

选择一家好医院

应当根据自己的健康状况、需要、经济条件、居住地点及医院所提供的医疗服务水平为自己选定一家孕期保健和分娩的医院。一定要去正规大医院或正规专科医院，还要注意了解医院妇产科的医疗和服务水平，是否提供人性化的孕期和围产医疗保健服务。

选择你信赖的产科医生

第一次怀孕，第一次到医院的产科门诊，你可能有点担心。通过医院的医生情况介绍栏，你可以选择值得信赖的产科医生，每次都由这位医生帮助你做产前检查，在孕期发生的事情、你的想法、疑问，你都可以与这位产科医生进行讨论，直至分娩。

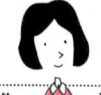

准妈妈的生活护理方案

别碰引起皮肤过敏的物质

防腐剂、芳香化合物、色素是孕期绝对不能"碰"的物质。同时，它们还是引起皮肤过敏的三大物质。香料成分越复杂，用量越大，刺激越重，越容易引起皮肤过敏反应。

防晒不能再美白

夏季选择防晒护肤品时，注意护肤品中所含的成分，孕期不要使用具有美白功效的防晒护肤

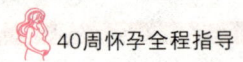

品。因为一些具有美白功能的防晒护肤品中添加了有害金属元素如汞、铅、砷，或使用了大量研细的钛白粉。皮肤长期吸收汞等有害元素会导致神经系统失调，视力减退，肾脏损坏，听力下降，皮肤黏膜敏感，且有害元素可由母体进入胚胎，影响胚胎发育。

常见疾病合理用药

孕期中合并一些常见病，如感冒、腹泻、尿路感染等，可在医生指导下使用药物。按常规剂量、常用疗程及常见方法，一般对胎儿影响不大，不必讳疾忌医。

（1）感冒等呼吸道疾病：可使用感冒冲剂、板蓝根冲剂、双黄连口服液或头孢拉定、头孢氨苄等。

（2）尿路感染：除多饮水外，可服用头孢类及阿莫西林等药物。避免使用喹诺酮类药物（诺氟沙星、氧氟沙星、环丙沙星），否则会影响胎儿骨骼。

（3）腹泻与胃肠炎：可口服小檗碱、阿莫西林、十六角蒙脱石、复合维生素B等。

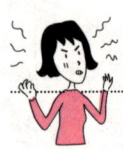

妊娠期间的不和谐音符

高龄初孕妇怎样加强孕期保健

为什么高龄初产妇应做产前宫内诊断呢？因为唐氏综合征的畸形痴呆儿大多是高龄产妇所生。除此以外，其他染色体异常胎儿的出生率也同样随着产妇年龄的增大而增高。例如，在一般孕妇中，18三体综合征发生率约为1/8000，13三体综合征发生率约为1/19000。但在40～44岁的产妇中，这两种综合征胎儿的娩出率分别为1/450和1/750左右。在一般孕妇中，XXY综合征的发生率为1/500，X三体综合征的发生率为1/1500左右，而在40～45岁的孕妇中，两者的发生率分别为1/250和1/450左右。国外有报道说，40～44岁产妇中染色体异常胎儿总的娩出率为1/45左右，有的文献报告甚至高达1/25左右。

为了保证高龄初孕妇的孕期健康安全，同时避免生出有先天性畸形的孩子，高龄初孕妇应从确诊怀孕时起，每半月检查1次，要特别注意血压和尿的检查，以便及时发现妊娠中毒征。自第8个月起，每周应检查1次，发现胎位异常或胎儿畸形，应及时采取措施。

这里所说的检查是对高龄初孕妇的一般常规检查，并非指每周都要进行1次的宫内检查。宫内检查最好在妊娠4～5个月时进行，因为此时羊水量多，能在胎儿周围形成较宽的羊水带，胎儿在内浮动，不易伤及胎儿，对孕妇及胎儿均无害。

高龄初产妇由于骨骼、肌肉的弹性有所下降，在分娩前一定检查产道是否正常，胎儿能否在产道顺利娩出。如果胎儿大小适宜在产道自然娩出，这当然最好；如果胎位不正、胎儿过大或产道不正常，一般以采取剖宫产为好，以防止因难产、滞产对产妇及胎儿造成严重危害。高龄初孕妇、初产妇要特别注意孕期、产期的精神卫生，不要过于紧张或焦虑不安，应该相信在现代医疗条件下，高龄妇女在怀孕及分娩中出现的问题都是可以解决的，高龄妇女同样可以获得如意的孩子。

第3周 一粒种子的诞生

受精卵变成了小·"桑葚"

第三周时精子和卵子已经结合在一起形成受精卵,受精卵有 0.2 毫米大小,重 1.505 微克。受精卵经过 3～4 天的自由运动到达子宫腔,在这个过程中由一个细胞分裂成多个细胞,并成为一个总体积不变的实心细胞团,因这个实心细胞团形状像桑葚,所以称为桑葚胚。

"梨子"有点软了

子宫像一个倒放的梨,约鸡蛋大小,位于骨盆腔中央。它的前面紧贴膀胱,后与直肠相邻。子宫下端圆柱形的狭窄部分为子宫颈,与阴道上端相连。两侧的子宫角与输卵管相通。子宫是女性孕育胎儿和产生月经的地方,也是精子进入输卵管的通道。妊娠期间,这个"梨子"的变化非常明显,一旦怀孕,子宫颈和子宫体的交接处便开始软化。

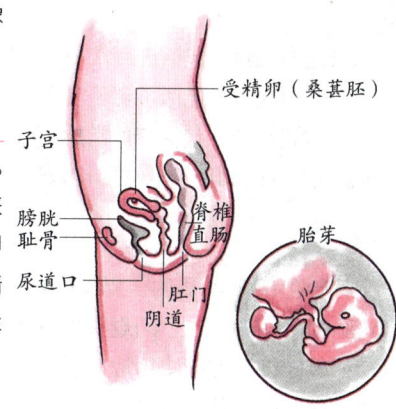

准妈妈还没有自觉症状

本周的准妈妈自身可能还没有什么感觉,但在你的身体内却在进行着一场变革,从现在开始,你的生命中就会增加一份责任,你的宝宝将与你同在,你的母爱天性也将会表现得淋漓尽致。

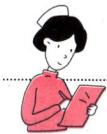

孕期检查

出现什么征兆要去医院检查

(1)月经过期了:如果你的月经一向是很准的,又有过性生活,这次已经过了经期二三周还没有见红,很可能是怀孕了。

(2)恶心:月经已不来了,并且常常在清晨时胃口变得有点奇怪,喜欢吃酸或者甜的东西,就是所谓"害口挑食",有时还会呕吐。

(3)小便次数多:这也是怀孕早期常见的现象,是怀孕后子宫充血增大,对膀胱压迫而引起的。

(4)乳房着色:怀孕早期就可以感觉到乳房发胀,有压痛。因为这时乳房血液供应加强,开始为日后的哺乳做准备了。

当你有了上述的一些现象,就应该到医院检查。医生再根据子宫是否增大,以及血液或小便的妊娠试验结果,确定你是不是怀孕了,或者诊断宫外孕及其他与妊娠有关的并发症。确定怀孕后,可去社区保健中心建立孕妇联系手册,然后凭卡到事先选定的医院进行系统的产前检查。

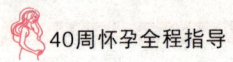

第一次孕期检查医生会问什么

🍎 本次妊娠情况,包括孕妇的月经周期、最后一次月经、停经后的情况(腹痛、阴道流血、妊娠反应等)。

🍎 以前妊娠情况,包括妊娠次数、分娩次数、流产次数、人工流产方式等。

🍎 既往病史,包括孕妇既往有无心、肝、肺、肾等慢性疾病史,手术外伤史,药物过敏史。

🍎 丈夫健康状况。

🍎 有无家族遗传性疾病史。

第一次孕期检查项目

🍎 全身检查,包括进行常规体格检查,注意测量血压、体重,检查心脏及乳房健康状况。

🍎 妇科检查,包括了解子宫大小、产道和子宫周围有无病变存在。

🍎 辅助检查,包括查血常规(红、白细胞计数)、血型、凝血时间;尿常规(尿蛋白、尿糖、尿沉渣镜检);乙肝五项、肝肾功能、母血甲胎蛋白、梅毒反应检查。

孕期不宜进行X线检查

胚胎在妊娠12周内,X线对它有很强的致畸作用。孕妇使用放射性核素碘治疗时,经胎盘到达胎体,可破坏胎儿甲状腺功能,引起胎儿甲状腺功能低下或无脑。

如果你已经安排使用放射性检查或治疗,一定要在检查或治疗之前确认没有怀孕。这些检查或治疗包括X线、电脑断层扫描及磁共振造影等。X线检查后,应过1个月以后再受孕。

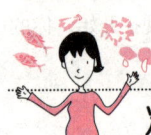

准妈妈的科学饮食策略

酸味食品的宜与忌

孕妇嗜酸味食品是有好处的,因为酸味食品可刺激胃液分泌,提高消化酶的作用力,促进胃肠蠕动,改善孕期内分泌变化带来的食欲下降以及消化功能不佳的状况。加上酸味食物可提高钙、铁以及维生素等养分的吸收率,故有助于胎儿的骨骼、脑及全身器官的发育。

需要注意的是,吃酸味食品要讲究科学性,也就是说,孕妇宜食用西红柿、橘子、杨梅、石榴、葡萄、苹果等新鲜果蔬,不要吃人工腌制的酸菜、醋制品,虽然味道也是酸的,但养分已遭到不同程度的破坏,而腌菜中含有亚硝酸盐等致癌物,对母体及胎儿的健康都非常不利。

另外,山楂中有加速子宫收缩的成分,应禁食,否则可能诱发流产。

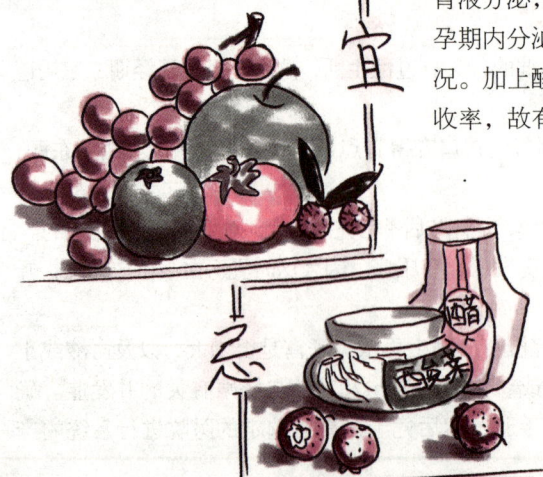

脂肪要补，适可而止

脂肪是孕妇不可缺少的养分之一，也是胎儿正常发育所必需的。为保证胎儿的需求，孕妇每天应从食油、动物油、鱼等食物中摄取脂肪酸11～12克。但这并不是说脂肪补得越多越好，因过多摄入脂肪可能增加所生女婴成年后罹患生殖系统癌症的危险。

吃蔬菜可防癌

多吃蔬菜可减少婴儿成年后患癌症的危险，其奥妙在于，蔬菜乃维生素宝库，而丰富的维生素A、维生素C、维生素E、叶酸等可阻止生成亚硝胺。试验表明，孕妇不吃蔬菜，后代罹患癌症的危险将增大4倍，但如果常食、多食，患癌症危险则会减少50%。

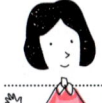

准妈妈的生活护理方案

孕妇洗澡有讲究

○采取淋浴方式

孕妇洗澡应采取淋浴的方式，千万不要将下身泡在水里。因为妇女怀孕后，阴道内乳酸量降低，对外来病菌的杀伤力大大降低，泡在水里细菌有可能进入阴道，引起宫颈发炎、附件炎，甚至发生宫内感染，严重者发生早产。

另外，淋浴时应留神别滑倒，防止因摔伤导致的流产或早产。

○不要超过15分钟

孕妇洗澡时间不要太长，每次洗澡时间不宜超过15分钟。洗澡使血管扩张，血液流入躯干、四肢较多，进入大脑和胎盘的血液暂时减少，氧气含量也减少。洗澡时间过长不但会引起自身脑部缺血，发生晕厥，还会造成胎儿缺氧，影响胎儿神经系统的生长发育。

○室温不宜过高

孕妇洗澡时室温不宜过高，温度以皮肤感觉不到冰凉为宜，也就是和体温差不多或者比体温略高，如果室温过高，很可能因为缺氧导致胎儿发育不良。

○水温不能太热

孕妇应用适宜的温度洗澡，一般38℃左右水温最佳，水温过热使母体体温暂时升高，破坏了羊水的恒温，有可能杀伤胎儿的脑细胞。

暂时节制房事

一旦确定怀孕了，就要暂时节制房事。因为从受孕开始的最初3个月，是胚胎的初始发育阶段，胎盘尚未形成，胚胎附着在母体子宫内并不牢靠，往往容易掉下来，造成流产。所以，在妊娠的头3个月里最好不要同房，尤其是婚后多年不孕和曾经有过自发流产史的妇女更要注意。

选几双合适的鞋子

可能是刚刚怀孕还没什么特殊的感觉，有的孕妇便像往常一样穿高跟鞋。其实这是非常危险的，很容易摔倒造成流产；而且后跟高使身体力量集中在腰部，非常费力，容易造成腰痛。怀孕时也不能穿没有后跟的鞋，因为鞋跟太短或没有跟，力量直接作用于脚后跟，走路时也容易疲倦。最好是选择有一点跟的鞋，高度是 2 厘米左右。

另外，孕妇千万不要买好看却不合脚的鞋子，否则不但穿起来容易疲倦，而且很容易崴脚或摔倒。同时，怀孕以后，下肢及脚部容易肿胀，所以对尺码的选择更要仔细。

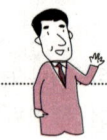

胎教知识的了解与应用

孕妇洗澡有讲究

○欣赏音乐

悦耳的乐曲，可调节人的自主神经和内分泌系统，使人消除忧郁，解除痛楚，安然入睡。音乐对人的心理影响很大，不同的音乐会使人产生快乐、严肃、崇高、慈爱等不同的情感。

在乐曲的选择上，必须根据孕妇自身的个性、体质等来选择。优美动听的音乐，使孕妇不安的心情得以缓解，在精神上得到安慰，使心脏血管、消化器官及内分泌系统都处于正常的状态之中；平衡的旋律和节奏能使胎儿情绪安宁，有利于胎儿的发育。

○唱歌

孕妇每天哼唱几首自己喜爱的抒情歌曲，将会收到十分满意的效果。一方面，孕妇在自己的歌声中陶冶了性情，获得了平和、愉快的心境；另一方面，母亲在唱歌时，产生的物理振动，和谐愉快，使胎儿得到感情和感觉的双重满足，唱歌时要想象胎儿正在听着自己的歌声，要心情愉快，富于感情，从而达到母子心音的谐振。

另外，父亲低音唱歌或大提琴独奏，胎儿最容易接受，不管父母是不是五音不全，都不要放弃对胎儿的歌唱。

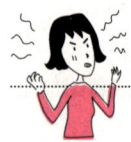

妊娠期间的不和谐音符

估算预产期

大家都知道"怀胎十月"，这所谓"十月"，其实是阴历的 10 个月，共有 280 天，换算成阳历月，只有 9 个月零 7 天，而这 280 天又是从最后一次月经的第 1 天算起；若是由受孕日（排卵日）算起，真正怀胎的日子只有 266 天。一般来说，女性的月经周期是 28 天为 1 周期，所以妊娠的月份计算也是以 4 周（28 天）为 1 个月。

推算预产期比较简单的方法是：最后一次月经头一天的月份加上 9（或减 3），日期加上 7。比如 4 月 12 日是最后一次月经的头一天，则预产期是明年的 1 月 19 日。这种算法，会因月份的不同而有 1~2 天的误差，例如 3 月 29 日最后一次月经，若依公式算法，则为明年的 1 月 5 日，但若根据 280 天一天一天地算，则为明年的 1 月 3 日，原因在于每个月份的天数不一。所以若依据公式算法，如果最后一次月经日在 3、5、12 月这 3 个月份的，所推算之预产期必须再减 2 天；如果在 4、7、10、11 月者必须减 1 天，其他月份则不必更动。

预产期的推算对照表

1月	10月	2月	11月	3月	12月	4月	1月	5月	2月	6月	3月	7月	4月	8月	5月	9月	6月	10月	7月	11月	8月	12月	9月
1	8	1	8	1	6	1	6	1	5	1	8	1	7	1	8	1	8	1	8	1	8	1	7
2	9	2	9	2	7	2	7	2	6	2	9	2	8	2	9	2	9	2	9	2	9	2	8
3	10	3	10	3	8	3	8	3	7	3	10	3	9	3	10	3	10	3	10	3	10	3	9
4	11	4	11	4	9	4	9	4	8	4	11	4	10	4	11	4	11	4	11	4	11	4	10
5	12	5	12	5	10	5	10	5	9	5	12	5	11	5	12	5	12	5	12	5	12	5	11
6	13	6	13	6	11	6	10	6	10	6	13	6	12	6	13	6	13	6	13	6	13	6	12
7	14	7	14	7	12	7	11	7	11	7	14	7	13	7	14	7	14	7	14	7	14	7	13
8	15	8	15	8	13	8	12	8	12	8	15	8	14	8	15	8	15	8	15	8	15	8	14
9	16	9	16	9	14	9	13	9	13	9	16	9	15	9	16	9	16	9	16	9	16	9	15
10	17	10	17	10	15	10	14	10	14	10	17	10	16	10	17	10	17	10	17	10	17	10	16
11	18	11	18	11	16	11	15	11	15	11	18	11	17	11	18	11	18	11	18	11	18	11	17
12	19	12	19	12	17	12	16	12	16	12	19	12	18	12	19	12	19	12	19	12	19	12	18
13	20	13	20	13	18	13	17	13	17	13	20	13	19	13	20	13	20	13	20	13	20	13	19
14	21	14	21	14	19	14	18	14	18	14	21	14	20	14	21	14	21	14	21	14	21	14	20
15	22	15	22	15	20	15	19	15	19	15	22	15	21	15	22	15	22	15	22	15	22	15	21
16	23	16	23	16	21	16	20	16	20	16	23	16	22	16	23	16	23	16	23	16	23	16	22
17	24	17	24	17	22	17	21	17	21	17	24	17	23	17	24	17	24	17	24	17	24	17	23
18	25	18	25	18	23	18	22	18	22	18	25	18	24	18	25	18	25	18	25	18	25	18	24
19	26	19	26	19	24	19	23	19	23	19	26	19	25	19	26	19	26	19	26	19	26	19	25
20	27	20	27	20	25	20	24	20	24	20	27	20	26	20	27	20	27	20	27	20	27	20	26
21	28	21	28	21	26	21	25	21	25	21	28	21	27	21	28	21	28	21	28	21	28	21	27
22	29	22	29	22	27	22	26	22	26	22	29	22	28	22	29	22	29	22	29	22	29	22	28
23	30	23	30	23	28	23	27	23	27	23	30	23	29	23	30	23	30	23	30	23	30	23	29
24	31	24	31	24	29	24	28	24	28	24	31	24	30	24	31	24	31	24	31	24	31	24	30
25	1	25	1	25	30	25	29	25	1	25	1	25	31	25	1	25	1	25	1	25	1	25	1
26	2	26	2	26	31	26	30	26	2	26	2	26	1	26	2	26	2	26	2	26	2	26	2
27	3	27	3	27	1	27	31	27	3	27	3	27	2	27	3	27	3	27	3	27	3	27	3
28	4	28	4/5	28	2	28	1	28	4	28	4	28	3	28	4	28	4	28	4	28	4	28	4
29	5			29	3	29	2	29	5	29	5	29	4	29	5	29	5	29	5	29	5	29	5
30	6			30	4	30	3	30	6	30	6	30	5	30	6	30	6	30	6	30	6	30	6
31	7			31	5			31	7			31	6	31	7			31	7			31	7

1月11日 2月12日 3月1日 4月2日 5月3日 6月4日 7月5日 8月6日 9月7日 10月8日 11月9日 12月10日

在表格左列中找出最后一次月经周期的第一天，右列与之对应的就是预产期。

由于各人月经周期不同，受精卵着床的时间也有差异，所以预产期的估算也略有不同。假设此孕妇原本的周期是 35 天来一次月经，妊娠 280 天就会变成 287 天了，所以依其排卵日之推算，则预产期会因受孕日期的延后而延迟 1 星期；相反，若是此孕妇原本的周期少于 28 天，则预产期会提早，提早的天数，就是少于 28 天之天数。妊娠天数的计算方法如下：

每 3 周来一次月经的妇女，其妊娠期限应为 280 天 −1 周 =39 周。

每 4 周来一次月经的妇女，其妊娠期限应为 280 天 =40 周。

每 5 周来一次月经的妇女，其妊娠期限应为 280 天 +1 周 =41 周。

并非所有的妇女都有相当规律的月经，对于某些孕妇并不清楚或忘记了最后一次月经的日期，或者因月经不顺，造成月经期的误算，幸好有"超声波检查"，利用测量胎儿的大小来判断受孕日期，作为预产期评估的根据。

预产期的推算，只是提供预产期来临时间的判断，可说是一个参考值，事实上真正于预产期当天生产的例子，则少之又少。在临床上，凡是预产期前后 2 周内分娩均属于正常。

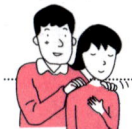

完美准爸爸的OK行动

孕期检查，准爸爸做"全陪"

丈夫通过直接参与孕期检查，不仅会对胎儿的存在和成长有直接感受，而且孕期女性的生理变化也需要丈夫的监控和了解。比如一些女性在怀孕后，就觉得一定要好好地吃，结果吃得太多、太好，但运动又太少，造成摄入和消耗不均衡，导致超重，不仅在怀孕期间会出现孕妇并发症，生产时因巨大儿也会造成分娩困难。

另外，医生建议孕期女性营养补充的具体实施应得到丈夫的帮助，起码丈夫能帮妻子记下医生叮嘱的事情，然后监督执行。

帮妻子调适心理

女性在怀孕期间，由妊娠造成体内激素的变化，会引发诸多的身体不适，使女性承受着生理的压力；对小生命的种种未知，对自己因怀孕而将要有很大改变的体态，又使孕期女性承受着心理上的压力，从而引发孕期女性烦躁、易怒、脆弱、担心过度、伤心流泪等不稳定情绪。

丈夫宽阔的肩膀是孕期妻子幸福的港湾，女性在怀孕期间，丈夫的经常陪伴非常重要。丈夫应当了解妻子的心理需求，对于她的情绪波动能够及时加以开导，将有助于减少孕期抑郁症的发生，可以起到增进夫妻感情、巩固家庭的作用。

这时候做丈夫的还要主动承揽一些家务，尽量减少家庭琐事对孕妇的刺激，并且帮孕妇制订食谱，保证均衡的营养。

第4周 胎宝宝找到了温暖的家

这是我的床

本周受精卵已经确定子宫便是自己温暖的家了，于是分泌出能够分解蛋白质的酶，破坏子宫内膜，在内膜表面形成一个缺口，并逐渐向里层侵蚀。当受精卵进入子宫内膜之后，子宫膜上的缺口迅速修复，把受精卵包围，这意味着受精卵"着床"了。着床发生在受精后的第7～8天，此时的受精卵称为囊胚。着床的囊胚慢慢长大，这时大脑的发育已经开始，囊胚不断地分裂，一部分形成大脑，另一部分则形成神经组织。

这时的胚胎长约1毫米，是一个椭圆形的小物体，差不多就像苹果的种子一样，隆起的部分便是心脏原基。心脏原基虽不具有心脏的形状，但已有活力，在还未成人形的身体中轻轻地搏动。

蜕膜准备好营养了

在本周，受精卵着床后，准妈妈的子宫内膜会因为人体绒毛膜激素（HCG）的作用而迅速增厚，并且有大量的血管增生。此时的子宫内膜称为蜕膜，它像一张宽厚而柔软的床，为胚胎的生长发育提供营养做好了充分的准备。

敏感的准妈妈感到比平时疲倦

因为宝宝还太小，准妈妈在这一周里还不会有特别的感觉。体形和体重都没有变化，从外表上看不出妊娠的迹象。由于体内激素的升高，有些敏感的准妈妈，可能会感到比平时疲倦些，或者下腹部有些胀闷的感觉。受精卵种植到子宫壁上时，有些人会有少量的出血。

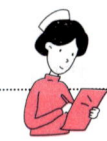

孕期检查

血常规检查

在怀孕的早、中、晚期均要进行。一般每月查一次。了解血红蛋白、白细胞及血小板的情况。妊娠后由于胎儿的需要和血容量的增加，常常发生贫血。通过动态检查血液中的血红蛋白含量，可以了解身体内造血情况和铁储备的情况，使孕妇能有意识地补充相应的营养物质。一般孕期血红蛋白在 100 克/升以上时为正常。血小板有重要的凝血功能，如果血小板的数量过低，则易发生出血，尤其是产后大出血，会危及产妇的生命。所以在孕期必须化验这个项目，如果异常，及时治疗。

尿常规检查

一般也应每月检查一次，可以了解尿中有无蛋白、尿糖、尿酮体、红白细胞等。通过尿常规的检查，可以协助了解孕妇肾功能，有无妊高征、糖尿病、酸中毒及有无泌尿系统的感染等。

血型检查

为分娩时做可能输血的准备，预测有无血型不合的可能。血型为 Rh 阴性的孕妇，其丈夫为 Rh 阳性时，应检查孕妇血液相应的抗体效价，因为在这种情况下，输血容易导致母婴的 Rh 血型不合，病情严重的话，会引起胎儿或新生儿的免疫性溶血及贫血，又称新生儿溶血症，常致胎儿宫内死亡或新生儿核黄疸。应在早孕末期化验孕妇血型。

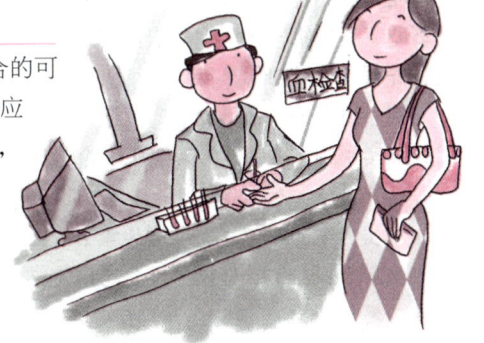

超声检查

超声检查自 20 世纪 60 年代首次在德国应用于产科，此后在全世界得到广泛的应用。产前诊断是以超声检查为核心的。目前我国的大多数孕妇都会有至少一次超声检查的经历，甚至一些孕妇认为超声检查就是产前检查了。那么超声检查在产科领域到底有什么作用呢？

超声检查是利用超声波的物理特性，将其与人体组织结构的声学特点密切结合的一种物理检查方法，探头发射的声波经过不同的组织器官后反射回来不同频率的声波，仪器再将其转化为各种图像，显示在荧光屏上。现代的超声检查仪还附设电子计算机，能同时对相关组织做出精确的测量并得出具体数值，彩色超声还能了解血流的情况。因为它具有无创伤、价格便宜的特点，患者易于接受，所以不仅能显示患者即时的情况，还能做动态观察。

肝肾功能检查

肝肾功能检查是孕期必须检查的化验项目。不正常的肝肾功能会直接影响正常妊娠过程，此外有极少数孕妇还会发生急性脂肪肝、妊娠特发性肝内胆汁淤积综合征等，可借助肝功化验及时诊断。

检查肝功能、肾功能、血脂等项目，需空腹抽血留取标本进行检测。在检查前至少3天应饮食清淡，不要暴饮暴食或过度疲劳，以免影响化验结果。抽血取标本仅在上午进行，一般下午不抽血（急诊除外），一般当天下午可取化验报告单。

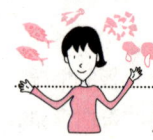

准妈妈的科学饮食策略

准妈妈要少食多餐

孕妇在妊娠期间胃肠功能受到影响，一次进食过多不易消化吸收，而且蛋白质会在肠道内发酵引起肠胀气，毒素无法排出，被人体吸收后对健康不利。而且怀孕使孕妇消耗多，新陈代谢加快，少食多餐有利于及时补充能量。少食多餐时补充的水分不仅可补充出汗、尿频的消耗，而且可以稀释病毒产生的毒素，随排尿带出，增强人体的抵抗力。少食多餐，多食细软而富有营养的食物，才能既不增加胃肠道负担，又可满足身体对营养的需求，提供更持久的能量。

孕早期准妈妈的私家食谱

吃得好不能只考虑热量，要知道自己所吃食物的品质，有些营养物质是健康妊娠必不可少的。要多吃各类食物，这个原则很重要，因为大部分食物依照量的多少来提供不同的营养，多吃各类食物能摄取适量的营养。

以下推荐的是每日食谱，但这只是基本指南，你可以稍加变化，以适合自己的口味。另一种有趣又实用的方法就是与其他妊娠的朋友和邻居一起组织"妊娠美食聚会"。

● 早餐

鸡蛋、全麦面包，提供维生素B、维生素E、膳食纤维和铁。水果口味甜酸奶，含钙、维生素C和膳食纤维。一杯橘子汁含丰富的维生素C和必要的水分。

● 上午点心

全麦面包有膳食纤维；酸酵母和花生酱分别提供维生素B和蛋白质；香蕉含有钾，钾有助于铁的吸收；牛奶含有蛋白质和钙。

● 午餐

花椰菜和干酪汤含有叶酸、钙和蛋白质；土豆有丰富的糖类和膳食纤维；沙丁鱼供给钙和维生素D。

● 午后点心

随时可吃些生菜茎秆，富含维生素和矿物质。

● 晚餐

鸡肉富含蛋白质，糙米富含糖类和膳食纤维，再加点蔬菜就是营养均衡的饮食。甜点吃新鲜水果，提供带有自然甜味的膳食纤维。

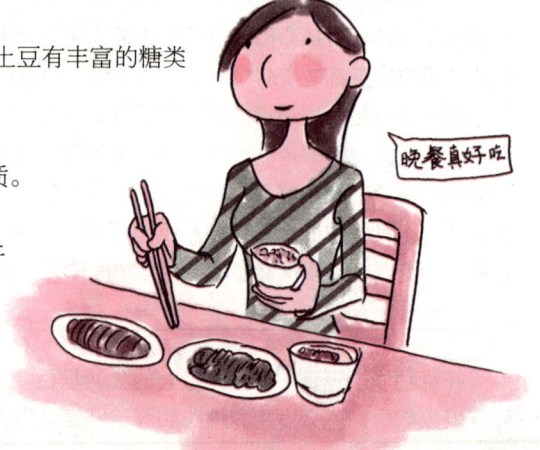

● 夜宵

牛奶、干酪和饼干提供钙、钾和膳食纤维。

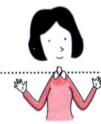

准妈妈的生活护理方案

孕妇安然度夏的4个小秘诀

持续的桑拿天,让人们感到烦躁、难耐、苦不堪言。对于正在孕育新生命的孕妇来说,夏季更是难熬。孕妇在夏季应注意哪些事项才可顺利度过炎炎夏日?

● 穿衣要宽松

夏季,人体出汗较多,加上孕晚期胎儿的生长发育较快,孕妇的基础代谢率比一般常人要高,因此一定要选择利于排汗的衣物(如纯棉、宽松的衣服),这样相对凉快些,而且出汗后也容易被衣服吸收,不容易引起皮疹、皮肤感染等。孕妇最好选择棉质的孕妇裙子或孕妇裤,胸罩和腰带不宜束缚过紧,以免引发乳腺增生和影响胎儿的发育,还应该经常用温水擦洗身体,以保持皮肤清洁。

● 注意饮食平衡及卫生

为了保证母体和胎儿的营养,孕妇在夏天要注意保持良好的食欲,多吃新鲜蔬菜,如黄瓜、西红柿、扁豆、冬瓜等。饮食要清淡不要太油腻,避免高糖食品和冷饮。炎热的夏天,汗水会带走身上大量的盐分,可以经常喝点清凉祛暑的绿豆汤。

同时,夏季是肠胃疾病的高发季节,由于孕产妇心血管系统调节能力差,脾胃功能一般比较弱,抗病能力也低于常人,如果饮食稍有不慎,就会影响脾胃的消化吸收,从而引起腹泻,对母子都不利。因此,孕妇一定要注意饮食卫生,尽量避免吃冷饮,否则会引起消化道感染,严重的会导致子宫收缩,进而引发早产。

此外,在选择饮料时不要选用加色素、防腐剂和含有咖啡因的可乐型饮料,以免影响胎儿发育。孕妇最好饮用白开水以及新鲜果汁等。

● 避免劳累

盛夏酷暑,天气闷热,人们的心情难免会有些烦躁。孕妇因为生理变化情绪容易出现波动,再加上孕妇的体力消耗较大,很容易感到疲劳,比常人更容易感觉热。这种情绪也会干扰子宫内胎儿生长的环境,而过度劳累可能导致孕妇晕厥、胎动不安或早产。

夏季睡眠对于孕妇和胎儿的健康十分重要,足够的睡眠除了能使肌体得到充分的休息、增加体力、消除疲劳感外,更为重要的是能使神经功能尽快恢复,避免不良情绪的发生。所以要有一定的时间午睡,并注意工作中间的休息。睡眠时,若用空调,要防止室温过低,也不要让空调、电风扇直接吹到孕妇,否则容易患上感冒或其他疾病。

● 出行要防暑

孕妇中暑轻则头晕、胸闷、多汗、恶心,重则高热、昏迷、抽搐,严重者会导致胎儿宫内窘迫、宫内死胎、死产、早产等。所以,预防中暑关系到母亲和胎儿的安危,不可轻视。因此,孕妇增强防暑意识很重要,应尽量减少户外活动,尤其要避免在中午高温时段外出,一旦外出要做好防暑措施。

孕妇不能再用风油精

夏天,风油精是人们喜欢随身备用的物品,它具有提神醒脑、祛风镇痛、驱蚊止痒等功效。然而,它的主要成分——樟脑却具有一定的毒性作用。尤其对怀孕前3个月的孕妇危害更大。

风油精所含的樟脑进入人体后，一般正常人体内的葡萄糖磷酸脱氢酶会很快与之结合，使之变成无毒物质，然后随尿一起排出体外，所以不会发生不良反应。然而由于生理上的变化，孕妇体内的葡萄糖磷酸脱氢酶的含量降低，怀孕3个月内如果过多地使用风油精，樟脑就会通过胎盘屏障进入羊膜腔内作用于胎儿，严重时可导致胎儿死亡引起流产。

在刚出生的新生儿体内，也缺乏葡萄糖磷酸脱氢酶，产妇如大量使用风油精，樟脑会随气味透过新生儿娇嫩的皮肤和黏膜渗入血液中，使红细胞破裂，溶解成胆红素。血液中的胆红素含量过高，还会透过脑膜与脑细胞结合，引起婴儿黄疸症，出现全身发黄、口唇青紫、棕色小便、不吃奶、哭声微弱、嗜睡等症状，严重的还会出现抽风、惊厥等神经症状，即使经过治疗也可能使婴儿脑功能受损。所以，孕产妇不要用风油精。

准妈妈的安全运动计划

有氧运动悄然兴起

现在孕妇健身方式多种多样，有氧运动悄然兴起。所谓有氧，是指"生存于氧气中"或是"利用氧气"，简单来说，有氧运动就是肌肉细胞利用有氧能源的运动。

有氧运动起源于1986年的美国，当初是为了训练太空人所设计，意思为"以运动增加氧气的消耗量，从而促进血液循环功能的身体调理法"。

有氧运动包含了下列特性：长时间的运动——有氧运动应该能持续20～60分钟；全身性的大肌肉活动——有氧运动应该要使用近乎全身（不得少于1/6）的大肌肉；稳定性——有氧运动应维持在某一个特定强度；律动性——律动性的肢体活动。

经过这样的肌肉运动，能使人体心肺循环系统持续以较激烈的方式运作。就好像虚弱的肌肉受到训练后会变得较强壮一般，当人的心肺循环系统为了提供给运动细胞足够的氧气时，会提高细胞工作效率，这样便会提升孕妇的心肺功能。

水中有氧运动很简单

水中有氧，就是利用水所产生的阻力来增加运动强度，并利用水的浮力，避免过度激烈冲击而造成运动伤害性，以有氧舞蹈的编排原理配合音乐节奏，在水中进行有氧运动以达到健身的效果。一般人群、儿童、中老年人、孕妇、体重过重者都可以是水中有氧运动的参与者。

水中有氧看起来很简单，它的功效却相当好，刺激力也很强，即使不会游泳的人也可以尝试。由于水中的抗力是在空气中的12～14倍，在水中没有地心引力的作用，虽然肌肉会被迫朝着各个方向增加作用力，但是却不会有任何的压力与不适，因为浮力的因素体重会减少约90%，因此不管做了多剧烈的大动作都会比陆上做起来轻松简单。

根据研究显示，同样的有氧动作步骤，在水中所消耗的脂肪会比在健身房所消耗的更多、更可观，也更轻松。

几种简单的水中有氧运动

手臂纤细运动：双臂向前，掌心朝下，双臂向下绕一圈（如同游泳的手臂滑水姿势），记得在每次滑动当中手掌里面一定要"舀"满水才有效。

腹臀曲线：双手以比肩宽的距离握住游泳池边缘，肩膀不动，双脚左右互跳。诀窍是只用腰部以下的力量，而且要抬头挺胸收腹，只有这样，才能塑造出令人羡慕的曲线。

塑腿形：张开双臂向后抓住泳池边缘，背部靠着游泳池边缘，使大腿浮上来，两腿一上一下地交叉运动，经常这样，可以让大腿内侧的赘肉消失得无影无踪。

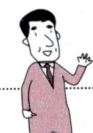

胎教知识的了解与应用

中国现代医学的胎教研究

现代医学证实，胎儿的确有一些潜在能力可以被激发，主要是通过中枢神经系统与感觉器官来实现的。然而激发胎儿潜在能力的过程并不属于教育的范畴，之所以还用"胎教"这个词，是因为从古至今的人们都是这样称呼的，因此就一直沿用下来了。胎教属于胎儿出生前心理学研究的范畴，就是通过给予胎儿一些外界刺激，使其建立起条件反射。建立条件反射需要三方面的物质基础：

首先，要有接受外界刺激的感受器和效应器，人的眼、耳、鼻、舌及体表都是天然自备的感受器；

其次，要有连接感受器、效应器及反射中枢的传出神经；

最后，要有反射中枢，也就是大脑、脊髓等中枢神经系统。

妊娠至4~5个月时，胎儿各器官已基本发育完成，对外界的刺激已具有了反应。此时，如果人为输入良好的刺激信息，就能够有助于胎儿的智力发育。

北京天坛医院宋维炳医师曾主持了"有关胎教的研究"课题，证实了以下几点：

胎儿有接受外界信号刺激并做出应答反应的能力；经过音乐胎教的新生儿听神经功能优于未经过胎教的婴儿，但噪音对胎儿脑细胞有损害；光照后胎儿的视网膜和神经无损害性迹象，冷光源照射后，胎儿脐动脉、脑动脉血流量均有所增加；经过胎教的儿童，性格活泼的比例比对照组儿童有明显增高。

北京大学第一临床医院戴淑凤教授用B超和胎儿监护仪观察了在实施音乐胎教、对话胎教、抚摸胎教时宝宝的各种表现，并对实施过胎教的小儿进行了跟踪研究，著有《胎儿与胎教》《从胎教开始》等书。在对进行过胎教的新生儿进行行为评测后，戴淑凤教授发现胎教组的顺产新生儿和对照组的比较，在以下几方面表现能力要优于对照组：

情绪稳定、识哄、识逗、好安慰；视听、定向反射较好；手的抓握力及四肢运动能力较强；扶坐时颈部肌肉张力佳；抬头、吮手的能力较强；对音乐比较敏感。

戴淑凤教授指出，婴儿出生后还要继续坚持"感觉教育"，小儿的五大能力，即大运动、精细运动、认知、言语及情绪与社会行为能力，便可以"超常发展"。要注意的是，"胎教出神童"的说法是不符合大脑神经系统发展成熟的规律的，宝宝出生后的继续教育才应该是神童培养的关键。

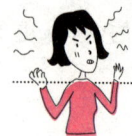

妊娠期间的不和谐音符

胎儿的异常发育

妊娠期间，几乎每位孕妇都会担心自己的胎儿是否是完美的，多数妇女的担忧是不必要的。仅有3%的新生儿出生时有缺陷。引起缺陷的原因是不是已很清楚？能不能阻止这些缺陷的发生？

畸胎学就是研究胎儿异常发育的一门科学。研究发现，在这些异常病例中仅有不足50%的缺陷找到了确切诱因。

人们经常向产科医生及其他为孕妇提供保健的医生询问可能致畸的物质，有些物质已被证实是有害的。如果胎儿在其发育的某个特定的关键时期接触这些物质就会引起一些严重的缺陷；但如果在其他时间可能不会引起任何危害。妊娠到了第13周，胎儿的主要发育已完成时，有害物质造成的影响可能仅仅是发育迟缓或长出较小的器官，而不是那种虽大却有缺陷的器官。以风疹为例，如果胎儿在妊娠头3个月受感染，就可引起诸如心脏畸形等多种结构性缺陷，但如果在妊娠后期感染，就不会引起那么多问题，感染也就微不足道了。

阻断病毒感染，预防胎儿异常发育

病毒是孕妇的大敌，尤其是妊娠早期，胚胎的器官在形成中，而胎盘发育尚未完全，还不能起到屏障作用，准妈妈感染病毒后，病毒就很容易通过发育还不完善的胎盘进入胎儿循环系统。在生长快而未成熟的胎儿细胞内繁殖，诱发细胞染色体畸变，并抑制细胞的分裂，从而影响胎儿器官的正常分化与发育，造成流产、死胎、死产、早产以及胎儿畸形。

病毒主要通过3种方式使胎儿受到损害：一是直接感染精子和卵子，可导致早期流产；二是通过胎盘或脐带血侵入胎儿体内；三是分娩时通过产道感染胎儿。在已知与人类有关的300多种病毒中，至少有十余种病毒能通过胎盘危害胎儿。可导致胎儿畸形的病毒有风疹、流感、水痘、麻疹、天花、脊髓灰质炎、腮腺炎、单纯疱疹、病毒性肝炎、巨细胞病毒等。

（1）风疹病毒：该病毒是传染性最强的致畸因子，亦是致畸作用最明显的一种病毒。孕妇被风疹病毒感染后可有风疹症状或症状比较轻微，因此往往易被忽略。感染越早，胎儿发生畸形率越高、越严重。风疹病毒诱发先天性畸形除白内障外，还有心脏畸形（动脉导管未闭、心房和心室间隔缺损）、耳聋、青光眼、小眼、小头、智能发育不全和牙釉质缺损等。此外，风疹病毒还可以引起胎儿生长迟缓、心肌损害。如怀疑有风疹症状或有风疹接触史，可测定风疹抗体，例如免疫球蛋白IgM阳性，说明近期有过风疹病毒感染，应考虑终止妊娠。

（2）巨细胞病毒症：此病毒普遍存在于人体中，从妊娠早期到后期，孕妇都可能被此病毒感染。受感染后，临床症状不明显，或有轻微的类似上呼吸道感染的症状，如发热不适、皮疹、淋巴结肿大等。孕妇羊膜囊绒毛特别容易感染巨细胞病毒，孕妇感染了巨细胞病毒，就很容易传染给胎儿，且可持续潜伏为患，直至婴儿期。这种感染可致胎儿头小、视网膜炎、智力发育迟缓、脑积水、色盲、肝脾大、耳聋等。妊娠前和妊娠后均应测定病毒抗体，并应测定胎儿出生后脐血病毒抗体。

（3）水痘：该病以儿童感染发病为主，但孕妇免疫力低下者也可被感染。该病可引起胎儿肌肉萎缩、四肢发育不全、白内障、小眼、视网膜炎、视神经萎缩等。如果临产前数日感染，则胎儿在宫内感染或出生时就会患上先天性水痘。

（4）流感：流行性感冒是由病毒感染引起的，和普通感冒不同，流感症状明显，可有高热或胃肠道症状，可以大流行或小流行。至于普通感冒，往往是受凉后使呼吸道抵抗力减弱，出现鼻塞、流涕、咳嗽等症状，这种感冒对胎儿没有影响。在流感流行时，孕妇如不幸感染，一般影响不大，但在妊娠早期，如感染较重，可引起胎儿无脑、唇裂、腭裂、脊椎裂等神经系统异常，若孕妇高热，可致死胎。

（5）单纯疱疹病毒：孕妇早期感染可使胎儿发育迟缓，可引起先天性畸形，如小头、小眼、脑积水及智力障碍。孕妇的单纯疱疹常分布在外阴部，分娩时胎儿通过产道可直接感染，如感染口腔、皮肤和眼睛，重者可累及中枢神经系统并扩散到多个内脏器官，表现为全身发热、皮肤疱疹、黄疸，甚至出现脑炎、循环衰竭而死亡。

此外，孕妇感染腮腺炎病毒可导致胎儿发育畸形或死亡；麻疹病毒能造成流产、早产或死产；感染柯萨奇B病毒可导致胎儿先天性心脏病的发生率显著增高。因此，妊娠早期要尽可能不到人多的公共场所，要注意环境卫生和个人卫生，不接触传染病人，减少患病机会。当然，整个妊娠期都应防止受病毒感染。如果怀疑病毒感染，应尽早到有条件的医院去做病毒抗体测定，并定期做B型超声波检查，如发现胎儿畸形，则应及时引产，终止妊娠。

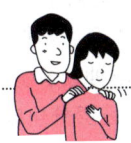

完美准爸爸的OK行动

准爸爸爱心分配任务

准妈妈完全可以快乐安全地做家务，一如既往地学习和工作。准爸爸则要比以往操心一些，但不是"回家务工"人员，最关键的是树立"安全重于泰山"的信念，把所有家务分为"我该干的"和"我不该干的"两大类。"我该干的"一定要当仁不让，绝不能让准妈妈插手，让她有种被宠爱的感觉，并时刻处于被保护状态中。"我不该干的"一类要大大方方转让给准妈妈，让她体会健康正常的孕育时光。劳动使准妈妈美丽，劳动是最好的胎教方式之一，劳动还有利于顺利生产。

○我该干什么

重体力活、攀爬：需要腹部用力、弯腰、下蹲、久站、向上"够"的所有家务；需要在过凉、过热、空气不良环境中作业的家务；需要速度的活；需要到拥挤的环境中做的事等。

举例：搬煤气罐，换桶装饮用水，购买并提较多物品回家；晾衣物、倒垃圾、端盆、拖地；用凉水洗衣服、做饭、烧烤；赶在关门前或收车前去邮局、商店，或者必经没有红绿灯的人行横道；到超市、农贸市场、车站等。

○我不该干什么（可以转让）

轻松家务，可以坐着干的事，不着急的事，没有环境污染或不良刺激的事，时间短的事等。

举例：家庭清洁，简单餐饮；操作家用电器；简单购物（注意去人少、环境好的商场，一定要少购）；女红手工等。

明确类别后还不可大意，准爸爸对此阶段整个家居安全负有重大责任，你必须把家居仔细审视一遍，加以"修改"，才可以放心让准妈妈参加劳动。

第5周 准妈妈出现早孕反应

"小海马"分层了

进入怀孕第5周，囊胚在子宫内着床后，向四周扩展，一端的细胞团内开始由一层从靠近囊胚腔的扁平细胞分化出来，成为胚胎原始内胚层。其余较大的细胞就变成柱状细胞，形成胚胎的原始外胚层。原始内、外两胚层呈现出圆盘状，称为胚盘，胚盘长约2毫米。此时，小胚胎比上周略大了一点点，外观很像个"小海马"。

逐渐地，在胚盘内、外两胚层之间，由外胚层分化出一层细胞，形成胚内中胚层。到现在为止，三胚层就形成了，三胚层是胎体发育的始基。在三胚层中，每一个胚层都分化为不同的组织。外胚层分化成神经系统、眼睛的晶体、内耳的膜迷路、皮肤表层、毛发和指甲等；中胚层分化成肌肉骨骼、结缔组织、循环、泌尿系统。内胚层则分化成消化系统、呼吸系统的上皮组织及有关的腺体、膀胱、阴道下段及前庭等。

这个时期，神经系统和循环系统的基础组织最先开始分化，因此早期补充叶酸最为重要。

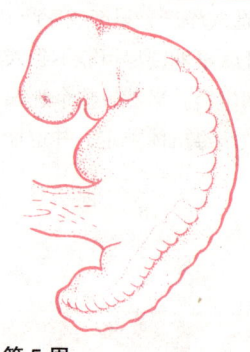

第5周
胎儿的头部已经可以与身体区分，在"背部"已经长出脊状的突起，为宝宝脊柱的形成提供基础。

胎盘开始工作了

胎盘是由胎儿绒毛膜及母体子宫蜕膜共同组成的盘状结构。这时，早期供给胎儿营养的胎盘开始工作了，当然绒毛和脐带也在这时候启动，正式发挥它们的作用。此时子宫底高度和孕前还没什么差别，羊水量约10毫升。

准妈妈感觉到恶心

怀孕早期的主要症状是恶心，也许有呕吐症状。不管这种症状出现在清晨还是以后什么时候，都称之为"晨起恶心"。这种症状通常从早晨开始，随着一天中活动的增加而逐渐好转。清晨恶心通常在6周时开始，到第13周以后逐渐好转。

许多孕妇还伴有呕吐。有时妊娠引起的恶心会导致大量呕吐，最终使孕妇营养不良，此时孕妇必须到医院进行输液补充养分。

对于妊娠期正常的恶心与呕吐并没有完全成功的治疗方案，但某些措施可以给孕妇带来安慰，比如少食多餐，不要吃自己不喜欢的食物。

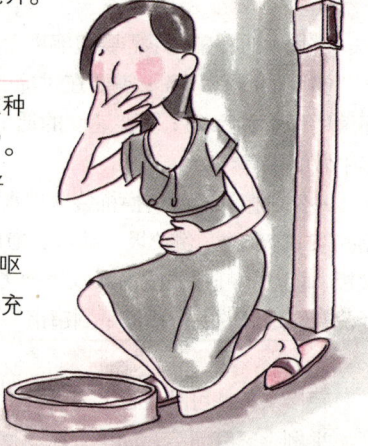

需要注意的是，胎儿形成的这段时光是极其重要的，尽量不要让胎儿受到西药、中药及其他治疗恶心的药物的摧残，这样做是不安全的。如果你实在恶心的厉害，那么在你决定服药之前，一定要仔细咨询医生。

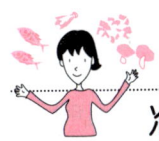

准妈妈的科学饮食策略

吃进去就是营养

一般在本周准妈妈会出现早孕反应，因此不必在早孕期强迫孕妇增加营养，能吃多少就吃多少，吃进去就是营养。应保证热量和蛋白质的供应，以清淡为主。主食馒头稀饭，副食青菜豆腐和其他豆制品，鸡蛋等。如果反应不重可进食一点鱼，尽量避免选用带防腐剂和添加剂的食品。而且由于准妈妈性情较烦躁，食欲较差，此时应多进食能开胃健脾、使心情愉悦的食品，如苹果、米汤、白豆、赤豆、鸭蛋、鲈鱼、白萝卜、白菜、西红柿、冬瓜、红枣等。

孕早期营养食谱

虾仁鲫鱼汤

【原料选配】虾仁少许，鲜鲫鱼150克，葱、姜、盐各适量。

【科学制作】①将鲜鲫鱼去鳞、鳃，剖腹去内脏，洗净。

②将虾仁放入鱼腹中，投入锅内（砂锅最好），加水适量，用温水烧开。

③锅内的汤烧开后，放姜、葱、盐，即可食用。

【保健功效】此汤健脾开胃，利湿止呕，适用于恶心呕吐、不思饮食或病后食欲不振。

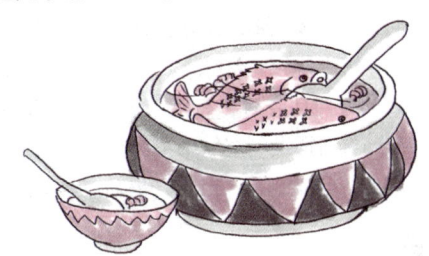

萝卜饼

【原料选配】白萝卜150克，面粉150克，猪瘦肉100克，姜、葱、盐、植物油适量。

【科学制作】①白萝卜洗净切丝；猪瘦肉剁碎。

②炒锅下植物油烧热，将白萝卜丝翻炒至五成熟，沥油切碎，加入猪瘦肉、姜、葱、盐，调成白萝卜馅。

③将面粉加水和成面团，揪成面剂，擀成薄片，填入萝卜馅，制成夹心的小饼，放锅内烙熟即成。

【保健功效】白萝卜味辛甘，性凉，降气、化痰、消食、化滞，很适合有妊娠反应的妇女食用。

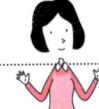

准妈妈的生活护理方案

床上用品要精挑细选

停经后嗜睡，是早孕反应的表现之一，也是妊娠早期的生理需要。睡眠可使处于负代谢状态而消瘦的母体得到保护，从而少得病，对感冒防治效果更佳。为了给孕妇创造一个良好的休息环境，选择床上用品应该考虑以下4点：

（1）铺：孕妇适宜睡木板床，铺上较厚的棉褥，避免因床板过硬，缺乏对身体的缓冲力，从而翻身过频，多梦易醒。

（2）枕：以9厘米（平肩）高为宜。枕头过高迫使颈部前屈而压迫颈动脉。颈动脉是大脑供血的通路，受阻时会使大脑血流量降低而引起脑缺氧。

（3）被：理想的被褥是全棉布包裹棉絮。不宜使用化纤混纺织物做被套及床单。因为化纤布容易刺激皮肤，引起瘙痒。

（4）帐：蚊帐的作用不仅能够防蚊挡风，还可吸附空间飘落的尘埃，以过滤空气。使用蚊帐有利于安然入眠，并使睡眠更加深入。

芳香剂少用为妙

有时为了去除异味儿，我们常常在厨房、厕所喷洒芳香剂。但芳香剂原理其实是利用一种更强烈的气味去干扰原有气味，产生遮蔽效应。若香味和臭味的混合比例不当，反而会愈来愈臭。芳香剂主要成分包括香料和有机溶剂，主角香料分为天然萃取、半合成和化学合成三种，有机溶剂则扮演帮助香料挥发到空气中不可或缺的配角，使用不当对孕妇及胎儿更加有害。孕妇会觉得头痛，甚至患上产后抑郁症等。因此，孕妇应避免使用芳香剂，经常开窗通风，保持室内空气流通。

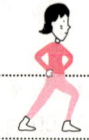

准妈妈的安全运动计划

你会坐椅子吗

在孕期，尽量坐有靠背的椅子，这样可以减轻上半身对盆腔的压力。坐之前，把两腿并拢，把左腿向后挪一点，然后轻轻地坐在椅垫的中部。坐稳后，再挪动臀部，把后背靠在椅背上，深呼吸，使脊背伸展放松。这虽然不能算作一节操，但在怀孕初期，孕妇应练习学会"坐"。

让你的脚能够承受生命之重

孕期要经常活动踝骨和脚尖儿的关节。由于胎儿的发育，孕妇体重将会日益增加，脚部的负担会慢慢加重，因此必须平时注意多做脚部运动，让你的脚承重能力更强。

🍎 脚心不离开地面，脚尖尽量往上翘，呼吸一次把脚放平。同样的动作要反复做几遍。

🍎 坐在椅子上，把左腿搭在右腿上，将左脚的脚尖和脚腕慢慢地旋转活动一会儿，然后换另一条腿。

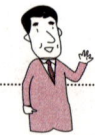

胎教知识的了解与应用

别让胎教成为你的负担

有些准妈妈自从得知自己怀孕，就迫不及待地奔向书店，买回各种版本的孕妇必读、胎教知识，然后便按照书中阐述的理论及方法付诸实践：穿梭于各个音像店，凡是带有"胎教"二字的磁带、

CD统统听一遍;拉着丈夫去美术馆,让满眼看到的都是美好的东西;跟姐妹结伴去俱乐部做孕妇健美操,让胎儿感受韵律……就这样,准妈妈们每天的生活被自己设置的胎教课程排得满满的。日益沉重的身躯会使准妈妈的心情也更加沉重、迷茫:"好累呀,这就是胎教吗?"

在这里,专家提醒这些忙得不亦乐乎的准妈妈,其实科学的胎教一般是指正常孕妇在保证充足营养和休息的前提下,从怀孕4~5个月开始,对胎儿实施定期和定时的声音和触摸刺激,为胎儿生长创造一个良好的环境,也为婴儿出生后接受教育和促进智力发展打下一个良好的基础。也就是说,胎教并不等于提前学习,不是给腹中的孩子传授知识或提前教会他们什么技能。而母亲的喜怒哀乐却能直接影响胎儿,所以准妈妈们千万不能让胎教成为负担,心情愉悦、身体健康最重要。另外,胎教不要过早,如音乐胎教一般需要在6个月之后;胎教的时候要适度,不要每天都进行复杂的项目,搞得准妈妈身心俱疲,胎儿也得不到很好的休息,甚至可能对宝宝的发育造成不良影响。

妊娠期间的不和谐音符

警惕宫外孕

正常情况下,精子与卵子在输卵管"亲吻""拥抱""结合"后,受精卵在输卵管及其纤毛的作用下,运行至子宫腔内"定居"、发育。如果受某种因素的影响,受精卵被阻止在输卵管内,或运行至卵巢、盆腔、腹腔等处"定居",便为子宫外孕,又名异位妊娠。除了子宫外,受精卵无论在哪个部位着床,都不可能正常发育。当受精卵生长到一定程度,受精卵的包膜就可能自动破裂或在某种外力的作用下发生破裂,包膜内的血管也随之破裂出血。这时患者多表现为下腹一侧性的突然剧烈疼痛,也有全腹痛的,甚至引起反射性的肩痛。失血多的患者常有面色苍白、心跳加快、全身大汗、血压下降的症状。95%的宫外孕发生在输卵管,还可能发生于卵巢、宫颈或腹腔其他部位,当受精卵通过输卵管末端进入腹腔时就称输卵管流产。

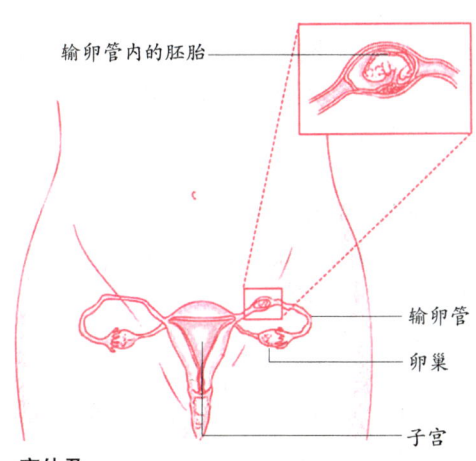

宫外孕

宫外孕是指受精卵没有在子宫内着床,而停留在子宫之外的部位,如输卵管。上图是发生在输卵管的宫外孕。如果受精卵在输卵管内继续生长,最终将引起输卵管破裂,会威胁生命。

每100个孕妇中就可能有1个人发生宫外孕。由于盆腔炎、性疾病或其他感染引起的输卵管损害致使宫外孕发生概率增加。如果你以前有宫外孕史，那么就有12%的复发概率。使用宫内节育器也会增加宫外孕概率。目前引起宫外孕的原因较以前增加，发生率也不断上升，是影响妇女身心健康的重要疾病之一。

准确判断宫外孕

以下任何一项症状发生都有可能预示宫外孕，如果全部情形都有，就确定是宫外孕了。

（1）疼痛：如果孕妇感到下腹部突然剧痛、绞痛、刺痛，有时会发散到与腹痛同侧的肩部，肛门坠胀、有便意，任何下腹部疼痛越来越剧烈，出现疼痛局部化和疼痛性质改变得快时，一定要马上就医。

（2）出血：宫外孕引发大出血之前，通常只有一点点出血甚至没有出血。如果出血的话，血量可能多也可能少，可能是一小块棕色的污渍，或不断流出深红色的血。出血可能在感到疼痛之前或之后发生。

（3）恶心、呕吐伴随眩晕：当疼痛越来越剧烈，疼痛的部位越来越集中，出血量越来越多，颜色也越来越红时，孕妇出现恶心、呕吐及眩晕，感觉越来越虚弱，脉搏跳动也越来越快。

如果你有上述任何一项宫外孕的症状，就应该及时就医。医生会做专门的超声波检查，检查结果显示子宫内空无一物，或是在子宫外发现小小的胚胎。宫外孕得到诊断与治疗后，可以避免因破裂导致大出血而引发的生命危险。

严把关，预防宫外孕

宫外孕的早期症状隐匿，大多数患者多在突然发生剧烈腹痛时才引起警惕，但此时受精卵包膜多已经快要破裂或已经破裂，必须立即上医院治疗。临床上，有的患者因离医院路太远或因其他原因治疗太晚，导致腹腔内出血太多，或因剧烈疼痛而发生严重的休克，从而失去了宝贵的手术机会。那么，宫外孕能不能预防呢？要了解这个问题，就要了解一下宫外孕的发病因素。

（1）吸烟：有人曾对已婚妇女中吸烟与不吸烟者发生宫外孕的概率进行了回顾性调查，结果发现吸烟者患宫外孕是非吸烟者的1.5～4.0倍，这是因为烟草中的尼古丁可改变输卵管的纤毛运动，并引起体内免疫功能低下，易使输卵管等盆腔器官发生感染。

（2）饮酒：长期喝酒或突然大量喝酒的妇女，其输卵管腔容易变得狭窄，纤毛摆动功能低下，输卵管壁的蠕动性也差，不利于受精卵到子宫去"安家落户"，易导致宫外孕。

（3）急慢性输卵管炎：患急性、慢性输卵管炎的人，由于输卵管黏膜充血、水肿，管壁粘连，使输卵管变窄、管壁平滑肌蠕动减弱，不利于受精卵运行，也可导致宫外孕。

（4）子宫内膜异位症：因经血倒流等各种原因引起的子宫内膜异位症，是发生宫外孕的高危因素。尤其是子宫内膜异位在输卵管间的"质部"时，受精卵很可能就在此"安营扎寨"。

（5）卵巢囊肿或子宫肌瘤：由于受肿瘤的挤压和牵引，子宫和输卵管发生移位，出现形态变化，阻碍受精卵的正常着床，也易引起宫外孕。

（6）输卵管发育不良或畸形发育：如输卵管弯曲、螺旋状、双输卵管口等，都会妨碍受精卵进军子宫腔。此外，输卵管结扎后再次接通的妇女，受精卵可能被阻困在再接通的狭窄处，形成宫外孕。

明白了上述道理，就应该知道宫外孕是可以预防的。不吸烟、不喝酒，注意孕前检查，积极医治妇科疾病，正确掌握受孕时机，是可以减少宫外孕发病机会的。

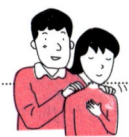

完美准爸爸的OK行动

得了传染病的准爸爸要与准妈妈隔离

孕妇所患的任何一种疾病，对胎儿都是不利的，丈夫得了传染病，也会间接传染给胎儿。患有由病毒、细菌、螺旋体等病原体引起的某些传染病的丈夫，可能先把这些疾病传染给妻子后，又经过胎盘传染给子宫中的胎儿或使胎儿在阴道分娩时，受到感染。即使生下的婴儿是健康的，也可能在出生后受传染。

常见的传染病有乙型病毒性肝炎、开放性肺结核、梅毒等。孕前发现准爸爸有乙型肝炎或为无症状的乙肝病毒携带者时，可以让准妈妈进行乙肝疫苗的预防注射。妊娠之后发现准爸爸为乙肝病毒携带者，可对胎儿进行乙肝疫苗及乙肝免疫球蛋白的预防注射。

需要注意的是，在疾病流行的季节，准爸爸和准妈妈一样要少去公共场所，准爸爸一旦得了传染病，最好要与准妈妈隔离。

第6周 宝宝像个字母C

胎宝宝长出小鼻孔

怀孕第6周，胚胎正在迅速地成长，细胞还在迅速地分裂，到本周末，胎儿的顶臀长可能有4～5毫米长。

所谓的"顶臀长"是指胎儿的坐高或胎儿的头顶到臀部间的距离。这种测算方法要比测全身长更常用，因为胎儿的腿经常弯曲着，很难测准全身长。

从本周起，胚胎的生长速度开始加快。尽管此时胎儿的心脏很小，并且目前还只有一个心室，但是它早已能够进行有规律的自主跳动了，血液开始在细小的血管里循环。

连接大脑和脊髓的神经管已经闭合，消化管道开始形成，已经出现了前肠、中肠和后肠，肝、肺、胰腺以及甲状腺等重要器官也具有了雏形。

胚胎开始出现面部特征，两个鼻孔在脸上清晰可见；脖子和小下巴也正在成形。胎儿身体蜷缩，类似英文字母的C字，比较容易分辨出头部和尾巴。胚胎的上面和下面开始长出像蓓蕾一样的幼芽，这将来是孩子的胳膊和腿。

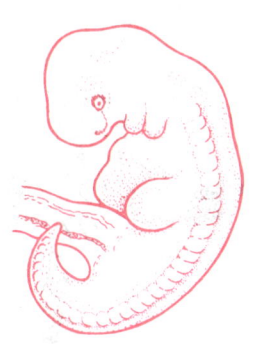

第6周

现在，胎儿皮肤的下面依稀可以看见眼睛的痕迹，并出现双臂和腿的雏形。

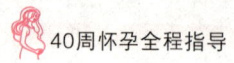

"葡萄柚"在偷偷长大

如果这时做盆腔检查的话,医生就知道你的子宫已经悄悄长大了,跟小个儿的葡萄柚差不多。随着子宫的增长,你可能会感到下腹部疼痛,还有的孕妇能感觉到子宫收缩。

准妈妈越来越懒了

大多数准妈妈此时开始变得慵懒,在白天也感到昏昏欲睡。准妈妈越来越讨厌人多的地方,不愿做家务,不想说话,只想静静地待在家里。这种异常的疲倦通常过了前3个月就会消退。当孕妇身体渐渐习惯于怀孕时,孕妇就会恢复正常的精力。要把怀孕的疲倦当成是一种记号而不是一种症状,它是肌体的警示灯,它告诉你:"慢慢来,不要急,要好好休养。"现在最好不要外出旅行,因为此时小宝宝与子宫连得还不够牢固,过量的运动有可能引起流产。

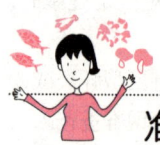

准妈妈的科学饮食策略

5个饮食方案缓解早孕反应

注意食物的形、色、味,使其引起食欲,选择容易消化和吸收的食物,这有利于防止呕吐。在能吃的时候,尽可能吃想吃的东西。要减少每次进食的量,少食多餐,多喝水,多吃些富含膳食纤维和维生素B_1的食物,可以防止便秘。改善就餐环境可以调节情绪,激起孕妇的食欲。应避免吃油腻、油炸、含人工香料的食物。饭后半小时尽量避免躺着,以免胃酸逆流造成恶心感。

(1)少吃多餐:为减少呕吐反应,三餐切勿多食,以免引起胃部不适或恶心呕吐;加餐,即准备少量、多品种的食品,如苏打饼干、咸味面包、口味清淡的点心、奶制品、瓜子等,感觉胃部不适时,吃下便可有所缓解。

(2)注意调味,促进食欲:孕妇可随意选用糖葫芦、酸梅、杏、柑橘、咸菜、牛肉干、陈皮梅、冰激凌、冰棍、酸奶、凉拌粉皮、凉拌西红柿、黄瓜等,以增进食欲,多吃蔬菜等还可以起到通便作用。

(3)不要"因吐废食":不要怕引起早孕反应而拒食。即便是吐了,仍要再吃,只要有一部分食物留在胃里,就可供消化、吸收。

(4)增加体液,以免脱水:频繁呕吐者应选择稀粥、藕粉、酸梅汤、西瓜汁、山枣汁、椰子汁及多汁的水果,这样既增加水分、营养,又可促进食欲。

(5)避免不良刺激:如避免油腻、炒菜味及其他异味的刺激。

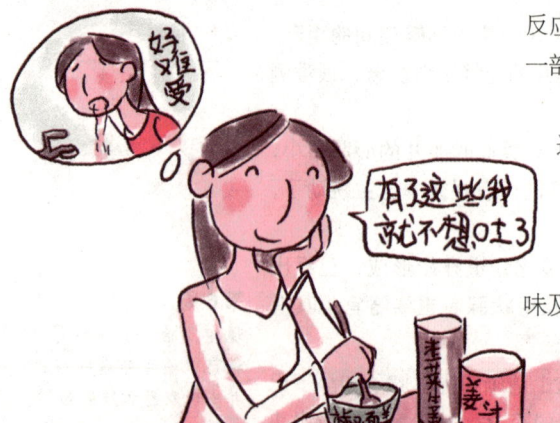

4种药膳帮你止吐

姜汁甘蔗露

【原料选配】甘蔗榨汁100克，姜1块。

【科学制作】①姜去皮，洗净，磨成姜蓉，榨出姜汁1匙。

②姜汁加入甘蔗汁拌匀，隔水煮沸几分钟即可。

【保健功效】本品最宜孕妇饮用。姜汁能驱寒、健胃、止呕；甘蔗汁能清热下气、润燥生津，可治反胃呕吐。

粟米丸子

【原料选配】粟米粉200克，盐少许。

【科学制作】①将粟米粉渗水淋湿，揉成滋润的团，再做成长条状，分成梧桐子大小的小丸子，放入一个洗净的盘中，待用。

②把锅刷洗干净，置于火上，加入清水适量，加盖，用大火煮沸后打开锅盖，将丸子下入锅内，用文火煮，直到丸子逐个浮在水面3～4分钟后，即成。

【服食方法】每日1剂，分2～3次，酌情加少量盐调味，食之。

【保健功效】滋阴养胃，清热止呕。适用于胃阴虚亏所致的呕吐，口咽干燥，胃中嘈杂、不舒服等症。

姜汁炖砂仁

【原料选配】砂仁5克，姜汁10克。

【科学制作】①先将砂仁清洗干净，沥干，捣成粉末，待用。

②把碗洗净，将砂仁末、姜汁放入碗内，加清水半碗，隔水炖半小时，去渣饮汁。

【保健功效】温胃散寒，调中止呕。适用于治疗胃寒呕吐，妊娠呕吐等症。

韭菜姜饮

【原料选配】韭菜250克，姜50克，冰糖适量。

【科学制作】①将韭菜去老黄叶片，清水洗净，沥干，切成段，待用。

②把姜去外皮，洗净，切成片，待用。

③取碗洗净，将韭菜、姜放入碗内，加少许水一并搅汁，再加半碗冷开水搅匀，去渣，将汁加冰糖溶化后，慢慢饮用。

【保健功效】开胃、止呕去痰。适用于妊娠期间呕吐，不能吃东西，且不思饮食者，每日一剂，连服数日。

准妈妈的生活护理方案

4条妙计帮你缓解早孕反应

可能你得知"有喜"的幸福感还没来得及细细品味，"害喜"的种种反应已经开始悄悄地"骚扰"你了：恶心，呕吐，食欲减退，倦怠，头晕……诸多不适。

害喜，医学上称妊娠反应，是妊娠正常的生理现象，一般在妊娠6周左右出现，多在12周前后会自然缓解消失。早孕反应虽要说不是病，但其难受程度也是非亲历者所不能体会的，而且此时正值胚胎发育的黄金时期，无法以一般内科疗法给予药物来治疗这种种不适。所以，我们只能用其他的办法来缓解这种不适，以下几点建议与方法，供准妈妈们参考。

1. 心理调节

心情要保持轻松愉快，避免紧张、激动、焦虑、忧愁等不良心理状态，这样可以减轻妊娠呕吐的程度。准妈妈应学习一些保健知识，以充分认识早孕反应，解除心理负担。越是害怕呕吐，症状会越发明显，多进行适当的文体活动，阅读书报，夫妻间的愉快交谈，尽可能地增加一些欢乐气氛，转移和分散集中在呕吐上的注意力。丈夫的体贴、亲属、医务人员的关心，能解除孕妇的思想顾虑，增强孕妇战胜妊娠反应的信心；另外舒适、宽松的环境，也可使症状减轻。

2. 适量活动

不能因为恶心呕吐就整日卧床，这样只会加重早孕反应。如果活动太少，恶心、食欲不佳、倦怠等症状则更为严重，易生成恶性循环。适当参加一些轻缓的活动，如室外散步、做孕妇保健操等，都可愉悦心情，强健身体，减轻早孕反应。

3. 远离异味

尽量远离厨房的油烟味，因为孕妇的味觉比较敏感。

4. 穴位按摩

这是一种简便的疗法。孕妇每天呕吐剧烈时，自己用手指交替按摩左右两侧的内关穴（在两前臂内侧，距腕部三横指的正中线上）和足三里穴（在膝关节髌骨下四横指，于胫骨前缘旁一横指处）。方法是用示指在穴位处稍用力地按压与揉动，每回连续20~30次，可助止吐。

准妈妈坚持做家务

孕妇在妊娠期间坚持适宜的家务劳动，对母子健康都有益。适度的家务劳动能增强孕妇体质，提高免疫功能，有效地防止多种疾病的发生，这不仅有利孕妇的健康，对体内胎儿的发育也是非常必要的。

○做饭

尽量不用手直接浸入冷水中，尤其是在冬春季节更应注意，因为着凉受寒有诱发流产的危险。厨房最好安装抽油烟机，因为油烟对孕妇尤为不利，影响胎儿的正常生长发育。煎、炸食物或炒菜时，油温不可过高。早孕反应较重时，不要到厨房里去，因油烟和其他气味可加重恶心、呕吐。

○打扫卫生

可以从事一般的擦、抹家具和扫地、拖地等劳作，但不可登高，不可上窗台擦玻璃，不要抬笨重家具，更不可以让家具压迫着肚子。擦家具时，应尽量不弯腰，妊娠晚期更不可弯腰干活儿，拖地板不可用力过猛。打扫卫生时，也应避免直接接触冷水。

○洗衣服

孕妇除了妊娠晚期之外，平时可以洗衣服，但应注意不可用搓板顶着腹部，以免胎儿受压。不宜用洗衣粉，最好使用性质温和的洗衣液，不用冷水而用温水。晾晒衣服时身体不要向上伸展，晾衣绳要放低些。

○购物

购物会使孕妇心胸开阔，感到轻松。同时，走路等于散步，也是一种很好的锻炼。但也应注意不宜行走过多，行走速度不宜快，更不要穿高跟鞋。一次购物不宜多，最好不超过5千克。不要在城市人流高峰时间出去挤公共汽车，不要到人群过于拥挤的市场去，以免被挤着。在气候恶劣（寒潮、大风）时不要上街，特别是在流感和其他传染病流行时，更不要到人群密集的地方去。

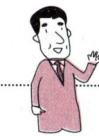

胎教知识的了解与应用

通过胎教把你的爱好传给孩子

有记者曾经向加拿大汉密尔顿交响乐团指挥博利顿·希罗特提问："你是怎样对音乐发生兴趣的？"希罗特的回答是："在出生之前音乐就已经是我的一部分了。"原来，希罗特的母亲是一位大拉琴演奏家，在怀孕时也从未间断自己的爱好。

针对此事，有研究人员说，个人的爱好和才能可以通过胎教传给孩子，有一定科学根据。遗传学中有一种获得性状遗传理论，认为通过遗传可以使生物体后代获得一定的形态特征或生理特征。或者说，生物体在个体发育过程中所获得的新性状，即生物的新的形态特征或生理特性，可遗传给后代。因此，准妈妈们千万不要因为怀孕就放弃自己的爱好。当然，危险运动除外。

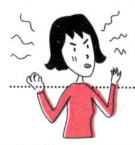

妊娠期间的不和谐音符

孕期"滴滴答"——苦恼的妊娠尿失禁

临床追踪发现，首发性妊娠尿失禁发生时机平均分布在每个怀孕周期，也就是说怀孕期间都可能有漏尿情形。妊娠早期发生的尿失禁会比晚期来得严重，还好除了15%的准妈妈外，多数妊娠尿失禁都会不治而愈。不过只要曾经发生过妊娠尿失禁者,怀孕之后发生尿失禁的概率会大一些。

为什么妊娠会诱发尿失禁呢？透过电脑断层扫描与意外身亡怀孕妇女的解剖研究发现，女性怀孕时膀胱底部与膀胱颈位置都会向上移，尿道长度亦增长。这意味着下泌尿道器官与骨盆支撑器官受到挤压，这种压力来自于不断增大的子宫、羊水与胎儿。同时针对生产后的妇女，利用膀胱镜也常发现膀胱受创伤，这恰恰说明骨盆泌尿系统受到重压。

另外就怀孕妇女韧带取样研究发现，妊娠期间韧带张力减弱许多，但幸好生产后大多能恢复正常。但是当妊娠中减弱的韧带无法承受增加的腹部重量时，而功能性尿道长度与尿道闭锁能力没提升，妊娠中应力性尿失禁就可能发生。过重的压力也容易造成骨盆韧带严重伤害，导致无法修复的破坏、断裂，可能造成生产后持续性的尿失禁。

预防妊娠尿失禁之道

如何预防妊娠尿失禁呢？早期发现而能及早治疗就是最佳良策。对于胎儿过大或多胞胎产妇等有骨盆受力过重的疑虑者，需经常做产前检查，以事先防范；针对有骨质疏松疑虑的妈妈或者已发生有尿失禁产妇，应建议提早做骨盆收缩运动，以强化骨盆肌肉张力。经由收缩会阴的肌肉，每次10回，连续10~12次，一天4次，可增强尿道、阴道、直肠上的肌肉，产后骨盆的支撑力也会明显增强。

生产过程应谨慎评估与监视，有产程迟滞时，或许应考虑剖宫产方式。但考虑到剖宫产的并发症与危险率时，倒也不需要为预防生产后的尿失禁而放弃阴道自然生产机会。生产中无痛分娩麻醉有助于骨盆肌肉放松，减少因肌肉僵持、痉挛所造成的神经肌肉受伤率，值得产妇考虑。而患有增加腹压疾病，如慢性支气管炎、肺气肿等会引起严重咳嗽的病症，则要尽速治疗。

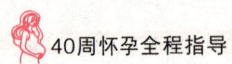

日常生活中饮食习惯要正常，多喝水、多吃水果和高纤维食物，以防止便秘，也要控制妊娠体重的增加。由于多数妊娠尿失禁患者产后基本可复原，因此妊娠尿失禁大多不考虑以手术方式治疗；产后也多半以非手术疗程治疗。基于怀孕妇女的饮食及用药均对胎儿有所影响，所以即使针对急迫性尿失禁，也因可能会发生药物不良反应影响胎儿而暂不考虑做手术。至于膀胱训练因效果有限，又有患泌尿道炎症的可能性，也不建议采用。

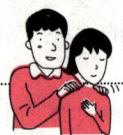

完美准爸爸的OK行动

夏日请把空调温度调高一点

每到炎热的夏季，办公室里的女性与男性往往会对开不开空调、开多大而产生分歧。很多男性都怕热，空调恨不得开到20℃以下，不少女性都在办公室里备件长外套，以对付空调冷风。而下班之后回到家，怕热的男人们总希望能再次进入一个凉爽的冷气房里，这本来是可以理解的，但如果你家有位准妈妈，就不能只顾自己凉快了。

首先，女性体质不如男性，对外界温度变化的适应能力较男性差，如果从高温的室外一下进入温度相对较低的室内，强烈的温差极易破坏人体自身的调节功能，导致"空调病"的发生，出现注意力不集中，头晕、头痛、全身乏力、食欲不振、皮肤干燥、下肢或全身发冷、关节僵硬或疼痛等。

其次，如果将室内温度调得过低，和室外的温差太大，这种忽冷忽热的温度就会使抵抗力下降的准妈妈很容易感冒，出现咽喉疼痛、咳嗽、鼻塞、发热等症状。

所以，准爸爸在这个夏天只好委屈一下吧，适宜的做法是把空调温度调到26℃以上。另外，准妈妈从空调房间出来到户外之前，准爸爸还要提前将空调温度再调高一点，能使温差有个过渡，这对准妈妈和胎宝贝才是最安全的。

第7周 胎宝宝开始有第一个动作

宝宝是个大头娃娃

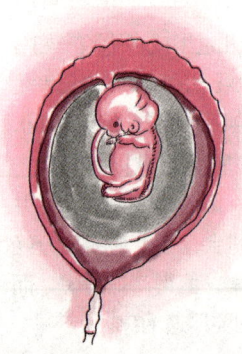

怀孕进入第7周了，这时的胚胎像一颗豆子，大约有12毫米长。此时胚胎已经有了一个与身体不成比例的大头。而且胚胎的面部器官十分明显，眼睛就像个明显的黑点，鼻孔大开着，耳朵有些凹陷。胚胎上伸出的幼芽看上去已经很明显，手和脚看起来像小船桨一样，其他部分的成长还包括垂体和肌肉纤维。虽然还听不到胎心音，但是胚胎的心脏已经分成左心房和右心室，并开始有规律地跳动，每分钟大约跳150下，比你的心跳要快2倍呢！

在本周的中间，胚胎开始有第一个动作，遗憾的是你感觉不到，大约需要等到20周时你才能享受到与胎儿一起做健身操的乐趣。

黏液栓封闭了子宫

妊娠5周以后，子宫壁会变得更加柔软，以利于胚胎牢固地着床。另外，子宫颈黏液变得黏稠，这些黏液在子宫颈内凝结形成黏液栓，使子宫封闭，在整个妊娠期间切断子宫与外界的通道。

准妈妈突然任性起来

月经过期十几天了，如果在上周HCG检验结果呈阴性的，这周可到医院复查，绝大部分的准妈妈会在这周高高兴兴地拿到一张"阳性"的检验单。

尽管子宫里的宝宝变化很大，但准妈妈在体形上还不会有太大的变化，妊娠反应不大的准妈妈，体重会有所上升；孕吐现象严重，影响进食的准妈妈体重则有可能下降。不过，不要着急，这时宝宝还小，需要的营养不会太多。等到3个月后早孕反应过去了立即补充营养还来得及。

有早孕反应如头痛、头晕、恶心、呕吐、倦怠、嗜睡及饮食习惯改变的准妈妈到了这一周症状更明显了，尿频现象也愈加厉害，有些准妈妈还会出现便秘。由于阴道的分泌物增多，这个时期特别容易感染念珠菌性阴道炎，准妈妈要特别注意外阴的清洁。

现在孕妇情绪波动很大，有时会很烦躁，甚至像小孩子一样任性。但是应该注意的是，在早孕6～10周是胚胎腭部发育的关键时期，如果孕妇情绪过分不安，会影响胚胎的发育并导致腭裂或唇裂。

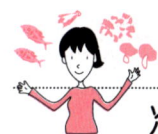

准妈妈的科学饮食策略

4种必需营养素究竟该怎么补

有许多因素会影响胎儿的发育，准妈妈所吃的食物就是一个重要的因素。如果你的饮食缺乏营养，就会危害胎儿的发育。妊娠期间，你应增加摄入的热量，每天增加2000千焦，这些热量用来为你和胎儿的组织成长提供额外的能量，包括维持妊娠期间以及生育后哺乳期间体质的需求量。胎儿依靠你供给的能量产生和储存蛋白质、脂肪和糖类，为其自身发育提供能源。如果热量不足，蛋白质就会分解代谢来提供热量，而不是用于生长和发育。

下面是关于你在妊娠期间如何利用蛋白质、脂肪、糖类和矿物质的一个讨论。良好的营养及健康的营养计划对你和发育中的胎儿是很重要的。

1. 蛋白质

对于非孕妇而言，蛋白质是用于修复组织的。而妊娠中的你将利用蛋白质供胚胎、胎盘、子宫和乳房的生长和修复。多数蛋白质来源于动物源性食物如肉、奶、蛋、奶酪、鸡和鱼。这些蛋白质以最佳组合方式提供了各种氨基酸。妊娠期每天摄入的蛋白质一般为168～196克。

2. 糖类

妊娠期间有关糖类的摄入量没有明确规定，但来自糖类的热量应占你饮食中总热量的60%，摄入充足的糖类会防止酮体形成。因为糖类摄入不足时就会造成酮体（脂肪酸在肝内分解氧化时的正常中间代谢产物,它包括乙酰乙酸、β-羟丁酸及丙酮三种有机物质）积蓄，高浓度的酮体对胎儿有害。

3. 脂肪

妊娠期每日摄入的脂肪量也无明确数量，所以没必要担心脂肪摄入不足，一般情况下都会摄入过量。

最近人们越来越重视胆固醇含量。高胆固醇是导致心脏病的危险因素，但是在妊娠和哺乳期要降低血液中的胆固醇量实在不是时候。妊娠期胆固醇增加是因为孕妇所分泌的激素增多，有时胆固醇可增加高达 25％。

4. 矿物质

研究证明矿物质铁对孕妇的健康十分有益。几乎所有能提供足够热量的饮食都含有充足的矿物质（铁除外），而不会引起矿物质缺乏。

妊娠期孕妇对铁的需求量会增加，但几乎没有孕妇能储备充足的铁元素供妊娠期使用，一般孕妇的饮食中铁的含量都不能满足妊娠时越来越多的需求。正常妊娠时，孕妇的血容量要增加50％，这就要求有大量的铁来制备额外的血细胞。

铁元素的需求在妊娠后期最重要。通常前3个月没有必要补铁。如果你补了，可能使你恶心、呕吐的症状更加厉害了，一些医生会让你食用补钙的保健品，但一般情况下可以不吃。

是否应该给孕妇补充氟化物尚不明确。一些研究者认为孕妇补充氟化物有利于孩子牙齿的发育，但并非人人同意这种观点。

准妈妈的生活护理方案

准妈妈也要穿出韵味来

总的来说，孕期的服装以宽松、舒适、美观大方为原则。如何穿衣着装才是既方便又健康呢？

1. 上衣

上衣的质料应该是柔软的，式样简单宽松，穿着后上肢可以自如的活动。上衣既不能束缚胸部也不能压迫腹部，这样对胎儿的生长才有利。

有的孕妇在怀孕期间容易过敏，所以最好选择纯棉面料的服装。由于怀孕时体型会比平时丰满许多，孕妇会有添置服装的需要，但是鉴于这些衣服在孕期结束后就没有用处了，所以最好不要盲目添置过多的服装。

新买来的衣服尤其是内衣一定要清洗干净，并在阳光下暴晒之后再穿，这样可以减少接触有害染料的机会，被细菌侵害的可能性也会低得多。

2. 裤子和裙子

春夏时节，长裙较为合适，秋冬季节最好穿长裤。不要穿紧身裤。背带裤不用束腰带，是许多孕妇喜欢的一种裤子。内裤最好使用全棉制品，吸水性强，透气透汗。

孕期的身材难免会显得臃肿，在别人看来这是十分正常的，所以千万不要为了爱美为难肚子里的宝宝，只要在孕期结束后进行产后体型恢复锻炼，你的身材很快会恢复原样的。

3. 袜子

妊娠期，由于子宫的压迫，下肢静脉压明显提高，孕妇容易发生下肢、外阴的静脉曲张或痔疮。

孕妇的袜子，无论是长袜还是短袜，袜口都不能太紧，尤其是在妊娠后期。如果小腿出现一根根突出的"青筋"，并且伴有局部的肿痛、足踝部明显肿胀、一按一个手印，大多是因为袜口太紧了，赶快上街为自己购买舒适透汗的棉质袜子吧！

外出谨慎，母胎平安

现今，大多数妇女都是职业女性，即使怀孕也要照常上班，直至分娩临近为止。孕妇上、下班时难免要在烈日下或寒风暴雨中等候公共汽车，因此孕妇应该常备风楼、帽子或雨伞。

一些自己驾车的妇女，怀孕后应该尽量避免自己驾车外出。

如果孕妇乘坐公共交通工具，遇到太拥挤的车辆时，最好等候下一辆乘客较少的车。假如没有找到座位，孕妇切记要紧握吊环或扶手，以减轻腰部负担。

在高层建筑中，孕妇最好选择乘电梯或自动电梯，尽量避免上下楼梯。因为上下楼梯时，身体的重心不稳定，会加重子宫的负担，可能会影响胎儿。此外，孕妇上下楼梯时，容易因重心不稳踩错台阶而失去平衡，造成意外。因此，孕妇上楼梯时，要握着扶手，慢慢地拾级而上；下楼梯时，要站稳脚步，一步步慢慢地向下走。

孕妇还要尽量少到人多拥挤的地方，以免被人碰撞。当然，作为丈夫最好能够陪同妻子出外，以便加以照顾。

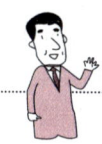

胎教知识的了解与应用

不要误解胎教

胎教方式得当，准妈妈完全可能孕育出一个"脑力"不同寻常的婴儿。

但准妈妈们也不要对胎教的结果寄予太大奢望，因为胎教的真谛在于激发胎儿内部的潜力，所谓"胎儿都是天才"，并不是说胎儿都可以成为天才，而是指胎儿都存在可以激发的潜力，已经能够接受教育。如果把"胎儿都是天才"理解为胎教是为了培育小天才，或经过胎教的孩子都是天才，肯定是不对的。更不能因为实施胎教后孩子并没有成为出人头地的小天才，就完全否定胎教这种方式。

只有真正了解胎教的意义，消除对胎教的误会，才能对胎儿实施科学的胎教。在进行系统的胎教之前，准妈妈也可以趁此机会多学一点小手艺。因为准妈妈不用做重体力家务，闲下来的时间可以学学插花、摄影等，既丰富了自己生活，也使自己心情愉快，从而给腹中的胎儿创造了良好的生长环境。

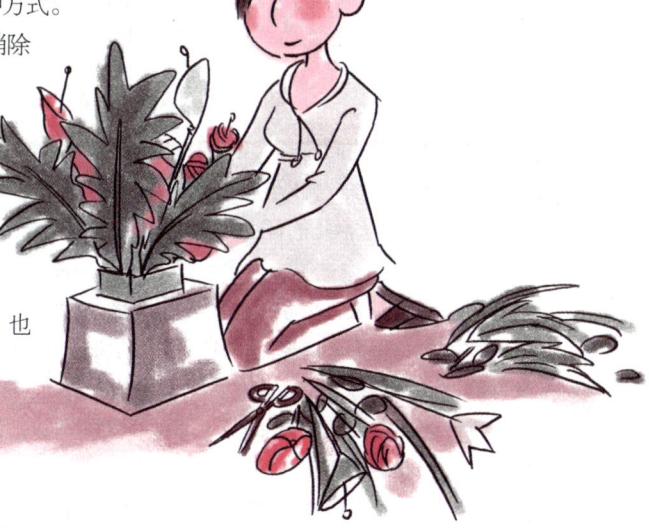

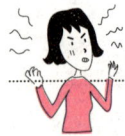

妊娠期间的不和谐音符

教你对付胃灼热

胃灼热是一种上腹部或下胸部的烧灼痛，是妊娠期最常见的症状之一。可能很早就开始，到了后期越来越严重，通常是由于胃和十二指肠的内容物反流入食管引起的。此症状在妊娠期间之所以常见，是由两个因素造成的——胃肠动力降低及由于增大的子宫凹入腹腔压迫胃部所致。

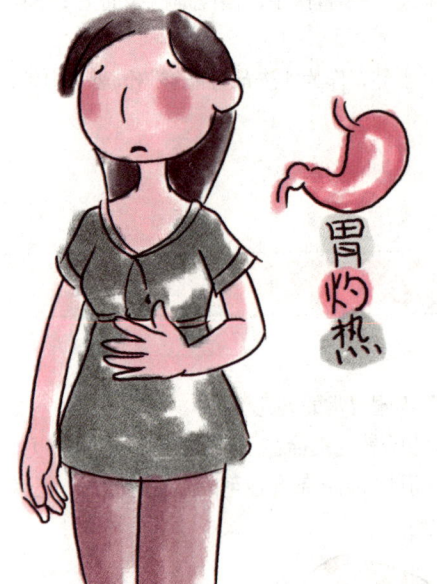

对于多数孕妇，这些症状并不严重。少食多餐及避免某些体位如屈曲位、平卧位等可改善这些症状。如果吃得过饱就躺下肯定会引起胃灼热。

遵医嘱或药物说明书吃些抗酸药会起到缓解作用。氢氧化铝、氢氧化镁等抗酸药疗效很好，但是如果过量食用任何一种含镁的抗酸药都会容易引起镁中毒。不要用碳酸氢钠，因为钠的过量摄入会引起水潴留。

尽量食用不会引起胃灼热的食物，而且要适量。因为妊娠期偏爱某种特定的食物，会影响胃对其他食物的消化，反而容易引起胃灼热。一些孕妇发现，平时爱吃的食品妊娠时常常不喜欢吃了，但仍要吃些对你和胎儿有益的食品。

在食物中，木瓜最能对付胃胀痛，清热而不寒，很适合孕妇的肠胃，常吃木瓜，对于治疗胃痛很有帮助。可以用尚未熟透的小木瓜榨汁，每天在饭后饮1小杯，十来次后即可见效。亦可以直接吃木瓜肉，每天吃小半个，七八天后便会感到胃痛减轻了。

准妈妈要学会调适心情

孕早期发生的心理方面的问题，大致有以下三种：

（1）过分担心：有些孕妇对怀孕没有科学的认识，易产生既高兴又担心的矛盾心理。她们对自己的身体能否胜任孕育胎儿的任务、胎儿是否正常总是持怀疑态度，对任何药物都会拒之千里。

（2）早孕反应：严格说来，早孕反应（孕吐）是一种躯体和心理因素共同作用而产生的症状。但医学家发现，孕吐与心理因素有密切的关系。如孕妇厌恶怀孕则绝大多数会孕吐并伴体重减轻，如果孕妇本身性格外向，心理和情绪变化大，还会发生剧烈孕吐和其他反应。

（3）心理紧张：有些孕妇及亲属盼子心切，又对将来的生活茫然无知，又因为住房、收入、照料婴儿等问题担心，导致心理上的高度紧张。

上述这些不良心态，会使孕妇情绪不稳定、依赖性强，甚至会表现出神经质。这对孕妇和胎儿是十分不利的。改善的原则是，孕妇本人要尽可能做到凡事豁达，不必斤斤计较；遇有不顺心的事，也不要去钻牛角尖。丈夫和其他亲属应关心和照顾孕妇，不要让孕妇受到过多的不良刺激，不要做可能引起孕妇猜疑的言行，使孕妇的心理状态保持在最佳状态。

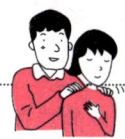

完美准爸爸的OK行动

建立一份孕期档案

与你的妻子共同承担怀孕阶段的保健活动，如按时陪同妻子定期检查身体，及时记录胎动、胎心、早孕反应以及其他情况，为医生提供参考。有条件者，可以为妻子建立家庭档案，同时帮助妻子练习分娩动作和呼吸技巧，帮助妻子进行家庭自我监护。这不仅有利于孕期保健，还可以作为将来献给孩子的第一份礼物。对于一个懂事的孩子来说，还有什么能比这充满父母之爱的孕期档案更好的礼物呢？

第8周 透明的小家伙

跳动的小豆子

第8周的胚胎大约有20毫米长，看上去像一颗葡萄。

胚胎的器官已经开始有明显的特征，手指和脚趾间看上去有少量的蹼状物。这时胚胎像跳动的豆子一样开始运动，会踢动和伸直双腿，还能把手臂上下移动。因为骨髓还没有成形，现在由肝脏来生产大量的红细胞，直到骨髓成形后去接管肝脏的工作。

从现在开始到20周，小家伙将迅速成长，并且在几个星期内就会有明显的轮廓，这个时期的成长速度大概与早期胎儿心脏和大脑的发育时期差不多。现在各种复杂的器官都开始成长，牙和腭开始发育，耳朵也在继续成形，胎儿的皮肤像纸一样薄，血管清晰可见，是一个透明的小家伙。

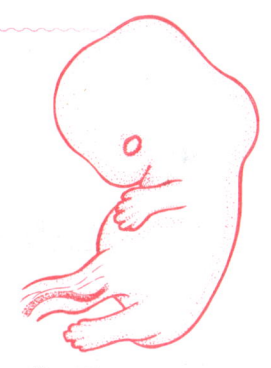

第8周

现在，胎儿带蹼的手指和脚趾已经清晰可辨，胳膊也长出肘关节。

子宫像个鹅蛋

这时准妈妈的子宫有鹅蛋大小了。当然，不知情的人从体形上还看不出你有什么变化。

准妈妈成了卫生间的常客

早孕反应仍在继续，准妈妈成了卫生间的常客，因为增大的子宫对邻近的膀胱和直肠的压迫，造成一些准妈妈总有便意，尿频、便秘、腰酸和偶尔的下腹痛也会出现。

由于内分泌的变化，准妈妈变得容易出汗，头发长得比原来快了，指甲长得也快，还容易折断。牙龈也变得特别容易肿胀和出血，所以准妈妈要勤漱口，保持口腔清洁。

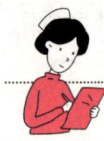

孕期检查

尿蛋白检查

怀孕使母体的各个器官承受了极重的负担。它们必须加倍工作，才能供给胎儿足够的营养，其中，尤以肾脏的负荷量最大，最易发生病变。占孕妇病死率第一位的妊娠高血压综合征症状之一，便是尿中排出大量蛋白质。

妊娠高血压综合征很可能在不知不觉中开始，没有任何自觉症状，却已出现尿蛋白。经由尿液检查若呈阳性反应者，应进一步诊断观察，以确定是否患妊娠高血压综合征。若曾经患过肾脏病，或曾患过妊娠高血压综合征的人，尤需特别注意。

尿糖检查

常人的尿中应没有糖分，孕妇在怀孕期间要做尿糖测试，若连续出现两次阳性反应，就必须进一步检查血糖，并进行糖分负荷试验，以便确定是真性糖尿病或者是肾性糖尿病。糖尿病对怀孕的影响也很大，患有真性糖尿病的孕妇，如果不严格控制病情，则所怀胎儿便容易发育成巨大胎儿，而分娩时死亡率（分娩开始至结束24小时内，产妇与新生儿的死亡率）也相当高。

尿糖过多，易造成早产、未成熟胎儿、先天性畸形、羊水过多，同时患妊娠高血压综合征的比率也会增加。因此，尿糖的检查和尿液蛋白的检查均十分重要。

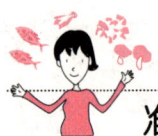

准妈妈的科学饮食策略

准妈妈必不可少的6种零食

（1）核桃：补脑、健脑是核桃的第一大功效。另外其含有的磷脂具有增长细胞活力的作用，能增强肌体抵抗力，并可促进造血和伤口愈合。

（2）花生：花生素有"植物肉"的美称，和大豆一样，富含极易被人体吸收利用的优质蛋白。花生产生的热量高于肉类，是牛奶、鸡蛋无法与之媲美的。其他如核黄素、钙、磷等元素含量，也都比奶、蛋、肉高。花生中还富含各种维生素、糖、卵磷脂、人体必需的精氨酸、胆碱等。花生皮还有补血的功能。

（3）杏仁：杏仁有降气、止咳、平喘、润肠通便的功效，对于预防孕期便秘很有好处。但是中医认为杏仁有小毒，不宜多食。

（4）瓜子：我们经常看到的是葵花子、番瓜子和西瓜子。多吃番瓜子可以防治肾结石病；中医认为西瓜子性味甘寒，具有利肺、润肠、止血、健胃等功效；葵花子所含的不饱和脂肪酸能起到降低胆固醇的作用。孕妇嗑瓜子，消化液就随之不断地分泌，饭前嗑瓜子能够促进食欲，饭后嗑瓜子能够帮助消化，如果数种瓜子混合吃效果更佳。

（5）松子：含有丰富的维生素A和维生素E，以及人体必需的脂肪酸、油酸、亚油酸和亚麻酸，还含有其他植物所没有的收敛酸。

（6）榛子：含有不饱和脂肪酸，并富含磷、铁、钾等矿物质，还有维生素 A、维生素 B_1、维生素 B_2、叶酸，经常吃可以明目、健脑。

准妈妈慎食的 6 种食品

（1）油条：油条的制作中需加入明矾，明矾是含有铝元素的无机物，如果孕妇每天吃两根油条，体内逐渐蓄积的铝元素能通过胎盘侵入胎儿的大脑，造成大脑障碍。

（2）糖精：糖精对胃肠道黏膜有刺激作用，并影响某些消化酶的功能。出现消化功能减退，发生消化不良，造成营养吸收功能障碍，由于糖精是经肾脏随尿液排出，所以会加重肾功能负担。

（3）咸鱼：咸鱼含有大量二甲基硝酸盐，进入人体内能被转化为致癌性很高的二甲基硝胺，并可通过胎盘作用于胎儿，是一种危害很大的食物。

（4）黄芪炖鸡：黄芪具有益气健脾之功，与母鸡炖熟食用，有滋补益气的作用，是气虚的人食用的很好补品，但快要临产的孕妇应慎食，避免妊娠晚期胎儿正常下降的生理规律被干扰，而造成难产。

（5）菠菜：菠菜中所含的可吸收的铁元素并不多，却含有大量草酸。草酸可影响锌、钙的吸收。孕妇体内的钙、锌的含量减少，会影响胎儿的生长发育。

（6）巧克力：过多食用巧克力会使孕妇很容易就感觉饱了，然后导致身体发胖，导致必需的营养缺乏。

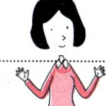

准妈妈的生活护理方案

怀孕早期最好少用手机

妇女怀孕的头 3 个月，称为妊娠早期，是胚胎组织分化、发育的重要时期，也是最容易受内外环境影响的时期。因此，为了避免胎儿畸形，母亲在妊娠早期应远离或少使用手机。

科研人员进行的一项测试显示，手机在接通时，产生的辐射比通话时产生的辐射要高 20 倍，因此当手机在接通阶段，使用者应避免将其贴近耳朵，这样能减少 80%～90% 的辐射量。怀孕初期的妇女，更不应将手机挂在胸前，以减低辐射对体内胎儿的影响。

孕妇使用固定电话时也要小心

说出来会吓坏你！黏附在电话机上的细菌和病毒有 480 种以上，尤其使用率很高的公用电话，所黏附的细菌和病毒更多。人们打电话时，口腔中潜藏的病菌随着唾液被喷到话筒上，很多疾病最容易通过电话机来传播。所以孕妇尽量不要用外面的公用电话，不得已使用时，讲话时尽量与话筒保持远一点的距离，只要对方能听见即可，并在使用后马上洗手。对于自己固定使用的办公电话及家庭电话，要经常采取消毒处理。可以用 75% 的酒精棉球来擦拭电话机的外壳部分。但由于酒精容易挥发，消毒效果比较短暂，所以应当经常擦拭。

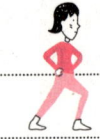

准妈妈的安全运动计划

选择适合自己的运动方式

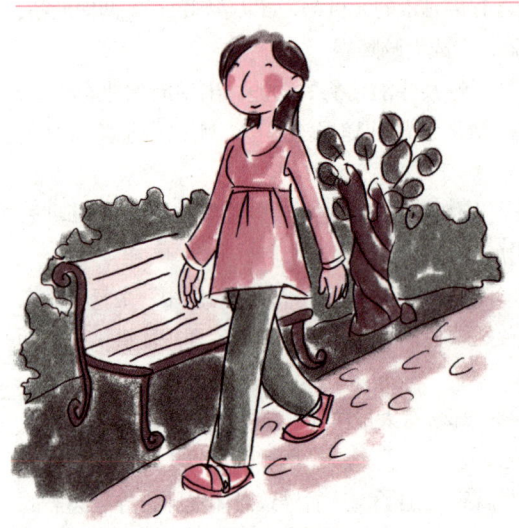

散步是一项非常适合孕妇的运动。散步可以帮助消化，促进血液循环，而且运动强度小，避免受伤，还可以锻炼骨盆肌肉，为以后顺利分娩做好准备。

游泳这项锻炼也不错，特别适合原来就爱游泳的女性。由于体重能被水浮力支撑起来，不易扭伤肌肉和关节，可以很好地锻炼、协调全身大部分肌肉，增进耐力。不过，最好在温水中进行，水太冷容易使肌肉发生痉挛。另外值得注意的是，胎膜破裂后，应停止此项运动。

妊娠体操是专门为孕妇设计的，可进行有目的、有计划的锻炼，有利于分娩和产后的恢复。

还有其他一些运动，如一般的跳舞。总之只要不感到吃力，都可以根据自己的情况来进行。

运动要合理、适量

一般来说，怀孕是正常的生理过程，健康的孕妇可根据情况选择一种让自己既愉快又轻松的活动。可是，有些孕妇不适宜做运动，如先兆早产、阴道出血以及在某些情况下医生建议你不要运动时，一定要听医生的话。开始锻炼时，运动量要小，逐渐增加到最适合的量。运动的时间以每天1次，每次半小时为宜；如果感到疼痛、抽搐或气短，应停止锻炼；怀孕的最后2个月，胎儿生长迅速，运动量应适当减少，可做些放松肌肉的运动。

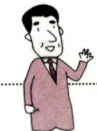

胎教知识的了解与应用

音乐胎教传声器离肚皮2厘米

使用胎教音乐有利宝宝后天音乐细胞培养已得到多数专家的认可，但如果不恰当地使用胎教音乐反而会带来负面影响。据了解，目前新生儿先天性耳聋的发病原因，有一部分是因为准妈妈使用胎教音乐不当而造成的。

因此准妈妈在怀孕4~6个月时如果打算让宝宝听胎教音乐，最好选择轻音乐，而且在室内大范围里听，以使声音柔和。孕妇在进行音乐胎教时，传声器千万不要紧贴在肚皮上，而是至少离肚皮2厘米；音频应该保持在2000赫兹以下，音高不要超过85分贝。

专家提醒，孕妇直接把录音机、收音机等放在肚皮上，稍有不慎，就可能影响胎儿的听力。如果直接将传声器放在肚皮上,传声器会将声波直接传入母体宫腔内,而胎儿的"耳蜗"很稚嫩,在受到高频声音刺激时,很容易受到不可逆性的损伤。此如当音频高达 4000~5000 赫兹时,对胎儿就是一种恶性刺激,孩子出生后轻则可能听到说话声,但却听不见高频的声音;重则因此丧失听力。

此外,胎教时不一定让胎儿直接听音乐,孕妇自己也可以经常听一些圆舞曲、生命交响曲等轻柔、舒缓的音乐,胎儿在温柔的子宫里不仅能够感受到音乐的节奏,还能随着母亲一起心跳、呼吸、律动。有关研究表明,这样的宝宝出生后不易哭闹,哭了一哄就好,情商、智商指数较高。

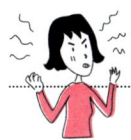

妊娠期间的不和谐音符

多胎妊娠

一次妊娠有两个或两个以上的胎儿称为多胎妊娠,其中以双胎妊娠最为多见。近年来由于促排卵药的应用,发生率有所上升。一般胎次愈多,年龄愈大,发生多胎妊娠的机会可能增多。孕妇家族中有多胎史者,多胎的发生率亦增加。多胎妊娠为高危妊娠,其母婴围生期发病率高,因此,应倍加重视孕期保健和分娩期处理。

临床表现

- 早孕反应重,子宫增大明显,大于相应停经月份的子宫,体重增加过多、胎动频繁。
- 孕晚期可有呼吸困难、下肢水肿、静脉曲张等压迫症状,常伴有贫血。
- 腹部可触及多个小肢体和两个胎头,听到两个不同速率胎心音,每分钟相差 10 次以上,两胎心间隔有无音区。

治疗原则

1. 妊娠期

定期产前检查,及早确诊多胎妊娠,增加营养、补充铁剂、钙质、维生素、孕晚期避免过度劳累、多卧床休息,及时防治并发症。

2. 分娩期

根据胎产式选择分娩方式,做好输液、备血和抢救新生儿准备,并预防产后出血。

3. 产褥期

增加营养,预防感染,促进子宫恢复,改善贫血。

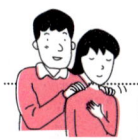

完美准爸爸的OK行动

担当起父亲的责任

准爸爸要意识到,你为胎宝宝所做的每一件事及每一分努力,都有重大的意义。因为你是与准妈妈最亲密的人。你的一言一行乃至情感态度,不仅影响妻子,而且会影响胎宝宝。

想想看，自己居然是个准爸爸了！你是否从这个震惊的消息中体会到了人生的一些改变呢？以后会有一个小生命无条件地相信你、依赖你，这种责任感是让你觉得自豪还是让你惊慌失措呢？孩子都是在父母的期待中诞生的，所以父母也会无条件地爱孩子，要做一个怎样的父亲呢？准爸爸的思想负担不必太重，静静地等待小生命的来临，带着一颗爱心和孩子一起学习和成长，做一个快乐的爸爸，这样你的孩子才会快乐！

第9周 真正的小宝宝

胚胎期结束了

随着胚胎的迅速长大，到了第9周，胚胎期结束了，胚胎已经可以称为胎儿了，尺寸大约有25毫米，他（她）现在是真正意义上的小宝宝了。

现在，胎儿的许多部位都有所改变，胚胎期小尾巴在这时候消失，现在所有的器官、肌肉、神经开始工作。宝宝的眼帘开始盖住眼睛，手部在手腕处有弯曲，两脚开始摆脱蹼状的外观，可以看到脚踝。手臂更长了，臂弯处肘部已经形成。

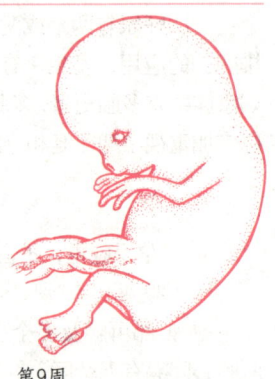

第9周
胎儿手指和脚趾的蹼开始退化，胳膊和腿开始变长。

为了接纳新居民而长大

为了接纳新居民，准妈妈的子宫日益膨胀起来，因此，不管体重增加或没增加，腰围是肯定粗了一大圈。但是，别人从体形上依然看不出准妈妈妊娠的特征。

准妈妈的血容量增多

准妈妈的早孕反应似乎更厉害了。如果你是进食情况还不错的准妈妈，这周你的体重会有所增加。此外，下腹部有闷胀感或绷紧感，上周有的尿频、白带增加、乳房增大等现象仍在继续着。准妈妈体内的血容量开始增多，增加的速度因人而异，一般来说，孕早期慢些，孕中期增加最快，到了孕晚期放缓。这里所说的血容量指的是孕妇体内的血液总量，主要是红细胞，不包括胎儿的血液。胎儿的血液和母体不相通。红细胞的增多导致了孕妇对铁的需求增加。

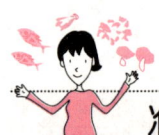

准妈妈的科学饮食策略

孕妇喝水的学问

现在准妈妈需要喝大量的含微量氟的水，这样会得到充足的氟化物、钙和磷，从而保证胎儿的牙齿和骨骼的发育。现在每天喝水时应注意，早饭前先喝一大杯凉开水，可以促进胃肠的蠕动，方便排便,防止痔疮。切忌口渴后才喝水,口渴说明体内水分已经失衡,细胞脱水已经到了一定程度。每天应及时地补充水分,最好每天能喝 8 大杯水,平均每 2 小时 1 次。另外要注意的是,不要喝长时间煮沸的开水,因为水反复沸腾后,水中的亚硝酸银、亚硝酸根离子以及砷等有害物的浓度会相对增加,饮用后血液中的低铁血红蛋白结合成不能携带氧的高铁血红蛋白,从而引起血液中毒。

贫血准妈妈,你该补铁了

母亲贫血与妊娠期母亲死亡率增加有关,如果贫血的孕妇生产时又大量失血那就很严重了。如果怀孕期间的你贫血的话,也会危害你的胎儿,会增加早产、产前死亡和胎儿发育迟缓的概率。生产时平均失血量为 450 毫升。如果进行剖宫术则出血量加倍。如果你不贫血对生产就很有利。如果你生产时正处于严重贫血状态中,那你的情况就很危急了,你可能需要输血。

饮食补铁或通过产前维生素、含铁药丸补铁,对妊娠期的你来说是最重要的一种补充途径。如果是服药补铁,每天规定铁的含量 60 毫克,这也就是相当于产前维生素中铁的含量,而贫血的孕妇需要 2 倍或更多的铁剂,最好与医生商讨一下这个问题,不要自行医治!铁元素可能不好吸收,还会引起胃部不适或便秘。但你贫血,需要铁,那就与你的医生一起解决这些问题。

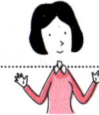

准妈妈的生活护理方案

经常晒被,去潮消毒

妇女怀孕以后出汗多,易使被褥潮湿,睡在上面、盖在身上都不舒适。同时潮湿的被褥适宜各种微生物生长繁殖,易使孕妇感染皮肤病及其他系统的疾病。因此孕妇的被褥要经常晾晒,使棉絮变得松软,睡觉时感觉非常舒服利于睡眠,而且太阳的热能及其中的紫外线还可起消毒的作用。

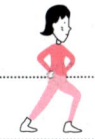

准妈妈的安全运动计划

强健腹背肌运动

盘腿而坐,挺直背部,两手轻轻放在膝盖上,每呼吸一次,手就按压一次,反复进行。按压时,要用手腕向下按压膝盖,一点点地加力,让膝盖尽量接近床面。

这个动作每天早晚各做 3 分钟,可增强背部力量,松弛腰关节,伸展骨盆肌肉,帮助两腿在分娩时能够很好地分开,使胎宝贝顺利娩出。

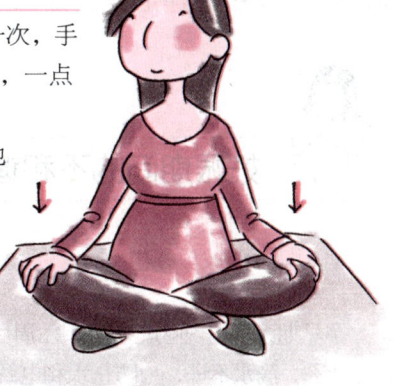

增加骨盆和腰肌运动

仰卧在床上,两手伸直放在身体两边,右腿曲膝,右脚心平放在床上,膝盖慢慢向右侧倾倒,待

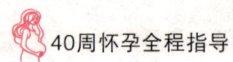

膝盖从右侧恢复原位后,左腿曲膝并同样向左侧倾倒;然后,两腿曲膝,并拢,慢慢有节奏地用膝盖画半圆形,带动大小腿左右摆动,双肩要紧靠在床上。

每天早晚各做1次,每次3分钟。这个动作能够增强骨盆关节和腰部肌肉的弹性。

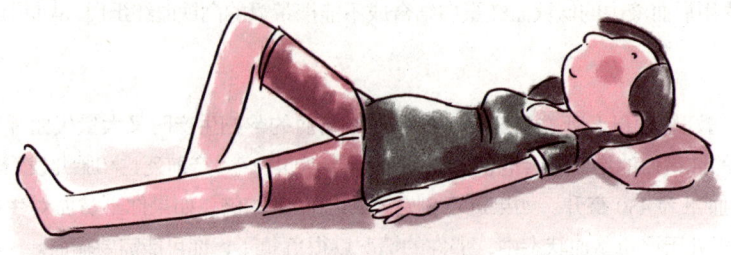

胎教知识的了解与应用

胎教音乐的选择

音乐胎教其实就是通过健康的音乐刺激,使母亲得到安宁与享受,使供血状况良好,同时使胎儿心律平稳,从而对胎儿的大脑发育进行良好的刺激。

当然音乐胎教也要小心认真进行,不当的手段、方法可能对胎儿造成比较严重的伤害。在选择胎教音乐时,也要选择正规的产品,不能人云亦云。准妈妈不要认为所有的名曲都是好的胎教音乐,在名曲中只有舒缓、轻柔、欢快的部分才适合胎教,而悲壮、激烈、亢奋的乐段反而可能影响胎儿的正常发育。如果准妈妈在听音乐的过程中,突然出现一段高亢音乐,可能会使腹中胎儿受到惊吓,造成不良的生理、心理影响。因此专家建议,准妈妈在选择胎教音乐的时候,要选择经过优生学会鉴定、音乐学设计和声音规定的胎教音乐。

在谨慎进行音乐胎教的同时,准妈妈也不要忽视其他可能影响胎儿身心发育的声音。比如孕妇卧室内最好不要摆放家电,因为家电工作时一般都会有噪声。在家居选购时,不能忽视家电有无高噪声和杂音的细节。对于电脑开机、照明灯开启后等家电发出的"小"声音也不能忽视,因为低频噪声同样威胁胎儿。有时间的话可以在庭院内、阳台上和居室周围多养花、植树、种草,这样不仅能够美化、净化环境,还可以吸收、疏散噪声。

妊娠期间的不和谐音符

孕期出现10种症状应去看医生

1. 频繁呕吐

孕早期大多出现呕吐症状,几周后自愈,属正常生理现象。但如出现频繁剧烈的呕吐,吃什么吐什么,滴水不进,为防止水和电解质紊乱、危害母子健康故应及早就医。

2. 阵发腹痛

预产期前，孕妇如感到阵阵腹痛，且伴有下坠感和阴道出血，为防止流产、早产、胎盘早剥，要及时就医。

3. 过分显怀

胎儿大小与妊娠月份不符。怀孕三四个月却似五六个月大，多表明双胞胎或并发葡萄胎，应及时就诊。否则，延误了治疗将后悔莫及。

4. 阴道流血

孕期的任何时期出现阴道出血，均属异常；如伴有小腹痛，多为流产、宫外孕、胎盘早剥或早产，要及时就医。

5. 头晕眼花

孕期如出现头晕眼花，同时伴有水肿、血压增高等现象，为防止妊娠中毒应及时检查治疗。

6. 严重水肿

妊娠中、后期，孕妇下肢有可能轻度水肿，如无其他不适，即属正常生理现象，但如出现严重水肿，且伴有尿少、头晕、气短、尿中出现蛋白等现象，应立即到医院治疗。

7. 心慌气短

妊娠后期，由于胎儿增大，孕妇在从事较重的体力活动时会出现心慌气短，属正常现象。但轻度的活动或静止状态也出现明显的心慌气短，应考虑到并发心脏病的可能，及时检查。

8. 全身发黄

孕期如发现皮肤及巩膜发黄、小便显浓茶色，且伴有恶心、呕吐、厌食油腻及乏力等症状时，应想到并发病毒性肝炎的可能，应及早就医，以防止病情恶化。

9. 风疹感染

孕妇如在头4个月内与风疹或风疹患者有过密切接触则应到医院进行全面检查，因为风疹感染对胎儿危害甚大，可使30%～50%胎儿致畸。如确诊感染病毒应尽快采取补救措施，如人工流产等。在头3个月内用过诸如卡那霉素等药物者也应及时就医检查。

10. 阴道流水

孕妇未到预产期就发生阴道流水，则可能是胎膜早破。为了防止难产，减少对胎儿的威胁，故应立即平卧，抬高臀部，并去医院住院治疗。

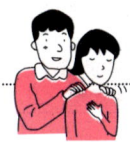

完美准爸爸的OK行动

包容孕妈妈不良情绪

孕妈妈保持良好的情绪，有助于胎宝宝的健康生长发育以及顺利分娩。有时，孕妈妈的情绪变化让准爸爸难以忍受。但准爸爸此时一定要以大局为重，为了未出世的宝宝，应尽量理解、包容妻子，加以开导、安慰，随时递上几句贴心话，如"你受苦了，亲爱的"或"怀孕使你变得更可爱了"等。随时想到，自己是解决妻子不良情绪的一剂良方。否则，一旦"战火"升级，轻则影响宝宝休息，重则影响宝宝的生长发育。

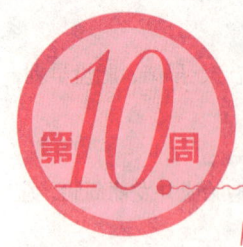

第10周 经受生命的考验

胎宝宝度过流产危险期

现在,胎儿的顶臀长达到40毫米,体重约10克。从形状和大小来说,胎儿像一个扁豆荚。胎儿耳朵的塑造工作已经完成。20个微小的牙蕾正在牙龈中酝酿,不过这时它们并没有真正开始发育。胎儿的眼皮开始黏合在一起,直到27周以后才能完全睁开。他(她)的手腕已经成形,脚踝开始发育完成,手指和脚趾清晰可见,手臂更长而且肘部变得更加弯曲,已经可以做出许多肢体的动作。虽然在这时候你还不能通过B超辨认宝宝的性别,但是宝宝的生殖器官已经在生长了。宝宝的心脏发育完全,每分钟搏动140次。肺部、胃和肠道继续发育。肾脏已经迁移到了上腹部。10周的时候胎盘已经很成熟,可以支持产生激素的大部分重要功能。

到本周末,已经度过了最危险的流产期,宝宝已经是相当安全地待在他(她)的小家里了。

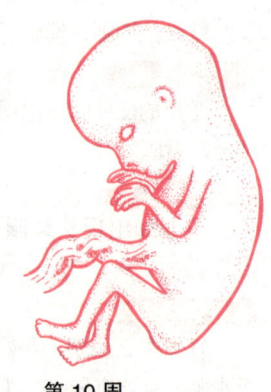

第10周

胎儿头部两侧已经可以看见外耳的形状。

子宫与拳头比大小

准妈妈的子宫随着胎儿长大继续增大,到了本周差不多已经增至孕妇自己拳头大小。

准妈妈的体形有了轻微的变化

本周准妈妈在体形上开始出现轻微的变化,但还不十分明显。体重增加,腰围增大,腹部绷紧,尿频、便秘的现象继续存在,白带增多、恶心呕吐等妊娠反应仍在发生。

本周,准妈妈的情绪波动越来越大,刚刚脸上还是晴空万里,可能一会儿就变成乌云密布了,甚至为一点微不足道的事情掉眼泪。有些孕妇可能会对这种变化莫测的情绪感到不安,其实这很正常,只不过是孕期雌激素作用的结果。

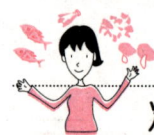

准妈妈的科学饮食策略

缺碘的胎儿有点笨

现在,准妈妈应在食物里增加碘的含量,富含碘的食物有海带、紫菜、海虾、海鱼等。

胎儿的脑部发育必须依赖母体内充足的甲状腺素,甲状腺素是促进大脑和骨骼发育的重要原料。缺碘的胎儿出生后智力低下,个子矮小,有可能患上克汀病。所谓克汀病是指以智力残疾为主要特征并伴有精神综合征或甲状腺功能低下的一种疾病。

孕妇每天需碘量应在0.115毫克左右,最好食用加碘盐。在补充碘时,如查尿碘含量低于100微克/升尿,则要加大碘盐摄入或服用碘丸,同时必须在医生的指导下,采用正确剂量进行补充,以防止摄碘过高。因为，碘过高同样会产生副作用。

吃适量水果，补充天然维生素

孕妇吃饱了饭菜，身体可获得足够的热量和蛋白质。但是，在复杂的代谢过程中，还需要维生素的帮助和催化。维生素分为两大类，一类属于脂溶性维生素，如维生素 A、维生素 D 和维生素 E。另一种属于水溶性的，其中有维生素 B 和维生素 C 等。

维生素 C 是细胞之间的粘连物，它不仅可以修补伤口，还可以激活白细胞，使之吞噬细菌，增加抗病能力。另外，在铁的运送、吸收中，维生素 C 也起着重要作用。维生素 C 缺乏时，微细血管壁黏着力差，黏膜、牙龈及消化道等容易出血，身体抵抗力下降，容易感染。

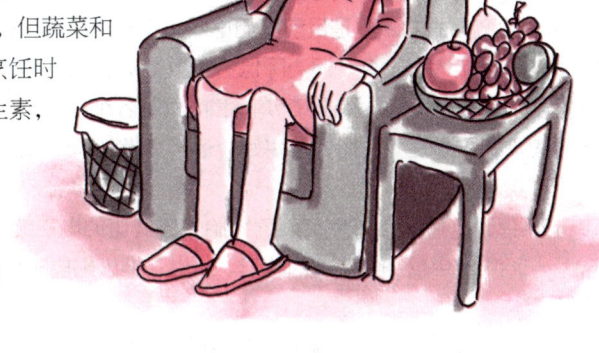

水果、蔬菜和五谷中都含维生素，但蔬菜和五谷中的维生素，在去皮、精磨和烹饪时常常受到破坏。水果中含有丰富的维生素，而且洗净或削皮后可以生吃，有益于维生素的保存、吸收和利用。因此，孕妇除一日三餐外，还应适当增加一些水果，满足自身及胎儿对维生素的需求。

水果不能吃太多，以防变成"糖妈妈"

不少准妈妈喜欢吃水果，甚至把水果当蔬菜吃，她们相信吃大量的水果，既可以充分地补充维生素，能生个健康、漂亮、皮肤白净的宝宝。但实际上这种想法并无科学根据。虽然水果和蔬菜都含有丰富的维生素，但是两者还是有分别的。水果中的糖分往往高于膳食纤维，但是蔬菜所含的膳食纤维成分却较高。摄取过多水果，而忽略蔬菜，直接减少了膳食纤维摄取量。同时，某些水果中糖分含量很高，孕期饮食糖分含量过高，还可能引发妊娠糖尿病等其他疾病。所以，建议准妈妈应该有选择地吃各种各样的食物，均衡营养。

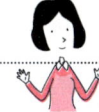 ## 准妈妈的生活护理方案

电磁波——看不见的杀手

电磁波污染已经在生活中无处不在。为了母体和胎宝宝的健康，准妈妈们应该对电磁波有足够的认识，并加强自我保护。

只要是电器，都会产生电磁波。电磁波包括了长波、中波、短波、超短波和微波。电磁波安全标准是：长、中、短波电磁辐射小于 10 伏/米，超短波电磁辐射小于 5 伏/米，微波电磁辐射小于 10 微瓦/平方厘米。

1. 电磁波危害准妈妈

一旦受到电磁波侵害以后，可能会对肌体中枢神经系统、视觉系统、心血管系统、血液系统、生殖系统等产生不良影响，并对免疫功能也有影响。据有关调查和报道指出，在胚胎形成期，如果受到电磁辐射，可能会导致自然流产。

2. 电磁波危害胎宝宝

在胎儿器官形成期，如果受到电磁辐射，可能会损伤胎宝宝正在发育的器官，导致宝宝智力障碍、发育畸形。在胎儿成长期，如果受到电磁辐射，可能会造成胎宝宝肌体免疫功能低下，导致宝宝身体弱，抵抗力差。因此，在日常生活中，准妈妈一定要做好防范，远离电磁波。

5种隐身在家电里的电磁波源

1. 微波炉

微波炉产生的电磁波是目前家用电器中产生电磁波最强的一种，它可导致胎宝宝先天性白内障，妨碍胎宝宝大脑发育，还会降低男宝宝生精功能。因此，准妈妈最好选购品牌可靠的微波炉，按照规范方法操作，并经常检查炉门和门框等各个部件，以免在松脱和损坏时，微波炉的电磁波发生泄露；微波炉在工作时，准妈妈应远离2米以上或暂去别的房间。

2. 电热毯

电热毯通电后，会产生足以危害胎宝宝健康的电磁波。而且，电热毯太热，使用时间过长，还会引起胎宝宝中枢神经系统的畸形。所以，准妈妈应避免使用电热毯取暖。

3. 手机

手机在拨通和接听的一瞬间电磁波最强。所以，在孕早期准妈妈最好停用手机，孕晚期能不用尽量不用，如果必须用，可配一个分离耳机，每天通话时间最好控制在半小时以内。

4. 电视机

电视机屏幕也有电磁辐射，看电视时，离屏幕远一点儿，辐射会大大减少。一般来说，29英寸电视机观看距离最好保持在4米左右，在观看的时间上也要有所控制，每天看电视不要超过3小时。

5. 电线

所有的电线都会产生一定的电磁波，包括埋在墙壁中看不到的电线，因为墙壁是无法挡住电磁波的，所以准妈妈的床不要靠装有电线的墙壁太近，以免因电磁波影响而睡不安稳。

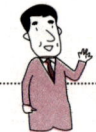

胎教知识的了解与应用

提高胎教效果的小窍门

胎教的最大障碍是母亲持有杂乱、不安的心情。

我们在这里介绍一种呼吸法，在胎教训练开始之前进行，对稳定情绪和集中注意力是行之有效的。

场所可以任意选择，床、沙发、地板都可以。要尽量使腰背舒展，全身放松，微闭双目，手可以放在身体两侧，只要没有不适感，也可以放在腹部。衣服尽可能穿宽松点。实施呼吸法的时候，尽量不去想其他事情。

准备好以后，用鼻子慢慢地吸气，以5秒钟为标准，一边默数1、2、3、4、5……一边吸气。吸气时，要让自己感到气体被储存在腹中，然后慢慢地将气呼出来。呼气时一定要缓慢、平静，呼气的时间是吸气时间的两倍。这样反复呼吸1~3分钟，你就会感到心情平静，头脑清醒。

胎教前实施呼吸法，能够使准妈妈注意力集中，从而提高胎教效果。另外，如果在每天早上起床时，中午休息前，晚上临睡时，各进行一次这样的呼吸法，那么妊娠期间的焦躁情绪还可以得到改善。

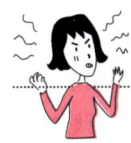
妊娠期间的不和谐音符

发现葡萄胎

如果你孕育的是葡萄胎，那你会发现自己腹部增长极快。一般来说，100位孕妇中就有1名孕有葡萄胎。

葡萄胎有15%的概率发生癌变，我们将这种类型的癌症称为绒癌。葡萄胎分为3种：良性葡萄胎、非转移性急性葡萄胎（低危）、转移性急性葡萄胎（高度危险）。

你是否孕育的是葡萄胎，通过你的HCG检测就可以知道。药物和手术就可治愈葡萄胎。

当葡萄胎发生时，胚胎便停止发育。异常的胎盘组织继续生长，最常见的症状是头3个月出现阴道流血。另一个症状是该孕妇的形体比同期正常孕妇的形体差异较大，另外还有剧烈呕吐、恶心出现。

诊断葡萄胎最有效的手段是超声诊断。屏幕上看不到胚胎或胎儿，代之的是一种"雪花"样的东西。在孕早期，为了搞清你为什么出血，或为什么身体增长过于迅速时，做做超声检查就一目了然了。

治疗葡萄胎

一旦确诊为葡萄胎，就应尽早做清宫术，因葡萄胎可能导致贫血、感染、甲状腺功能亢进和毒血症。

葡萄胎发生后，必须采取有效的避孕措施，确保葡萄胎已被完完全全清除掉。多数医生会向你推荐口服避孕药，要想知道宫腔内是否不再残留异常组织，就查一下你的HCG水平，如果清除干净的话，HCG应该降至正常。如果HCG水平未变或有所上升，那么还需继续治疗。

患葡萄胎的孕妇经清宫术治疗后，96%能取得良好的疗效，多数医生认为此后1年内不应怀孕。

恶性葡萄胎包括侵入性葡萄胎和绒癌，其中一半是在正常妊娠、宫外孕、自然流产或引产后发生的，但癌组织几乎可蔓延到全身各个器官。

如果你患了葡萄胎，而且以后也不打算要孩子了，那么除了清宫术外，还可以考虑做子宫切除。卵巢一般要保留，还有一些药如放线菌素D、甲氨蝶呤也是很有效的，这就是所说的化疗。如果癌组织已蔓延至身体的其他部位，那么化疗是很有必要的。

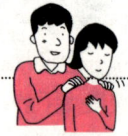

完美准爸爸的OK行动

帮助她接受妊娠事实

大多数妇女都能接受妊娠的事实，产生履行职责的感觉并确信自己有能力承担这一责任，这种愉快的感觉将促使孕妇做好进入母亲角色的心理准备。行动上表现为观察其他母亲来改变自己的言语、行为以便领悟母亲的情感，促使适应妊娠。另有一些妇女对妊娠有种自觉或不自觉的抵触情绪，或对妊娠状态深度焦虑，表现为抑郁、沉默寡言、心事重重等复杂的心理状况，产生被保护和照顾的要求。此时要为孕妇提供发问的机会，鼓励孕妇充分表露自己的焦虑和恐惧。也可以安排交流、讨论的机会，允许她们去了解别人，分享感受，有助于消除烦恼，促进理解妊娠是个正常的生理过程。所以，本阶段准爸爸的护理目标在于促使准妈妈能够愉快地接受妊娠。

第11周 宝宝的重要器官完全形成

我咽下了羊水

进入怀孕第11周，胎宝宝的顶臀长已经达到45～63毫米，体重达到14克。

本周已能够清晰地看到胎儿脊柱的轮廓，脊神经开始生长。在闭合的眼皮内部，虹膜正开始发育，耳朵的内部结构将在本周发育完全。胎儿开始能做吸吮、吞咽的动作，当然他并未真正吸吮到什么，吞咽的也不过是羊水。现在胎儿的细微之处已经开始发育，他（她）的手指甲和绒毛状的头发已经开始出现。胎儿维持生命的所有重要器官如肝脏、肾、肠、大脑以及呼吸器官等完全形成并开始迅速生长。

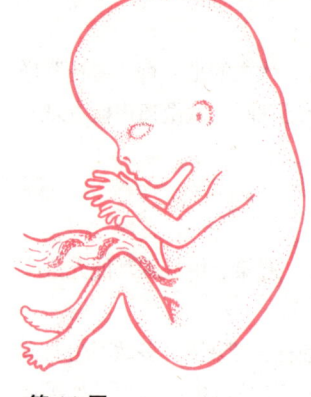

第11周
此时，虽然胎儿的头仍然比较大，与身体不成比例，但是脸和身体轮廓已经完全具备人的特点。

子宫填满了盆腔

当宝宝在你体内发生巨大的变化时，你自身变化也正悄然进行。现在你差不多到了头3个月末；你的子宫随着体内胎儿的增长而增大，足以填满你的盆腔，并可在耻骨中线上的下腹部触及。但你还无法感受胎动。如果此时你觉得自己感觉到了胎动，要么是气体在窜动，要么就是你过于敏感了。

准妈妈的头发和指甲长得快了

此时，有些孕妇可能注意到头发、指甲（趾甲）出现了某种改变。并非人人都有这些变化，但你可能会。这并不是说有什么不好，所以不必担心，一些幸运的妇女发现妊娠时自己的头发增多了，指甲长快了，另外一些则发现头发少了。有的医生认为妊娠期的变化是由于孕妇周身血液循环加快引起的,另外有人将之归结于激素变化,还有人认为是头发和指甲生长周期改变了。

无论在什么情况下都要保持镇静,这些变化不会持续太长时间,而且你对这些变化也无能为力。

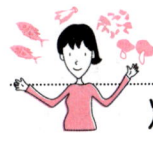

准妈妈的科学饮食策略

控制饮食,以防体重增加过快

孕妇在这时还要注意控制饮食,以防体重增加过快。现在很多准妈妈生怕产前营养不够,猛吃猛喝,天天静躺。专家提醒,如果吃得过多,体形过胖,反而不利于孕妇和胎儿的健康。

有数据显示,肥胖孕妇常发生妊娠高血压综合征及羊水过多,为正常孕妇的 3～4 倍。由于孕妇超重,当巨大儿经阴道分娩时,可导致产妇严重的阴道或会阴撕裂;产后也易因子宫较大、收缩乏力等原因,引起产后大出血或产褥期感染,其发生率是正常孕妇的 2～3 倍。

此外,超重和肥胖孕妇分娩巨大儿(指新生儿出生体重大于或等于 4 千克)的发生率为 6%。巨大儿因头颅大、颅骨较硬,胎头常不能进入骨盆而阻于骨盆入口处,医学上称头盆不称,为难产发生的重要原因。

准妈妈到底应该长多少肉

国内妇产科专家指出:大多数妇女在妊娠的开始 3 个月,体重增加 1.1 千克左右,第 4~6 个月增加 4.9 千克左右,第 7～9 个月增加 5 千克左右。正常情况下,孕妇在整个怀孕期体重以增加 10~12 千克、肥胖孕妇(大于或等于标准体重 20% 者)以增加 7~8 千克、妊娠最后一个月以每周增加 0.5 千克左右为宜。

准妈妈的生活护理方案

预防"冰箱病"的 3 个重点

夏季里冰箱门被不断开启,冰箱内温度骤变为细菌的大量繁殖创造了适宜的环境,导致冰箱污染情况严重。人们一旦吃了被细菌污染而又未煮透、洗净的食物,很可能会染上"冰箱肠炎",严重者会出现恶心、腹痛、腹泻,并伴有发热的症状。

要有效预防"冰箱病"应做到 3 点:一是定期清洗冰箱,夏季每星期进行一次消毒,可用 0.5% 的漂白粉擦洗;二是把生熟食品分开摆放,并用塑料袋封装,防止食物交叉污染;三是食品存放的时间不宜过长,存放的熟食一定要加热煮沸,瓜果一定要洗干净后再吃。

3 种准备,定能预防"凉席病"

夏天睡了凉席后,手臂、双腿出现红斑和丘疹,这种情况很有可能就是"凉席皮炎"。"凉席皮炎"的发病原因主要有两个:一是因凉席材料而导致的凉席过敏症。一般来说,用绳、苇、草编成的

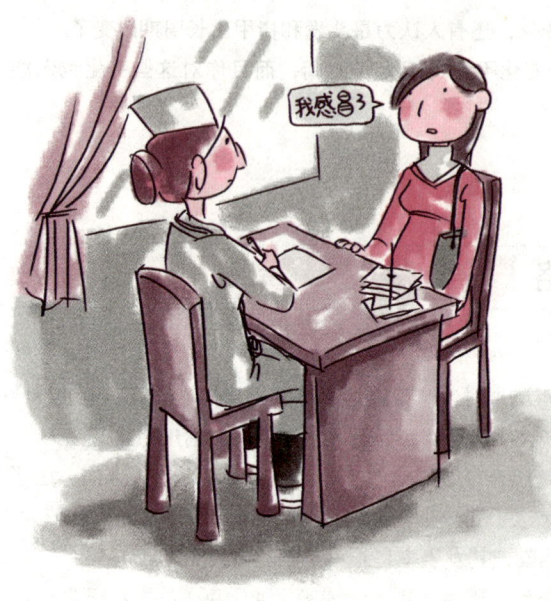

凉席容易使人过敏，而使用竹、藤编制的凉席过敏者少；二是受螨虫叮咬而导致的皮肤炎症，常常可以觅见针头大小的瘀点。

要预防"凉席皮炎"，首先必须选择好凉席。成人选用凉席最好不要选草席，因为草席既容易生螨虫，而且本身又常常是过敏源。凡是有皮肤过敏史的人，必须选用编织精细的竹、藤凉席。

其次，要保持凉席的清洁卫生。在每年首次使用凉席前，必须对凉席进行高温消毒（开水烫洗），再放到阳光下暴晒，这样才能将肉眼不易看见的螨虫及其虫卵杀死。

最后，夏季人体极容易出汗，皮屑和尘灰就容易浸入凉席缝隙中，加之潮湿环境，可能滋生螨虫，所以在使用过程中，要做到"一天一擦洗，一周一晾晒"。一旦发生"凉席皮炎"，不可随意搔抓。如果是过敏，最好脱离过敏源，同时在医生的指导下正确用药。

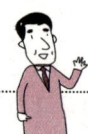

胎教知识的了解与应用

受过胎教的新生儿特点

受过胎教的新生儿最直接的特点就是不爱哭。虽然新生儿在饥饿、尿湿和身体不适时也会啼哭，但得到满足之后便会停止啼哭。而且受过胎教的新生儿感音能力较好，每当听到母亲的脚步声、说话声和哼唱声也会马上停止啼哭。另外，受过胎教的孩子比较容易养成正常的生活规律，如在睡前播放胎教音乐或为其哼唱催眠曲就能很快入睡，满月后就能养成白天醒、晚上睡的习惯。

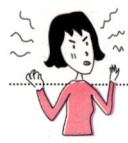

妊娠期间的不和谐音符

准妈妈感冒很可怕

感冒对于平常人来说，是无关紧要的小毛病，很少有人记得清自己一年得过几次感冒。但是，对于孕妇患感冒，却不可掉以轻心。感冒是由病毒引起的以上呼吸道症状为主的疾病，而病毒却是胎儿致畸的罪魁祸首之一。

准妈妈在妊娠以后由于身体免疫能力有所降低，抵抗力减弱，相对容易感冒。普通的感冒对胎儿影响不大，但如果体温较长时间持续在39℃左右，也有出现畸胎的可能。假如准妈妈感染的是流行性感冒（简称流感），又恰好在妊娠的前3个月的话，由于胎儿的各个器官尚未发育完整，流感病毒就有可能造成胎儿畸形，高热和病毒的毒性作用还能刺激子宫收缩，引起流产、早产。在妊娠晚期，如果得了感冒，虽然这时胎儿基本上已发育完全，对胎儿造成畸形或先天性缺陷的机会减少，但由于容易引起早产，也会增加新生儿的死亡率。

由于感冒对胎儿有以上不利的影响，因此，准妈妈要特别注意预防感冒的发生。例如，当心冷暖，注意营养和休息，妊娠期间尽量减少到公共场所活动，以免传染上感冒，尤其是在孕早期。

准妈妈感冒别慌张

准妈妈一旦患感冒，切勿随意自行用药，尤其不能像以前感冒发热时那样服用阿司匹林类药物，一定要去医院诊治，在医生指导下，合理用药。因为妊娠后孕妇体内酶有所改变，对某些药物的代谢过程有一定的影响，药物不易解毒和排泄，易发生蓄积性中毒，而且在孕早期胎儿器官形成时，某些药物对胎儿有致畸的可能。抗感冒药大多是复合制剂，含有多种成分，常见的有速效伤风胶囊、感冒通、康泰克、白加黑、康必得、感康、快克等，这些药大都含抗组胺药的成分，孕期不宜服用，特别是孕早期。

一些抗菌药物对胚胎也有损害，例如在妊娠晚期过多服用链霉素，会引起新生儿的听力障碍；如果大量服用了氯霉素，会引起新生儿呼吸不畅、发绀、腹胀等为特征的"灰色综合征"，氯霉素可引起新生儿造血功能的抑制；孕妇服用的磺胺类药，可以在胎儿体内积聚，促使胆红质的游离，从而造成核黄疸（胆红素脑病）。所以，准妈妈如无明显的细菌感染症状，如扁桃体炎、血压高、咳黄痰、流脓涕等，可不用抗生素。如同时伴有细菌感染，应在医生指导下，选择安全的抗生素药物。

抗病毒药对胎儿有不良影响，孕妇不宜使用，若必须使用，则应有医生指导。

轻度感冒的准妈妈可多喝开水，注意休息，保暖，口服感冒清热冲剂或板蓝根冲剂等。感冒较重有高热者，除一般处理外，应尽快控制体温。可用物理降温法，如额、颈部放置冰块等，也可在医生指导下选择用药物降温。在选用解热镇痛剂时，要避免采用对孕妇、胎儿和新生儿有明显不良影响的药物，例如阿司匹林之类药物。中医药能很好地控制感冒病毒，同时毒性较小，所以用中医来治疗孕妇感冒是比较安全的方法。

另外，有些日常食物也有助于防治感冒，安全实用，准妈妈轻度感冒时，不妨一试：

（1）姜蒜茶：大蒜、姜各15克切片，加水1碗，煎至半碗，加红糖10～20克饮用。

（2）香菜黄豆汤：香菜30克，黄豆50克，加水2碗，煎至1碗，盐调味，食用。

（3）荸荠水：荸荠数个去皮，冰糖适量，加水同煮，吃荸荠喝汤。

（4）葱白粥：粳米50克，葱白2～3根，切段，加白糖适量煮粥，热食。

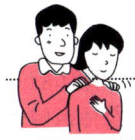

完美准爸爸的OK行动

做个有求必应的准爸爸

孕妈妈的心理很脆弱，因而依赖性增强，心里对准爸爸有很多的期望。准爸爸应尽力满足这种特殊时期的情感需要，尽量有求必应，使孕妈妈保持安定平稳的情绪，这对于母子的健康非常有益。

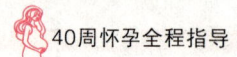

　　家务琐事很繁重，生活中夫妻也少不了有矛盾。准爸爸应甘做"家庭妇男"，不但要有求必应，而且不求也应，尽量抢着做家务，尤其是较重的活；在某些事情上意见不一致时，注意控制情绪，不要和孕妇斤斤计较，发扬男子汉气概，切忌让孕妈妈激动。这样，便可减少甚至避免夫妻之间的争执，使孕妈妈的心理得到满足，从而有利于胎儿的正常发育。

第12周　不安分的小小舞蹈家

跳舞累了，打个哈欠吧

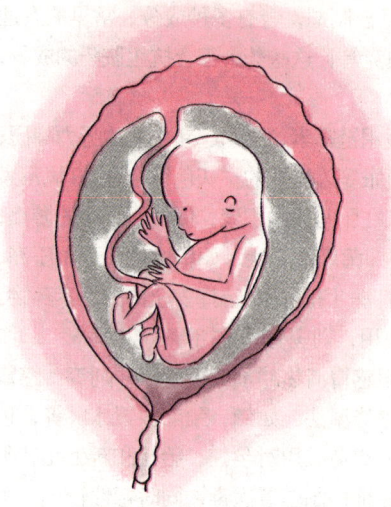

　　现在胎宝宝的顶臀长大约61毫米，体重为15～19克。

　　胎儿的手指和脚趾已经完全分开，一部分骨骼开始变得坚硬，并出现关节雏形。这时，胎儿在妈妈的肚子里开始不安分了，时而踢腿，时而伸腰，好像在跳舞一样。

　　孕早期在本周就要结束了，12周以来，准妈妈和宝宝都发生了巨大的变化。仅仅70多天的时间，胎儿就已初具人形了。这时胎儿的大脑体积越来越大，占整个身体的一半左右。现在发生流产的机会相应地减小了，胎儿成长的其他关键器官也将在两周内完成。在本周胎儿维持生命的器官已经开始工作，如肝脏开始分泌胆汁，肾脏分泌尿液到膀胱。

　　本周宝宝已经在练习打哈欠了，这样才能保证出生后可以顺畅地呼吸。

神奇的胎盘长成了

　　妊娠到了第5周末，胎盘已经开始形成并部分地发挥作用，到第12周时，胎盘就完全长好了，然后继续增大，足月时重500～600克，相当于胎儿体重的1/6。胎盘呈扁圆或椭圆形，直径达16～20厘米，厚约2.5厘米，像一个吸盘紧紧地吸附在子宫壁上，胎儿的发育就全靠它从母体的血液中吸取营养物质，就像一棵小树苗通过根须吸收大地的养分一样。当然胎盘的功能远比小树的根须要强大和神奇多了！

准妈妈出现妊娠斑

　　此时，晨起恶心等早孕反应似乎有所缓解，因此感到比以前舒服多了。你会发现，除了肚子外其他地方可能也有了明显的改变，比如，乳房变大了，有时会有酸胀感；腿粗了，身体两侧也较从前胖了。

　　皮肤也会发生改变。多数孕妇腹正中线皮肤颜色显著加深，或者有黑褐色色素沉着。有时脸上、脖子上会出现大小不一、形态多样的褐色斑，这就是所说的妊娠斑。庆幸的是这些斑点在你生育后会消失或减轻。口服避孕药也可能导致相似的色素沉着出现。

皮肤表面也可能出现血管性改变，如血管性蜘蛛痣、血管瘤或毛细血管扩张。这种血管性改变看上去都很小，皮肤表面红色加深，有血管分支向外扩展。最常见于脸、颈、上胸部和手臂。还有手掌泛红称为掌红斑。血管性蜘蛛痣与掌红斑常常同时出现，这些症状只是暂时的，生育后会很快消失，这两种血管性改变可能都是由于妊娠时雌激素升高引起的。

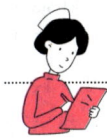

孕期检查

感染性疾病筛查

由于孕妇对于病原体的抵抗力比一般人低，增加了孕妇的阴道、子宫及其他部位的感染机会。孕期感染不仅直接危害孕妇健康，而且还会诱发流产、早产。病原体也可以通过胎盘屏障危害胎儿，诱发胎儿畸形及出生后婴儿发育迟缓、智力低下等。为此，准妈妈们有必要进行抗感染疾病筛查。孕妇早期常规要做4项感染性疾病筛查：乙型肝炎病毒（HBV）、艾滋病病毒（HIV）、康瓦反应（RPR）及TORCH筛查。

TORCH

TORCH是由许多引起宫内感染的微生物的英文单词字头组成：T是弓形虫（Toxoplasma）；O是指其他微生物（Others），包括乙肝病毒、柯萨奇病毒、梅毒螺旋体等；R指风疹病毒（Rubellavirus）；C是巨细胞病毒（Cytomegalovirus）；H指疱疹病毒（Herpesvirus）。这一类感染的特点是都可以引起宫内感染，造成妊娠晚期流产、胎儿畸形、胚胎停止发育等严重危害，但感染后对孕妇本身的影响不大，常缺乏明显的临床症状，易漏诊。

羊膜腔穿刺术

羊膜腔穿刺术是重要的产前诊断的手段之一，主要用于获取胎儿细胞检测有无染色体数目的异常，此外还可以通过测量羊水中的甲胎蛋白的含量协助检查胎儿有无神经管畸形，如脊柱裂等。随着遗传学的发展，某些基因遗传病也可以通过羊水中的胎儿细胞来诊断（如大疱病），也可作为某些神经变性病和某些遗传代谢病等的产前诊断。

孕妇一般不需要住院，穿刺完后，在医院休息1～2个小时就可以回家了，但一两天内应减少活动，尽量卧床休息。化验结果一般需要3～4周的时间，因为存在个别细胞培养失败的情况。

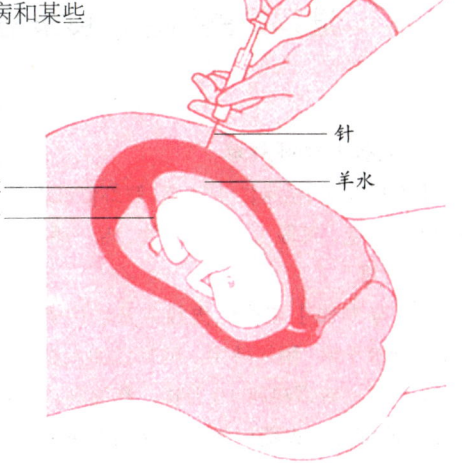

针
胎盘
脐带
羊水

经腹壁羊膜穿刺术
在经腹壁羊膜穿刺术中，从胎儿周围的羊膜囊内抽出少量羊水样本。医生用超声定位以避开胎儿、胎盘和脐带。羊水中含有胎儿的细胞，可以用来检测多种病症，如染色体异常和开放性的神经管缺陷。

绒毛细胞检查

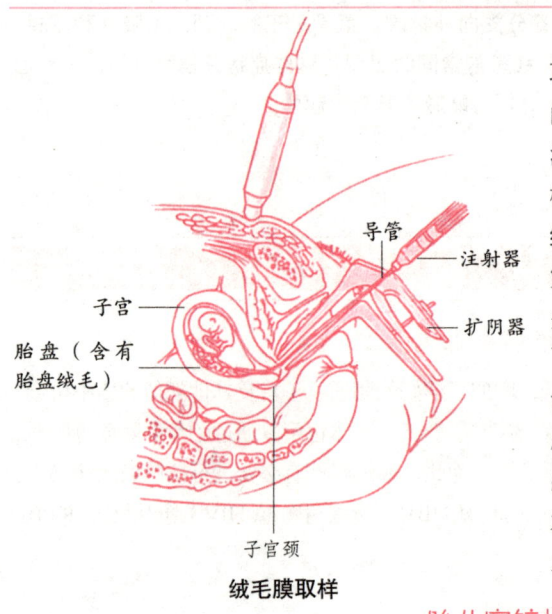

子宫
胎盘（含有胎盘绒毛）
导管
注射器
扩阴器
子宫颈

绒毛膜取样

绒毛细胞检查是近些年发展起来的一项新的产前诊断技术。它主要用一根细细的塑料管或金属管，通过孕妇的子宫口，沿子宫壁入内，吸取少量绒毛进行细胞学检查。妊娠40～70天时，胚泡周围布满绒毛，是进行检查的最佳时间，比羊膜腔穿刺的最佳时间（第16～20周）要早得多，可以及早发现异常，意义当然就大多了。目前它主要用于了解胎儿的性别和染色体有无异常，其准确性很高，从前几年应用的情况来看，对孕妇无不良影响，对出生的新生儿及其日后的随访观察，也未发现有任何异常。因此，目前它是一种较为安全的产前诊断技术。

胎儿窥镜检查

这是一项技术性较强的产前诊断项目。一般在妊娠第15～20周时进行检查。用超声波定位后，经过局部麻醉做一腹部小切口，将两条配有照明灯和高倍镜的细管插入羊膜囊，可以直接观察胎儿的外形、性别，判断有无畸形，进行皮肤活检或从胎盘表面的静脉抽取胎儿血标本。能对胎儿的某些遗传性代谢疾病、血液病进行产前诊断。它的应用使产前诊断发展到了一个新的水平。国外一些研究机构还用它给胎儿注射药物，甚至对胎儿脑积水和尿道梗阻进行外科手术。事实上只有极少数孕妇需要进行胎儿窥镜检查，而且它造成的胎儿流产率达5%，由操作引起的胎儿死亡率达4.7%。因此，目前使用尚不广泛。

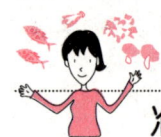

准妈妈的科学饮食策略

孕早期开胃食谱

核桃仁火腿炒虾球

【原料选配】核桃仁150克，鲜虾仁350克，火腿丝25克，葱段少许、姜、油、盐、胡椒粉、料酒各适量。

【科学制作】核桃仁先放入开水中煮3分钟，捞起晾干后，稍炸待用。鲜虾仁加入油、盐、胡椒粉、料酒等调料腌10分钟。热油锅，爆姜，再倒入鲜虾仁、火腿丝炒熟，然后再倒入核桃仁、葱段，炒匀后可食。

【保健功效】核桃仁、虾球富含蛋白质、磷、铁、钙等营养物质，能补气养血、润肠补肾。

西蓝花鱼球

【原料选配】西蓝花400克，石斑鱼（或鲈鱼）300克，冬菇5个，葱段、姜片、油、盐、胡椒粉、淀粉各适量。

【科学制作】西蓝花切小，先在开水中稍煮，捞起炒熟待用。石斑鱼（或鲈鱼）切厚件，加油、盐、胡椒粉、淀粉腌 10 分钟。热油锅，倒入姜片及泡好的冬菇、葱段，再加入鱼球，炒熟后可食。

【保健功效】西蓝花富含维生素 A、维生素 B、维生素 C 和膳食纤维，鱼肉是最容易消化和吸收的动物蛋白，孕妇多吃有益。

孕期安胎食谱

鲫鱼砂仁汤

【原料选配】鲫鱼 1 条（约 400 克），春砂仁 15 克，姜 6 克，白糖、盐各适量。

【科学制作】鲫鱼去鳞、内脏，洗净；春砂仁 15 克洗净，沥干研末，放入鱼肚；姜去皮，洗净，切丝，待用；将鱼放入炖盅，再放入姜丝，盖上盅盖，隔水炖 2 小时，加盐、糖调味后即可食用。

【保健功效】安胎、止吐、醒胃。可治妊娠期呕吐不止、胎动不安。

莲子糯米粥

【原料选配】莲子 50 克，糯米 100 克。

【科学制作】莲子用温开水浸软，去皮、心，清水洗净；糯米淘洗干净，清水浸泡 1～2 小时，捞出沥干，待用。煮沸开水后，放入莲子、糯米，加清水适量，置火上，煮成粥，白糖调味，即可食用。

【保健功效】补中益气、清心养神、健脾和胃。常食可以养胎，防止习惯性流产。

杞子鱼胶汤

【原料选配】枸杞子 10 克，鱼鳔胶 15 克，红糖适量。

【科学制作】将枸杞子洗净，加清水适量煮沸后，加入浸泡好的鱼胶，煮透后，加红糖调味服食。

【保健功效】益肾安胎。适用于肾气亏虚之胎漏、胎动不安。

此外，糯米鸡蛋羹、黑豆糯米粥、南瓜粳米粥、莲子炖葡萄干等家常食品对防治习惯性流产也有一定帮助。

准妈妈的生活护理方案

准妈妈巧手护理干性皮肤

对孕妇而言，在怀孕期间皮肤缺乏水分、油分，加上妊娠期间新陈代谢功能旺盛，容易产生孕斑，使皮肤出现粗糙、脱皮的现象，因此在选择保养品上不妨选用滋润度较高的。而在清洁、保养方面，双重清洁极为重要。每周进行按摩与敷脸，可促进新陈代谢。在化妆品的选用上，可选用滋润性的粉底，干湿两用粉底不适宜干性皮肤的人。

准妈妈巧手护理油性皮肤

怀孕期间由于油脂分泌旺盛，皮肤表面容易沾上污染物质，从而破坏水脂膜的正常工作，所以油性皮肤的孕妇更要注意保养和护理皮肤。对于油性皮肤，除了日常的清洁之外，每周还要进行 1～2 次的深层清洁，即用性质温和的深层洁面霜，以清除肌肤上老死的细胞、杂质和过多的分泌物，并选用能够平衡油脂分泌的日、夜肌肤保养品，以减少油脂的分泌。

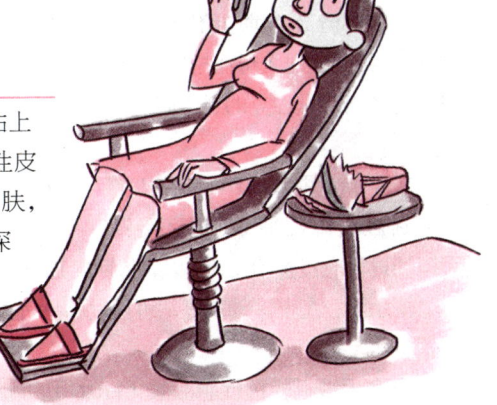

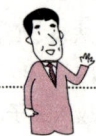

胎教知识的了解与应用

培养宝宝想象力的画册

为了培养未来宝宝丰富的想象力、独创性,最好的方式莫过于准妈妈看幼儿画册。准妈妈可以用自己富于想象力的大脑将画册的内容放大,然后传递给胎儿,从而促使胎儿心灵健康成长。准妈妈们可以选那些色彩丰富、富于幻想的神话,可以选真、善、美的英雄故事;可以选各种动植物的寓言,可以选江河湖泊的传说;可以选古老的,可以选现代的……只要是画面漂亮的、色彩清晰的画册,只要是内容健康的、适合大脑正常发育的主题都可以采用。

利用画册作教材进行胎教时,一定要注意把感情倾注于故事的情节中去,因为一切喜怒哀乐都将传递给胎儿。准妈妈在看图画的同时还要把图画标注的内容读出来,而且不能是枯燥的朗读,还要富有感情,通过语气声调的变化使胎儿了解故事是怎样展开的。另外,准妈妈还要将这些图画和语言通过面部表情使它们形象化,从而更具体地传递给胎儿。因为胎儿对来自准妈妈的信息不但能用耳朵,也能够用大脑来感受。

只要用全部的真诚、耐心和爱心让胎儿感受到你的付出,大多数的准妈妈都也能够体会到宝宝和你互动的那种最美妙的感觉。

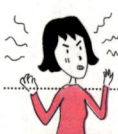

妊娠期间的不和谐音符

胎盘的4大功能

1. 物质交换的功能

胎儿与母体间进行物质交换不是简单的流通式的交换,胎盘在交换中发挥了神奇的作用:母体血氧压和脐血是不一样的,可是,通过胎盘,两者的血氧却可以实现顺利交换,这是胎盘的第一个神奇之处;胎儿生长发育所需的葡萄糖、氨基酸、维生素、电解质等可经胎盘输送到胎儿血中,同时胎盘产生各种酶,能把结构复杂的物质分解为简单的物质,或把结构简单的物质合成糖原、蛋白质、胆固醇等,供应给胎儿,这是胎盘的又一神奇之处;胎儿代谢废物,如尿素、尿酸、肌酐、肌酸等经胎盘送入母血排出。因为胎盘的神奇作用,母亲和胎儿在实现彼此的物质交换的同时,可以拥有各自完全独立的、不同血型的循环系统。

2. 防御作用

也就是胎盘屏障的作用。胎盘像一道屏障一样,挡住了母体血液里的细菌、病原体和药物成分进入到胎儿体内,保护胎儿不受侵害。当然,这种阻挡不是绝对的,比如病毒、母血中的抗体还是可以通过母血侵害胎儿,所以,孕期尤其应防范病毒感染。某些药物如巴比妥类、吗啡、氯丙嗪、乙醚、抗生素、奎宁、砷剂等,可通过胎盘进入胎儿体内,故孕妇用药时应考虑对胎儿的影响。

3. 内分泌作用

胎盘产生绒毛膜促性腺激素(HCG)、雌激素、孕激素、胎盘生乳素(HPL)等几种维持妊娠所需要,并为分娩和哺乳婴儿做准备的激素。

4. 免疫功能

胎儿对母体来说是个异体,它之所以不产生排斥现象,能够继续发展维持到足月分娩,与胎盘产生大量激素和特异性蛋白有关。

胎盘功能不全的信号

胎盘的上述功能保证了胎儿的发育需要,所以一旦胎盘功能不全(胎盘的作用低下、减退)就会造成胎儿缺氧、营养不良、发育迟缓以及胎儿窘迫,甚至死胎、死产、新生儿窒息等,其远期后果是造成胎儿脑细胞坏死、发育不良,最终酿成弱智儿。

过期妊娠、妊娠高血压综合征、母亲心脏病致心功能不全、重度慢性呼吸系统疾病、重度贫血、孕妇长时间仰卧、孕妇吸烟或长时间被动吸烟等均可损害胎盘功能,从而损害胎儿。因此,准妈妈应预防可能引起胎盘功能不全的疾病,到了预产期未分娩的话,应到医院做有关胎盘功能的实验室检查,及时了解胎盘的功能情况。此外孕妇也可进行自我监护,一旦出现胎动过频、过少均是危险信号,应及时采取左侧卧位,增加胎盘血流,并到医院做进一步检查和治疗。

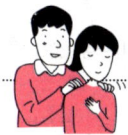

完美准爸爸的OK行动

从孕产理论上武装自己

老婆怀孕了,是一件让准爸爸觉得惊喜又紧张的事情,毕竟没有经验啊!那么准爸爸一定要多读这方面的文章,至少在理论上做好了充足的准备。有时间的话,还可以向自己的妈妈请教。

孕妇心理状态不佳,很多原因是担心自己和胎宝宝出现各种不测,以及害怕分娩。妊娠期的确可能会出现贫血、缺钙及妊娠高血压综合征等孕期并发症,影响胎儿正常的生长发育。如果准爸爸和妻子一起去医院或孕妇学校学习,便可得到很多孕产方面的知识,对各种异常情况的预防和处理有所了解。并可在孕期中给予妻子正确的呵护,帮助预防孕期并发症,有助于消除妻子的紧张情绪。

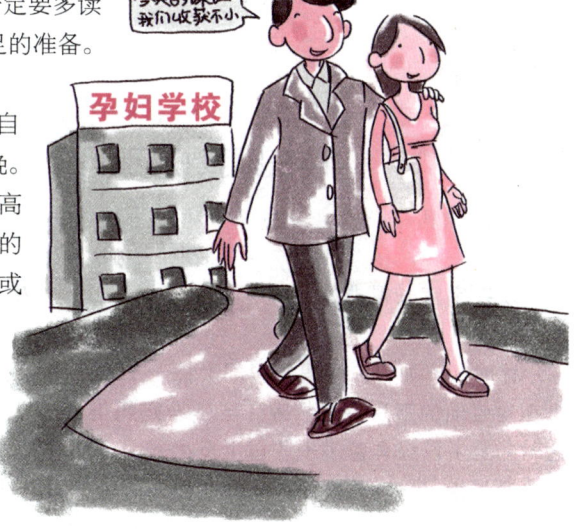

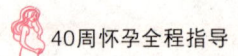

第二节
胎宝宝正在快速成长
——第二阶段护理方案

妊娠中期是胎儿迅速发育时期，胎体细胞数目继续增多，体积迅速增大；已形成的器官虽未成熟，但有的已具有一定的功能。

这是宝宝最为活跃的时期。他已经有了躬、伸、踢、跳、扭动等动作，并且双手能够做出复杂动作；此外，宝宝还将具备一系列其他能力，比如吞咽、打哈欠以及空间感。这些协调动作能力要归功于小脑的快速发育。大约从这一阶段的中期开始，孕妇将感觉到胎动。宝宝的指甲、皮肤和毛发，包括眉毛和睫毛都已经出现，皮肤和神经的保护层已经产生；身体内部开始产生了精子或卵子，并且能够分泌出胆汁和尿液。现在，他已能够听见外面的噪声。甚至还有科学家认为，胎儿能分辨不同的味道。

宝宝的身体内部器官，包括循环系统、感官系统和内分泌系统在不断地发育，但目前还不是非常成熟。到了本阶段末期，宝宝将在身材和体重上获得相当大的增长。

现在，宝宝已经度过了发育中最危险的时期，他已不会受到外界感染或药物的影响，发生先天性畸形的概率也很低。在这个阶段进行产前检查，不仅可以发现胎儿是否有缺陷，而且还可以辨别出宝宝的性别。

第13周 谁在跟我打招呼

胎儿有了自主反射能力

现在宝宝长得非常迅速！顶臀长增至65～75毫米，体重增至20克。

这时候，如果在妈妈的腹部上按一下，宝宝就会在里面蠕动，似乎在对碰他的那只手打招呼。当然准妈妈仍然感觉不到胎儿的蠕动。这时的宝宝已经具备了一些自主反射能力：如果他的手心被碰到，他就攥紧手指；被触动脚心，他会弯曲起脚趾；如果被碰到眼睑，他会把眼皮紧闭。

宝宝的神经细胞增生得很快，神经网络正在完善。五官与成人更加接近，双眼已向脸部的中央更靠近，嘴唇能够张合。现在宝宝的脖颈已经发育得足以支撑硕大的头部。

宝宝最初的骨骼结构已经开始出现，肋骨已经能够分辨出来。

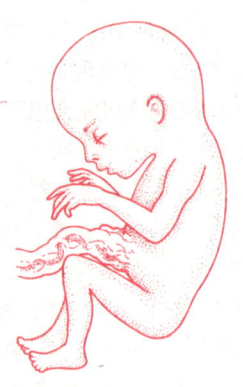

第13周

胎儿的肠最早是在脐带中开始发育的，并会形成一个突起。到了第13周左右，随着胎儿的肠收回到腹腔内，早期在脐带中的突起部开始退化。

软软的、光滑的球

你的子宫变得大了一些。在腹部的最低部分，脐下约 10 厘米处你能感觉到子宫的上缘。在 12～13 周，充满了骨盆的子宫开始不断向上生长，感觉到它好像是一个软软的、光滑的球慢慢进入你的腹腔。

准妈妈的腹部开始隆起

此时，准妈妈的腹部开始隆起，腰部变得更粗了，原来的衣服变得不再合身。这时，准妈妈应该开始穿宽松、舒适的衣服，很快，准妈妈就要穿孕妇装了。

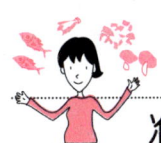

准妈妈的科学饮食策略

合理安排孕期膳食

孕中期，胎儿脑和神经系统的发育需要充足的脂质，尤其是必需的脂肪酸、磷脂和胆固醇；骨骼开始钙化，需要增加钙和维生素 D；骨骼肌发育，造血器官开始造血，需要更多的铁。而且孕妇妊娠反应逐渐消失或减轻，食欲趋于好转，胃口大增。母体体重急速增加，平均每日约增 10 克。母体子宫、乳房明显增大，并开始储存蛋白质、脂肪、钙、铁等物质。在热能和营养素供给方面的需要比妊娠早期大大增加。因此，应根据此特点安排好膳食。

孕妇要选食标准米、面或搭配些杂粮，如小米、玉米、燕麦片等。为了防止孕妇发生便秘，要注意多吃些富含膳食纤维和果胶的蔬菜，如芋头、蒜苗、鲜黄花菜、雪里蕻、香菜、油菜、韭菜，以及桃、橄榄、沙果等水果。同时要少食多餐，烹调加工合理，每日 4～5 餐，以满足孕妇的需求。

孕中期的 5 个营养重点

1. 增加热能

孕中期，孕妇基础代谢加速，糖利用增加，能量的需要量每日比妊娠早期增加 1254 千焦。但据调查，大部分妇女在妊娠中期都调换了轻松的工作，家务劳动和其他活动也有所减少。因此，热能的增加应依据劳动强度、活动量大小因人而异，最好是观察孕妇体重的增加情况。妊娠中、晚期体重增加应控制在每周 0.3～0.5 千克。

2. 摄入足量的蛋白质

为了满足胎儿、子宫、胎盘、母体血液、乳房、子宫等组织迅速增加的需要，并为分娩消耗及产后乳汁分泌进行适当储备，蛋白质的摄入应足量。除了以面粉、大米为原料的主食外，肉、鱼、蛋白质和奶类等副食品的摄入也尤为重要。

3. 保证适宜的脂肪供给

脂肪是提供能量的重要物质。孕中期，脂肪开始在孕妇的腹壁、背部、大腿及乳房等部位存积，为分娩和产后的哺乳做必要的能量储存。妊娠 24 周时，胎儿也开始储备脂肪。脂肪是构成脑和神经组织的重要成分，若人体必需的脂肪酸缺乏时，就会推迟脑细胞的分裂增殖以及髓鞘化。植物油所含的必需脂肪酸远比动物脂肪丰富，所以，孕中期应增加烹调所用植物油的量，即豆油、花

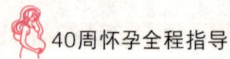

生油、菜油等。此外，还可选食花生仁、核桃仁、葵花子、芝麻等油脂含量较高的食物。另外，肉、奶、蛋也含有一定量的必需脂肪酸。

4. 增加维生素的摄入量

孕中期，孕妇体内热能及蛋白质代谢增快，对维生素 B_1、维生素 B_2 及烟酸的需要量增加外，除烟酸可在肝脏内少量储存外，维生素 B_1、维生素 B_2 均无法在体内储存，必须有充足的供给量才能满足肌体的需要。孕妇应多吃谷类、瘦肉类、动物肝脏、蛋类及豆类食品。

5. 补充无机盐

孕中期首先要重视铁的补充。孕中期孕妇血容量增加，血流速度加快，血液相对稀释，血红蛋白降低，贫血相对明显。加上孕妇和胎儿对铁的需求量亦增加，故为了纠正贫血不能满足孕妇及胎儿的需要，应该增加铁的摄入量。其次是钙质。在整个妊娠期胎儿的钙储存量是 25 克。孕妇从妊娠中期已开始加速钙的吸收和体内钙的储存，应注意多选择乳制品和豆制品，必要时应额外补充钙制剂。

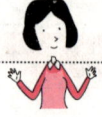

准妈妈的生活护理方案

准妈妈不能再留恋席梦思床

中晚期妊娠的孕妇最好不要睡席梦思床，尤其是质地较软的床垫。这是因为妊娠中晚期孕妇脊柱较正常腰部前曲更大，睡松软的席梦思床仰卧时，比一般的床更易使腹主动脉和下腔静脉受压而影响孕妇和胎儿健康。侧卧时，脊柱会不同程度地向侧面弯曲，长期下去会使脊柱结构与形态发生异常，压迫神经，加重腰肌负担，从而增加了孕妇腰痛与腿痛的发病率。这种类型的睡眠既不能消除疲劳，又影响了孕妇的生理功能。所以孕妇应睡棕绷床或硬板床，硬板床上铺9厘米厚的棉垫或4千克以上的棉被褥为宜，枕头宜松软高低适中。合并双下肢水肿的孕妇，可以在双侧小腿下垫棉被之类的松软垫以利水肿症状减轻或消失。

孕妇要望舞厅而止步

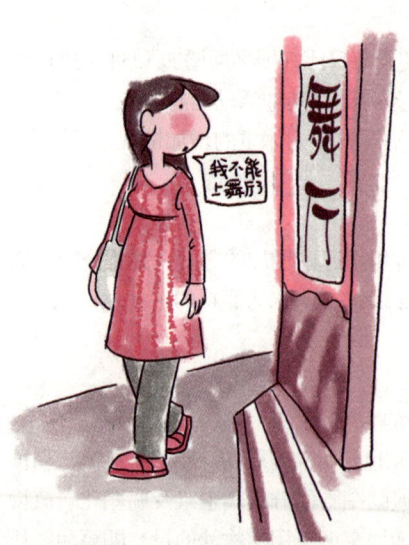

无论是因工作需要，还是朋友聚会，怀孕的准妈妈们不能再出入舞厅了。

首先，舞伴的频繁变换会增加孕妇感染病毒的机会。若孕妇感染了肝炎、风疹、流感等病毒，会通过胎盘血液循环进入胎儿体内，影响胎儿器官组织的正常分化，导致胎儿各种先天性畸形，还会造成流产、早产、死胎等。

其次，舞厅空气中的一氧化碳、二氧化碳和尼古丁等含量很高，孕妇若常在这样空气污染严重的环境中逗留，一定会受到危害，易生痴呆儿或造成胎儿的先天性缺损。

另外，舞厅里高分贝的音乐对胎儿来讲就是噪声。孕妇受噪声影响会使胎儿心跳加快，胎动增加，对胎儿的生长发育极为不利。高分贝噪声还能损害胎儿的听觉器官，并使孕妇内分泌功能紊乱，诱发子宫收缩而引起早产、流产，新生儿体重减轻及先天性畸形。

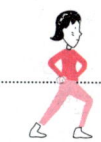

准妈妈的安全运动计划

妊娠韵律操

这一节体操是配合音乐来做的,叫作韵律体操。由于音乐的作用,做起来孕妇会备感轻松愉快,增加了做此体操的兴趣。不但适合产前孕妇做,也是产后的妇女恢复身材的健美运动。

○ 上肢运动
- 腕部运动不但可促进乳腺血液之循环,而且可防止肩膀酸痛。
- 强化腕部的肌肉,可利用拉杆,重复前压、后伸动作。
- 伸展两腕,可加强两腕之力量。而旋转头部则可祛除肩膀的酸痛。

○ 下肢运动
- 肢体的锻炼非常重要,不但强化两肢之肌肉,还有助于调整身体的平衡感。
- 强化脚部力量,有助于强化大腿肌肉和小腿伸展,同时可强化背肌,有利生产。妊娠妇女由于要额外负担胎儿及胎盘等重量,有强健的大腿肌肉,可减少孕妇的辛苦。
- 这个运动最适于培养身体的平衡感,即使怀孕肚子隆大,孕妇仍可轻快走路,保持身体平衡。
- 高举单脚不仅锻炼大腿肌肉,且可促进骨盆底肌肉群之活动,此外,还可强化身体肌肉,使子宫保持良好状态。

简单运动,意义不简单

○ 跪坐姿势,放松身心
- 上身垂直站立,然后一个膝盖跪地取得平衡。
- 两膝着地,脊背伸直,注意身体不要倾斜。
- 放松身体,慢慢变成横坐。

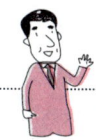

胎教知识的了解与应用

这就是语言胎教

医学专家研究表明:语言胎教能促进宝宝出生以后的语言及智力方面的良好发育。教育界和医学界更是进一步认可了"语言胎教"的作用,甚至组建了"胎儿大学"。说起语言胎教,其实就是给胎儿期的大脑新皮质输入最初的语言印记,为宝宝后天的学习打下基础。说得简单一些,就是给宝宝多说说话,激发宝宝的听觉神经,帮助宝宝对语言有一个最最初步的认识。胎儿在本周的听力已和成人接近,所以应该开始跟胎儿进行一些言语交流了。语言胎教的关键在于你对胎儿的态度,从现在开始教一直坚持到婴幼儿时期,是促进婴儿大脑发育,开发智力、潜能的重要举措。

跟宝宝聊天

从现在就可以开始和胎儿对话了,父母亲可以通过动作和亲切生动形象的语言与胎儿对话,

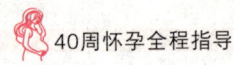

时刻要牢记胎儿的存在,经常与之对话。

首先,要告诉胎儿一天的生活,这既是一般常识课,也是母子共同体验生活节奏的一个方法,先给胎儿取一个乳名,然后每次说话前唤唤胎儿的名字,告诉他:"今天天气真好,我们起床,到外面走走好吗?"并告诉宝宝,要刷牙、洗脸、梳头发。把自己的视觉告诉宝宝,自己今天穿什么衣服、什么颜色、什么款式,等一会儿带他到哪里玩;到了外面,告诉宝宝今天气温如何,风力如何,看到花儿是什么颜色、什么模样、什么气味等。一天下来,能教的东西实在太多,怀孕期间,每天都有相同和不同,总之,要把生活中的一切景观、常识、情绪、生活安排都对胎儿叙述,这是胎教中最重要与最基本的。

胎儿对爸爸的声音很喜欢,所以丈夫也应该多抽时间与胎儿交谈,可以增进父子间的感情。

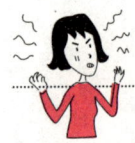

妊娠期间的不和谐音符

妊娠期更要小心防治性病

性传播疾病会危害胎儿的成长,一定要小心任何一种性传播疾病。

1. 生殖器单纯疱疹感染

如果妊娠期发生疱疹感染,通常这不是初次感染而是再次感染。发生感染会使自然流产概率增加,但很少导致畸形。母亲发生感染可能会早产而且产出的是低于标准体重的婴儿。我们认为婴儿从生殖道产出时也会被感染。因为当胎膜破裂时,感染会上行蔓延到子宫。对于妊娠期发生的生殖道疱疹病毒感染尚无安全有效的治疗措施。当孕妇在妊娠后期发现活动性疱疹病毒感染时,可进行剖宫产以便阻止婴儿从感染的生殖道产出。受感染的新生儿病死率为50%。

2. 念珠菌性阴道炎

孕妇比非孕妇更易患念珠菌感染,会引起不适和焦虑。念珠菌感染在妊娠期间有时很难控制。需要经常反复长期的治疗(10~14天)。涂抹一些药膏是比较安全的,准爸爸则无须治疗。新生儿从念珠菌感染的生殖道产出后,应用制霉菌素治疗。

3. 滴虫性阴道炎

这种感染对妊娠没什么太大影响,但治疗中存在一个药物问题,甲硝唑不能在妊娠头3个月内服用。至于说妊娠后期是否可以使用也是很有争议的。

4. 尖锐湿疣

通常被称为性疣,如果感染的孕妇病变范围广,那就应选择剖宫产,否则会引起大出血。疣皮赘在妊娠期间会增大,阻滞阴道,不利于婴儿产出,而且婴儿产出后会受感染得喉乳头状瘤。

5. 淋病

妇女任何时候都可能患淋病,这种病对其自身,对丈夫及经生殖道产出的婴儿都有威胁。婴儿会因此患淋球菌性眼病,所以给新生儿用点眼药水可以防止这种情况发生。即便是妊娠期得了淋球菌性感染,用青霉素或其他安全药物是很容易治愈的。

6. 梅毒

检测你是否有梅毒感染,对你自身、你的丈夫及你的婴儿都是极其重要的。幸运的是,这种感染很少见而且易于治疗。如果你发现妊娠期生殖道有溃疡性缺损,就请医生检查一下,妊娠期的梅毒也可以用青霉素或其他安全药物有效治愈。

准妈妈为什么会头昏眼花

由于妊娠引起的生理变化，准妈妈在妊娠的各个时期会出现一些平常没有的症状，头晕眼花就是其中之一。有些准妈妈在行走或站立的时候，忽然觉得头重脚轻，走路不稳，甚至眼前发黑，突然晕厥。这种现象可以发生在妊娠早、中、晚各期，究其原因有以下5个方面：

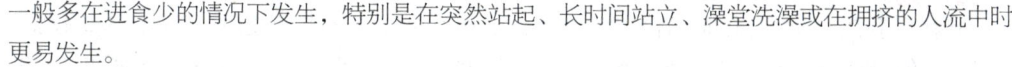

🍎 妊娠期自主神经系统失调，调节血管的运动神经不稳定。准妈妈从原来的蹲位、坐位或卧位起来时，体位突然发生改变，脑部出现一过性暂时缺血导致头晕眼花的症状。

🍎 由于妊娠反应引起的进食少，血糖偏低。妊娠早期由于妊娠反应，进食量减少，致使血糖偏低。血糖是肌细胞、脑细胞产生能量的原料，血糖低，细胞能量即减少，从而导致乏力、头晕、冷汗、心悸等不适。一般多在进食少的情况下发生，特别是在突然站起、长时间站立、澡堂洗澡或在拥挤的人流中时更易发生。

🍎 妊娠后期，子宫增大压迫下腔静脉。有些准妈妈在仰卧或躺坐于沙发中看电视时出现头晕，而在侧卧或站立时不会发作，属于仰卧综合征。这是因为妊娠的晚期子宫增大，仰卧或躺卧坐时，沉重的子宫压在其后面的下腔静脉上，使下半身的血液不能返回心脏，回心血量锐减，心脏每搏输出量减少，导致了心脑供血减少，引起头晕、胸闷等不适。只要避免仰卧或半躺，即可防止头晕发生。如一旦发生，应马上侧卧。

🍎 妊娠贫血，也是引起孕妇头晕的常见原因。由于妊娠的生理变化，血容量增加，以适应胎儿的生长需要，此时孕妇的血液循环量可增加20%～30%，其中血浆增加40%，红细胞增加20%左右，血液相应地稀释，形成生理性贫血，使孕妇感到头晕或站立时眼花等。

🍎 妊娠早、中期血压下降。妊娠的早、中期由于胎盘的动静脉间形成短路，周围血管扩张阻力下降，使孕妇的舒张压较妊娠前降低，一般比平时低1.33～2.67千帕（1千帕=7.5毫升汞柱），原有高血压病的孕妇，血压下降幅度会更大。血压下降，流至大脑的血流量就会减少，造成脑供血不足，使脑缺血缺氧，从而引起头晕。还有孕期整个盆腔范围的血管显著增加，高度扩张，使血液较多地集中在有子宫的下腹部，加上增大的子宫又压迫下腔静脉的回流，使回心血量减少，致使心排出量下降，引起低血压及暂时性脑缺血。这类孕妇一般在突然站立或乘坐电梯时可能晕倒。这种一时性的脑供血不足，随着心率加快，心脏每搏输出量的增加，将会逐渐改善，头晕也会逐渐消失，一般到孕中后期时即可正常。

头晕眼花怎么办

🍎 准妈妈平时应摄入含铁丰富的食物，如动物血、动物肝脏、瘦肉等。一旦发生贫血，应在医生的指导下及时补铁。

🍎 准妈妈要保证早餐吃饱、吃好，多进食如牛奶、鸡蛋等蛋白质丰富的食品，避免低血糖的现象出现。同时，随身带些奶糖，一旦头晕发作时，马上吃糖，可使头晕得以缓解。

- 改变体位时应注意放慢速度,并避免长时间站立。
- 出现过头晕现象的准妈妈应避免骑自行车,以免跌伤。一旦头晕发作,应立即就地坐下,或平卧,安静休息一会儿。准妈妈如果经常出现头晕现象,应到医院做详细检查,排除病理性贫血、低血压或高血压、营养不良或心脏病等的可能性。如果发生在妊娠晚期,特别是伴有水肿、高血压等症状时,尤应引起高度重视,它常是某些严重并发症如子痫的先兆,应尽快就诊。

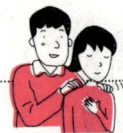

完美准爸爸的OK行动

给准妈妈捶捶后背揉揉肩

怀孕虽然让孕妇感到由衷的喜悦,但孕期的不适同样令人烦恼,连累丈夫也要时时注意妻子,不能惹辛苦的妻子生气,弄得两人都很累。下面介绍一些孕期丈夫帮妻子的按摩的手法,既可以减轻妻子的不适,又可以调剂心情,增进夫妻感情。按摩又分日常按摩和针对性按摩。

1. 按摩原理

用按摩手法治疗软组织损伤有其独到之处,在中医临床上已被广泛应用与证实,其基本原理是透过手的力量和技巧,作用在肢体损伤的部位,以调节生理功能、病理变化,来达到治疗的目的。

2. 按摩的功效

按摩的功效可以达到舒筋活血、理筋复位、调节神经功能、解除对神经的压迫、解除肌肉痉挛,防止与治疗肌肉萎缩的作用。

3. 按摩的禁忌与原则

有医生指出,穴位按摩的适应证非常广泛,关键在于是否掌握手法的使用原则。掌握了正确的使用方法,对于病症确实有预防与治疗的效果。但是要采取谨慎的态度,尤其是对于孕妇,在施行按摩前应请教专科医师为宜。

4. 针对性按摩

因为每个孕妇的体质不同,孕期中发生的不适症状自然也不尽相同,针对日常保健、恶心呕吐、腰酸背痛、小腿抽筋等项目,可在医生的指导下进行。

教你几招日常按摩手法

1. 滚法

以手背近小指侧部分附着在治疗部位上,手指任其自然,肘关节微微屈曲,腕关节往返旋转活动,连续不断。动作均匀协调,避免来回摩擦或跳动。此手法接触面积较广、压力较大,适用于肩、背、腰、臀及四肢等肌肉较丰厚的部位。

2. 揉捻法

用指腹或手掌在治疗部位做均匀和缓的揉捻动作。掌揉时,掌面保持水平,手指自然,指尖略微分开,适用于腰、背等肌肉面积较大的部位。指揉时,指关节放松,以腕关节牵动前臂,使附着部分做回旋移动,适用于颈肩部及四肢的软组织损伤。

3. 手指按压法

用拇指指尖或指关节在特定部位进行按压,若在穴位上按压称为点穴法。使用时手要握空拳,拇指需紧贴示指外侧,以免因用力过度而损伤指部关节。力量应由小到大,在按压部位进行震颤。此手法适用范围很广泛,可用于全身各部位和穴位。

第14周 小下巴终于抬起来了

脖子伸长了

第14周,胎儿的脸看上去更像成人了,身长有75～100毫米,体重达到28克。

这个时候的胎儿生长速度很快。宝宝的脖颈比以前伸长了,使小下巴终于能够抬起来,不再靠在胸前。面颊和鼻梁已经出现,耳朵向前移动至头部两侧的上方。

宝宝的外生殖器发育更加明显,已经很容易地就能看出性别。如果胎儿是个女孩,她的卵巢里现在大约有200万个卵泡。

第14周
胎儿的手指末端开始长出柔软的指甲。

内裤"脏"得快

现在准妈妈会发现内裤"脏"得很快,那是因为阴道分泌的白带增多了,它是子宫颈和阴道的分泌物,含有乳酸杆菌、阴道脱落的上皮细胞等。

准妈妈的乳房变大

因为腹部继续隆起、体重持续增加,准妈妈开始觉得身体丰满起来了,乳房逐渐增大,乳晕的面积也加大,颜色更深,乳头周围凸出一些小点点。有些准妈妈的乳头会分泌出一些淡黄色或浅白透明的"初乳"。进入孕中期的准妈妈可以过性生活,但应注意频率和体位。

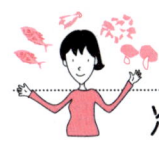

准妈妈的科学饮食策略

孕中期饮食建议

呕吐症状基本消失,营养要求质量高、数量多,以满足胎儿生长发育的需要。因胎儿发育较快,需补充优质蛋白质、钙、锌、植物脂肪、维生素等营养物质,特别是由于胎盘血循环的建立,血容量增加,需要供给血的原料铁元素,否则,会出现妊娠期贫血。所以应多食含铁的食品,如牡蛎、海蜇、大豆、牛奶等。还应吃些含维生素E的食物,以预防流产。

孕中期推荐食谱

鸡仔饼

【原料选配】富强粉白面120克,鸡蛋清120克,羊肉120克,豆豉汁适量。

【科学制作】①将羊肉剁成肉酱,制成肉羹;用鸡蛋清和面,做成面条或饼,放入锅中用水和豆豉汁煮熟。

②吃时可放味精等调味汁,与羊肉羹同吃;每日当早点吃一碗。

【保健功效】此饼既含有一定的蛋白质，又有丰富的脂肪和淀粉，非常适合妊娠反应刚刚消失的孕妇食用。

蛋裹香椿芽

【原料选配】鸡蛋6个，鲜嫩香椿50克，花生油、盐各适量。

【科学制作】①将香椿芽洗净，放入碗中，倒入开水盖严，3分钟后取出，沥干水，切成碎末。

②将鸡蛋磕入碗中，加盐搅打起泡沫。

③锅置火上，放入花生油烧熟，将鸡蛋倒入锅内，急速炒两下，趁鸡蛋尚未炒熟时，将香椿芽末放在鸡蛋中间，用铲子将四周的鸡蛋向中心折叠，使蛋液包住香椿芽；然后将鸡蛋翻个加少许水，用一个大碗扣在上面，改用小火焖3分钟，揭去大碗，慢慢滑到盘内即成。

【保健功效】孕妇中期常食用此菜，有利于胎儿骨骼、肌肉和各器官的健康发育。

准妈妈的生活护理方案

准妈妈上班最好有专车

如果准妈妈由丈夫开车接送或乘出租车上下班，听起来再好不过了，省力、省时间，尤其是在怀孕的前3个月，可以避免剧烈的动作。可是，如果总是坐在车里，较少活动，容易导致下肢水肿、发胖，将来分娩时也可能会发生一定的困难，适当活动还是有必要的。

如果准妈妈自己开车，那么，无论何时都要注意避免紧急刹车摇晃到肚子，更应留心安全带的位置，不要紧紧地勒在腹部，让小宝宝"忍辱负重"。要适当挪移安全带，避开"危险地带"。

虽然有汽车，但此时的长时间旅行仍然会很疲劳，就曾经有不少孕妇因为出差、回老家探亲而痛失爱子。如果必须进行万不得已的旅行，要避开孕早期和孕晚期，选择相对"安全"的孕中期，并在丈夫或亲友的陪伴下，绕开颠簸的路途。

怀孕了，坐公交车时悠着点

有些公交车专门设立了"孕妇专座"，可见准妈妈中有相当大一部分是"公交族"，乘公交车比较方便、省体力，但仍有些特殊情况需要注意。

🍎 每天上班前都要从家出发赶往车站，然后在车站等车，这就要留出足够的步行时间。如果时间不充足，孕妇也会像其他上班族那样一溜小跑地奔向车站，甚至不顾一切地追赶即将发动的汽车，这都会造成危险。

🍎 遇到上班高峰期，公交车会非常拥挤，孕妇最好能避开高峰期，如果做不到，也不要与他人争抢车门、座位，在推搡中最容易出现问题。特别是在孕早期，孕妇的体形变化不明显，同行的乘客们无法察觉你的不同，而孕妇也不可能大声疾呼："我怀孕啦，别挤了！"

🍎 孕妇上下车不仅不要和他人争抢，更要注意脚下的台阶。一旦见红、破水，千万不要乘公交车了，要尽快到附近熟悉的医院就诊。

准妈妈重学骑自行车

女性在怀孕以后，骑自行车上下班相对来说是个比较好的方式。这不但是孕妇的一种适量的体育活动，而且还能避免因乘公共汽车遭受碰、撞、挤而发生意外。不过孕妇骑自行车应注意以下几件事：

🍎 适当调节车座的坡度，使车座后边略高一些，坐垫也要柔软一点，最好在车座上套一个海绵座，以缓冲车座对会阴部的反压力。

🍎 孕妇要骑女式车，因为骑男式的车子遇到紧急情况时，容易造成骑跨伤。骑车速度也不要太快，防止因下肢劳累、盆腔过度充血而引起不良后果。孕妇因体态的关系，上下车子不太方便，所以车后座不要驮带重物。

🍎 一般情况下，孕妇不适于骑车长途行驶，因为过于疲劳及气候环境的变化，对孕妇和腹中的胎儿都是不良的刺激。骑车遇到上下陡坡或道路不太平坦时，不要勉强骑过，因剧烈震动和过度用力易引起会阴损伤，也容易影响胎儿。

孕妇在妊娠后期，由于体形、体重有很大变化，为防止羊水早破或出现其他意外，最好步行上班，以保障母子安全。怀孕期间，一旦出现小腹阵痛、阴道出血等情况，应立即就近就医和采取保护性措施，切不可麻痹大意。

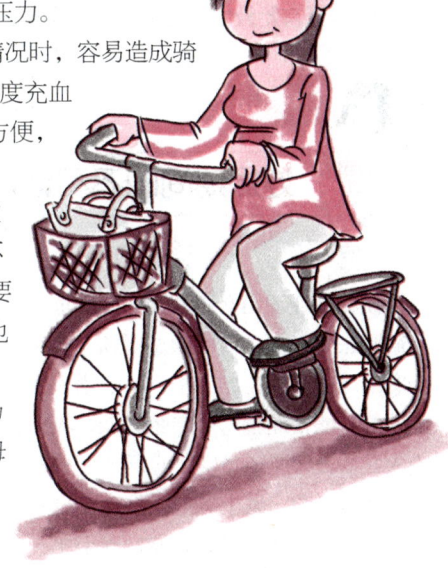

胎教知识的了解与应用

语言胎教的其他形式

1. 故事与童话

讲故事、童话给胎儿听，生活中时时刻刻都有胎教的课堂和教材，最重要的是把你的感情带进去。故事和童话有文字型和图画型，故事和童话的讲述技巧也是最富于变化的，语速、语调、角色等，奇妙无穷，如果和丈夫一起讲故事，将更有趣味。

2. 诗歌与散文

诗歌有散文诗、儿童诗、古诗、绕口令、谜语等，与散文一样，两者的行文都很押韵，朗朗上口，意境也较优雅柔和，像朱自清的《荷塘月色》，其优美的意境，宁静的韵味，可以让孕妇摆脱烦恼，改善精神状态，促进身心平衡，并优化胎内环境，使胎儿出生后性格良好，情绪稳定。

3. 阅读与讨论

这两者对孕妇和胎儿的记忆和思考能力都有帮助，在阅读的过程中，孕妇首先受到视觉的刺激，然后转化成思维和感情；讨论通过问题的提出、过程的变化，最终要得出一个结果，是经过了语言和思维的一个整合过程，也可以利用闲暇时间进行。

语言胎教的6个方法

🍎 放松，选一个舒服的坐姿，顺其自然，不要求一定达到什么目标。

🍎 给胎儿起乳名，并经常呼唤他。

🍎 语调要有感情，速度稍缓，便于胎儿理解，注意声音低一点，柔和一点，不要高声大叫。

🍎 把胎儿当成大人来说话，时间相对固定并在 10 分钟之内，然后过 40 分钟以上再进行。

🍎 选择在胎儿清醒的时间进行，内容尽量"重复"，"重复"是胎儿、婴儿的学习特点。

🍎 在语言胎教中，丈夫也应该参与，因为胎儿非常喜欢男性低缓而深沉的声音。

妊娠期间的不和谐音符

准妈妈易便秘

便秘是妊娠妇女通常会遇到的烦恼之一。这是因为妊娠时黄体激素升高，胃酸分泌减少，胃肠道肌张力减弱，食物通过胃肠的时间延长，大肠壁对食物残渣的水分吸收过多，大便很容易在肠内干燥、坚硬，加上子宫不断增大，重量增加，压迫到大肠，造成血液循环不良，因而减弱了排便的功能，而腹壁肌肉张力低，收缩力不足，不容易将大便排出体外。特别是到妊娠晚期，胎头入盆后，胃肠道特别是直肠受到的机械性压力越来越明显，影响血液回流，故便秘的同时常常伴有痔疮形成。遇上痔疮发作疼痛，孕妇对排便有种恐惧感，并有意识减少排便，使便秘有加重的趋势。常常几天没有大便，甚至 1～2 周都未能排便，有可能造成孕妇腹痛、腹胀，严重者可导致肠梗阻。如果分娩时准妈妈肠管中的粪便堆积会妨碍胎儿下降，引起产程延长甚至难产。

除了妊娠特有的生理因素外，以下两个原因对妊娠便秘的发生有一定的影响：

一是由于妊娠期准妈妈进食大量高蛋白、高脂肪的食物，而忽视蔬菜的摄入，就会使胃肠道内膳食纤维含量不够，不利于食糜和大便的下滑；二是妊娠后，身体的活动和运动减少，使得蠕动本已减少的胃肠对食物的消化能力下降，加重腹胀和便秘的发生。

妊娠期便秘，重在预防

一般来说，妊娠期不主张使用泻药，以免诱发流产或早产。因此，准妈妈及早预防便秘发生显得尤为重要。主要有以下预防措施。

（1）养成良好的排便习惯，每日定时排便一次：蹲式坐便器使准妈妈腹部受压，尤其是妊娠晚期腹部增大，准妈妈下蹲更困难，因此最好使用坐式马桶，以减轻下腹部血液的瘀滞和痔疮的形成。还有就是一有便意就去厕所排便，切忌忍着不排便。因为粪便在体内积存久了，不但造成排便不易，也会影响食欲。

（2）充足睡眠，适量活动：睡觉时应尽量取左侧卧位，以减轻子宫对直肠的压迫。每天要有足够的户内户外活动，多活动可增强胃肠蠕动。另外，睡眠充足、心情愉快、精神压力得到缓解等都是减轻便秘的好方法。

（3）一定要吃早餐：在饮食方面，

应注意增加膳食纤维的摄取、三餐饮食应定时定量,一定要吃早餐。多吃新鲜蔬菜和水果,尽量少吃有刺激性、辛辣食品,少喝碳酸饮料。

7种有助通便的食物

(1)蔬菜:含有较多的粗纤维、维生素和矿物质,具有利五脏、通血脉、润肠的作用,如竹笋、芹菜等,蔬菜的梗、茎。

(2)未加工的豆类:如黄豆及其制品、绿豆、红豆等。

(3)含高纤维的水果:如梨、哈密瓜、桃子、苹果、黑枣等。另外,香蕉含钠量低,且不含胆固醇,具有养阴润肺、清热生津、润肠通便的作用。

(4)全谷类及其制品:如米糠、糙米、麦麸、燕麦、玉米、全麦面包、黑面包、麸皮面包等。

(5)含不饱和脂肪酸较多的各种坚果和植物种子:如杏仁、核桃、腰果仁、各种瓜子仁、芝麻等,能减少肠道对胆固醇的吸收。

(6)酸奶:饮用后,肠内的有益菌的数量会增加,这些有益菌分解酸奶形成的有机酸同样能刺激肠道蠕动,利于排便。

(7)蜂蜜:能清热、补中、解毒、润燥止痛。服用蜂蜜可以润肺止咳,润肠通便,滋养补中,增强脑力,强壮身体。

谨慎治疗便秘与痔疮

得了便秘的准妈妈可以在早晨起床后喝1杯凉开水或牛奶,并多进食能促进肠蠕动的食物,如香蕉、蜂蜜、果酱、麦芽糖等,排便困难时可外用开塞露等。如便秘情况严重,上述办法无效时,应到医院就诊,切忌自行服药或灌肠。另外,便秘期间少吃或不吃难消化的食物,如莲藕、蚕豆、荷包蛋、糯米粽子、糯米汤圆等,暂时禁食苹果,因为苹果鞣酸含量较高,会加重便秘的发生,不宜进食的水果还有菠萝、柿子、桂圆、橘子等。

患痔疮的准妈妈必须停止吃辛辣有刺激的食品,如酒、辣椒、花椒、胡椒、姜、葱、蒜等;少吃不易消化的食物,以免引起便秘,加重痔疮;多吃有助预防便秘的食品。避免长期站立或坐着,适当活动让血液循环更顺畅。其次,可用大黄、黄檗、黄芩、苦参煎水,每日便后或早晚两次,趁热先熏后洗患处,每次15~20分钟;还可用艾叶、花椒、八角或槐花、马齿苋、无花果、侧柏叶等煎汤熏洗坐浴。此外孕妇还可做一些促进肛门局部血液循环的运动:自行收缩肛门1分钟,放松后再收缩,连续3次,每日3~7次。以上这些办法对痔疮都能起到一定的缓解作用。

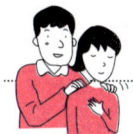

完美准爸爸的OK行动

体贴的性生活

妊娠中期,早孕反应过去了,胎盘已经比较牢固,妊娠进入稳定期,孕妇的心情开始变得舒畅。由于激素的作用,孕妇的性欲有所提高。加上胎盘和羊水的屏障作用,可缓冲外界的刺激,使胎儿得到有效的保护。因此,妊娠中期可适度地进行性生活,这也有益于夫妻恩爱和胎儿的健康发育。国内外的研究表明:夫妻在孕期恩爱与共,生下来的孩子反应敏捷,语言发育早而且身体健康。

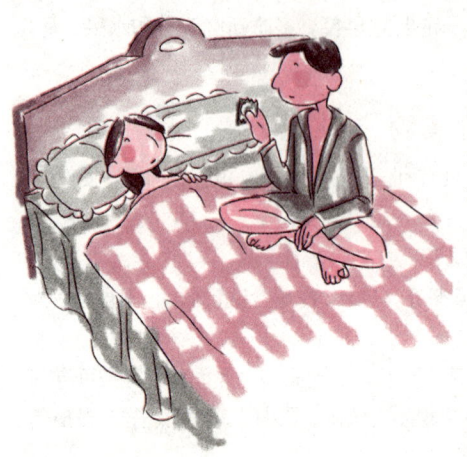

妊娠期，舒心的性生活能充分地将爱心和性欲融为一体。丈夫给妻子或者妻子给丈夫亲吻与抚摸，爱的暖流就会传到对方的心田。体贴的性生活又能促进夫妻白天的恩爱，使孕妇的心情愉快，情绪饱满。无形中又起到了情绪胎教的作用。

在妊娠早期一段时间的禁止性交之后，恢复性生活时，丈夫务必将包皮垢及龟头冲洗干净，以避免妻子的阴道遭受病原微生物的侵袭，从而诱发宫内感染。因为，宫内感染是危及胎儿生命的重要诱因。

最后提醒你，妊娠中期的性生活以每周1～2次为宜，切忌让准妈妈劳累。

孕期性生活必须使用避孕套的理由

男子的精液中含有大量的前列腺素，性交时可以通过女性的阴道黏膜吸收，参与多种代谢活动，影响局部的循环，产生一系列的反应。医学研究发现，前列腺素共有13种，在人体内各种类型的前列腺素含量也不一样，对子宫的作用也因为妊娠而有所区别。

如果没有受孕，前列腺素E可以抑制子宫生理性收缩，使子宫肌肉松弛，便于精子向输卵管移动，促进精卵结合，前列腺素F对子宫虽然也有收缩作用，但含量较少。而女子受孕期间，情况就不一样了，有资料显示无论是前列腺素E还是前列腺素F对子宫的收缩作用都明显增强，使子宫发生剧烈收缩，所以不少孕妇在性交后会有腹痛的现象。如果孕中期频繁进行性交，则子宫经常收缩，就有导致流产的危险。因此，医学家告诫人们：在妊娠中期孕妇要注意节制性生活，而且为了进一步安全，最好使用避孕套，避免精液流入阴道，既可以防止男性将一些病菌传染给孕妇，又可以避免前列腺素引起的子宫收缩。

第15周 我会皱眉了

我是个"小毛孩"

本周宝宝的顶臀长为10.4～11.4厘米，体重约为50克。

宝宝的骨骼正在迅速增长，手腕和肘关节活动更加灵活。宝宝的小手有时会握成拳头，但这并不是受大脑控制的有意识动作。

现在宝宝的皮肤上覆盖了一层柔软纤细的胎毛，胎毛依照皮肤的纹理分布，其作用能辅助调节体温，这层绒毛在宝宝出生后会消失。此外，胎儿的脸上长出了眉毛，头发在继续生长。宝宝中耳内的小骨头也开始变硬，但由于大脑的听觉中枢尚未发育，因此他还不知道声音的含义。不过他已经产生了一系列的面部表情，比如皱眉或做鬼脸。科学研究证明这些动作还可以促进大脑的发育。

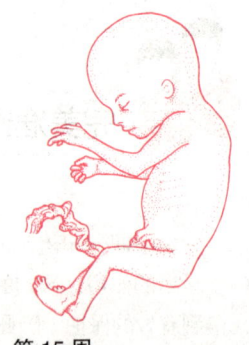

第15周
胎儿开始长出睫毛和眉毛。

子宫继续上升

这时准妈妈的腹部已初具"规模"了，子宫有一个初生婴儿的头那么大，子宫底部上升到肚脐下四横指的位置。因子宫渐渐变大，会引起经常性的腰酸、背痛。

准妈妈放松了许多

准妈妈体重继续增加，原来的衣裤基本都穿不上了。随着妊娠症状的消失，准妈妈在精神上多半感觉轻松了，日常生活基本恢复了往日的样子。

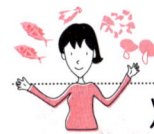

准妈妈的科学饮食策略

7种家常的补血食物

1. 黑豆

我国古时向来认为吃豆有益，多数书上会介绍黑豆可以让人头发变黑，其实黑豆也可以生血。黑豆的吃法随个人喜好，如果是在产后，建议用黑豆煮乌鸡。

2. 发菜

发菜的颜色很黑，不好看，但发菜内所含的铁质较高，用发菜煮汤做菜，可以补血。

3. 胡萝卜

胡萝卜含有很高的维生素B、维生素C，同时又含有一种特别的营养素——胡萝卜素，胡萝卜素对补血很有益处，用胡萝卜煮汤，是很好的补血汤饮。不过许多人不爱吃胡萝卜，那就把胡萝卜榨汁，加入蜂蜜当饮料喝。

4. 面筋

这是种民间食品。一般的素食馆、卤味摊都有供应，面筋的铁质含量相当丰富，而补血必须先补铁。

5. 金针菜

金针菜含铁数量最大，比大家熟悉的菠菜高了20倍，铁质含量丰富，同时金针菜还含有丰富的维生素A、维生素B_1、维生素C、蛋白质、脂肪等营养素。

6. 龙眼肉

龙眼肉就是桂圆肉，任何一家超市都有售。龙眼肉除了含丰富的铁质外还含有维生素A、维生素B和葡萄糖、蔗糖等。补血的同时还能治疗健忘、心悸、神经衰弱和失眠症。龙眼汤、龙眼酒之类也是很好的补血食物。

7. 萝卜干

萝卜干本来就是有益的蔬菜，它所含的维生素B极为丰富，铁质含量也很高。所以它是最不起眼、最便宜，但却是最好的养生食物，它的铁质含量除了金针菜之外超过一切食物。

妊娠贫血的7道食疗粥品

1. 牛乳粥

粳米100克煮粥，将熟时加入鲜牛奶约200毫升，食之。可辅助防治妊娠贫血。

2. 甜浆粥

用鲜豆浆与粳米100克煮粥，熟后加冰糖少许，可辅助治疗贫血。

3. 鸡汁粥

先将母鸡一只煮汤汁，取汤汁适量与粳米100克煮粥食。孕妇常食，可辅助防治贫血症。

4. 香菇红枣

取水发香菇20克，红枣20枚，鸡肉（或猪瘦肉）150克，加姜末、葱末、细盐、料酒、白糖等，隔水蒸熟，每日1次。常食，可辅助治疗妊娠贫血。

5. 大枣粥

大枣10枚、粳米100克，煮粥常食，对防治妊娠贫血有一定作用。

6. 芝麻粥

黑芝麻30克，炒熟研末，同粳米100克煮粥食之。孕妇常食，能辅助治疗妊娠贫血。

7. 枸杞粥

枸杞子30克，粳米100克，煮粥。孕妇常食，可辅助治疗妊娠贫血。

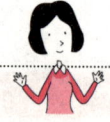

准妈妈的生活护理方案

避免电脑对母体及胎儿的影响

电脑视屏的电离辐射对胎儿发育是否有影响呢？VDT作业（也称视频作业，指操纵电子计算机视频显示终端的工作）的准妈妈在孕前及孕后是否需要调离电脑岗位？这是近年来备受人们关注的话题，而从目前的研究资料来看，孕期电脑操作会否增加自然流产及出生缺陷的危险，尚未得出肯定结论，也不能完全排除，有待做进一步研究。值得注意的是，电脑操作对妊娠的影响可能与作业时间的长短有关。我国目前没有关于这方面的任何规定，而日本在《VDT作业劳动规则指标》中规定："在异常妊娠的原因是否由于VDT作业的影响这一问题未得到证明以前，孕产妇不得参加VDT作业。"

对于从事电脑操作的准妈妈，我们建议如下：

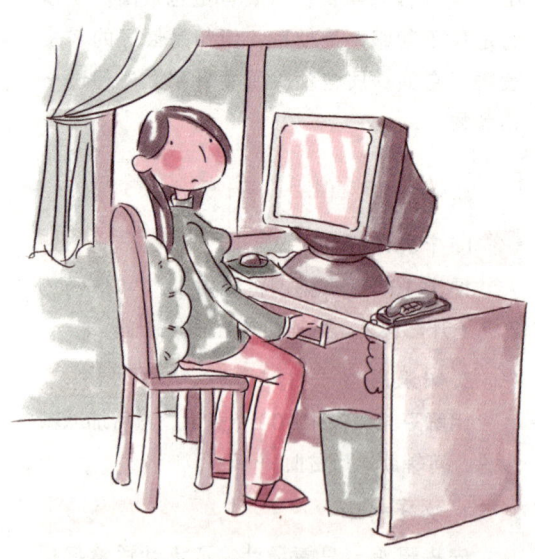

🍎 有条件时，可以在电脑的荧光屏上附加一个安全防护网或防护屏，以进一步吸收可能泄漏的X射线。据介绍，这样可以增加画面的清晰度，保持眼睛的舒适度，并且能消除100%的静电和绝大部分的辐射。

🍎 工作环境要保持良好的通风，以保证空气的新鲜。这一点，对于和复印机共用的机房更为重要，因为在这种工作条件下会产生一些臭氧等有害气体和粉尘，操作人员长年累月在此环境中工作，也可能会影响健康。

🍎 尽量缩短每天电脑操作的时间，减少受到的电离辐射量。对于长时间坐姿工作的准妈妈，应每隔一段时间（40分钟左右）起来活动一下，以利于血液循环。

不宜开着灯睡觉

妇女怀孕以后，开灯睡觉会影响入睡。怀孕期间夜间睡眠应不少于8小时。同时，人的睡眠有深睡眠和浅睡眠，大约90分钟转换1次，当深睡眠时，睡得十分香甜，对周围发生的事毫无感觉。当浅睡眠时，对周围的事物有种朦胧的感觉。如果开灯睡觉会刺激浅睡眠期的孕妇，使之经常清醒过来。这样，8小时的睡眠时间里要醒4~5次，既影响睡眠时间又影响睡眠效果，最终对胎儿的正常生长发育不利，所以孕妇不宜开灯睡觉。

准妈妈最好摘掉隐形眼镜

孕妇在妊娠期间，因生理变化，角膜的含水量比平常人高，尤其是怀孕末期，角膜透气性差，此时如果戴隐形眼镜，容易因为缺氧而造成角膜水肿。此外，一旦隐形眼镜不洁滋生细菌，将会因为感染造成角膜发炎、溃疡甚至失明。一些妊娠并发症也会造成眼睛的变化，如妊娠毒血症所引发的高血压会导致视网膜血管收缩，必须及时进行治疗。因此，妇女在怀孕期间不宜戴隐形眼镜。

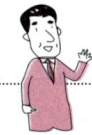

胎教知识的了解与应用

语言胎教的效果

每天重复讲述同样的故事或念儿歌给胎儿听，能培养宝宝敏感的语言意识、对事物的好奇心和了解家人对他的爱心，重复进行了一个月后，就注意观察胎儿是否对其中的一些字、词、句子有特殊反应，你跟他说话的时候，宝宝是否很安静？是否在讲到某些特殊的句子时胎儿踢肚子？换个内容，胎儿的反应会不会有变化？对你和丈夫的声音，胎儿是否有不同的反应？当然，这并不表示胎儿理解了所讲的内容，可能只是对不同声调的反应，不管如何，一直进行下去，凡进行过对话胎教的婴儿，出生后情绪稳定，视听注视能力强；如果出生后继续和婴儿对话，那么，婴儿一定会在语言、认识、情绪和社会能力方面的发展，远远超过未进行过语言胎教的婴儿。

胎儿大学

西方一些国家的"胎儿大学"所设立的语言训练课也证明了语言胎教的效果。美国加利福尼亚州的妇产科专家尼·凡德卡在1979年创办了一所"胎儿大学"。课程从妊娠第5个月开始，每天两节课，每节课5分钟。每次开始上课前，他让那些准妈妈用手轻拍胎儿经常足踢的地方，并告诉胎儿："好孩子，现在上课了。""大学"的课程有运动、音乐和语言三门。据报道，凡是受过美国凡德卡胎教学校语言训练的胎儿，在出生时大脑记得50个单词，所以有些胎儿在出生后两周就能说"哦，哦""爸爸"等，这说明父母充满爱的讲话声刺激胎儿的听觉和语言中枢神经，可使胎儿语言中枢神经和大脑发育得更加完善，并且发育得快，发育得好。

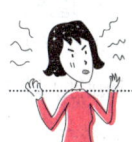

妊娠期间的不和谐音符

高龄（35岁以后）妊娠的危险

今天，很多女性要等到大学毕业并且工作一段时间后才结婚生育，高龄产妇的比例不断增高，而超过35岁的孕妇所生的孩子出现异常问题的风险也是很高的。超过30岁的妇女妊娠所致问题有早产、骨盆受压和骨盆疼痛。35岁以后妊娠孕妇的危险性更大，这些危险包括：唐氏综合征、高血压、剖宫产、多胎、产前子痫、胎盘剥离、出血或其他并发症。

35岁妊娠比25岁困难得多。25岁妊娠，你还有机会找到工作或照顾其他的孩子。而35岁妊娠，你会发现很多事变得困难了，比如休息、锻炼和合理的饮食。

每次妊娠都会使你腹部、皮肤和肌肉有某种程度的变化。如果35岁以后才怀孕，你会发现更难使它们恢复原状了。

及时治疗胎儿宫内发育迟缓

凡有妊娠并发症、不良分娩史的孕妇，如发现胎儿大小与妊娠月份不相符合，应请医生检查，是否胎儿宫内发育迟缓。通过以下几种方法，可以判断胎儿的生产状况。

测量子宫底高度。如果宫底的高度连续4周一直在正常限度下，应怀疑生长不良。

测量孕妇体重。孕妇体重应随妊娠月份的增加而增加，到妊娠中后期平均每周增加350～400克。如果你每周称一次体重，连续3次没有明显增加，表示有胎儿生长异常的可能。

用超声波检查胎儿身高、胸部、胎头等，推算胎儿体重，是比较可靠的方法。

检查孕妇尿中雌三醇含量。如果胎儿宫内发育迟缓，经检查没有先天性疾病，应给予及时的治疗。

胎儿宫内发育迟缓的孕妇，要密切观察自己宝宝的情况，出现胎儿应激状况及时救治。但也不用考虑流产，虽然宫内发育迟缓的胎儿出生以后，生长和发育通常较同龄婴儿差，但经过精心科学的喂养，大多是能赶上同龄婴儿的。

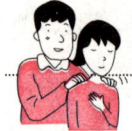

完美准爸爸的OK行动

轻抚太太的肚子

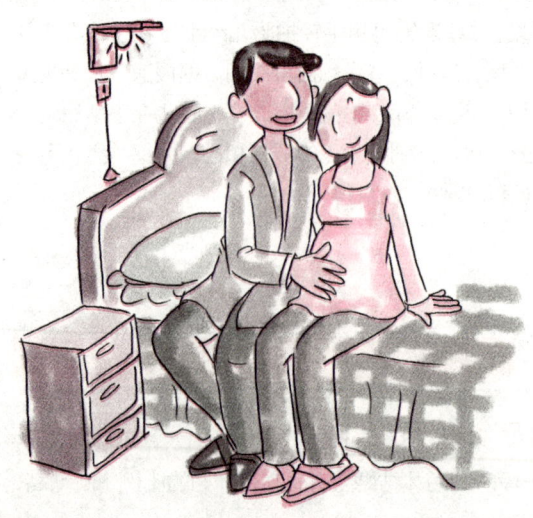

在轻松的气氛下及每晚睡前，轻轻抚摸太太的肚子，让太太知道你有多么爱她和她肚子里的孩子。这是促进夫妻感情及产生亲子联结的好方法，许多准爸妈都能在这种互动中获得无比的幸福感。

母亲腹内的胎儿，除了通过听觉与母体内外的环境发生联系外，还有触觉也是接收信息的一种途径。用胎儿镜做检查时，发现胎儿的手会去抓那个伸入宫腔内碰触他（她）手的胎儿镜，脚在被胎儿镜碰触时也会立刻躲开。给胎儿以触觉信息能促进胎儿神经系统发育。因此，准爸爸可通过对胎儿进行皮肤触觉的刺激，来激发胎儿的运动积极性和获得爱抚,同时其大脑中的细胞在传递这些触觉神经冲动时得到发展,伸展出更多的树突形成更多的突触联系,使大脑网络更加丰富。

第16周 小淘气一阵乱踢

胎宝宝开始打嗝

在这周胎儿的顶臀长超过12厘米,而体重才只有150克。你可能还不知道,你子宫里的小居民现在开始打嗝了,这是胎儿呼吸的先兆。现在你还听不到任何声音,因为胎儿的气管充斥的不是空气,而是流动的羊水。现在,胎儿腿的长度超过了胳膊,手指甲完整地形成了,指关节也开始活动。

尽管宝宝自身的免疫系统已经开始产生部分抗体,但他仍依赖着母亲胎盘所提供的抗体。宝宝的神经系统开始工作,肌肉能够对大脑的刺激做出反应,因此动作非常协调。现在仍是宝宝十分活跃的时期,他常常会淘气地翻身、乱踢一阵,让妈妈感受并重视他的存在。

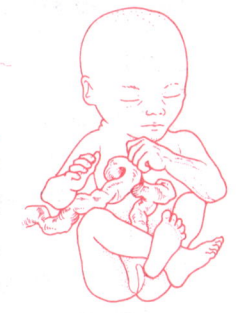

第16周

此时胎儿的皮肤很薄,甚至可以看见表皮下的血管。

子宫全部软化

随着宝宝的生长发育,子宫不断增大,羊水量增加至200~250毫升,本周子宫底高度约15厘米,相当于肚脐下2~3横指的高度。子宫全部软化而有弹性,整个子宫重约250克。这时发生流产、死产概率较前3个月明显降低了。

准妈妈能够感觉到胎动了

你现在的体重可能已经增加了2~4.5千克。由于腹部的隆起,还有腰背痛的影响,准妈妈的睡眠会受到不同程度的影响,怎么躺也不舒服。

拥有一个自己的宝宝,这个梦想曾经那么遥远,但现在会感到近在咫尺,因为就要真切地感到胎动了。在16~20周之间,准妈妈可以感到明显的胎动。如果已经有过怀孕史,会感到胎动的时间提前了。注意记录下第一次胎动的时间,下次去医院做检查时告诉医生。

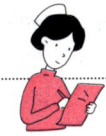 孕期检查

筛查唐氏综合征

抽取孕妇血清,检测母体血清中甲型胎儿球蛋白(AFP)和绒毛促进腺激素(HGG)的浓度,结合孕妇预产期、年龄和采血时的孕周,计算出"唐氏儿"的危险系数,这样可以查出80%的唐氏儿。

做唐氏综合征筛查还可检查出血清AFP、HGG和PAPPA,还可筛查出神经管缺损、18三体综合征及13三体综合征的高危孕妇。

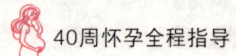

筛查的最佳时期是在怀孕第15～20周。孕妇于抽血后2周去门诊做例行产前检查时由门诊医生告知结果,若血清筛查呈阳性者需再做羊水检查,明确诊断。

准妈妈的科学饮食策略

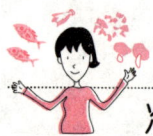

妊娠中期每天的膳食构成的数量

🍎 谷类主食350～500克,如米、面、玉米、小米等。

🍎 动物性食物100～150克,如牛、羊、猪、鸡、鱼、蛋等。

🍎 动物内脏50克,每周至少2次。

🍎 水果100～200克。

🍎 蔬菜500～750克。

🍎 奶及其制品250～500克。

🍎 豆类及其制品50克,如豆腐、豆浆、豆制品、红小豆、绿豆、黄豆等。

🍎 油脂类25克,最好是花生油、玉米油、植物烹调油等。

妊娠期失眠的2道食疗方

蛋黄莲子羹

【原料选配】莲子50克,鸡蛋1个,冰糖适量。

【科学制作】莲子经浸泡、洗净后加3碗水煮约30分钟,加冰糖,将鸡蛋打入碗中,取蛋黄放入莲子中煮至熟透,即可食用。可每晚当夜宵,连吃3～5天。

【保健功效】养心除烦,安神固胎。适宜于夜睡不安、心烦气躁、胎动频繁的孕妇食用。

金针猪心汤

【原料选配】猪心1枚(约250克),干金针菜(黄花菜)30克,盐适量。

【科学制作】猪心洗去血污、切片,金针菜用水洗净,同放入开水内,慢火熬1～2小时,调味后饮汤吃肉。

【保健功效】猪心益心补血,治健忘;金针菜(即黄花菜),又叫健脑菜、忘忧菜等,能安定精神,为健脑佳品。孕妇食之可去烦养心。

准妈妈的生活护理方案

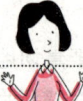

孕妇睡觉姿势不当危害健康

怀孕后,胎儿在母体内不断生长发育。为了满足和适应胎儿的需要,孕妇全身生理功能和解剖结构都会发生一些变化。特别是子宫逐渐增大,子宫的血流量也大大增加。到了临产前,整个腹部几乎都被子宫所占据,这必然对心脏、肺、泌尿器官产生不同程度的推移或挤压。

如果孕妇这时仰卧睡觉,增大的子宫压在子宫后方的下腔静脉上,回心血量减少,造成子宫的供血量明显不足,直接影响胎儿的营养和发育。如果孕妇患妊娠高血压综合征,仰卧位睡觉会影响肾脏的血液供应。如果血流量明显减少,排尿量也会随之减少,孕妇身体内的钠盐及新陈代谢过程产生的有毒物质不能及时排出,将加重妊娠中毒征的病情,出现血压升高、蛋白尿、下肢及外阴部水肿,甚至发生抽搐、昏迷,医学上叫作"子痫",如果处理不当,将威胁母子的生命安全。

孕妇仰卧，增大的子宫还可能压迫下腔静脉，使回流到心脏的血流量急剧减少，大脑的血液和氧供应也会随之减少，对全身各器官的供血量也明显减少。这时孕妇会出现胸闷、头晕、恶心、呕吐、血压下降等现象，医学上称为"仰卧位低血压综合征"。

同时，孕妇仰卧睡觉还有其他危害，如可能会造成下肢及外阴部静脉曲张、水肿、溃破出血，诱发胎盘早期剥离，突然出现腹痛、阴道及子宫内出血，甚至发生产妇休克，威胁生命或造成胎儿死亡。

孕妇仰卧还会因子宫压迫输尿管，影响尿路的通畅，增加孕妇患肾盂肾炎的机会，有损孕妇的身体健康。

怀孕期间，经常右侧卧也不利于胎儿发育。由于子宫不断增大，使腹内其他器官受到挤压。有时，下腹腔内乙状结肠受挤压，使孕妇的子宫不同程度地向右旋转，从而使维护子宫正常位置的韧带一直处于紧张状态。系膜中营养子宫的血管受到牵拉会影响胎儿的氧气供应，造成胎儿慢性缺氧，严重的还会引起胎儿窒息或死亡。

孕妇左卧位睡眠的3个好处

许多医学专家就孕妇睡姿进行了长期的临床研究后证实：孕妇在妊娠期，特别是妊娠晚期，采取左侧卧位是孕妇的最佳睡眠姿势。

🍎 左卧位可以减轻增大的妊娠子宫对孕妇主动脉及髂动脉的压迫，可以维持正常子宫动脉的血流量，保证胎盘的血液供给，给胎儿提供生长发育所需的营养物质。

🍎 左侧卧位可以减轻妊娠子宫对下腔静脉的压迫，增加回到心脏的血流量。回心血量的增加，可使肾脏血流量增多，改善脑组织的血液供给，有利于避免妊娠高血压综合征的发生。

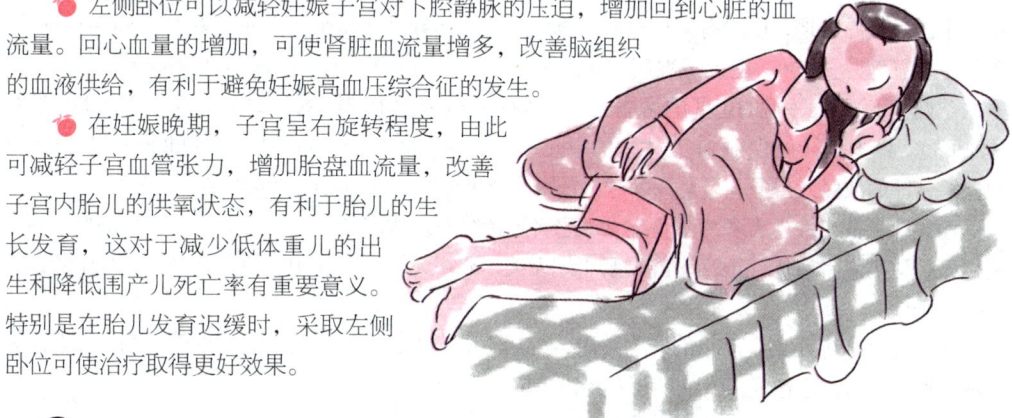

🍎 在妊娠晚期，子宫呈右旋转程度，由此可减轻子宫血管张力，增加胎盘血流量，改善子宫内胎儿的供氧状态，有利于胎儿的生长发育，这对于减少低体重儿的出生和降低围产儿死亡率有重要意义。特别是在胎儿发育迟缓时，采取左侧卧位可使治疗取得更好效果。

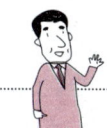

胎教知识的了解与应用

谈到胎儿做游戏这一问题，可能会有人疑惑不解，胎儿怎么会做游戏呢？是啊，一般来说做游戏是出生后的孩子们的"专利"。可近几年来随着医学的发展和超声波的问世发现胎儿在母体内有很强的感知能力。父母对胎儿做游戏进行胎教训练，不但能增进胎儿活动的积极性，而且有利于胎儿智力的发育。

让我们通过胎儿超声波的荧屏显示来观察一下胎儿在母体内的活动情况：胎儿在某一天醒来伸了一个懒腰，打了一个哈欠，又调皮地用脚蹬了一下妈妈的肚子，这使他感到很满意。一个偶然的机会使他的手碰到了漂浮在旁边的脐带，"这是什么东西？"很快脐带成了他的玩具，

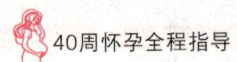

一有机会就抓过来摆弄几下,有时还抓住脐带将它送入嘴边,这些动作使他产生了一阵快意。从胎儿这些动作和大脑的发育情况来分析,科学家们认为胎儿完全有能力在父母的训练下进行游戏活动。

有研究者称,胎儿第3个月起就可以开始对他进行游戏训练,通过碰母亲的腹壁观察胎儿的反应。经过一段时间的训练,胎儿就能调皮地与人玩游戏了。当有人碰他母亲一下,他也碰一下;你碰两下,他也碰两下。

可见胎儿是很有潜能的,如果父母不失时机地通过各种渠道对胎儿施以早期胎教,使他获得良好而有益的刺激,也许他将成长为一个天才。目前有些国家正在研究对胎儿施行一种特殊的训练,希望能因此产生体育方面的超级明星。

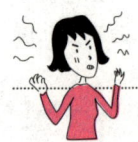

妊娠期间的不和谐音符

唐氏综合征

唐氏综合征或称21三体,国内又称为先天愚型,是最常见的严重出生缺陷病之一。

患者面容特殊,两外眼角上翘,鼻梁扁平,舌头常往外伸出,肌无力及通贯手。患者绝大多数为严重智能障碍并伴有多种脏器的异常,如先天性心脏病、白血病、消化道畸形等。本病的发生几乎波及世界各地,很少有人种差异。据统计染色体异常在新生儿中的发生率为50‰~60‰,唐氏综合征约为1/750,绝大多数病人属随机发生,但随母亲年龄的增长其发生率随之升高。20岁的孕妇生下21三体型的患儿的可能性为1/2000,35岁以上孕妇生下21三体型的患儿的可能性达1/350,45岁的孕妇生下21三体型的患儿的可能性增至1/20。35岁以上孕妇妊娠期实际上罹患此综合征的数目大得多,只是许多这种妊娠的结果导致了较早的流产或死婴。

唐氏综合征男性患者多为不育,女性患者遗传给下一代的概率可高达1/2。此外,5%患者属易位型,这类患者遗传性很高,与母亲年纪无关,亦可无任何家族史,故患者必须接受染色体检查方能确诊。

唐氏综合征患儿具有严重的智力障碍,生活不能自理,并伴有复杂的心血管疾病,需要家人长期照顾,会给家庭造成极大的精神及经济负担。

什么是流产

流产俗称小产。凡妊娠在28周以前中断,胎儿体重不足1000克者均称为流产。发生在妊娠12周以内的流产为早期流产;发生在妊娠12~28周之间的流产为晚期流产。流产分自然流产和人工流产两种。自然流产是指胚胎或胎儿因某种原因自动脱离母体而排出,发生率占全部妊娠者的10%~18%。人工流产则指用药物或机械性干预等人工方法终止妊娠。

自然流产的原因很多,主要分胎儿和母体两个方面。胎儿本身的原因是精子和卵子中染色体异常,致使受精卵发育不正常。这类流产多发生在妊娠的头3个月。母体方面的原因有内分泌失调、子宫发育不良或畸形、严重的全身性疾病、腹部手术或外伤、母儿血型不合等。

流产的主要症状为阴道流血、下腹部疼痛、腰酸、胎儿流出等。自然流产为妇产科常见疾病,如处理不当或处理不及时,都可能遗留下生殖器官炎症,或因大出血而危及生命。

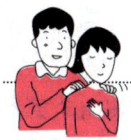

完美准爸爸的OK行动

准爸爸每天要听胎心音

一般在孕16周的末期即可听到胎心音,这个艰巨任务当仁不让地落在了准爸爸头上。妻子排尿后仰卧床上,两腿伸直,丈夫可直接用耳朵或木听筒贴在医生指定的听胎心部位,仔细地听,即可听到一种节律规则。那种近似钟摆振动的"滴答、滴答"声,就是胎心音。一般每分钟可听到胎心跳动120～160次。每天听一次或数次,每次数1～2分钟胎心音。如发现胎心跳动过快、过慢或不规则,则为胎儿缺氧的警报,应立即就医。

学会区别其他几种声音

(1)脐带杂音:倘若胎儿脐带的血液循环受到某种因素影响受阻时,会引起一种酷似吹风样的声音,即为脐带杂音。它是一种单音,速率与胎心相同,约15%的孕妇能听到。

(2)子宫杂音:当血流经过胀大的子宫血管时,可出现一种性质为吹风样,但音调低沉有力的响声。这种子宫血管杂音的速率与孕妇的脉搏速率相同。

(3)腹主动脉音:孕妇的腹主动脉搏动,亦能产生一种与子宫血管杂音相似的声音,但这种动脉血管音似敲鼓一样的"咯咯"响,速率与孕妇脉搏相同。

(4)胎动音:胎儿肢体撞击子宫壁时,可引起一种没有一定规律的杂音,且部位多变,时有时无。

第17周 脐带是宝宝的第一件玩具

胎宝宝的体内开始长出脂肪

胎儿现在看上去像一只梨子,大约有13厘米长,约170克重,和成人手掌张开后的大小差不多。在今后3周内,胎儿将经历一个飞速成长的过程,身长和重量都将增加两倍以上。

现在胎儿变得非常顽皮,他(她)拥有了第一件玩具——脐带,他(她)特别喜欢用手去拉或抓住脐带,有时他抓得特别紧,紧到只能有少量的氧气输送。不过别急,胎儿不会做得太过分,他知道保护自己不受损伤。

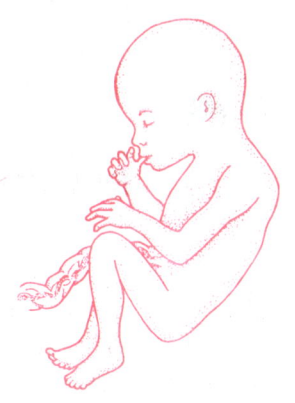

第17周
孕期还没过一半的时候,胎儿看上去已经很像发育健全的小宝宝,甚至会吮吸手指头了。

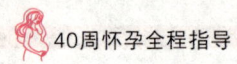

胎儿的循环系统和尿道完全进入正常的工作状态,胎儿的肺也开始工作,他(她)已经能够不断地吸入和呼出羊水。胎儿的体内开始出现褐色脂肪,以备出生时维持身体热量。

胎动的出现可确保妊娠的正常。如果你以前曾有过像出血或疼痛等问题,监测胎动更为重要。

子宫开始挤肠胃

随着妊娠的继续,子宫顶部变得近似球形。它的长度比宽度增加得快,因此子宫的形状更接近于椭圆形。子宫充满了骨盆并且向上到达腹腔。你的肠道被推向上方并且向边靠。子宫最后几乎可达你的肝脏。

子宫并不固定在一个位置,而是大部分时间依附在子宫颈周围。在子宫体靠下的部分称为主韧带。子宫不能漂浮起来,也不是被牢牢地固定在一个地方。

当你站立时,子宫会触及前面的腹壁,在这一位置它很容易被摸到。当你躺下时,它会向后到达你的脊柱和血管(腔静脉)。

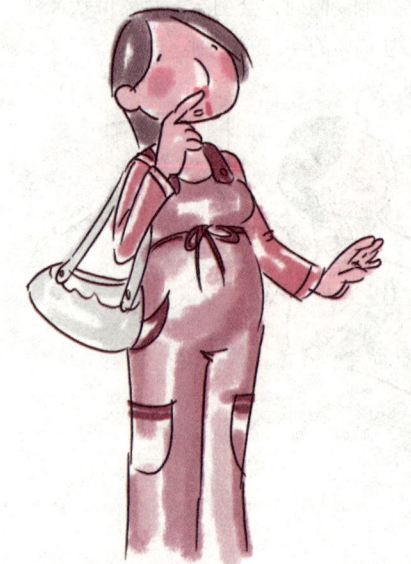

圆韧带位于子宫一侧靠上的部位,这些韧带使子宫靠着内盆壁。在子宫的生长期,这些韧带可以延伸和伸长。它们会变得越来越长,越来越厚,你突然或轻度的活动会牵拉这些韧带,并可能伴有疼痛和不适,这称为圆韧带痛。它不预示着有什么问题出现,不会对你的胎儿造成损害。

当你躺下休息一会儿时就会感到好多了。如果疼痛加剧或出现其他症状,应该马上去看医生。出现比较严重问题的信号有阴道流血、流液或剧烈疼痛。

准妈妈的鼻子很难受

准妈妈的肚子会越来越大,有些孕妇会发生鼻塞、鼻黏膜充血和出血,这种现象与孕期内分泌变化有关并会逐渐减轻,切忌滥用滴鼻液。如果发生严重的鼻出血,应考虑是否发生妊高征,最好请教医生。

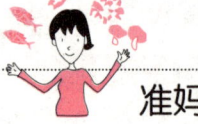

准妈妈的科学饮食策略

孕期5种有益食物

1. 鹌鹑

俗话说:"要吃飞禽,鸽子鹌鹑。"鹌鹑肉、蛋,味道鲜美、营养丰富。鹌鹑肉是典型的高蛋白、低脂肪、低胆固醇食物,适合孕妇和中老年人以及高血压、肥胖症患者食用。鹌鹑的药用价值也很显著,其中所富含的卵磷脂和脑磷脂是高级神经活动不可缺少的营养物质,具有健脑的作用。因此准妈妈食用这种食物,有助于胎儿大脑发育。枸杞子和鹌鹑同时炖熟服用,具有养神益智的功效。

2. 海产品

海产品可为人体提供易被吸收的钙、碘、磷、铁等无机盐和微量元素，对于大脑的生长、发育及防治神经衰弱症，有着极好的效用。紫菜可以烧制各种配料的汤，海带则可以烧、炒、煮，以及与各种肉食、蔬菜同时烹调，味道鲜美。

3. 芝麻

芝麻，特别是黑芝麻，可通肠胃、舒血脉、润肌肉，具有补气、强筋、健脑的效果。黑芝麻含有丰富的钙、磷、铁，同时含有19.7%的优质蛋白质和近10种重要的氨基酸，这些氨基酸均是构成脑神经细胞的主要成分，必须随时进行补充。芝麻的食用方式较多，炒熟后研末，加入盐和焙过的花椒粉后可夹馍、调面条，还可拌凉菜或蒸成花卷，制成芝麻酱。经常食用，具有补血、养发、润肠、生津、通乳等功效。

4. 黑木耳

每100克黑木耳含糖量高达65.5克，含钙量高于紫菜，含铁量高于海带。所含胶质可以把残留在消化系统的灰尘和杂质吸附集中起来排出体外，从而起到清胃涤肠的作用，还具有消化膳食纤维一类物质的特殊辅助功能。黑木耳具有滋补、益气、养血、健胃、止血、润燥、清肺、强智等疗效，可用于滋补大脑和强身，还可以和其他菜肴配合烹调。黑木耳炖红枣，具有止血、养血的功效，是孕、产妇的极佳补养品。黑木耳和黄花菜共炒，可收到补上加补之效。

5. 板栗

又称为栗子。它与红枣、柿子一起被称为"三大木本粮食"。板栗富含蛋白质、脂肪、碳水化合物、钙、磷、铁、锌、多种维生素等营养成分，有健脾养胃、补肾强筋、活血止血之功效。孕妇常吃板栗不仅可以健身壮骨，而且有利于骨盆的发育成熟，还有消除疲劳的作用，而且炒熟的板栗味道香甜、可口，是非常不错的美食佳品。

维生素制剂和蔬菜不能互相代替

蔬菜是人体所需维生素的主要来源之一，有色蔬菜含有丰富的维生素。然而，生活中很多人吃蔬菜比较少，企图通过吃维生素制剂来补充，也有人认为蔬菜中含有丰富的维生素，只要多吃蔬菜就没必要吃维生素制剂。

一方面，维生素制剂不能代替蔬菜。因为蔬菜中的维生素是按照一定比例存在的天然成分，而维生素制剂大多是人工合成，两者在性质上有所差别。蔬菜是多种维生素的集合体，而维生素制剂多是成分单一。蔬菜中还含有一些不是维生素，但对人体的作用与维生素类似，如生物类黄酮、叶绿素等，且蔬菜中还含有矿物质、微量元素、碳水化合物、膳食纤维等非维生素类营养成分，所以蔬菜对健康的作用更全面。因此，想用维生素制剂代替蔬菜几乎是不可能的。在吃蔬菜比较少时，服用维生素C或同时服用其他维生素的做法，只是权宜之计，就获得全面均衡营养而言，吃蔬菜水果远比吃维生素制剂重要。

另一方面，蔬菜也不能代替维生素制剂。这是因为：第一，不是所有蔬菜都富含维生素C，除非你精心选择绿色、红色、紫色的蔬菜和水果，否则就很难满足每天需要的100毫克维生素C。第二，维生素C是水溶性的，所以在洗菜时，很容易丢失；维生素C怕高温，烹调时温度过高或加热时间过长，蔬菜中的维生素C就会被大量破坏；维生素C还容易被空气中的氧气氧化，蔬菜水果存放的时间越长，维生素C受损就越多。所以除非用精确的烹调方法，否则即使选择上述有色蔬菜，也很难满足每天的人体需要。所以除依赖蔬菜、水果之外，适量摄入维生素制剂还是有益的。

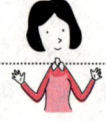

准妈妈的生活护理方案

给准妈妈支招保护乳房

妊娠后随着孕周的不断增长，乳房也开始逐渐变化。从妊娠第17周开始，乳房偶然会有稀薄的液体分泌出，乳晕的皮脂腺也开始分泌，为保证分娩后能正常哺乳，应该从现在起对乳房进行养护。乳房的养护主要从以下两方面着手：

1. 乳房的支托

妊娠后随着胸围的增大，应该根据乳房的大小调换乳罩的大小和罩杯形状，并保持吊带有一定拉力，将乳房向上托起。乳罩支持乳头所在的正确位置应是乳头连线在肘与肩之间的水平位，防止乳房的重量将乳罩往背部方向牵拉。应选用轻软、可以随意松紧的棉质乳罩，使乳房血液循环通畅，保证乳房发育良好。

2. 乳房的清洁

清洁乳房不仅可以保持乳腺管的通畅，还有助于增加乳头的韧性、减少哺乳期乳头皲裂等并发症的发生。在初乳阶段，初乳易在乳头处形成结痂，应该先以软膏加以软化，然后用温水清洗干净。乳头应该保持清洁和干燥，但最好不要用肥皂水或酒精清洗乳头，因为这样会使乳头周围皮脂腺分泌的可保护皮肤的油脂流失，导致乳头过于干燥，发生皲裂而受损害。准妈妈应专门准备一条干净毛巾，每天用温水清洗乳房，用毛巾摩擦乳头，有利于增强乳头的韧性，预防乳头破裂。擦洗时注意动作不要过于粗暴，以免造成对乳头的刺激或酸痛感。

乳头内陷的护理和矫正

一对丰满挺拔的乳房是孩子出生后能够得到充分乳汁的健康保障。如果乳头已经凹陷，怀孕后不采取措施，分娩后乳房胀满，婴儿吮吸困难，乳汁大量积聚在乳房中，很容易引起乳腺炎。

正常的乳头为圆柱形，突出于乳房平面。如果乳头内陷，产后哺乳可能发生困难，甚至无法哺乳，乳汁淤积，引发感染而发生乳腺炎。故乳头内陷者，应该于妊娠18～24周时开始设法纠正。做法是以双手大拇指置于靠近凹陷乳头的部位，用力下压乳房组织，然后逐渐向乳晕的位置向外推，每日清晨或入睡前做4～5次，待乳头稍稍突起后，再捏住乳头颈部向外来回牵拉，使乳头凸起，每日2～3次，每次10～15分钟，一般经过1～3个月的矫正即可治愈。

在做上述治疗时，还要注意将双手和乳房清洗干净，手法宜轻柔，以免造成乳头感染和损伤。对乳头短小者，可每日按摩乳头2～3次，每次10～15分钟，通过增加局部血液循环而促使乳头发育。矫治初期以每次5～10分钟为宜，之后逐渐增加按摩时间。按摩时一旦出现腹部明显疼痛或不适，应及时停止按摩，这种现象的发生可能与按摩刺激引发的子宫收缩有关。为防止发生早产，妊娠36周后应避免过度刺激乳头。通过适时矫治，大多数妈妈都能在分娩后为宝宝进行母乳喂养。

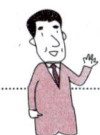

胎教知识的了解与应用

胎儿体操

实践证明,在母腹中接受过体操锻炼的胎儿出生后的肌肉力量较强,特别是竖向的肌肉力量较强,出生后翻身、抓、握、爬、坐、站、走等各种动作的发展都比没有经过体操锻炼的早一些。

需要说明的是,怀孕后3个月内,临近产期及早期宫缩者不宜进行胎儿体操训练。训练的手法宜轻柔、循序渐进,不可急于求成,否则可能会适得其反,一般以每次5~10分钟、每日1~2次为宜。

第一种胎儿体操

孕妇仰卧在床上,全身放松,手捧腹部,从上而下,从左到右,反复轻轻抚摸,然后用一个手指反复轻压胎儿。

在抚摸时注意胎儿的反应,如果胎儿对此不高兴,就会出现躁动或用力蹬踢,则应停止抚摸;如果受到抚摸后,出现平和的蠕动,则表示胎儿很满意,可以继续进行。

第二种胎儿体操

用手轻轻推动胎体,胎儿出现踢打母亲的反应,这时用手轻轻拍打胎儿踢的部位,待胎儿第二次踢母亲,再用手轻轻拍打踢的部位,这样周而复始,渐渐形成条件反射,当你用手轻轻拍胎儿时,胎儿就会向拍的部位踢去,但要注意拍的位置不要距离原来的位置太远。

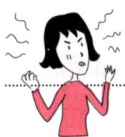

妊娠期间的不和谐音符

6种似是而非的五官病症

为了让胎儿有个舒适的成长环境,准妈妈的身体功能,如内分泌、血液、心血管、免疫功能乃至新陈代谢等,都会在不知不觉中发生种种改变,这些改变会对准妈妈的眼、耳、鼻等感觉器官造成不同程度的影响,甚至带来一些似是而非的"病症"。

1. 眼角膜水肿

正常人眼角膜含有70%的水分,但孕妇因黄体酮分泌量增加及电解质不平衡,易引起角膜及水晶体内水分增加,形成角膜轻度水肿,其眼角膜的厚度平均可增加约3%,且越到怀孕末期越明显。由于角膜水肿,敏感度将有所降低,常影响角膜反射及其保护眼球的功能。这种现象一般在产后6~8周即恢复正常。

2. 屈光不正

眼角膜的弧度在妊娠期间会变得较陡,使得检查时有0.25~1.25屈光度的改变,产生轻度屈光不正现象,在怀孕末期更加明显。其结果可导致远视及睫状肌调节能力减弱,看近物模糊,就是其中的一种情形。若原本近视的话,此时眼睛的近视度数则会增加。这种异常现象也多在产后

5~6周恢复正常。因此，准妈妈若出现远视或近视度加深的状况，不必忙于换眼镜，可在分娩1个多月后再验配，如此验出的度数才相对准确。

3. 干眼症

正常眼睛有一层泪液膜，覆盖在角膜及结膜之前，起保护眼球及润滑作用。在妊娠后期，约80%的孕妇泪液分泌量会减少，这是因为怀孕期间受激素分泌的影响，泪液膜的均匀分布遭到破坏。泪液膜的减少及质的不稳定，很容易造成干眼症现象。因此准妈妈们应注意孕期的卫生保健，多摄入对眼睛有益的维生素A、维生素C等营养素。

4. 听力变化

怀孕后，准妈妈肌体细胞里外的液体中雌激素浓度差异较大，引起渗透压改变，导致内耳水钠潴留，进而可影响听力。有研究显示，从怀孕早期开始，孕妇的低频区听力（125~500赫兹）即有所下降，并在孕期的中、晚期继续加重，至产后3~6个月又恢复正常。

5. 血管舒张性鼻炎

怀孕后，体内雌激素水平增高，引起鼻黏膜的超敏反应，可导致小血管扩张、组织水肿、腺体分泌旺盛，出现鼻塞、打喷嚏、流涕等症状，这种"妊娠期鼻炎"会在约20%的准妈妈身上发生，怀孕后3个月更为明显。一旦分娩，致病因素消除后，鼻炎会随之痊愈，不留后遗症。目前，对"妊娠期鼻炎"尚无十分有效的预防措施，但可通过适当的治疗减轻症状。

6. 口腔改变

孕妇还可能出现牙齿松动、易生龋齿、牙龈充血、水肿、增厚等症状，有的孕妇还有唾液增多和流涎等症状，这些改变都会随着妊娠的终结而恢复。但孕期应特别注意口腔的清洁卫生，因为口腔感染会殃及胎儿和自身的健康，造成种种危害，不利于优生优育。

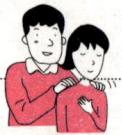

完美准爸爸的OK行动

准爸爸多跟宝宝说话

声学研究表明，胎儿在子宫内最适宜听中、低频调的声音，而男性的说话声音正是以中、低频调为主。因此，父亲坚持每天对胎儿讲话，让胎儿熟悉父亲的声音，这种方法能够唤起胎儿积极的反应，有益于胎儿出生后的智力开发及情绪稳定。所以，准爸爸们尽情地说吧！因为人的大脑一生（包括胎儿时期）可以储存1000万亿个信息单位。

另外，没有经过胎教的新生儿常常会有这种情况，即使不熟悉的女性逗乐也会微笑，而父亲逗乐则反而会哭。这正是孩子从胎儿期到出生后的这段时间，对男性声音不熟悉造成的。为了消除孩子对男性包括对父亲的不信任感，妊娠快5个月时，父亲

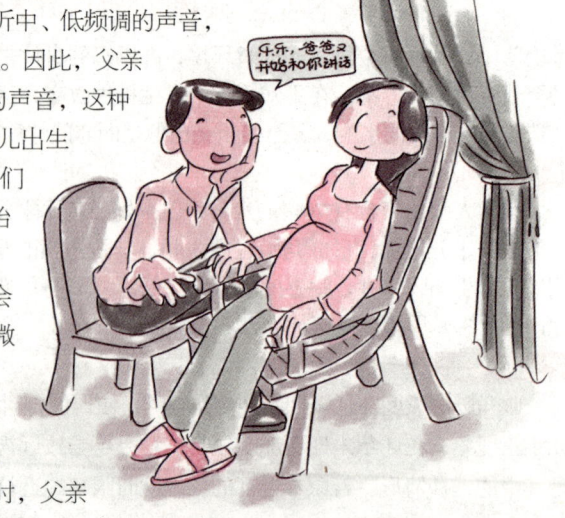

应多对胎儿讲话。

首先让准妈妈坐在宽大舒适的椅子上，然后由妻子对胎儿说："乖孩子，下面我们开始与你的爸爸进行十分愉快的对话！"这时，丈夫应该坐在距离妻子50厘米的位置上，用平静的语调开始说话，随着对话内容的展开再逐渐提高声音，不要一下子发出高音惊吓到胎儿。

第18周 独一无二的指纹

肺泡开始发育

现在，宝宝的顶臀长为14厘米，体重为150克。

宝宝的眼睛已经移到了正常的位置。理论上认为，为了保护眼睛，他（她）的眼睑要在第24周后才会张开。

在迅速生长的肺部，有个被称为肺泡的小气囊开始发育。这一阶段肺泡还不能工作，因为肺部是最晚成熟的器官之一。消化道未排泄掉的羊水被堆积在肠道内，形成一种糨糊状的物质，叫作胎便。它将促进肠道的蠕动。

宝宝指尖处和脚趾上的肉垫形成，并开始出现了独一无二的漩涡或螺纹状的指纹。他（她）已经能够很协调地操纵双手，甚至把手放入口中。现在宝宝更加活跃，经常戳、踢、扭动和翻转。如果这个宝宝是个男孩，那么他的前列腺正在形成。

香瓜般大小的子宫

准妈妈现在可以在肚脐下方两根手指（约2.5厘米）的位置摸到子宫，大小和香瓜差不多。准妈妈的体重增加了4.5～6千克，增加的幅度因人而异。

吃原来可以这么肆无忌惮

你的子宫在不断地长大，身体的重心也在发生变化，你可能感到行动有些不方便了。这时注意别穿高跟鞋，应选用低跟鞋了。通常这时候医生会建议你通过超声波检查一下胎儿的发育情况。

孕早期的不适已经过去，而现在你一定会对自己的胃口感到吃惊，家人都把你视为重点保护对象，各种美味源源不断地送到你嘴边，吃原来可以这么肆无忌惮，不用考虑身材是否走样。

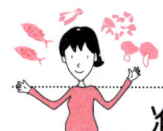

准妈妈的科学饮食策略

高脂肪饮食不利母婴健康

大量医学研究资料证实，乳腺癌、卵巢癌和宫颈癌具有家族遗传倾向。如果孕妇长期大量食

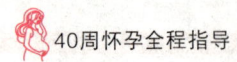

用高脂肪食物，会使大肠内的胆酸和中性胆固醇浓度增加，这些物质的蓄积能诱发结肠癌。同时，高脂肪食物会增加催乳激素的合成，促使发生乳腺癌，不利于母婴健康。

蛋白质过量易得癌

蛋白质供应不足，易使孕妇体力衰弱，胎儿生长缓慢，产后恢复健康迟缓，乳汁分泌稀少。故孕妇每日蛋白质的需求量应达 90～100 克。但是，孕期经常高蛋白饮食，则会影响孕妇的食欲，增加胃肠道的负担，并影响其他营养物质摄入，使饮食营养失去平衡。过多地摄入蛋白质，人体内可产生大量的硫化氢、组胺等有害物质，容易引起腹胀、食欲减退、头晕、疲倦等现象。同时，蛋白质摄入过量，不仅可造成血中的氮质增高，而且也易导致胆固醇增高，加重肾脏的肾小球过滤的压力。另外，蛋白质过多地积存于人体结缔组织内，可引起组织和器官的变异，使人易患癌症。

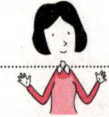

准妈妈的生活护理方案

旅行前你可能想不到的 8 个细节

孕妇因就医、探亲、旅游等原因外出，要做好充分准备，以保护母胎的安全健康。如果计划外出旅行，那么就把外出的时间放在怀孕 4～6 个月时。这段时间怀孕初期的不适已渐消失，而孕晚期的身体沉重等还未开始。另外，这段时间也不易发生流产。

🍎 在出发前应到进行产前检查的医院就诊一次，向医生介绍整个行程计划，然后征求医生的意见，看是否能够出行。如果医生认为孕妇健康状况可以旅行，应请医生指导准备出行必须携带的药品。

🍎 孕妇外出旅行要选择有现代医疗条件的地区，而不要到医疗水平落后的地区去，以免发生意外无法及时就医。

🍎 孕妇外出前要对将去的地区进行了解，避免前往传染病流行地区。孕妇患传染病，往往对胎儿健康影响极大。

🍎 孕妇外出，要多带宽松的衣物，常洗常换，讲究个人卫生。

🍎 在旅途中，孕妇不可过度劳累。行程不要安排得太紧凑，要多安排停留时间，使孕妇有充分的休息时间。

🍎 长途旅行，8 个月以内的健康孕妇最好乘飞机，可减少长时间的颠簸。

🍎 不论在汽车、火车，还是在飞机上，孕妇最好能每 15 分钟站起来走动走动，但要注意安全。这样做可以促进血液循环。

🍎 孕妇外出要注意饮食营养及饮食卫生。在旅途中，饮食营养不易均衡，特别是饮水、蔬菜往往无法保障。因此，孕妇外出前应做好充分准备。因痢疾、肠炎而导致的高热、腹泻脱水对孕妇来说危害很大。严禁吃包装不合格或过期食品，不随便饮用无商标的饮料。

虽然周全的准备可以降低孕妇出游时的风险，减少不必要的伤害，但谁都无法保证意外绝对不会发生。如果孕妇出游发生意外时，需立即就医。如果是与怀孕有关的意外，例如流产、早产、妊娠并发症等问题，应先稳定病情，之后家属可以请妇产科医师协助与当地医疗机构联系，以专业为考量决定留在当地或转回来治疗。如果是与怀孕无关的意外，如发生感染疾病或受伤等状况，家属的处理方式没有太大差异。

孕妇乘飞机的注意事项

影响孕妇乘飞机的因素主要是低气压、低氧、客舱内空间狭小等条件。通常规定怀孕8个月以内的健康孕妇乘机没有限制,只是在购票时需要出示预产期证明。怀孕超过8个月的孕妇一般情况下不允许乘机,如有特殊情况,应在乘机前72小时内提交由医生签字、医疗单位盖章的"诊断证明书"一式两份,内容包括旅客姓名、年龄、怀孕日期、预产期、旅行航程和日期,适宜于乘机及在机上需要的特殊照顾等,同时填写《特殊旅客乘机申请书》一式两份,经航空公司同意后才可以购票乘机。

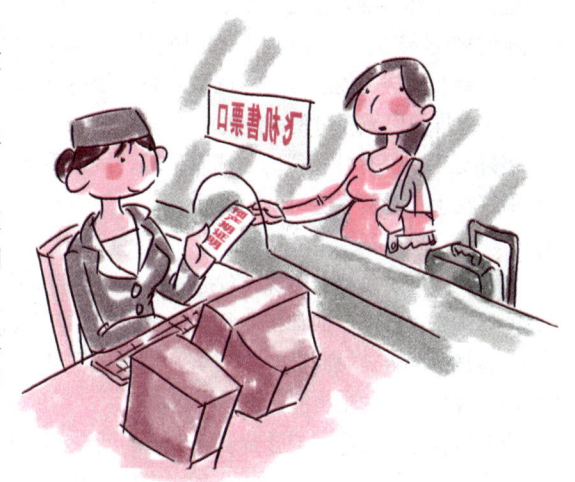

万无一失的旅行百宝箱

旅游前,除一般要携带的旅行物品外,孕妇应该准备什么样的百宝箱呢?关于这点,大致可以分为以下几个方面。

第一,要准备孕妇的资料及证明等文件。如果是在国内旅游,孕妇产前检查手册、保健卡是一定要带的东西。平时作产前检查的医院、医师的联络方式也要写下来,以备需要时可以联系到自己的医师。如果是到国外旅游,事先请医师写一封信或病历摘要,记载有关怀孕情形和产前检查的状况,必要时作为国外就诊时的参考。同时因为有些航空公司要求怀孕妇女提供医师信件以证明无飞行顾虑,或证明怀孕周数作为是否允许搭机的依据,所以也要随身携带这项信件或证明。

第二,要准备孕妇本身的卫生用品,包括弹性袜、托腹带、护垫以及可以清洁公用马桶盖的消毒喷剂等。

第三,要准备一些药品,如口服的镇痛药、止泻药、止吐药,外用的酒精棉片、优碘、外伤药膏、蚊虫咬伤药膏等。甚至若必须前往可能会被疟疾感染的地区时,奎宁也应该预备。

第四,准备孕妇用的维生素,每日服用。也要带一些小罐的奶粉,可以在没有鲜奶喝的时候备用。

第五,若万不得已必须单独旅行时,先在护照内夹上怀孕状况及紧急联络人等资料,以便遇到紧急状况时让救护人员能掌握状况。

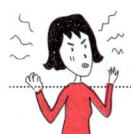 妊娠期间的不和谐音符

准妈妈常见的 6 种疼痛

1. 肋骨痛

肋骨痛是由于子宫长大将肋骨上推所导致的。可将双臂向头上伸展以缓解肋骨痛。

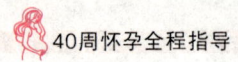

2. 手腕痛

这是由于怀孕期间分泌的激素引起的筋膜、肌腱、韧带及结缔组织变软、松弛或水肿，同时累及压迫神经所造成。手部有水肿或过度伸屈腕时会引发症状，如感到单侧或双侧手部阵发性疼痛、麻木、有针刺或烧灼的感觉等。这时应减少使用电脑的时间，如果不行可以买一个腕托安在电脑键盘上（这样可以减轻对腕神经的压迫）。

当感觉手指上有针扎般的疼痛时，轻轻按摩手指5分钟。腕管综合征多在夜间发病，因此睡觉时最好在手和手腕下垫一个枕头。

3. 腰背痛

怀孕的任何阶段都会出现腰背疼痛，在怀孕的最后几周尤为突出。这是因为随着胎儿的长大，腰背部肌肉张力改变了肌体的平衡导致的。捡东西时注意弯曲膝盖，不要提重物。坐时可以用垫子垫在背部的凹处。站时要注意姿势并站直，尽量穿低跟的鞋子。有条件的，可以在疼痛的区域进行热疗或冷疗。按摩也能适当缓解疼痛。

有时肾脏感染也会引起腰背痛，严重的话应找医生检查。

4. 胃痛

逐渐变大的腹部给肠胃增添了很大的压力，而性激素使隔离食道和胃的肌肉变得松弛，从而导致胃酸向上翻涌并使胸部产生灼热感，在晚上或躺下时感觉更加明显。

每日少食多餐，少吃酸辣、过冷以及油炸食物；饭后半小时内不要躺下（吃饭时尽量坐直，这样胃酸就不会向上走）；睡觉时侧卧，均可减轻胃痛。

5. 骨盆疼痛

这是由于韧带松弛和牵拉所致。出现这种情况应躺下休息，或者洗个热水澡，尝试一些柔和的锻炼。

6. 坐骨神经痛

胎儿的重量会给背部增加压力，并且挤压坐骨神经，使腰部以下到腿的位置产生强烈的刺痛。睡觉时采用左侧卧位，并在两腿膝盖间夹放一个枕头，以增加流向子宫的血液。白天不要以同一种姿势站着或坐着超过半小时，尽量不要举重物过头顶。游泳可以帮助减轻坐骨神经痛。

孕期比较严重的5种疼痛

1. 头痛

有些孕妇妊娠早期会出现轻度头痛、头晕或类似感冒的症状，此多为妊娠反应。怀孕后，母体内性激素分泌增加，加上自主神经功能紊乱，使脑血管收缩和舒张失衡，进而出现头痛。这时要注意适当休息，保障睡眠，不要轻易服用镇痛药。

妊娠3个月后尤其是妊娠晚期出现头痛症状，并不断加重，同时伴有眼花、耳鸣、心悸、严重水肿或高血压等症状，应警惕妊娠高血压综合征的发生。尤其是A型血者，患高血压、糖尿病或慢性肾炎的孕妇，一旦出现头痛应尽早看医生，检测血压、血常规和眼底。若诊断明确，应注意休息、合理膳食、稳定情绪，必要时选用利尿、镇静或降压剂治疗。如果有血压过高或子痫发生时，最好住院待产。

2. 胸痛

患有心脏病（如风湿性心脏病、先天性心脏病、心肌炎、心肌病或冠心病）的孕妇，妊娠出现胸痛，呈针刺痛、压榨样或撕裂样胸前痛，应想到心绞痛发生。妊娠后，母体总循环血流量增加，心脏负荷加重，当心脏功能代谢失常时，心脏搏动出血量减少，冠状动脉缺血，会引起心绞痛。应及早诊断，注意休息，限制水和盐的摄入，酌选利尿剂治疗，必要时住院待产。

患胆囊炎或胆结石的孕妇，妊娠期也可出现胸痛，此为胆心综合征，对此应采取相应治疗，以缓解胸痛。

3. 腹痛

孕妇腹痛多为病理性改变，常见以下几种：

流产孕妇早期腹痛，同时并发阴道流血，尤其有外伤史者，应及早到医院检查，根据具体情况，决定是否实施保胎治疗或自然流产。

异位妊娠早期，若孕妇出现撕裂样腹痛、进行性加重、恶心、呕吐、血压降低、四肢变冷，同时伴有阴道少许流血，应想到宫外孕，要及早看医生，一经诊断应立即手术治疗。

急性阑尾炎，若孕妇先有胃部疼痛，同时伴恶心、呕吐，以后疼痛转至右下腹，腹痛拒按，应想到急性阑尾炎，一经诊断，可酌情手术或保守治疗。

卵巢肿瘤蒂扭转，孕妇患有卵巢肿瘤，怀孕后子宫随着胎儿发育而发生移位，此时容易造成卵巢瘤移位而蒂扭转，导致肿瘤发生出血、坏死、感染乃至破裂，坏死组织刺激腹膜引起剧烈腹痛，一旦确诊，应手术治疗。

4. 腰痛

孕妇腰痛是妊娠晚期的常见症状。怀孕后随着子宫不断增大，身体重心向前移动，骨盆和脊柱的弯曲度加大，为保持直立不得不采取伸直姿势保持平衡，结果使腰部肌肉过于疲乏而产生腰痛。这是正常的现象，孕妇应注意适当休息，必要时应用腹带，托起增大的子宫，减少腰肌张力。若孕妇腰痛同时伴骨盆变形、小腿肌肉抽筋，应想到低钙症，及时补钙治疗。

5. 尿道痛

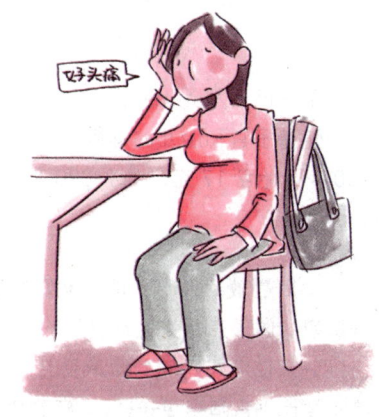

怀孕后由于体内性激素水平过高，输尿管平滑肌蠕动减缓，加上增大的子宫压迫输尿管、膀胱，由此引起尿潴留，导致尿路感染，出现尿痛、尿频、尿急等症状时要看医生。孕妇除了加强会阴部的卫生、多饮水外，睡眠时应尽量采取左侧卧位，减少子宫对输尿管的压迫。

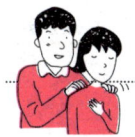

完美准爸爸的OK行动

来点幽默吧

夫妻之间来点幽默，不仅可以给平淡的家庭生活增添许多浪漫色彩，而且有时可以化干戈为玉帛。当年诸葛亮曾同自己貌丑心慧的妻子相戏相乐，自称为"郎貌女才"。幽默男人，魅力无穷。男人的幽默，不是语言上的巧嘴贫舌，而是男人富有情趣的心智的折射。

眼看着镜子中自己的腰围每天持续疯长，准妈妈免不了伤心。细心的准爸爸一闻到空气中变味的氛围，就该马上竖起耳朵，唤醒当年追求她时的幽默细胞，奉承拍马："看咱家宝宝长势喜人，真和我当年一样！"说得准妈妈心花怒放就达到目的了。

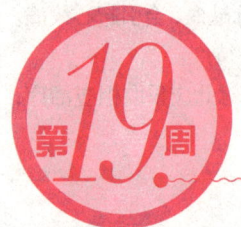

第19周 开始监测胎动

长出胎脂保护自己

现在，宝宝的顶臀长约为 15 厘米，体重约为 200 克。

宝宝皮肤的腺体开始分泌出一种黏稠的、白色的油脂状物质，称为胎儿皮脂，简称胎脂。这种皮脂具有防水的作用，可防止宝宝的皮肤在羊水中过度浸泡。

另一种脂肪状的物质称作髓鞘，已经将宝宝的神经包裹起来。它们对神经可以起到保护作用，从而使神经更加顺畅和迅速地传递信息，保证动作的协调和灵活。这种物质还需不断增加，一直延续到宝宝出生以后。

宝宝的胃肠开始分泌消化液以帮助吸收羊水，并将吸收的部分羊水输送到循环系统。血液经肾脏过滤后，里面的过滤物被重新排泄到羊膜囊里。

宝宝的乳头已开始出现。如果是女孩，那么她的子宫、阴道和输卵管都已经就位；如果是男孩，那么他的生殖器已经发育得相当明显。

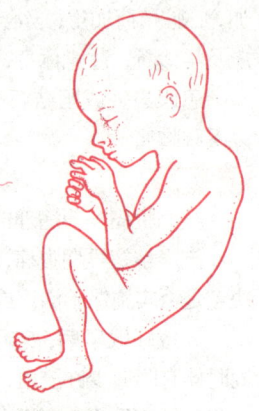

第 19 周

现在胎儿的肌肉已经足够结实，可以做一些幅度较大的动作。胎儿体型仍然很小，而且在子宫中被羊水所包围（羊水能起到保护胎儿的作用），但是大多数孕妇在这个时候都可以第一次感觉到胎动。

羊水更多了

子宫已经大至肚脐下一横指的位置，皮下脂肪增厚，腹部突出更明显。

随着子宫和胎儿的继续增大，准妈妈本周的体重增加 3.6 ~ 6.0 千克，其中胎儿大概增加了 200 克，胎盘 17 克，羊水 320 克，子宫 300 克，每侧乳房约 180 克。

准妈妈穿上孕妇装

本周最激动人心的是：准妈妈明显感觉到宝宝在肚子里动起来了！这就是我们常说的胎动。准妈妈的体形开始变得有点儿笨重，可以自豪地穿上宽松的孕妇装了。

妊娠使准妈妈的身体承受着额外的负担，准妈妈会变得特别容易疲倦，大白天就想睡觉，夜晚也要比平常睡得更长些，并感到头晕乏力，这种疲倦感在孕早期和晚期尤为明显。我们的建议是，想睡就睡。不要做太多事，尽可能多休息、早睡觉。

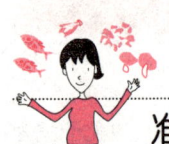

准妈妈的科学饮食策略

补钙原来这样重要

钙是人体内必不可少的一种元素，是人体骨骼、牙齿的重要组成成分。钙元素参与神经、骨骼、肌肉代谢，并维持神经肌肉的兴奋性。妊娠的女性除需满足自身需要的钙以外，还要供应胎儿所需，故需要增加钙的摄入。如果妊娠后摄入钙元素不足，将影响胎儿乳牙、恒牙的钙化和骨骼的发育，也会导致孕妇出现小腿抽筋、疲乏、倦怠，产后出现骨软化和牙齿疏松或牙齿脱落等现象。

中国营养学会推荐，妊娠头3个月与未妊娠时一样，每天钙的需求量为800毫克。随着胎儿的发育，妊娠中期（4～6个月）为1000毫克，妊娠后期（7～9个月）为1500毫克，哺乳期为1500毫克。孕妇补钙应以食物为基础，尽量从膳食中获取钙，多选择富含钙的食品，如鲜奶和奶制品、豆类、豆腐、绿色蔬菜、各种瓜子、虾皮、海带、紫菜、芝麻酱等。当食物中的钙补充不够时，缺钙的孕妇可在医生指导下服用一定剂量的钙制剂。

目前市场上的补钙制剂品种很多，有200多种，而且还有新的品种不断涌现。但其中所含的成分主要还是碳酸钙、乳酸钙、枸橼酸钙和葡萄糖酸钙等几种。不同的是，有些钙剂以动物新鲜的骨骼或珍珠粉、贝壳等为原料，有些则是化学合成的。补钙制剂中钙元素的含量差异很大，少则每片含25毫克，多则含500～600毫克。孕妇补钙还可以结合自己的工作、生活环境等情况来选择一些含有其他营养素的补钙制剂，如缺少室外活动的孕妇可选择含有维生素D的钙制剂等。

过犹不及，补钙要适量

有的准妈妈因妊娠中期出现小腿抽筋而大量服用钙片。其实服用钙片过多，不仅容易造成胎儿颅缝过早闭合导致难产，甚至会使胎盘过早老化引起胎儿发育不良。另外，庞大的子宫压迫盆腔血管和输尿管，如果再加上尿钙高，就增大了形成尿路结石的危险性。而且，钙摄入量过高不利于其他微量元素如铁、锌、镁、磷的吸收利用，尤其是缺铁，易引起贫血。高血钙还可能降低锌的生物利用率，当每日钙摄入量接近2000毫克时，锌的吸收率则由24%降至2%，当血中钙与镁之比大于5时，就会出现镁缺乏症，同样影响胎儿的发育。因此，孕妇补钙要适当，尤其要注意微量元素之间的平衡，否则容易顾此失彼。

各种营养素在体内都有其重要作用，在孕期满足人体对各种营养素的需要才是母婴健康的基本保证。

准妈妈的生活护理方案

准妈妈小腿易抽筋

小腿抽筋在孕妇中是比较常见的，根据统计，大约1/3的孕妇曾经有抽筋的现象，多在妊娠中期和后期产生。抽筋大部分发生在小腿，有时在睡梦中，有时则在运动时，突然小腿一阵剧烈的抽搐和疼痛，甚至会持续好几分钟。

造成抽筋的可能原因大致有以下几方面：

1. 电解质不平衡

即使现在，抽筋的原因其实并无确切的说法。传统的观点认为抽筋是钙质缺乏所造成的，但也有人指出，其实并不完全是因为钙，钾离子（K^+）、钠离子（Na^+）和镁离子（Mg^{2+}）也和肌肉的收缩有关，缺乏这些离

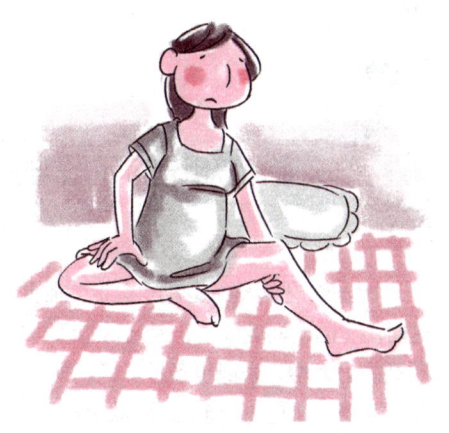

子也会导致抽筋。另外，太多的磷酸盐（例如一些加工的肉类、点心、碳酸饮料等）会降低血液中钙的浓度，也会导致抽筋。

2. 血液循环差

孕妇随着子宫逐渐变大后，会压迫到骨盆腔血管，使得下肢血液循环受影响，造成水肿现象。而下肢的压力和水肿都会压迫到神经，引起肌肉不正常的收缩，即抽筋。

3. 肌肉疲乏

进行剧烈运动时容易抽筋，例如50%的马拉松选手曾经发生抽筋。妊娠时，体重逐渐增加，下肢负荷也逐渐增加，如果过度疲劳，也容易发生抽筋。

4. 姿势不良

睡梦中发生的抽筋，通常是在辗转反侧时不当地拉扯肌肉和韧带，刺激了韧带的神经，而导致肌肉不正常的收缩。

5. 其他原因

包括一些代谢性疾病及神经系统疾病。

小腿抽筋可防可治

针对以上引起抽筋的原因，预防抽筋首先从补钙做起：美国RDA（每日膳食中营养素供给量）建议妊娠女性每天应该摄取1200毫克的钙质。牛奶是高钙食品，1天如果能喝2杯牛奶，就能够维持足够的钙质。如果喝不到2杯，最好再额外补充钙片。

其次，适度运动可以帮助松弛肌肉和促进下肢血液循环，比如散步或是小腿伸展的运动；避免跷脚，坐着时脚多动一动，或是坐一两个小时后就起来走一走；坐着时，可以把脚抬高。

再次，在日常生活中，孕妇注意不要穿高跟鞋，不要穿太紧的裤子。睡觉时，腿不要伸得太直，"卧如弓"最好。

还有就是多喝水，水分不够也会影响电解质的平衡。许多孕妇担心水肿而不敢喝水，其实水肿是因为子宫压迫血管导致下肢血液循环不好，和喝水没有直接关系。

准妈妈如果半夜腿抽筋醒来，可用力将脚蹬到床边的墙上片刻；如需要也可采取仰卧姿势，用手拉住脚趾，尽量把小腿抬高，一次不行，可再做一次，一般可很快缓解。如在站立时小腿抽筋，可把小腿伸直，活动脚掌，一般比较有效；或是轻轻按摩、揉捏抽筋的部位，也有助于缓解抽筋。如果抽筋太久造成局部肌肉的酸痛，可以选择热敷或是泡热水。如果抽筋经常发作，应求助医生进行治疗。

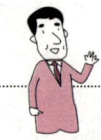

胎教知识的了解与应用

运动训练好处多

"生命在于运动"，运动可以促使胎儿生长发育得更好。早在第7周时胎儿就可以在母体内蠕动，这时由于活动幅度很小，因此只能借助B型超声波检查才可观察到。当胎儿发育到16～20周时，活动能力大增，表现也多种多样，如握拳、伸腿、眯眼、吞咽，甚至转身、翻筋斗等。运动使胎儿逐渐强大，也使母亲感受到胎动。

胎教理论主张，对胎儿进行适当的运动训练可以激发胎儿运动的积极性，促进胎儿身心发育。我们可以通过对胎动的观察来了解胎儿的健康。现代医学已经证明，胎动的强弱和胎动的频率可以预示胎儿在母体内的健康状况。

有人曾对胎动强者和胎动弱者进行观察，发现在宫内活动强者出生后在其动作的协调性和反应的灵敏度上均优于胎动弱者。凡是在母体内受过运动训练的胎儿出生后学会翻身、爬行、坐立、行走及跳跃等动作都明显地早于一般的孩子，因此胎儿的运动训练确实不失为一种积极有效的胎教手段。

运动训练不会伤到胎儿

有些孕妇对进行胎儿运动训练表示担心，认为锻炼会伤害胎儿，其实这种担心是没有必要的。胎儿在 4 个月时胎盘已经很牢固了，胎儿此时在母体内具有较大的空间，而且羊水对外来的作用力具有缓冲作用，可以保护胎儿。所以母亲对胎儿进行运动训练时并不会直接碰到胎儿，这一点孕妇可以放心。

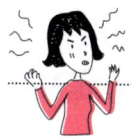

妊娠期间的不和谐音符

不能让胎儿长得太大

胎儿出生时体重达到或超过 4000 克时，称巨大胎儿。在母体骨盆正常、胎儿位置正常、产力强而有规律时，超过 4000 克的胎儿也能安全娩出。

但对于一般产妇来说，则给分娩带来困难，使分娩带有一定的危险性。在分娩时，由于胎儿过大，常引起胎儿肩部娩出困难，时间一久就可能出现胎儿因缺氧而窒息甚至死亡。牵拉过程中用力过猛可引起胎儿上肢神经损伤、颅内出血或母亲骨盆底部肌肉撕裂等。产后由于孕期子宫过度膨胀，子宫肌收缩差，可能引起产后大出血。

如在妊娠中后期发现胎儿较大，孕妇应适时限制饮食。在产前确诊为巨大儿，医生会根据孕妇骨盆大小、初产还是经产、羊水多少等情况确定分娩方式。

不要让准妈妈的先兆子痫发展成子痫

先兆子痫多由中度妊娠高血压综合征发展而来，除有高血压、乳肿、蛋白尿外，又出现头痛、头晕、视物模糊、胸闷、恶心等病症，如不加紧治疗，很快进入子痫阶段。患者血压往往超过 160/100 毫米汞柱（21.2/13.3 千帕）。这个阶段很短，如未处理，很快进入子痫。因而先兆子痫应住院治疗，或全天休息。休息的环境要安静，避免噪声，使病人可以入睡，安心休养，还要降低血压、消除水肿、提高胎儿成活率、防止胎盘早剥。

子痫过程中可发生多种并发症，并可引起早产和胎盘早期剥离、胎死宫内，因而必须加强防治。

在先兆子痫时，如果发生了子痫，要迅速急救。先将患者放入安静暗室中，避免一切不良刺激，如音响、亮光等。使患者头偏向一侧，便于口涎流出，如有条件，应迅速吸氧，同时请医生进行抢救。

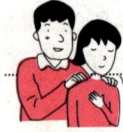

完美准爸爸的OK行动

定时数胎动

妻子仰卧或左侧卧位。丈夫两手掌放在妻子的腹壁上可感觉到胎儿有伸手、蹬腿等活动，即胎动。胎动是胎儿生命最为客观的表现之一，是胎儿给母亲发出的"信号"，是胎儿健康状况良好的一种表现。

在妊娠 16～20 周时，孕妇开始能够感觉到胎儿在子宫内的活动，到 28 周左右胎动比较强烈。妊娠满 28 周后应每天定时数胎动。一般来说，在正餐后卧床计数，每日 3 次，每次 1 小时。每天将早、中、晚各 1 小时的胎动次数相加乘以 4，得出 12 小时的胎动次数。如果 12 小时胎动数大于 30 次，说明胎儿状况良好，如果为 20~30 次应注意次日的计数，如果下降至 20 次要告诉医生，作进一步检查。

当妊娠满 32 周后，每次应将胎动数作记录，产前检查时请医生看看，以便及时指导、正确记录、及时处理。当胎儿已接近成熟，能够存活时，记录胎动数则尤为重要。如果 1 小时胎动次数为 4 次或超过 4 次，表示胎儿安适；如果 1 小时胎动次数少于 3 次，应再数 1 小时，如仍少于 3 次，则应立即去产科看急诊以了解胎儿情况，绝不要再等了。

胎动次数偶尔减少的 3 种原因

🍎 当胎儿安静或睡眠时胎动较少。孕妇最好在每天固定的时间里数胎动，以便保证计数的准确性。有时轻轻拍拍腹部或吃一些东西，胎儿就会醒来，这时再数胎动，才比较准。

🍎 服用镇静药的孕妇胎动会有所减少，停药后就能恢复。

🍎 当子宫胎盘血流量减少，胎儿有慢性缺氧时胎动会减少，缺氧严重时胎动消失，就像成人有病不愿多活动一样。

特别提示：

★ 如果胎动消失 12 小时，则有胎死宫内的危险，也有胎儿畸形的可能。据统计，其中有 78% 的胎儿有可能发生宫内窘迫、胎儿宫内发育迟缓、新生儿窒息、围产儿死亡。

★ 如果胎动减少至 1 小时不足 3 次，应立即到医院挂急诊，以免失去抢救时机。

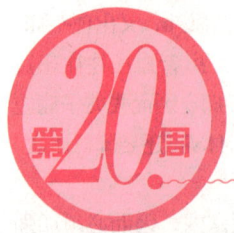

第20周 我的头发长了

神经元之间密切联系

现在，宝宝的顶臀长约为 16 厘米，体重为 255 克。

本周是胎儿的味觉、嗅觉、视觉和触觉等感觉器官发育的关键时期。分管这些感觉的神经元已经在大脑中各就各位，形成记忆与思维功能的那些复杂的神经元之间的相互联系也在增加。

胎儿的头发继续生长，胎脂继续增加，皮肤开始增厚，发育为 4 层。其中，有一层含有一种叫作表皮脊的物质，对于将来手掌、指头和脚底纹理的形成相当重要。此外，现在用听诊器就可以听到胎心的跳动。

如果宝宝是个女孩，她的卵巢里已经大约有 600 万个卵泡，但是当她出生时，数量将下降到 100 万左右，等她长大后，会越来越少，到 17 岁时可能仅剩 20 多万个。

子宫的增长逐渐平稳

在此之前，子宫的增大并不规则，从现在开始增长会比较平稳，子宫底每周大约升高 1 厘米。本周，子宫底正平肚脐，宫高 16 ~ 20 厘米，羊水量约 400 毫升，整个子宫如成年人头部般大小。

"宫高"是反映妊娠情况的指标之一。一般是指从准妈妈耻骨联合正中上缘到子宫顶端的距离。当"宫高"的值明显大于月份的正常值时，有可能是预产期计算错误，或是怀了双胞胎，也有可能是羊水过多，或胎儿过大。如果"宫高"低于正常的参考值，也有可能是因预产期计算错误，或是胎儿发育迟缓。无论是过高还是过低，都应通过 B 超或其他诊断手段做进一步检查。

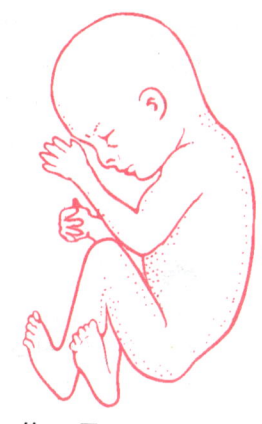

第 20 周

与发育完全的胎儿比较，孕期第 20 周时的胎儿仍然需要进一步生长发育。

膨大的腹部破坏了整体的平衡

这时，准妈妈的腹部越来越大，体重急剧增加，已经接近典型孕妇的体形。膨大的腹部破坏了整体的平衡，使人易感疲劳，同时伴有腰痛。睡眠中更易出现腿部痉挛，在腿肚以及膝盖内侧，容易出现静脉瘤。

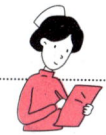

孕期检查

关于 B 超

B 超是目前妇产科常用的一种检查方法，B 超成像的基本原理就是：向人体发射一组超声波，按一定的方向进行扫描。根据监测其回声的延迟时间、强弱就可以判断脏器的距离及性质。经过电子电路和计算机的处理，形成了我们今天的 B 超图像。

孕检时，通过 B 超可判断出胎儿的月龄、胎位、是否为多胎、性别鉴定、胎盘的位置、脐带及胎儿有无异常等。

孕检 B 超，你看得懂吗

CRL——从胎儿头部到臀部的长度，又称为"头臀长"。妊娠 8 ~ 11 周期间，每个胎儿发育状况还没有太大差异，因此医院往往通过测量 CRL 来预测预产日期。

BPD——头部左右两侧之间最长部位的长度，又称为"头部双顶径"。当初期无法通过 CRL

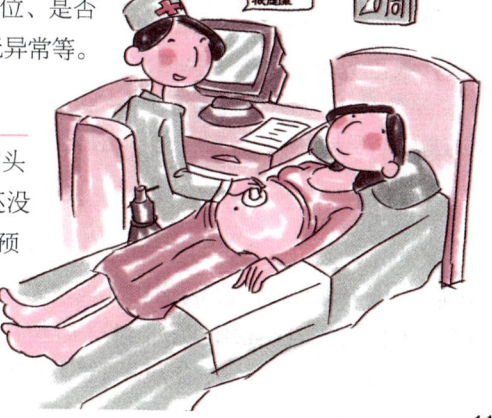

来确定预产期时,往往通过 BPD 来预测;中期以后,在推定胎儿体重时,往往也需要测量该数据。

FL——胎儿的大腿骨的长度,又称为"股骨长"。大腿骨是指大腿根部到膝部的长度。一般在妊娠 20 周左右,通过测量 FL 来检查胎儿的发育状况。

APTD——腹部前后间的厚度,又称为"腹部前后径"。在检查胎儿腹部的发育状况以及推定胎儿体重时,需要测量该数据。

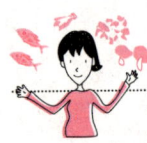

准妈妈的科学饮食策略

预防小腿抽筋的食谱

牛肉末炒芹菜

【原料选配】牛肉 50 克,芹菜 200 克,姜、葱少量,酱油、淀粉、料酒、盐各适量。

【科学制作】牛肉洗净、切碎,用酱油、淀粉、料酒调汁拌好。先用姜、葱炒熟牛肉,盛起;芹菜下锅快炒,再加入炒好牛肉,炒匀,调味即可食用。

【保健功效】益气补血,强筋健骨。孕妇经常食用可以增加钙、磷、铁的补充,防治小腿抽筋,有利于胎儿的发育。

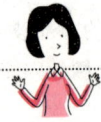

准妈妈的生活护理方案

准妈妈要保证充足的休息

孕妇比正常人身体负担重,容易疲劳。疲劳对孕妇本身健康和胎儿都不利。所以,即便在进行正常轻微的劳动时,也要适当休息。如:

- 即使正在工作中并不感到疲劳,也要稍稍休息,哪怕是休息 5 分钟、10 分钟也好。条件允许的话,要到室外或阳台上去呼吸新鲜空气,活动一下身体。
- 做事务性工作的人,如话务员、打字员,长时间保持同一姿态,容易感到疲劳,要不时地改变姿势,伸伸四肢以解除疲劳。
- 长时间在椅子上坐着工作的人,要在脚下垫一个小台子,抬高脚的位置,防止水肿。
- 妊娠早期尿频,总想上厕所,不要因正在工作就忍着不去,这对身体不好。
- 随着胎儿的成长,母体的血液循环加重。因此,突然站起、向高处伸手放东西或拿东西,会发生眼花或脑缺血,容易摔倒,所以要注意一切行动都应采取慢动作。
- 冬季办公室或卧室暖气过热、空气不新鲜,会使人感到不舒服,要时常打开窗户通风换气。在晚睡前、早起后都应开窗、开门,使室内的空气保持流通。

准妈妈必须晒太阳

妈妈不晒太阳,就会使宝宝患有先天性佝偻病的可能性大大增加。近年来我国办公、居住、交通条件大为改善,患儿的母亲在"准妈妈"期间四季都待在房间内,怕晒太阳、户外活动极少。她们中有的妊娠反应强烈,食欲低下,却不注意在饮食中补充维生素 D 和钙剂。

先天性佝偻病主要发生在寒冷日照少的地区,如我国东北,在南方则十分罕见。它的病因是孕妇母体内维生素D、钙缺乏或者代谢障碍，这就直接影响胎儿钙和维生素D的吸收。

医生对患儿采取肌内注射维生素D和每天服用钙剂的方法进行治疗，并告诫妈妈必须保证小儿每天到户外晒1~2个小时的太阳。

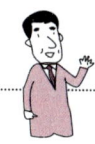

胎教知识的了解与应用

运动训练方法1

孕妇仰卧，全身放松，先用手在腹部来回抚摸，然后用手按腹部的不同部位，并观察胎儿的反应，开始时动作轻些，时间要短，过几周胎儿逐渐适应并有积极反应了，就可稍加一点运动量，每次5分钟。

运动训练方法2

轻轻拍打腹部，并用手轻轻推动胎儿，让胎儿进行宫内"散步"，如果胎儿顿足，可以用手轻轻安抚他（她），若配合对话或有节奏性的音乐，效果会更好。

注意事项：对胎儿的运动训练，在怀孕3个月内及临产期时不宜进行，先兆流产或先兆早产的孕妇，临近产期不要进行。

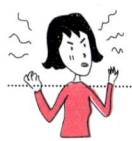

妊娠期间的不和谐音符

孕妇预防妊娠高血压综合征

妊高征即妊娠高血压综合征，是妊娠20周以后所特有的疾病。其突出表现是高血压、蛋白尿、水肿，严重者可发展到抽搐、昏迷、心肾功能受损，甚至引起母婴死亡。因此，坚持定期产前检查，关注妊高征的种种迹象很有必要。

近年来研究认为，妊娠晚期要少站立，少走动，适当增加休息。因为妊娠后膨大的子宫压迫盆腔血管，可使下肢回流心脏的血液减少，这自然会影响肾脏及子宫胎盘的血液供应，从而导致血压升高、水肿。因此，孕妇除增加安静休息时间外，要注意睡眠以左侧卧为主，轻度的妊娠高血压综合征患者禁止仰卧位。左侧卧位能增加脏器、胎盘的灌注量，并可排钠利尿，有控制及预防妊娠高血压综合征的作用。轻度患者每日上下午应各左侧卧2小时。

有些人认为要限制盐的吸收，其实孕妇新陈代谢较旺盛，正常妊娠时肾脏的血流量、肾小球滤过率增加，钠丢失较多。一般妊娠晚期孕妇下肢常有不同程度的水肿，这主要是子宫压迫，使下肢血流不畅，静脉压升高所致。这种情况限制盐量没有多大效果。减少摄入盐，会使孕妇对钠的调节处于不稳定的平衡，低钠饮食会使孕妇食欲下降，影响蛋白质的摄入，不能满足胎儿生长发育的需要。因此，除严重水肿和某些并发症需低盐饮食外，一般妊娠高血压综合征患者均采用普通饮食。

避免孕期肥胖

早孕期由于妊娠反应,孕妇进食少,随着早孕反应消失,孕妇食欲增加,为了胎儿能长得健康结实,许多孕妇尽量多吃;妊娠中后期孕妇往往胃口大开,活动逐渐减少,很易造成肥胖。专家认为,妊娠初期肥胖,常可导致妊娠高血压综合征的发生;肥胖的产妇,流产率及难产概率增加,所以,在妊娠期应积极控制肥胖的发生。

孕妇的体重变化是观察孕妇身体状况的标准,为了母体和胎儿在最好的状态下度过妊娠期,孕妇要注意体重变化,避免孕期肥胖。

孕期静脉曲张

怀孕期间分泌的性激素导致肌肉松弛,而体内增加的血液却为血管增添了额外的压力,使血管扩张,静脉内的瓣膜异常而导致回流障碍,血管扩张扭曲,甚至高出皮肤而呈静脉曲张,这时如果再不注意,依然过多站立,就会导致下肢水肿。静脉曲张与遗传因素有很大关系,但是能通过减少站立时间(即不要用一种姿势站立很长时间)来预防静脉曲张。坐下时最好不要跷二郎腿,一有机会就把脚抬高,放在椅子或者桌子上,以此减轻对血管的压力。孕期专用长筒袜对预防静脉曲张也有一定帮助。

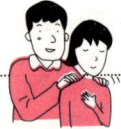

完美准爸爸的OK行动

测量宫底

妻子排尿后,取仰卧位,两腿屈曲,丈夫可用卷尺测量妻子耻骨联合上沿至子宫底的距离。自妊娠20周开始测量,每周量一次,一般每周增加1厘米。到36周时,由于胎头入盆,宫底上升速度减慢,或略有下降。宫底升高的速度,反映了胎儿生长和羊水等情况,如有过快或过慢的情况,应当请医生检查。

第21周 接受别人祝福的目光

抚摸自己的脸蛋儿

现在,宝宝的顶臀长为17厘米,体重为300克,逐渐增加的体重将帮助宝宝在出生后维持体温。

胎儿吞咽了大量的羊水,这对于消化系统是很好的促进,能够从羊水中吸收到许多水分。虽然宝宝的肾脏已经能够处理一些废液,但是大

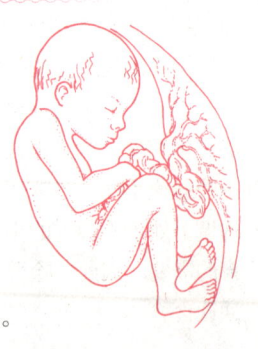

第21周
此时子宫是个大而复杂的器官,为胎儿的迅速发育提供养料。

多数废液主要通过胎盘输送到母体的血液中,并最终由母亲的肾脏进行过滤。

随着大脑和神经末梢的发育,宝宝的各种感官正在逐步完善,味蕾开始在舌面上形成。

这一时期从 B 超检查中,人们常常能看到宝宝摸自己的脸蛋儿或是拿着脐带在玩。

能摸到子宫

现在,准妈妈可以在肚脐下方约 1 厘米处摸到子宫。产检时,医生由耻骨联合开始测量子宫大小,长度约 21 厘米。此时,准妈妈的体重增加 4~6 千克。

准妈妈完全失去曲线身材

本周,准妈妈已经完全失去了腰部的曲线,周围人能够一眼就看出你怀孕了。他们不但不会笑话你的臃肿,反而会向你投去祝福的目光。这时准妈妈会觉得呼吸变得急促起来,特别是上楼的时候,上不了几级台阶就气喘吁吁的。这是因为日益增大的子宫压迫到肺部,随着子宫的增大,这种状况也更加明显。

从 20 或 21 周开始,你的医生开始为你测量一些指标,如宫高、体重,并在以后的检查中不断重复测量。

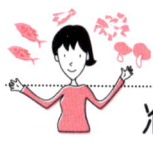

准妈妈的科学饮食策略

一人吃,两人补

孕中期是胎儿迅速发育的时期,处于孕中期的准妈妈体重迅速增加。这时,准妈妈要补充足够的热能和营养素,才能满足自身和胎儿迅速生长的需要。这就是"一人吃,两人补"的学问。而且此时准妈妈的食欲非常不错,准妈妈们在家人的劝说及全力配合下,开始了大规模的营养补充计划。不仅要把前段时间的营养损失补回来,还要在孕晚期胃口变差之前,把营养储存个够。

此时应特别注意补充优质蛋白质与铁,同时不忘补充锌、钙,此外,还必须限制对盐的摄入量。只有均衡地饮食,才能保证维生素的含量。在孕期铁的作用是生产血红蛋白,而血红蛋白把氧运送给细胞,人体需要摄取少量的铁储存在组织中,而胎儿就从这些组织中吸取以满足自己的需要。所以孕妇在妊娠期间必须多吃一些含铁的食物,如瘦肉、大叶青菜、水果等。

专家推荐的营养食谱

奶油蘑菇虾仁

【原料选配】虾仁 250 克,鲜蘑菇 50 克,青豆 15 克,牛奶 100 克,蛋清 1 克,料酒、盐、白糖、味精适量。

【科学制作】①虾仁用淡盐水洗净,晾干后对半切开,拌入酒、盐、蛋清、水淀粉,用温油滑熟捞起沥油。

②大油 30 克加少许面粉,在火上搅成油

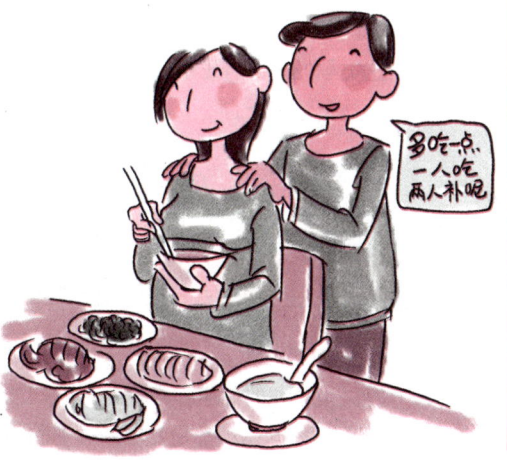

面糊，加入牛奶，下蘑菇、青豆，煮沸，然后放虾仁，再放调味品调味即可食用。

【保健功效】此道菜可防治妊娠高血压综合征等病症。

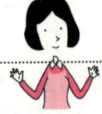
准妈妈的生活护理方案

瘦妈妈要注意营养

明显瘦弱的孕妇在孕期中易发生贫血、低钙和营养不良，发生流产、早产、胎儿发育不良乃至畸形者均多于正常孕妇。因此，瘦弱孕妇怀孕前应该对自己的健康状况进行全面、系统的检查，如瘦弱是由疾病引起，必须认真治疗，治愈后方可怀孕。如系瘦弱型体质，应加强营养和坚持锻炼，怀孕后要比一般孕妇更重视营养的补充，除了保证食物的质量，满足优质蛋白、钙、磷、铁等无机盐和多种维生素外，还要重视烹饪技术，变换食品花样。体质过于瘦弱者，应请医生指导，辅以一些营养药物和适当补品。产前检查要按期进行，以便发现异常及时处理。

矮妈妈要预防难产

身高不足150厘米、身体明显矮小的孕妇因骨盆比较狭小，难产的发生率比一般孕妇要高。因此，矮小孕妇的保健重点是预防难产。

🍎 孕期营养不要过剩，以免胎儿长得相对过大，而增加难产的可能性。

🍎 应坚持适宜的锻炼，增强腹肌和其他与分娩有关的肌肉力量，以利于正常分娩。

🍎 加强产前检查，认真进行骨盆和胎儿大小的测量，判断胎儿能否顺利分娩，如需剖宫或其他助产，应提前1周左右入院待产。

这类孕妇多数可正常分娩，即使剖宫产，也是十分安全的。

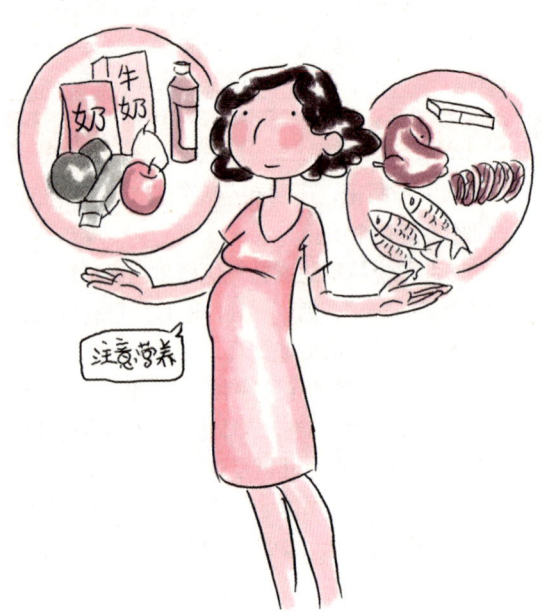

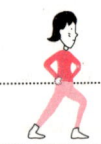
准妈妈的安全运动计划

适当运动助顺产

到了妊娠6个月，孕妇要主动参加运动，这对于顺利分娩以及婴儿的健康非常重要。孕妇进行运动时要愉快，保持良好的心态，心里想的是"与孩子同乐"。孕妇的运动都是要促进腹中胎儿的健康成长,为婴儿的诞生做准备。只要能达到这个目的,跳舞、散步、做操等都可以,因人而异。但还是避免到人多的地方去。

安全地轻舞飞扬

在妊娠中期,腹部虽然大起来,但是由于妊娠中产生的荷尔蒙影响,孕妇身体柔韧性很强,可以自由、舒展、愉快地进行活动。跳舞可以随节奏有规律地活动手脚和全身,使紧张的肌肉得到放松。在适度的活动中,分娩时需要使用的肌肉和关节都得到锻炼,分娩的准备工作也积极地进行了。这种适度的舞蹈,对顺利分娩有所帮助。

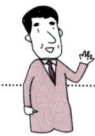

胎教知识的了解与应用

让胎儿聆听"天籁之音"

胎儿的听觉系统是与外界保持联系的主要器官,也是进行听力训练和听音乐胎教的物质基础,胚胎学研究证明,在受孕后第 8 周胎儿听觉器官已经开始发育,神经系统初步形成,听神经开始发育,当胎儿发育到第 25 周时其听力完全具备,还能分辨出各种声音,并在母体内做相应的反应。这是准父母可让胎儿欣赏音乐。可以选一些古典音乐如《春江花月夜》或活泼的儿童歌曲如《两只老虎》,准备一个录音机或者 CD 机,乐曲响起时,轻轻拍打节奏,将优美的乐曲通过腹壁传输给胎儿。每次可播放 2～3 支乐曲,时间不宜过长,以免胎儿听得疲乏。

需要注意的是,目前市场上都有附带微型扩音器的胎教音乐带,孕妇把它放在腹壁上使声波直接进入体内,由于扩音器质量有好有坏,不好鉴别,若质量不能保证,会对胎儿的听觉神经产生不良影响。

教天使唱歌

20 世纪 80 年代,科学家发现胎儿除了具备完整的听力外,还提出了胎儿在子宫内接受教育、"进行学习"、形成最初"记忆"的新认识。因此,我们应该给予胎儿良好的声音刺激,促进宫内听力的发展,提前让胎儿学习声乐,此时可教胎儿唱歌。

但胎儿只有听觉,还不能唱,怎么办?不要紧,你可以想象腹中的宝宝会跟着你优美的旋律一起唱,可以先教简单的音阶如 12345、54321、1234567、7654321 等,一步步加深,唱的时候要每唱一个音符,就等待几秒钟,这几秒钟是留给胎儿唱的,然后反复进行,所唱内容要旋律优美且节奏简单。

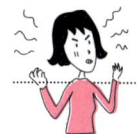

妊娠期间的不和谐音符

孕妇不可乱抹的 5 种外用药

作为具有一定医学常识的现代准妈妈,普遍知道在妊娠期间不能随便吃药,否则会造成胎儿畸形、流产等不良后果。然而对于外用药物,有些人认为反正不吃到肚子里去,使用起来不会特别在意。其实在妊娠期对外用药也应慎用，因为一些外用药能透过皮肤进入血液，引起胎儿中毒，损害胎儿神经系统的器官，一般需慎用的外用药有：

（1）杀癣净：其成分是克霉唑，多用于皮肤黏膜真菌感染，如体癣、股癣、手足癣等，动物实验发现它不仅有致胚胎毒性的作用，哺乳期妇女外用，其药物成分还可以渗入乳汁。虽然临床上未见明显不良反应和畸变报道，但为了健康生育，此药应该慎用。

（2）达克宁霜：含硝酸咪康唑，一般均有局部刺激，如果皮肤局部较为敏感，易发生接触性皮炎，或者因局部刺激发生灼热感、红斑、脱皮起疱等。用药时如出现上述反应，应及时停用，以免皮损加重或发生感染。

（3）百多邦软膏（莫匹罗星）：这是一种抗生素外用软膏，在皮肤感染方面应用较广泛。但有不少专家认为，妊娠期最好不要使用此药。因为此膏中的聚乙二醇会被全身吸收且蓄积，可能引起一系列不良反应。

（4）阿昔洛韦软膏：它属于抗病毒外用药。抗病毒药物一般是抑制病毒DNA（核糖核酸）的复制，但同时对人体细胞的DNA聚合酶也有抑制作用，从而影响人体DNA的复制。所以，孕妇在妊娠期使用各种抗病毒外用药时应慎重。

（5）皮质醇类药：这类药具有消炎、抗过敏作用，如治荨麻疹、湿疹、药疹、接触性皮炎等。但是，妊娠期妇女大面积使用或长时期外用时，可造成胎儿肾上腺皮质功能减退。此外，这类药还可造成妇女闭经、月经紊乱，所以最好不用。

总之，在孕期、哺乳期的妇女无论是使用口服药物，还是外用药物都应该在医生的指导下进行，才能保证用药安全、有效。

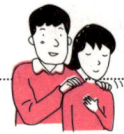

完美准爸爸的OK行动

继续用行动表达你对母子的爱

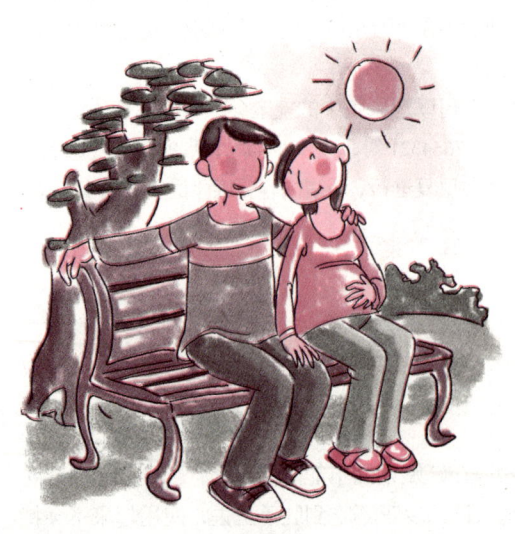

随着胎儿越来越大，孕妇身体也越来越笨重，孕妇更要注意情绪的调节，作为丈夫和准爸爸，更要创造清新、和谐的氛围，让孕妇忘掉烦恼和忧虑。

（1）在生活上照顾妻子：孕妇要一个人负担两个人的营养和生活，如果营养不足或食欲不佳，不仅使妻子体力不支，而且影响胎儿的智力发育，所以丈夫要关心妻子的营养问题，给妻子合理安排膳食，亲自下厨给妻子做菜，日常的家务也要抢着做，平时多提醒妻子注意生活上的小细节。

（2）创造一个风趣和谐的环境：陪妻子散步、逛公园、做早操、晒太阳、搽护肤品，帮妻子洗头发、夹发卡、挑选衣服、饰品等，让妻子感到丈夫的体贴。遇到妻子情绪不稳定的时候，要听她倾诉，用风趣的语言、幽默的举止、有趣的游戏来安慰、开导妻子，稳定妻子的情绪，让妻子心情舒畅惬意。

（3）胎教：胎教也是两个人的事情，丈夫应多与胎儿交谈。

第22周 我现在很清醒

软软的手指甲

现在宝宝的顶臀长为19厘米，体重为350克。

宝宝的脑部开始迅速生长，尤其是位于大脑中心的生发基质，它负责产生脑细胞。宝宝的皮肤比从前更加红润，并且有了汗腺，手指上长出软软的指甲。

如果是男孩，睾丸将从骨盆降到阴囊内，原始精子已经形成；如果是女孩，阴道开始呈现中空的形状。

宝宝清醒的时间越来越长了，当他（她）清醒时，会很清楚地听到外面大人的谈话、音乐和噪声，即使母亲轻轻拍打腹部他（她）也会被惊醒。

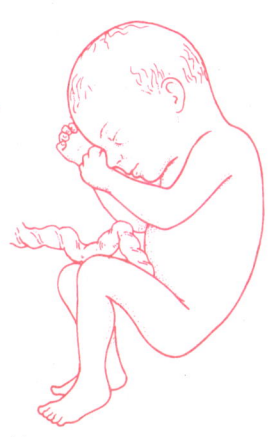

第22周

从孕期14周就开始长出的手指甲，此时快要长到手指尖了。

子宫上升到肚脐上

子宫底上升到肚脐上2厘米，子宫底高度约22厘米。

准妈妈不得不挺起肚子走路

随着子宫的增大，准妈妈身体的重心发生了变化，突出的腹部使重心前移，为了保持平衡，准妈妈不得不挺起肚子走路。准妈妈这时就不能要求自己行动敏捷了，否则很容易发生意外。

个别营养摄入不均衡的准妈妈，大约在这个时期开始出现贫血症状。贫血严重时，准妈妈会感到乏力、头晕、心慌等，这时应及时治疗。

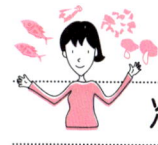

准妈妈的科学饮食策略

贫血概率大，食物中补铁

此时胎儿和母体的生长发育都需要更多的营养，要注意增加铁质的摄入量，胎儿要靠吸收铁质来制造血液中的红细胞，这一阶段妈妈出现贫血的可能性也大了起来。应该多吃富含铁质的食物，如瘦肉、鸡蛋、动物肝、鱼、含铁较多的蔬菜及强化铁质的谷类食品，如有必要，也可在医生的指导下补充含铁制剂。

有助于预防和改善贫血的食谱

猪肝菠菜汤

【原料选配】猪肝150克，菠菜适量，油、淀粉、盐、酱油、味精各适量。

【科学制作】猪肝洗净、切片，加入淀粉、盐、酱油、味精适量调匀，放入油锅内与焯过的菠

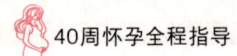

糯米阿胶粥

【原料选配】阿胶30克，糯米100克，红糖适量。

【科学制作】先将糯米煮粥，待粥将熟时，放入捣碎的阿胶，边煮边搅匀，至阿胶完全溶解，加入红糖即可。

【保健功效】养血、补血、安胎、益肺。

首乌芝麻鸡

【原料选配】何首乌150克，黑芝麻50克，未下蛋的乌子鸡1只。

【科学制作】先将乌鸡洗净后，去头足，将首乌、芝麻置于鸡胸，用白丝线缝合，放入砂锅内煲至鸡烂，即可食用，每周1次，连用3周。

【保健功效】养血、益气、补虚、滋肾。

菜炒熟；或用猪肝50克洗净切片，放入沸水中煮至近熟时，放入菠菜，重新煮开后调味。

【保健功效】补铁，适用于缺铁性贫血。

鲜滑猪肝粥

【原料选配】大米100克，猪肝150克，水600克，花生油300克（约耗30克），盐7克，味精1.5克，料酒、淀粉、葱花各10克，姜末4克。

【科学制作】①将大米拣去杂物，淘洗干净；猪肝洗净，切成约0.3厘米厚的长方薄片，装入碗内，加淀粉、葱花、姜末、料酒和少许盐，抓拌均匀，腌上浆。

②锅置火上，放油烧至五六成热，分散投入猪肝片，用筷子划开，约1分钟，至猪肝半熟，捞出控油。

③另用一锅置火上，放水烧开，倒入大米，再开后改用小火熬煮约30分钟，至米涨开时，放入猪肝片，继续用小火煮10～20分钟，至米粒全部开花，肝片酥熟，汤汁变稠，加味精和余下的盐，调好口味即可。

【保健功效】此粥含铁丰富，是孕妇补充铁质的良好来源，孕妇常食，可防治缺铁性贫血。

准妈妈的生活护理方案

怀孕期间尽量不要自己开车

如今开车的女性越来越多，开车带给女性的不仅是便利和更加舒适的出行环境，可能还有驾驶的自由和快乐，但孕妇是不适宜开车的。由于开车的时候，通常都是持续坐在座位上，骨盆和子宫的血液循环都比较差，对母胎的健康均不利。开车还容易引起紧张、焦虑，不利于胎儿发育，而且如遇紧急刹车，方向盘容易冲撞腹部，引起破水。怀孕期间，准妈妈的反应也会变得比较迟钝，不但无法保证自身安全，也会给别人造成危险，所以，怀孕期间尽量不开车。

孕妇最好"上爬楼梯、下乘电梯"

根据调查，准妈妈最常被建议的运动是爬楼梯。

爬楼梯有什么好处呢？它可以加强准妈妈的心脏功能，而且还可以活动骨盆。

但是，爬楼梯过度也有害处。根据研究发现，爬楼梯会增加脊椎的压力，增加膝关节的摩擦，所以过度的爬楼梯，反而造成腰酸以及膝盖受伤。孕妇不宜下楼梯。一是下楼梯时容易重心不稳，从而具有一定的安全隐患；二是依据人体力学的研究，每下一级台阶，就会给膝关节造成一次冲击，还会增加脊椎负担。所以，孕妇爬楼梯必须适度即可，建议不爬超过4层的楼梯，而且最好能"上爬楼梯、下乘电梯"。

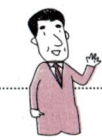
胎教知识的了解与应用

给胎儿起名字

当一个新的生命诞生,年轻的爸爸妈妈甚至宝宝的爷爷奶奶亲戚朋友都会引经据典、反复推敲地为孩子起一个响亮的名字。其实,按照胎教的理论,在孩子出生后再起名字已经晚了。据国外的研究发现,6个月的胎儿听觉器官已经发育成熟,并与神经系统反射建立联系。此时的胎儿不仅有听的能力,而且能对听到的不同声音做出不同的反应。因此,应当在这个时候给腹中的胎儿取一个乳名。父母亲经常呼唤,并且经常与之说话,使腹中的胎儿记住自己的名字。这样父母能更好地和胎儿进行感情交流。更重要的是,当胎儿出生后,再次呼唤其乳名时,孩子能够回忆起这熟悉的名字,有一种安全感。当宝宝的爸爸妈妈对刚出生不久的婴儿呼喊他们曾经熟悉的名字时,婴儿的哭闹明显减少,有时甚至会露出高兴的表情。

胎儿的名字要响亮

给胎儿起的名字要响亮一些,两个字一样,如"贝贝""灵灵""辉辉",这样容易叫,容易听,也容易记住。当爸爸妈妈轻声叫唤胎儿的名字时,会有一种温馨、亲昵的感情荡漾于心,这样对胎儿的身心发育和健康生长是很有益的。

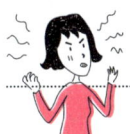
妊娠期间的不和谐音符

警惕毒性链球菌A

关于一些新发现的、有毒性的链球菌A的报道,孕妇们应该引起注意,因为这种细菌感染后可以导致多种疾病。皮肤上非常细小的抓痕或伤口感染此病菌后,伤口处会出现红肿、疼痛,并迅速播散全身,同时伴有流感样症状。

此病感染迅速,很短时间内会染遍全身,出现下列现象时,你应该对这种疾病产生警觉。

(1)高热38.9℃以上:症状比患流感时严重,当你高热不退时,就应立即就医。

(2)伤口红肿:伤口或抓痕出现红肿或疼痛等发炎症状并伴有流感样症状时,你可能感染了此病菌,立即就医。

(3)异常的肢端冰冷:足部、手部、腿部或胳膊出现冰冷和麻木,并有上述症状,应立即就医。

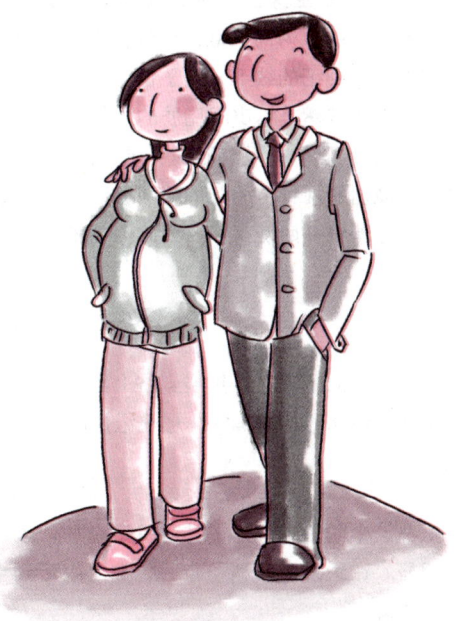

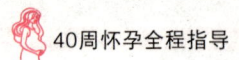

及时处理小伤口

怎样能有效避免毒性链球菌A的侵害？

毒性链球菌A常常感染皮肤上的小伤口或者是抓痕从而导致发病，因此当你受伤时，立即用肥皂和清水冲洗伤口，并用酒精和过氧化氢溶液（双氧水）消毒，这些药物在妊娠期间是安全的，对你的宝宝不会造成任何伤害。在仔细清洗过伤口后，应将二联抗生素软膏涂抹在伤口处。如果必要的话，还应该扎上绷带，尽量保持伤口区的清洁与卫生，甚至在医生的指导下可以使用抗生素来消灭细菌。

完美准爸爸的OK行动

做妻子的"保镖"

陪妻子外出时，丈夫应起到"忠实保镖"的作用，防止妻子受到不经意的伤害，如碰撞腹部等。节假日或工作之余，丈夫可以陪妻子到空气清新的地方散散步，而且应尽量坚持每天有一定时间的户外活动。这样做既有利于妻子的健康，又可增进夫妻间的感情。

第23周 宝宝的身材越来越匀称

要长牙了

23周的宝宝身长大约20厘米，体重大约450克。

胎儿皮肤很薄而且皱巴巴的，又红红的，几乎没有皮下脂肪，全身覆盖着一层细细的绒毛，样子像个小老头，但身体比例已较为均称，皮肤上的那些皱褶是给皮下脂肪的生长留余地的。

胎儿的嘴唇、眉毛和眼睫毛已各就各位，清晰可见，视网膜也已形成，具备了微弱的视觉。胎儿的胰腺及激素的分泌也正在稳定的发育过程中。此时在胎儿的牙龈下面，幼小的牙蕾也开始发育了，为此你要多补充些钙质，为宝宝将来能长出一口好牙打下基础。

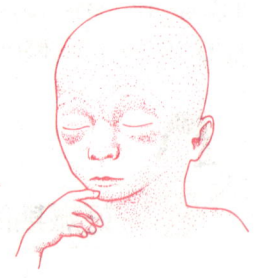

第23周

胎儿具备了听力，也可能有了味觉；尽管他的眼睛还是闭着，但是也可以分辨出光线的明暗。

圆滚滚的肚子

准妈妈的子宫已经扩展到脐上约3.8厘米的位置，耻骨联合上方约23厘米。腹部的变化虽然很缓慢，但此时准妈妈的体形已经是圆滚滚的了。

准妈妈的体重在稳定增加

在这个阶段准妈妈的体重稳定增加，大约每周增重250克。这时的胎动次数有所增加，并更加明显。在医院做产科检查时，你可以听到十分有力的胎儿心跳的声音，这会使你有一种非常奇妙的体验。

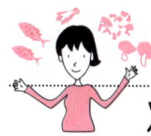

准妈妈的科学饮食策略

本周孕妇补钙菜谱

虾片粥

【原料选配】大米 100 克，大对虾 200 克，水 600 克，花生油、酱油、葱花各 15 克，料酒、淀粉各 10 克，盐、白糖各 5 克，胡椒粉 2 克。

【科学制作】①将大米拣去杂物，淘洗干净，放入盆内，加盐拌匀；将大虾去壳并挑出沙肠洗净，切成薄片，盛入碗内，放入淀粉、花生油、料酒、酱油、白糖和少许盐，拌匀上浆。

②锅置火上，放入水烧开，倒入大米，再烧开后小火熬煮 40～50 分钟，至米粒开花，汤汁黏稠时，放入浆好的虾肉片，用大火烧滚即可。食用时用碗盛出，撒上葱花、胡椒面即可。

【保健功效】对虾含钙丰富，并具有补肾益气，强身健体的作用，孕妇经常食用可补充钙的需求。

雪菜肉丝汤面

【原料选配】面条 200 克，猪肉丝 100 克，雪菜 50 克，花生油 30 克，酱油 50 克，味精 2 克，盐 3 克，料酒 8 克，葱花 10 克，姜末 4 克，鲜汤 300～400 克。

【科学制作】①雪菜洗净，放入盆内，加清水浸泡 3～4 小时，浸出浓咸味，使之变淡，捞出挤干水分，切成碎末，肉丝洗净，放入碗内，加料酒拌匀；把大部分酱油、盐、味精分别放入两个碗内。

②锅置火上，放油烧至七成热，下葱花、姜末炝锅，炒出香味后，放入肉丝煸炒 2～3 分钟，至肉丝变色，再放入雪菜末翻炒几下，烹入料酒，加入余下的酱油、盐、味精，汁开后拌匀盛出。

③锅置火上，放入水，烧开下入面条，用筷子挑散，再开后稍煮，见面条涨起来，呈玉白色，浮起，点少许冷水 1～2 次，再煮 3～4 分钟，面条即熟，分别挑入两个盛调料的碗内，舀入鲜汤，再把炒好的雪菜肉丝均匀地覆盖在面条上即成。

【保健功效】雪菜富含维生素 C、钙、蛋白质，粗纤维等。此汤能补充钙质，具有滋补作用，预防抽搐。

准妈妈的生活护理方案

要想牙齿好，一定要全面保健

怀孕后，由于内分泌发生变化，可能会导致牙龈血管扩张，抵抗力减弱。牙槽骨也会因此骨质疏松，准妈妈如果不能很好地保持口腔卫生，牙齿就会面临各种不适。要想牙齿好，妊娠期需要注意以下几点：

1. 营养充足

准妈妈容易挑食，加之家人一味纵容，很容易导致偏食后营养摄入不平衡，肌体需要的某些养分不能保证，从而导致抵抗力下降。

正常情况下，人体的口腔内都存有细菌，当肌体抵抗力下降时，这些细菌就会泛滥。比如，正常情况下，

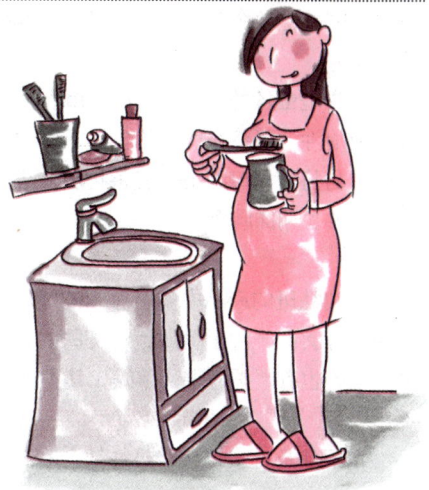

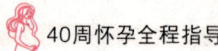

口腔中有一种变形链球菌，这是一种专门引起蛀牙的细菌。当人体抵抗力下降时，唾液中的酶类、微量元素等物质抗击这种细菌的能力就下降了，容易引起蛀牙。所以要想牙齿好，保证饮食平衡，营养充足是很关键的一环。

2. 口腔卫生

怀孕期间、月子期间的口腔卫生应该做得比平时更好。因为一天中很可能会吃很多东西，如果不及时把食物残渣清理掉，蛀牙的机会就会大大增加。所以除了正常的一天两次刷牙外，还要保证每次吃东西后，都用医生专门指定的漱口水漱口。

为了防止蛀牙，孕妇的牙刷应该选用刷头比较小而细的，可以是儿童牙刷，每过半个月，就要换一次牙刷。可以同时购买两种类型的牙膏，最好是选用硅作为摩擦剂的口气清新的牙膏。

3. 补足钙、氟

孕期容易缺钙，不仅自己的牙齿会受到伤害，也会殃及胎儿的牙齿。准妈妈在补钙的同时，不妨多到空气新鲜的地方散散步，既锻炼身体，又可以从阳光中获得维生素D，参与体内钙的合成。

为了牙齿的健康，准妈妈除了每天使用含氟牙膏外，还可以在医生指导下口服氟片，吃些含氟食物，如海鱼含氟量很高。

4. 治疗得法

正常人每半年检查一次牙齿。准妈妈最好3个月做一次口腔检查。孕初胎儿器官分化，容易受到消炎药、麻醉药的影响；妊娠晚期子宫较为敏感，易受到外界刺激而收缩，导致早产。所以，有口腔疾病者要在怀孕3~6个月期间进行治疗。

准妈妈要放弃的5种化妆品

1. 染发剂

染发剂不仅会引起皮肤癌，而且还会引起乳腺癌，容易导致胎儿畸形。到目前为止，虽然并没有染发剂给胎儿造成不良影响的报告，但染发剂中的不少种类，常引起皮肤的不良反应。如皮肤出现异位性皮炎，或是接触性荨麻疹，造成头皮发炎、红肿，甚至脱发。因此怀孕期间染发剂以尽量不用为妙。

2. 冷烫精

妇女妊娠后，不但头发非常脆弱，而且极易脱落，若是再用化学冷烫精烫发，更会加剧头发脱落。此外，化学冷烫精还会影响孕妇体内胎儿的正常生长发育。因此，孕妇也不宜使用化学冷烫精。

3. 唇膏

唇膏是由各种油脂、蜡质、颜料和香料等成分组成。其中油脂通常采用羊毛脂，羊毛脂有较强的吸附性，可将空气中的尘埃、细菌、病毒及一些重金属离子吸附在嘴唇黏膜上，当喝水、吃东西时易将附在口红上的有害物质带入体内，影响胎儿健康。因此，准妈妈最好不涂唇膏，尤其是不要长期抹唇膏。

4. 美白祛斑霜

增白祛斑的产品中多含有汞的成分，因为汞的某些化合物具有增白美容效果。但汞是对人体健康有危害的一种重金属，对皮肤的伤害也大，长期使用含汞化妆品对人体的神经、消化道、泌尿系统等也有严重危害。孕妇尤其不宜使用。

5. 指甲油、香水等含酞酸酯的化妆品

指甲油及香水等化妆品往往含有一种名叫酞酸酯的物质，如果人体长期吸收酞酸酯，容易引

起孕妇流产及生出畸形儿,尤其是男胎。因为这种有害物质会危害婴儿腰部以下的器官,引起生殖器畸形,孩子长大后,可能因此罹患不育症或阳痿。这是酞酸酯阻碍雄激素发挥作用而造成的恶果,所以孕期或哺乳期的妇女都应避免使用含有"酞酸酯"的化妆品。

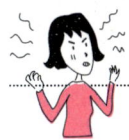

妊娠期间的不和谐音符

鼻子出血要镇静

流鼻血,中医称之为鼻衄,是由于鼻腔内的毛细血管破裂引起出血的一种常见病。轻者涕中带血,重者可引起休克,反复出血则易导致贫血。出血可发生于鼻腔内的任何部位,但大多数发生于鼻中隔前下方的易出血区,此区血管丰富、表皮薄,当气候干燥或局部受损时,很容易发生出血。

有些准妈妈妊娠前没有流过鼻血,妊娠后某天却突然流起鼻血。不要惊慌,这是因为妊娠以后在大量的雌激素的作用下,鼻黏膜肿胀,局部血管充血,易于破损出血引起的。准妈妈流鼻血常是鼻子的一侧出血,出血量一般不多,或者仅仅鼻涕中夹杂血丝。发生了鼻出血不要太紧张,因为精神紧张会使血压增高而加剧出血。流鼻血时,很多人习惯把头仰起,误以为血不外流就是不出血,还有的甚至认为血是宝贵的,应当咽下去再吸收,其实这是不正确的做法。

流鼻血时,正确的做法应当是:坐下来,保持镇定,全身放松,把出血的部位鼻翼向中隔紧压或塞入一小团干净的棉花或软纸团,然后用手指压着流鼻血的鼻子中部5~10分钟利用鼻翼压迫易出血区。患者头部保持直立位,低头会引起头部充血,头仰起来又会使血液流至咽部。流入口中的血液应尽量吐出,以免咽下刺激胃部引起呕吐。指压期间用冷水袋(或湿毛巾)敷前额及后颈,可促使血管收缩,减少出血。

如果经以上处理仍不能止血,应及时到医院诊治。孕妇反复多次发生鼻出血,应到医院做详细检查,排除局部及全身疾病,以便做有针对性的治疗。

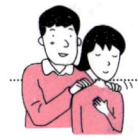

完美准爸爸的OK行动

经常与妻子交流情感

准爸爸要经常了解妻子的心理状态与需求,并尽量予以满足。更重要的是使妻子产生一种安全感,从而使妻子不再为分娩感到担忧;丈夫对妻子的保护,会使妻子"心中有谱"。

第24周 噪声很讨厌

听力完全形成

24周时的胎儿大约已有600多克，本周应该算作一个里程碑，因为这时的宝宝如果在精心的医疗护理下，已经能在子宫外存活。

胎儿的听力已经完全形成，他可以分辨准妈妈发出的有些变形的说话声音、心跳的声音和肠胃蠕动时发出的"咕噜咕噜"的声音。一些大的噪声胎儿也能分辨出来，比如吸尘器发出的声音、开得很大的音响声、邻家装修时的电钻声，这些声音都会使胎儿躁动不安。除了听力有所发展外，此时胎儿的呼吸系统也正在发育，肺内的细胞开始分泌表面活性物质，这样可以防止肺泡相互粘连，同时也能促进肺泡在分娩时扩张。这时胎儿还在不断吞咽羊水来练习呼吸，使肺部得到进一步的完善。

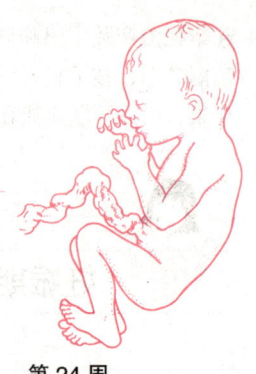

第24周

覆盖在胎儿身上的胎脂可以保护胎儿不受羊水的影响。

子宫会压迫到膀胱

本周准妈妈的子宫底位于肚脐上约三横指的位置，宫高约24厘米。增大的子宫经常会压迫到膀胱，导致准妈妈发生尿频。

有些准妈妈分泌少量初乳

本周准妈妈的体重继续增加。乳房明显增大、有肿胀感，有些准妈妈偶尔会分泌少量稀薄的初乳，其他的状况基本和上周相似。

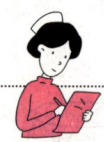

孕期检查

妊娠糖尿病的高危险群

与罹患妊娠糖尿病相关的因素有：种族、糖尿病家族史、肥胖、过去有不明原因的死胎或新生儿死亡、前胎有巨婴症、羊水过多症及孕妇年龄超过30岁等。若具有以上危险因素条件之一的孕妇，更应重视妊娠期间糖尿病的筛检。

50克葡萄糖筛查

如果在妊娠24周以后，出现多饮、多食、多尿、体重减轻等症状，则应到医院做个糖耐量试验，排除妊娠糖尿病的可能。

随着月份的增长，体内及胎盘分泌一系列的激素，有对抗胰岛素的作用，造成胰岛素功能的相对不足，所以妊娠期

妊娠糖尿病的高危险群

过去有不明原因的死胎或亲生儿死亡

种族、糖尿病家族史

前胎有巨婴症

孕妇年龄超过30岁

肥胖

有可能发生糖尿病,影响胎儿的发育,最直接的危害是导致胎儿过大,造成难产。如果以前没有糖尿病,孕期发生糖尿病的概率是3%。

具体方法是:于妊娠24~28周时,经过口服50克的葡萄糖筛检查及100克口服葡萄糖耐受试验,测出空腹、餐后1小时、2小时及3小时的血糖浓度,若发现其中至少有两项数值高于标准值时(空腹,105毫升/升;餐后1小时,190毫升/升;餐后2小时,165毫升/升;餐后3小时,145毫升/升),则诊断为妊娠期糖尿病,若一项数值高于标准值时诊断为糖不耐受。

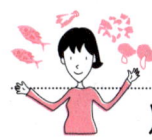

准妈妈的科学饮食策略

妊娠糖尿病的饮食原则

妊娠糖尿病患者饮食控制的目的:提供母体与胎儿足够的热量及营养素,使母体及胎儿能适当地增加体重,符合理想的血糖控制、预防妊娠毒血症及减少早产、流产与难产的发生。

妊娠糖尿病的孕妇营养需求与正常孕妇相同,只不过必须更注意热量的摄取、营养素的分配比例及进餐次数的分配。此外,应避免甜食及含油量高的食物的摄取,并增加膳食纤维。

为维持血糖值平稳及避免酮血症的发生,餐次的分配非常重要。因为一次进食大量食物会造成血糖快速上升,且母体空腹太久时,容易产生酮体,所以建议少食多餐,将每天应摄取的食物分成5~6餐。特别要避免晚餐与隔天早餐的时间相距过长,所以睡前要补充点心。

糖类的摄取是为提供热量、维持代谢正常,并避免酮体产生。不应误以为不吃淀粉类食品可控制血糖或体重,而完全不吃饭;而是应尽量避免加有蔗糖、砂糖、果糖、葡萄糖、冰糖、蜂蜜、麦芽糖之类含糖饮料及甜食,以避免餐后快速的血糖增加。尽量选择膳食纤维含量较高的非精制主食,可更有利于血糖的控制,如以糙米或五谷饭取代白米饭,选全谷类面包或馒头等。妊娠糖尿病孕妇早晨的血糖值较高,因此早餐淀粉类食物的含量必须较少。

如果在孕前已摄取足够的营养,则妊娠初期不需增加蛋白质摄取量。妊娠中、后期每天需增加蛋白质的量各为6克、12克,其中一半来自高蛋白质食物,如蛋、牛奶、深红色肉类、鱼类及豆浆、豆腐等黄豆制品。最好每天饮用至少两杯牛奶,以获得足够钙质,但千万不可以拿牛奶当水喝,以免血糖过高。

烹调用油以植物油为主,减少油炸、油煎、油酥之食物,以及动物的皮、肥肉等。

在可摄取的分量范围内,多摄取高膳食纤维食物,如增加蔬菜的摄取量、吃新鲜水果而少喝果汁等,如此可延缓血糖的升高,控制血糖,也比较有饱足感,但千万不可无限量地吃水果。

妊娠糖尿病食谱

茯苓脊骨汤

【原料选配】猪脊骨500克,茯苓50克。

【科学制作】猪脊骨洗净、切块,过沸水去油,加入茯苓、水,慢火熬1.5小时后调味,分2次饮用。

【保健功效】健脾胃,利水湿,补阴益髓。

淮山药炖猪肚

【原料选配】猪肚300克、淮山药50克。

【科学制作】先将猪肚煮熟,再入淮山药同炖至烂,调味后空腹食用。

【保健功效】滋养肺肾,适用于消渴多尿。

清蒸茶鲫鱼

【原料选配】鲫鱼500克,绿茶适量。

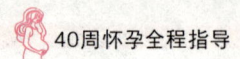

【科学制作】将鲫鱼去鳃、内脏，洗净，腹内装满绿茶，放盘中，上蒸锅清蒸，熟透即可。

【保健功效】补虚，止烦消渴，适用于糖尿病口渴，多饮不止以及热病伤阴。

准妈妈的生活护理方案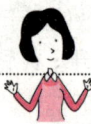

准妈妈做好5项工作，保证安全过冬

如果你的孕期恰好在寒冷的冬天，那么，应格外小心，注意做好以下几个方面的工作：

1. 严防病毒感染

冬季气温低，室内室外温差变化大、人体的抵抗力降低，容易感染流感、风疹等病毒，这会给胎儿尤其是孕早期胎儿带来不同程度的伤害。因此，孕妇要注意衣着和起居，及时添加衣服、防止受凉感冒。寒冷天气时，尽量减少外出，特别是不要去公共场所，以免感染疾病。

2. 保证营养

冬季绿叶蔬菜比较少，孕妇容易缺乏维生素C，应因地制宜，有计划地多吃些水果和蔬菜。由于冬季人体散热较多，孕妇应多吃些鱼、瘦肉、家禽、蛋类、乳类及豆制品等营养丰富热量高的食品，还可以吃一些红枣、板栗、核桃等干果，以满足母子的身体需要。

3. 保持室内空气流通

冬季门窗紧闭，空气不流通，而且取暖及生活用燃料产生的废气会加重室内空气的污染，因此应每天定时打开窗户或安装排气扇，使空气得以流通，尽量避免孕妇和胎儿免受空气污染。

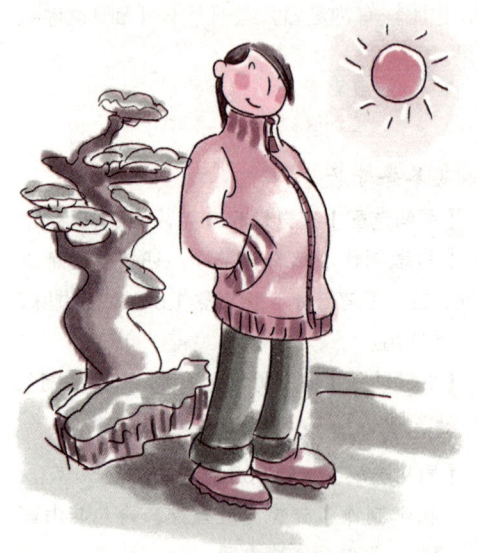

4. 经常晒太阳

太阳光里的红外线能给人以热能、使人体血管扩张、新陈代谢加速、抵抗力增强，阳光中的紫外线能帮助人体内钙质的吸收。孕妇担负孕育胎儿的重任，比一般人需要更多的钙质以保障胎儿的骨骼发育。冬季天气寒冷，紫外线强度相对减少，加之人们室外活动少，容易缺钙。因此，孕妇在冬季天气好的时候应多晒晒太阳，以利母子健康。

5. 注意安全

数九寒天，地冻路滑，加之孕妇身体笨重，重心不稳，容易摔跤，所以孕妇宜穿平底、大跟、防滑的棉鞋，走路要慢，迈步要小，尤其是下雪天外出，更应格外当心。上下班乘公共汽车时要握紧把手，并与周围乘客及异物保持一定距离，以防刹车时跌倒殃及胎儿。

准妈妈不能使用电热毯

冬季，有的人会习惯使用电热毯与电褥子取暖。这类物品是电器产品中长时间与身体发生密切接触的典型产品。距电褥数厘米处磁场强度达20～50毫高斯，而且其电场强度也达到2千伏/米，

几乎相当于 50 千伏高压电线下的电场强度(通常为 3 千伏/米),强电场会使部分人睡后产生不适。医学调查表明由于电褥直接接触皮肤,使休息状态的细胞长时间处于电磁波中,会引起人体健康障碍。对此,专家学者提出了如下几种可能产生的影响与危害:

- 影响神经系统,间接影响内分泌系统从而影响胎儿正常发育。
- 电磁波使细胞内钙离子流失,影响人体健康。
- 细胞内遗传物质 DNA 信息若长时间受到电磁波影响将无法准确传达到遗传因子。因此孕妇应远离电磁辐射源,使胎儿免受电磁辐射的侵害,并尽可能选用适合自己的防护用品。

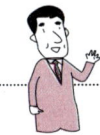

胎教知识的了解与应用

观察胎儿的反应

在进行语言胎教时,准妈妈要边说话边体验胎儿的反应。选择相同或不相同的故事,每天讲给宝宝听。大约一个月后,就可以观察宝宝对你讲的故事有无特殊反应。

比如,你讲故事的时候,宝宝是否很安静?是否在讲某些特殊句子时宝宝突然踢肚子?换个故事看看,宝宝的反应会不会起变化?对你和先生的声音,宝宝是否有不同的反应?当然,这并不表示胎儿理解句子的意思,也许只是对不同声调的反应。

还要强调的是,不要过分期待宝宝的反应,更不要因为宝宝没有回应而过度担心、着急。应该相信,每天传给宝宝的声音,必然会一点一滴地加深宝宝对你的印象和对语言的感受性。

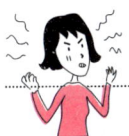

妊娠期间的不和谐音符

妊娠糖尿病,一病害两人

对于准妈妈来说,由于血糖增高,白细胞的趋化性、吞噬作用、杀菌作用均明显降低,因此容易发生孕期及产时的感染。其次,由于糖的利用不足,能量不够,准妈妈在分娩时可能发生产程延长或因产后宫缩不良而导致的产后出血。此外,由于羊水中含糖量过高,刺激羊膜分泌增加,致使羊水过多的发生率增加,易发生胎膜早破导致早产。

对于胎儿而言,由于妈妈血中葡萄糖增高,刺激胎儿的胰岛细胞增生,产生大量胰岛素,活化氨基酸转移系统,促进蛋白、脂肪合成,使胎儿全身脂肪聚集,导致胎儿过大。其次,胎儿体内产生的大量胰岛素,在出生时由于母体血糖供应中断,可发生新生儿低血糖,从而增加出生时的危险。而且,准妈妈体内的高血糖环境会使胎儿畸形的发生率增高,影响胎儿肺表面活性物质的形成,导致出生时发生新生儿呼吸窘迫综合征。此外,母体长期血糖增高,可伴发小血管的病变,影响胎盘血液供应,引起死胎、死产。

因此,对于妊娠期间的糖耐量异常或糖尿病,准妈妈一定要重视起来,及时征求医生意见,积极配合治疗。

一不小心变成"糖妈妈"

许多检查出有妊娠糖尿病的准妈妈们,因为好不容易熬过许多怀孕初期的不适症状,正准备好好加强饮食以提供胎儿营养时,竟然不能随心所欲地吃,会感到既担心又沮丧,其实妊娠糖尿病孕妇的饮食与一般孕妇相似,只是需要控制每日及每餐的饮食摄取量、密切观察体重,必要时需依照医师指示做自我血糖监测、尿酮测试。

由于妊娠期间碳水化合物的代谢率增高,加上胎盘分泌的激素大多有对抗胰岛素的作用,使得肌体对胰岛素的需求量大大增加,胰岛负担较重,因而,准妈妈很容易得妊娠糖耐量异常或妊娠期糖尿病(GDM)。

原本并没有糖尿病的妇女,在怀孕期间发生葡萄糖耐受性异常时,就称为妊娠糖尿病,虽然,妊娠期的糖耐量异常或妊娠期糖尿病并不会给准妈妈带来很明显的不适症状,但它们对胎儿及准妈妈的危害却是巨大的。妊娠糖尿病可能引起胎儿先天性畸形、新生儿血糖过低及呼吸窘迫综合征、死胎、羊水过多、早产、孕妇泌尿道感染、头痛等,不但影响胎儿发育,也危害母亲健康,因此怀孕期间检查是否有糖尿病是很重要的。

患妊娠糖尿病的孕妇有可能在下次怀孕时再发生,如果再次怀孕应及早告知医生并做检验。曾罹患此症的孕妇,中老年后出现糖尿病的概率比正常妇女高,故产后应设法维持理想体重及保持规律的饮食、运动习惯,并定期检验血糖值。

一旦得了妊娠糖尿病,轻微者可先执行饮食控制,之后再抽血检查,若空腹血糖值仍大于105毫克/升,饭后2小时血糖值大于120毫克/升,就应配合注射胰岛素,期望能将血糖值控制为:空腹60~90毫克/升(指禁食8小时所测之血糖值)、饭前60~105毫克/升,饭后1小时小于140毫克/升,饭后2小时小于120毫克/升。

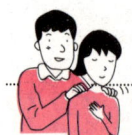

完美准爸爸的OK行动

尽量少出差

孕妇在孕晚期比较容易出现意外状况,所以准爸爸尽量不要在这段时间内去外地出差,多陪伴在妻子身边帮助其缓解紧张情绪,保持放松、愉快的好心情。

如果妻子爱倾诉,那么,你就该做最忠实的听众;如果妻子默默无语,对怀孕或分娩心存诸多疑虑,那么,你应坦言无论发生什么事你都将与妻子同舟共济,并充满信心地为妻子勾画美好的明天。

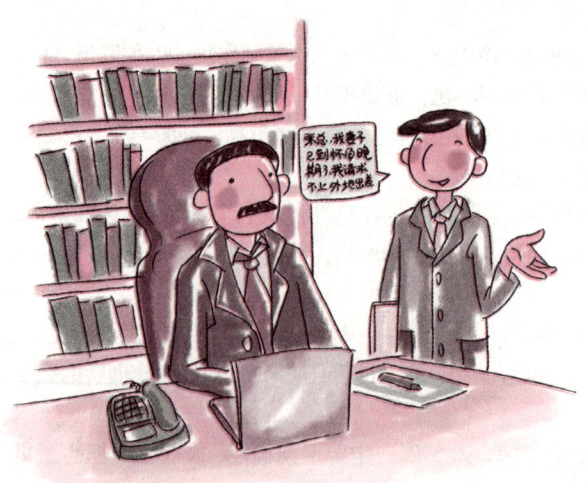

第三节
真正的小人儿日渐茁壮
——第三阶段护理方案

在妊娠的第三个阶段，宝宝的体重将迅速增加，同时动作模式更加完善，吸吮、吞咽、打哈欠以及抓握等动作将会使他（她）适应子宫外面的生活。在此期间，宝宝的体重和身长分别将增加3倍和2倍。在孕期的前两个阶段，宝宝的生长主要是依靠细胞的分裂和增生，而在本阶段，则几乎完全依靠细胞的肥大和增大。胎儿会在此期间为自己储备尽可能多的物质，比如脂肪，用于保持身体的热量；蛋白质，用于肌肉和其他组织的生长；钙质，用于骨骼的发育；以及铁等对身体功能至关重要的营养元素。

大脑的发育主要依靠髓磷脂的积累，这种物质包裹在神经的周围，起到对外部绝缘的作用，会使信号的传递更加准确而迅速。

在第36周之后出生的宝宝，只要细心护理，一般都可以很好地成活。不过，理论上认为孕育满38周的宝宝才是足月儿。

在第34周之前出生的早产儿通常需要特殊的医疗护理才能存活，因为这时早产儿的肺部发育还需要一个相当漫长的过程。即使是妊娠晚期出生，胎儿肺部发育也还不完善。随着表面活性物质的增加，肺泡的表面张力逐渐降低，一旦宝宝降生，肺泡能够立即开始扩张和收缩。

第25周 第一次睁开眼睛

视觉、味觉都在完善

此时胎儿体重稳定增加，与上周相比又长了100多克，大约已有570克了。胎儿在妈妈的子宫中已经占据了相当多的空间，开始充满整个子宫。胎宝宝舌头上的味蕾正在形成，从超声波检查中可以看到胎宝宝的嘴偶尔一张一合，咂摸着羊水的滋味，有时胎儿还会张开嘴去舔胎盘。胎儿也许在这周会第一次睁开眼睛，可惜他（她）在隐秘的城堡里看不到什

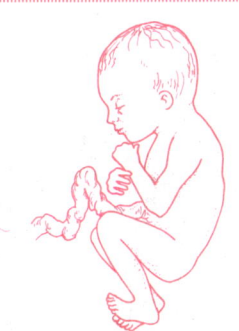

第25周

随着胎儿继续发育，他在子宫里的活动空间减小了，因此他的身体现在保持一种蜷曲的姿势。

么特别的景色——除了混沌一片的灰色，所以胎儿通常会闭上眼睛。但是胎儿的视觉已经能区分明亮和昏暗了，如果妈妈用手电筒照自己的肚皮，胎儿就会对光亮做出反应。如果妈妈晒太阳的话，胎儿会把眼睛闭得紧紧的。另外，胎儿这时候还要练习呼吸，使肺部长得越来越结实。

足球般大的子宫

本周，准妈妈的子宫又变了不少，从侧面看，肚子大得更明显了。这时候，子宫高度约在肚

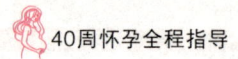

脐上方，大小约等于一只足球。从耻骨联合量到子宫底的长度约25厘米。

准妈妈的腹部两侧也在增大

你除了子宫远远高出脐部外，腹部两侧也在增大，医生开始不时地测量你的腰围或侧围。

有许多妇女在妊娠时腹部两侧增大明显或者主要是下腹部突出，这将使你看上去与一个腹部向前突出的孕妇不太一样。无须关心这个，这只是孕妇间的差异罢了。

准妈妈的科学饮食策略

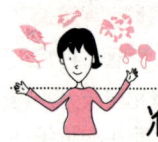

给准妈妈解馋的18种自制健康零食

准妈妈营养需要量要高于一般同龄人，如果营养不足会直接危害胎儿的正常发育和孕妇的身体健康。但是到了怀孕后期，随着胎儿的不断长大，可能会压迫妈妈的消化系统，使其食后饱胀感加重，导致影响每餐食入量。此时，一般准妈妈会在正餐之外额外吃些零食来补充。一提到零食，准妈妈们又很郁闷：薯片不能吃，油炸里脊串不能吃，烤鸡翅不能吃……为了肚子里的宝宝，准妈妈们不得不放弃自己心爱的零食。

其实，油炸食品、腌制食品等早就被因为易导致各种疾病而世界卫生组织列为垃圾食品，普通人都应该少吃或不吃，孕妇就更不能吃了。在怀孕的时候，还有很多健康食品可以替代那些高热量的零食，既可以解馋，也能保证营养，制作起来也很简单，下面就给大家介绍几种：

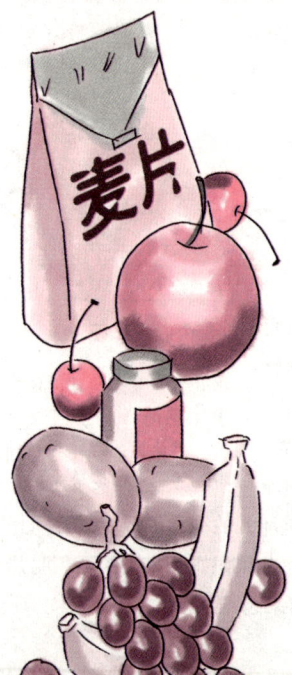

1. 烤土豆蘸纯酸奶
土豆烤熟后，紧挨土豆皮的部分含有丰富的铁；蘸纯酸奶食用，营养又美味。

2. 苹果片配奶酪片
不仅是吃水果，而且是取得纤维素和钙的很好途径。

3. 果粒酸奶配麦片
富含丰富的钙质、蛋白质以及纤维素。

4. 麦片制成的小饼干
具有碳水化合物独有的甜甜味道，还可补充能量、纤维素。

5. 鱼片夹冬瓜
营养海鲜，还能缓解水肿；记得冬瓜要事先蒸熟。

6. 半根香蕉卷进全麦面包
钾加蛋白质的组合，是一份超级营养零食。

7. 全熟的白煮蛋配烤馍片
烤馍片夹熟蛋片，是一份外酥里嫩的蛋白质套餐。

8. 猕猴桃酸奶羹
完美的维生素C来源。

9. 葡萄西红柿沙拉
甜甜的礼物，是装着维生素C的甜蜜小炸弹。

10.樱桃蓝莓沙拉
拥有美味维生素C的同时,漂亮的颜色、独特的滋味让你倍感惊喜。

11.杧果片
丰富的维生素A,有助于胎宝宝的细胞成长组合。

12.卷心菜包熟鸡脯片
香香脆脆的蛋白质、维生素组合。

13.甜瓜片配酸橙
丰富的维生素A和维生素C,带给你清醒的感觉。

14.卷心菜包香干
维生素A和维生素C超级多的食品,是素食主义者的最爱。

15.盐拌蔬菜黄豆
煮熟冷却后撒少许盐;含蛋白质、维生素A、铁及钙。

16.芹菜棒蘸进酸奶中
用一种可口的方法去品尝这种长长的深绿色蔬菜。

17.面包片夹蔬果
百变蔬果,选择多多,营养多多。

18.南瓜饼
香甜可口,富含维生素及矿物质。

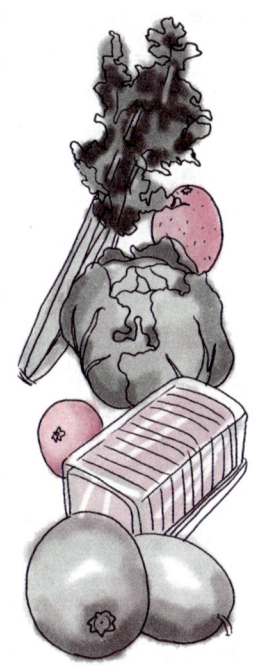

准妈妈的生活护理方案

妊娠期头发的护理

孕妇怀孕期间的头发护理是必不可少的,不然很可能会造成产后脱发。首先是梳头用的梳子,应采用木梳、牛角梳等不带静电的梳子,使头发便于梳理。

其次就是洗发,春、秋季节,每周洗2次头发为宜,夏季隔日洗1次头发为宜,冬季每周洗1次头发为宜。到了孕中期及孕晚期,新陈代谢旺盛,出汗多,时逢春、秋季节隔日洗1次头发为宜,夏季每日洗头发1次为宜,冬季每周洗2次头发为宜。

再次,洗发护发用的洗发水护发素,应根据自己的发质选择,选比较滋润的,为了减少护发麻烦,可以买干、湿发都可用的护发素,到发廊洗头最好自带洗发、护发用品。

最后,在发型设计方面,无论是长发、中长发还是短发,都可以借助发夹或橡皮圈、定型水来造型及整理,特别是长头发的人,不要披头散发,可编成辫子或扎成马尾。

怀孕后期身体笨重,头发护理可请丈夫帮忙。为了分娩后头发容易梳洗、清洁,应去剪一个容易打理的头发,切忌染发、烫发。

妊娠水肿的7种护理措施

妊娠中晚期有不少准妈妈都会出现不同程度的小腿水肿,用手指压之可出现局部凹陷。这种水肿一般是傍晚最明显,卧床及夜间休息后可消退。这是由于妊娠后体内内分泌的改变,使水钠潴留所致。另外，子宫增大压迫下腔静脉，使血液回流受阻，下肢静脉压升高，孕妇在久站或久坐时，水分在下肢积聚，也可出现凹陷性水肿。一般水肿发生于下肢远端，从事需要长久站立工作的孕妇更为明显。单纯的下肢水肿不是病理现象，不需治疗。但如果下肢水肿经过6小时以上休息仍不能消退，且逐渐向上发展，如果大腿以上也出现水肿，那就不正常了。如果同时合并有心脏病、肾病、肝病、高血压、营养不良等更应引起高度重视，因为这些并发症会对孕妇及胎儿产生严重后果。

轻度的下肢水肿属于妊娠的正常现象，但由于酸胀给孕妇带来一定的痛苦，所以通过建立良好的饮食和生活习惯来预防和缓解下肢水肿是必要的，主要有以下措施：

🍎 调整工作和日常生活节奏，不能过于紧张和劳累。要保证充足的休息和睡眠时间，中午最好休息1～2小时，每晚睡眠保证在8小时以上。上班地点没有条件躺下休息的可以在午饭后将腿举高，放在椅子上，采取半坐卧位。

🍎 注意均衡的营养，摄取高蛋白、低糖类饮食。体重在整个妊娠期间增重11千克左右比较理想。

🍎 食物不宜太咸，口味重的孕妇此时要注意多吃清淡食物，保持低盐饮食。但不是完全禁盐，因为妊娠后期体内增加了排钠的激素。

🍎 每天做适当的散步，但不宜走路太多（最好不超过40分钟）或站立太久，因行走和站立时间太长，会加重下肢肿胀。同时防止情绪激动和避免较剧烈或长时间的体力劳动。

🍎 出现腿部肿胀酸痛的准妈妈，晚上睡觉前可请丈夫做做腿部按摩以减轻酸痛感。

🍎 孕妇睡觉的时候，腿脚部稍微抬高一点，有利于消除肿胀。

🍎 定期产检，出现严重的肿胀现象就要检查血压和尿液，如发现异常，及时治疗。

此外，某些食物有助于预防和改善下肢水肿，如冬瓜、西瓜、赤小豆、黑豆、玉米须等都有利尿消肿的功效，民间也有一些食疗方对此有辅助疗效，有需要的准妈妈可以选用。

正常的下肢水肿在产后基本消失，准妈妈在做好日常保健的同时也不必过于忧虑。

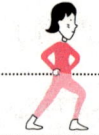

准妈妈的安全运动计划

妊娠体操

1. 按摩和压迫

平时按摩和压迫酸痛的腰部可感到舒服。在分娩阵痛时，按摩腰部并配合正确的呼吸有助于分娩。

按摩腹部进行鼓腹深呼吸，吸气时用手向上抚摸，一边吐气一边向下抚摸。

拇指按压腰肌，吐气时用力压，吸气时放松，也可按摩脊背疼痛部位。

2. 伸展运动

站立后，缓慢地蹲下，动作不宜过快，蹲的幅度视孕妇力所能及的程度。

双腿盘坐，上肢交替上举下落。

上肢及腰部向左右侧伸展。

左腿向左侧方伸直，用左手触摸左腿，尽量能伸得更远一些。然后，右腿向右侧方伸直，用右手触摸右腿。

直坐，小腿向腹内同时收拢，双手分别扶在左右膝盖上，然后小腿同时向外伸直。

3. 四肢运动

站立，双臂向两侧平伸与肩平，用整个肢体前后摇晃画圈，大小幅度交替进行。

站立，用一条腿支撑全身，另一条腿尽量抬起（注意：手最好能扶住支撑物，以免跌倒）。如此可反复几次交替腿练习。

4. 骨盆、腹肌运动

半仰卧起坐，平卧屈膝，屈膝平仰，半坐，不完全坐起。这节运动最好视孕妇的体力情况而定。

5. 盆底肌练习

收缩肛门、阴道，再放松。

上述各节运动重复进行，每次以 5～10 分钟为宜。运动量、频率、幅度自行掌握。

除了做妊娠体操，各方面的运动都不要太激烈，时间也不要持续太久。

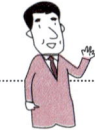

胎教知识的了解与应用

自然陶冶法

人类世世代代在大自然中生存、繁衍，感受着它的广阔、神奇、美丽、富饶和温馨，因此对一个新生命来说首先要让他了解大自然，这也是促进胎儿智力开发的很重要的胎教基础课。

在大自然中可以欣赏到那飞流直下的瀑布、那"卷起千堆雪"的拍岸惊涛，还有那幽静的峡谷、叮咚的泉水。不仅让人领略到诗一般的奇观，使人赏心悦目，而且还可以将这些胜景不断在大脑中汇集、组合，然后经母亲的情感通路，将此信息传递给胎儿使他（她）受到大自然的陶冶。

另外大自然中新鲜的空气有利于胎儿的大脑发育，有人曾在动物身上做实验，将怀孕的兔子和鼠分别放在箱子里，然后观察结果，发现这两种动物所生幼仔出现无脑畸形的比率非常高。这项实验说明氧气对大脑发育的重要性，这一点对人类来说也是一样的。而大自然恰好给胎儿提供了充足的氧气。不仅如此，大自然中如郊外、公园、田野、瀑布、海滨、森林等环境里含有对人身心健康极其有益的负离子，且含量很高，但是在室内，却含量很低。因此孕妇经常到山川、旷野去能有机会获得这种"空气维生素"。

当人们从大自然中归来时，皮肤会变得黑红，这正是阳光的无私馈赠。阳光可以促进血液循环，杀灭麻疹、流脑、猩红热等传染病的细菌和病毒，还能促使母体内钙的吸收，促进胎儿骨骼的生长发育。总之，大自然是无限美好的，它使人大开眼界，增长知识、陶冶情操，同时得到了全面休息，有利于母亲和胎儿的身心健康。

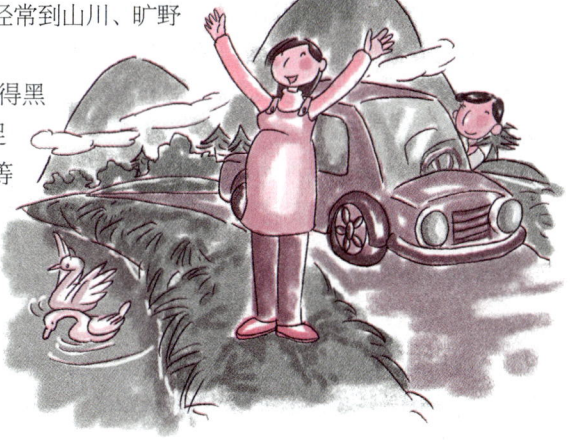

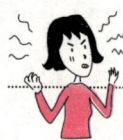

妊娠期间的不和谐音符

改善宫内环境，避免低体重出生儿

胎儿出生时体重小于2500克称为低体重出生儿。胎儿在母体内的增长速度在孕期的不同阶段略有不同，在孕中、晚期，增长速度明显加快，可以达到出生体重的正常范围。但是，也有些孕妇能够明显感觉到自己的胎儿成长缓慢，最终导致低体重出生儿的产生。早产及宫内营养不良是低体重出生儿发生的原因之一。此外，孕期母亲吸烟和酗酒也容易产生低体重出生儿。

大多低体重出生儿的健康状况较差。由于神经发育、肾脏和肺的发育成熟都是在孕晚期完成的，所以低体重出生儿易感染传染病、肾脏发育不良，从而导致低体重出生儿第一年的住院率为正常体重儿的2倍，围生期死亡率为正常体重儿的30倍。

为了避免新生儿低体重，改善胎儿宫内生存环境和营养便至关重要。

首先，孕妇应停止吸烟及酗酒。其次，加强孕期营养以减少胎儿宫内发育迟缓。

一般人的膳食制度为一日三餐，为了保证孕妇的营养，孕中期以后可在上、下午两餐之间，加一次点心，同时要经常选用富含优质蛋白质的动物性食品，如蛋、奶、鱼肉等。经常食用动物内脏，以保证充足钙、铁、锌的供应。多吃新鲜蔬菜水果，尤其富含维生素的食物，有些地区还应注意碘的补充，多吃海带及海产品。

一般来说，孕中、后期的孕妇每周体重增加低于0.4千克时，就需要特别注意膳食的调配和营养的摄入了。

孕期心悸气喘可食疗

到了妊娠后期，孕妇常会出现心悸及气喘的现象。这是因为体内的血液循环量增加，心脏负荷加重，且子宫胀大，横膈遭受压迫，从而使呼吸急促而不顺畅。如果孕妇睡觉时习惯平卧的姿势，则更感气促不适。因为平卧时会将子宫及胎儿推向上，抵住横膈。因此，孕妇在妊娠末期宜采用左侧卧的睡姿，以减少心脏及横膈的压力，令气喘的情况得到缓解。平时孕妇应减少活动多休息，不要讲话太多，以免气促加重。

孕妇心悸气喘的现象是常见的，但是若再加上胸痛或贫血的症状，就应立即去医院诊治。

在食疗方面，以下两道汤品对心悸气喘有显著功效。

桂圆汤

【原料选配】桂圆干15g。

【科学制作】用2碗水以温水熬成8分满1碗即可。

【保健功效】对心悸、心虚有显著功效。

猪心党参黑豆汤

【原料选配】猪心1个，党参15克，黑豆1/4杯，冬菇6个，葱1根，姜1片，盐、水适量。

【科学制作】①黑豆预先浸透，冬菇浸软去蒂。

②猪心洗去血污，切成2块，放入沸水中略拖后盛起。

③党参略冲洗后放入煲内，注入2杯清水，以中火煲成1杯水待用。

④煲中注入适量水，放入猪心煲约10分钟，除去水上的浮油及泡沫，然后加入姜、葱及黑豆以慢火煲约1小时，放入冬菇、党参、盐和水，改以中火煲约30分钟便可饮用。

【保健功效】猪心对于虚悸气逆、心虚等症最有疗效，配以党参煲成汤，更能使血行通顺，补血强心。

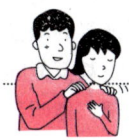

完美准爸爸的OK行动

协调婆媳关系

宝宝还没出生,准妈妈就和婆婆在育儿观念上产生了分歧:准妈妈认为照着书本养孩子更科学;而婆婆觉得,自己多年养育儿女的经验更可靠。让人头痛的是,婆婆执意帮他们照看宝宝,谁插手她都不放心。但把孩子交给婆婆,准妈妈又不放心,表面上也不好和婆婆争执。

1. 准爸爸的错误态度

在这个问题上保持中立,既不站在妻子一边,也不站在母亲一边,俨然一个"甩手掌柜";或者索性明确地站在母亲一边,理由是:"书上说的咱又没实践过,而妈妈带大了我和姐姐,我们俩还算有出息"。

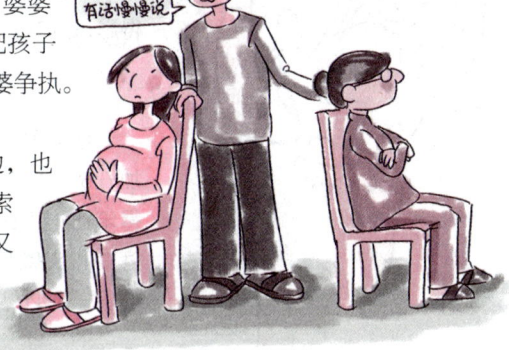

2. 这样做效果会更好

婆媳关系很微妙,丈夫在其中起着很重要的作用。如果他能恰到好处地担当一个协调员,婆媳间的很多棘手问题会迎刃而解。

小宝宝到来之前,很多问题容易引起家人的争执,比如给孩子起名字,为他准备什么样的小床以及养育观念的不同。面对准妈妈和婆婆的异议,准爸爸要做的就是"维护和平"、保障你的新"三口之家"的利益。如果准爸爸在哪一方面做得不到位,很可能导致双方的对立,最终影响小两口的感情。即便你与妻子有不同意见,也不要当场与她争执而应单独沟通。在家人面前你越是支持她,私下里她就越容易采纳你的意见。

第26周 房子变小了

握紧小拳头

现在宝宝的顶臀长为23厘米,体重为910克。

随着胎儿体积的不断增加,子宫里的空间越来越狭小了。为了支撑不断发育的身体,宝宝的脊椎越来越坚固。他(她)10个手指已经齐备,能用手抓住小脚丫或握成拳头。

宝宝的肺部仍在继续发育。尽管肺里并没有空气,但是宝宝会做出呼吸样动作,这会促进肺的成熟,以便在出生时进行扩张。

如果是个男孩,睾丸中能够制造睾丸激素的细胞正在不断增加。

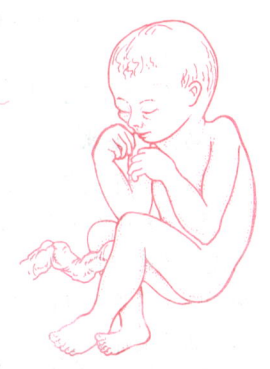

第26周

随着胎儿脂肪一点点沉积,胎儿逐渐变结实。

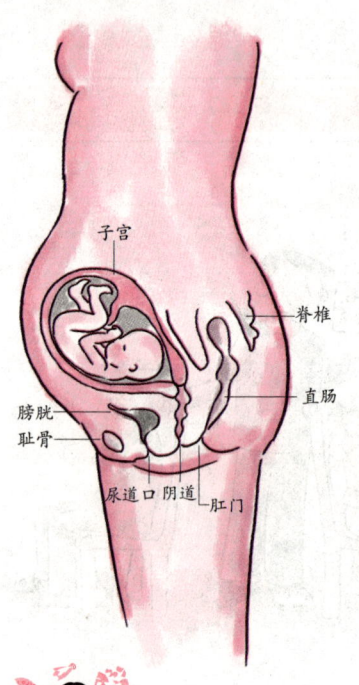

通过对胎儿脑部活动的研究显示,宝宝能够对外界的触摸和声响做出反应。当听到声音时,他的脉搏会加快,甚至能随着音乐的节奏摆动身体。如果父亲将头贴近母亲腹部,能听到宝宝的心跳。

子宫底远远高于肚脐

到了这周,子宫底在肚脐上6厘米处可以触及,宫高26厘米。当子宫、胎盘和胎儿都在生长的同时,孕妇的身体也变得越来越笨重了。

有更多的不适感

如果准妈妈饮食得当,营养均衡的话,体重可较妊娠前增加6.5～8千克。随着腹部增大,体态越来越臃肿,行动也变得笨拙,还会有更多的不适感,如腰背痛、盆腔压迫感、大腿痉挛和头痛等,极少数的孕妇还会偶尔出现心律失常。不过,准妈妈不必担心,这些不适的症状将随妊娠结束而消失。

准妈妈的科学饮食策略

巧吃西红柿,妊娠斑"不见面"

准妈妈脸上经常生色斑,这真是一件令人烦恼的事。别发愁,因为情绪越不好,斑点越重;也不要乱吃或抹外用药,否则可能影响胎儿发育。

其实,西红柿就是一种能够让妊娠斑"不见面"的好食物。只要吃法得当,就可收到奇效,道理何在?原来,西红柿祛斑的招数在于它富含番茄红素和维生素C,它们可都是天然的抗氧化物质,经常吃一些有助于祛斑养颜。

西红柿喃米

【原料选配】西红柿2只、青蒜、芝麻、青椒。

【科学制作】西红柿洗净,用烤箱烤软,去皮,留番茄酱;芝麻炒香;炒锅内加植物油,葱花爆香,下入切碎的青椒和青蒜略炒,加入番茄酱同煸片刻即成。

【保健功效】西红柿喃米是傣语,意为番茄酱。傣家这种番茄酱的做法结合了中西餐的优点,不仅口味好,开胃助消化,而且其中的番茄红素又可随脂肪被人体充分吸收,同时芝麻、植物油中含有丰富的维生素E,它也是重要的抗氧化营养素。

西红柿蒸水蛋

【原料选配】西红柿、鸡蛋。

【科学制作】西红柿去皮切小丁,急火快炒5秒钟;鸡蛋打散、调味、加水,小火蒸至七成熟时加西红柿丁,继续蒸熟即成。

【保健功效】西红柿蒸水蛋吃起来非常滑嫩,酸而不腻,如果作为正餐主菜,还可以即兴加上些肉末,味道会更好,营养也更加均衡。

西红柿生菜沙拉

【原料选配】西红柿、生菜、沙拉酱(若能自己用植物油、蛋黄调制,食疗效果会更好)。

【科学制作】西红柿烫过,去皮,切块;生菜洗净,切成稍小的片,与西红柿混合,调以沙拉酱即成。

【保健功效】这道菜不仅生吃方便,而且

最大限度地保留了原料中的番茄红素和维生素C，可更大地发挥祛斑效力。

常吃甜青椒，补充天然维生素C

甜青椒是孕妇补充维生素C的理想食品。

维生素C又名抗坏血酸素，是人体不可缺少的重要元素。它参与人体内氧化还原过程，分布于全身各组织。以肾上腺皮质、脑垂体等组织内的含量最高，其次是肝、肾组织，脂肪组织内含量最少。它能够增强对感染的抵抗力，促进骨骼正常发育及伤口愈合，特别能刺激造血机能，对红细胞的成熟有一定的作用。如果缺乏维生素C，易患坏血病，出现皮肤、牙龈等部位出血及鼻出血、便血等症状。

甜青椒富含维生素C。据测定，每500克甜青椒含维生素C 525毫克，比西红柿高9倍，比大白菜高3倍，比茄子高35倍，比白萝卜高2倍。它还富含蛋白质、脂肪、糖、矿物质等。

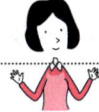

准妈妈的生活护理方案

孕妇慎用电吹风

每天清洗秀发后用电吹风整发可能是每个女士上班前装扮的第一步。专业的美发师常说："三分剪，七分吹"，电吹风是秀发造型最基本的工具。但据有关报道，孕妇使用电吹风可导致头痛、头晕和精神不振。另外，电吹风吹出的热风中含有石棉纤维微粒，这些石棉纤维微粒能够通过孕妇呼吸运动而进入血液循环，再经胎盘进入胎儿体内，从而诱发胎儿畸形，故怀孕后不宜使用电吹风。

孕妇不要使用维A酸

许多妇女在妊娠时年龄偏大。事实上，现在35岁以上的孕妇比以前大大增加了。这种高龄孕妇的出现带来了许多问题，其中之一便是关于使用维A酸的问题。维A酸可以做成油膏或洗剂来消除妇女脸上的皱纹，最初它是皮肤科医生用来治疗痤疮的药，在使用一段时间后，人们发现它可以减少脸上的皱纹，随之，许多处于中年的妇女开始使用它来美容。

这种药物由于刚开始应用，它对妊娠有何影响还不得而知。但是无论你用任何方式服药：口服、吸入、注射或是外用，药物都会被血液吸收，任何药物都会通过血液带给胎儿，而且某些母亲应用的药品还会集中被胎儿吸收。一旦它们积聚下来，必然会影响胎儿的发育。也许在不久的将来，我们有可能了解它对胎儿的影响，但是在目前无法确定其药性的情况下，专家建议在孕期要停用维A酸。不仅如此，无论何种药品，如果你不能确定其是否安全，为了胎儿的发育万无一失，最好停用或咨询一下医生。

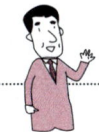

胎教知识的了解与应用

习惯训练

我们每一个人都有着各自的生活习惯，有的人习惯于早睡早起，而有的人喜欢晚睡晚起，但不论我们每个人有什么习惯，养成一种良好的生活习惯是不容易的，有的人可能一辈子生活都是

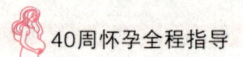

没有规律的。俗话说"江山易改、本性难移",也就是说人一旦养成了一种习惯想改成另一种习惯是很困难的。

那么一个人的习惯是什么时候养成的呢?有人说是儿童时期养成的,也有的人说是出生后开始逐渐养成的。而我们说早在胎儿时期,一个人的某些习惯在母亲本身习惯的影响下就已潜移默化地继承下来。这不是哪个人的凭空想象,而是经过科学家实践证明的事实。让我们通过一项有趣的实验来看。

瑞典有一位医生叫舒蒂尔曼,他曾对新生儿的睡眠类型进行了实验,结果证明:新生儿的睡眠类型是在怀孕后几个月内由母亲的睡眠所决定的。他把孕妇分为早起型和晚睡型两种类型,然后对这些孕妇进行追踪调查,结果发现,早起型的母亲所生的孩子天生就有同妈妈一样的早起习惯,而晚睡型母亲所生的孩子也同妈妈一样喜欢晚睡。

通过实验我们是否可以得出这样一个结论:胎儿出生几个月内,可能和母亲在某些方面就有着共同的节律了。母亲的习惯将直接影响到胎儿的习惯,如果有些母亲生活无规律、习惯不良,那么从你怀孕起就要从自身做起养成良好的习惯,以便培养出具有良好习惯的孩子。

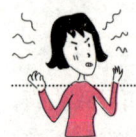

妊娠期间的不和谐音符

羊水过多

正常足月妊娠时,羊水量约1000毫升,如果羊水量达到或超过2000毫升者,称为羊水过多。羊水过多的具体原因不明,常常与胎儿畸形、多胎妊娠、糖尿病和妊娠中毒征有关。羊水量在数天内急剧增加者称为急性羊水过多,占少数。羊水在较长时间内缓慢增加为慢性羊水过多,占多数。一般羊水量超过3000毫升时孕妇才会出现症状。急性羊水过多,由于羊水增长迅速,子宫骤然增大,可引起腹部胀痛、恶心、呕吐,严重时孕妇不能平卧,呼吸困难、口唇青紫、下肢及外阴部水肿。慢性羊水过多常发生在妊娠后期,由于发病缓慢,子宫渐渐增大,孕妇多能适应,症状较轻。羊水过多常发生早产和胎膜早破。

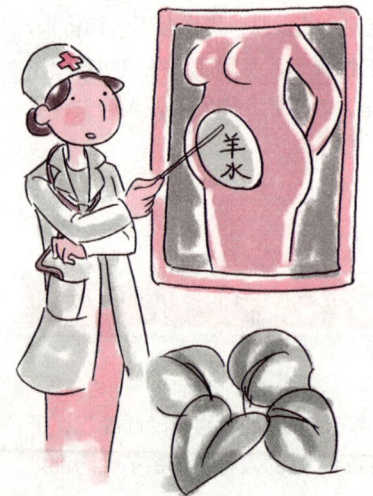

羊水过少

羊水量少于300毫升者,称为羊水过少。最少者只有几十毫升甚至几毫升黏稠、混浊、暗绿色液体。羊水过少较为少见,发生率约占分娩数的0.1%。羊水过少,一般与下列因素有关:

(1)胎儿畸形:胎儿发育不良,泌尿系统畸形,例如先天性肾缺损、肾脏发育不全、泌尿道闭锁等,使胎儿尿量减少或无尿,羊水来源减少,以致羊水过少。

(2)过期妊娠:胎盘组织变性,功能减退,尤其是并发妊娠高血压综合征、心血管疾病、慢性肾炎时,出现胎盘病变,影响胎儿发育,导致羊水过少。

羊水过少若发生于妊娠早期,胎膜与胎体粘连,会造成胎儿严重畸形,甚至肢体残缺。妊娠中、晚期羊水过少,子宫压力直接作用于胎儿,会引起斜颈、曲背和手足畸形等。在妊娠晚期临产时,由于羊水过少,会发生胎儿宫内窘迫、新生儿窒息等情况。而且,羊水越少,胎儿窘迫、新生儿窒息的发生率和围产儿的死亡率也越高。所以,当妊娠足月时发现羊水过少,应选用剖宫手术终止妊娠。

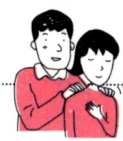

完美准爸爸的OK行动

拉着她的手去散步

运动对准妈妈很重要,特别是在孕晚期,适当运动不但有助于顺利生产,还可帮助孕妈妈恢复愉悦的心情。准爸爸每天清晨或傍晚最好能陪准妈妈出去散步,拉着她的手在小区里或附近的公园里慢走,在她找回恋爱感觉的同时,不知不觉中又锻炼了身体。"一举两得",何乐而不为?

第27周 偶尔眨眨眼

最后一层视网膜形成

胎儿现在体重已有900～1000克了,全身长度大约已达到38厘米,顶臀高大约为25厘米。

随着最后一层视网膜的形成,胎儿的眼睛发育基本完毕。很多胎儿此时眼睛已可以睁开,眼睑的张开和闭合会促进眨眼反射的形成。尽管许多专家都认为胎儿在宫腔内会眨眼,但超声波扫描所见到宝宝眨眼是偶尔进行的。这时胎儿的听觉神经系统也已发育完全,同时对外界声音刺激的反应也更为明显。你可以继续为他(她)讲故事或者听音乐,这会让你和胎儿都感到平静和愉快。

这时胎儿的气管和肺部还未发育成熟,但是胎儿的呼吸动作仍在继续,当然是在羊水中呼吸而不是在空气中,不过这对他(她)将来真正能在空气中呼吸的确是一个很好的锻炼。

如果是男孩,他的睾丸尚未降下来,女孩则已经可以看到突起的小阴唇。

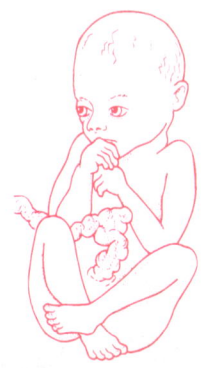

第27周
在第27周左右,胎儿睁开眼睛,并且可以分辨外部光线的明与暗了。

子宫压迫心脏

本周,子宫底在肚脐上7厘米的位置上,宫高27厘米。由于子宫的升高,占据了腹腔的位置,致使一些脏器位置暂时性上移压迫心脏和呼吸器官。

胀胀的乳房有点痛

随着妊娠月份的增大,母体负荷加重。由于身体日益笨重,身体因重心偏移而易出现不平衡。

孕妇的乳房在妊娠期间会发生一些变化,在妊娠早期乳房可能有触痛或酸胀感,这些不适将随着乳房的增大而加剧。

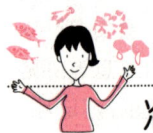

准妈妈的科学饮食策略

孕晚期推荐食谱一

早餐：小米粥100克，鸡蛋2个，芝麻酱20克。

午餐：馒头150克，排骨黄豆汤100克，炒卷心菜200克。

加餐：挂面50克，鸡蛋2个，西红柿（或青菜）100克。

晚餐：粳米饭125克，鲫鱼汤100克，虾皮烧油菜（虾皮10克，油菜100克）。

[健康小叮咛]

1日烹调用油10克，红糖10克。这样的食谱可提供热能约11735千焦，蛋白质124克，钙808毫克。用这个食谱时，应考虑增加排骨汤等含钙高的食物，以补充钙的不足，必要时增加钙制剂。

孕晚期推荐食谱二

早餐：米饭180克，海带汤（海带5克，大葱5克），煎荷包蛋50克，卷心菜30克，西红柿40克，香菜2克，腌黄瓜30克。

上午10时：牛奶200克，西瓜200克。

中餐：冷面一盘（面条120克，蛋25克，油3克，黄瓜30克，火腿肉30克，青刀豆20克，姜5克，香油3克，砂糖5克）。

下午3时：蛋糕50克，牛奶100克加砂糖8克。

晚餐：米饭200克，鱼100克，萝卜50克，炖南瓜140克，泡菜60克，紫菜汤（紫菜1克）。

[健康小叮咛]

以上食谱可提供热能9446千焦，蛋白质96.6克，钙1203毫克，铁14.4毫克。

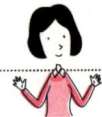

准妈妈的生活护理方案

孕妇的衣物要勤洗

妇女在怀孕以后新陈代谢旺盛，物质代谢加快，能量释放多，产热量高。肌体内产热量升高而使体温上升，皮肤血管扩张，使皮肤温度升高，汗腺分泌大量汗液，以辐射、传导、对流和蒸发的综合方法加快散热，以求维持体温的相对恒定，所以孕妇大都出汗多、怕热。正常人一昼夜不自觉地排汗500～600毫升，孕妇的排汗量是正常人的2～3倍。出汗不仅可调节体温，还有排泄代谢产物的作用。出汗后如不及时洗净，容易积存污垢，产生酸腐气味，不仅污染衣物，也污染被褥、床单。这些被汗渍污染的衣物、被褥及床单，适宜微生物生长，易致皮肤感染。故孕妇用的衣物、被褥及床单要经常清洗。

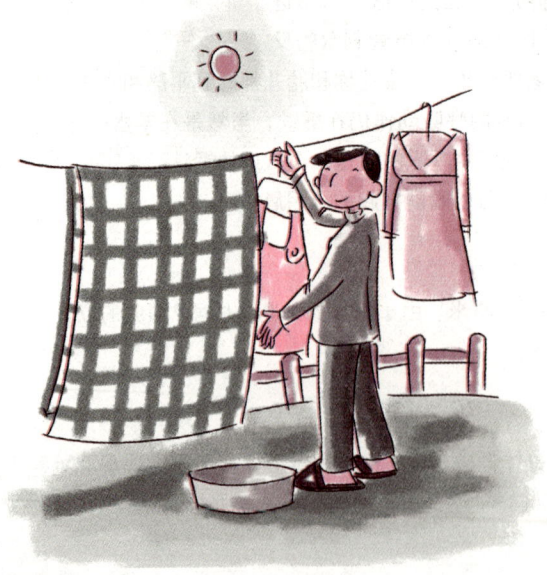

孕妇衣物防虫蛀不能用萘丸

一般居家衣物防虫蛀喜欢用卫生球，也就是萘丸。萘丸是从石油中提取的化学物质，挥发性强，有良好的防虫蛀作用。但萘丸对人体是有害的，特别是孕妇，据报道有引致胎儿畸形的情况。因此孕妇在衣物防虫蛀时不要使用萘丸，而应采取经常将衣物拿到太阳光下晒一晒以防虫蛀的方法，这种方法还可防潮，一举两得。

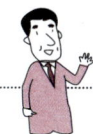

胎教知识的了解与应用

孕妇保持旺盛的求知欲

怀孕后，许多孕妇往往容易发懒，什么也不想干，不愿想。于是有人认为，这是孕妇的特性，随它去好了。殊不知，这正是胎教学说的一大忌。

胎儿能够感知母亲的思想，如果怀孕的母亲既不思考也不学习，胎儿也会深受感染，变得懒惰起来。显然，这对于胎儿的大脑发育是极为不利的。倘若母亲始终保持着旺盛的求知欲，则可使胎儿不断接受刺激，促进大脑神经和细胞的发育。因此，怀孕的母亲要勤于动脑，勇于探索，在工作上积极进取，在生活中注意观察，把自己看到、听到的事物通过视觉和听觉传递给胎儿。孕妇要拥有浓厚的生活情趣，凡事都要问个为什么，不断探索新的问题。对于不理解的问题，可以到图书馆查阅资料或请教有关专家。总之，孕妇要始终保持强烈的求知欲，充分调动自己的思维，使胎儿受到良好的教育。

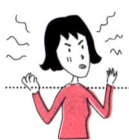

妊娠期间的不和谐音符

摔跤了，请联系你的医生

孕妇在孕期由于不慎滑倒而摔伤经常遇到，幸运的是这不会对母亲和胎儿造成太大的损害，这是由于子宫位于骨盆内，骨盆起到了很好的保护作用，这一点在妊娠早期尤为明显；还有就是羊水的缓冲作用使胎儿不会受到外力的严重冲击，同时子宫壁和腹壁也起到了保护作用。

摔跤后有一些症状应引起你的重视，它们可能引起严重的后果，如出血；阴道内流出液体，可能预示破膜；严重的腹痛。摔跤后如仍能感受胎动，可以放下心来，这表示胎儿还是正常的，但应密切注意以上症状。

胎盘破裂是摔跤和受伤后发生的最严重的结果。随着胎盘的破裂，胎盘逐渐从子宫内膜上剥离，就容易导致流产。另一可能的结果是摔伤后造成骨折，令你不能运动。

因此，如果你摔了跤，立即与医生联系，他（她）会为你做详细的体检，并对胎儿进行监测，听到胎心音后可以使你松一口气。

如果腹部或其他部位有轻微的损伤，可按一般处理原则处理，就像你未妊娠时所做的那样。但是，尽量避免 X 射线拍照。

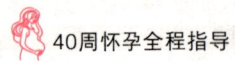

超声检查是必要的,这项检查通常根据个人情况来判断,可以观察是否有严重的并发症或受伤的程度。

准妈妈要做个"不倒翁"

在妊娠时一定要保持笨重身体的平衡,尽量防止摔跤,尤其是在冬天湿滑结冰的路面上,许多孕妇曾经从楼梯上摔倒,某些地面光滑的服务台也易使人滑倒,在这些地方孕妇要特别当心。

当你的腹部越来越大时,你应该尽量缓慢活动,记住你再也不能像以往那样跳跃和飞速地转圈了。

由于妊娠导致平衡机制的某些变化,你可能会感到头晕,因此保持平衡性是必要的,你应避免摔跤,以免伤及你与你的宝宝。

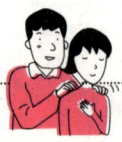 完美准爸爸的OK行动

克制你的欲望,停止性生活

妊娠晚期胎儿生长迅速,子宫增大很明显,对任何外来刺激都非常敏感。随着妊娠日期的递增及子宫逐渐增大,胎膜里的羊水量也日渐增多,张力随之加大。如果这时过性生活,男方的动作较猛或者用力稍大,就可能导致"胎膜早破"。

一旦发生胎膜破裂,羊水就会大量地流出,使胎儿的生活环境发生变化而活动受到限制,子宫壁紧裹于胎体,会导致胎儿宫内缺氧。如果在胎膜破裂之后要求保胎,常常会引起宫腔内感染,使胎儿在未出生之前就饱受各种细菌的袭击。即使胎儿出生后存活,也会由于有严重的感染存在,给婴儿后天的发育及智力带来不良影响甚至危及生命。

胎膜早破的并发症是"脐带脱垂"。在胎膜破裂之后,脐带随着胎膜上破口的扩大而脱于阴道内或者体外。脐带脱垂是围产期胎儿死亡的直接原因。因为此时胎儿与母体之间的血液循环及氧气供应中断,胎儿因缺氧可立即死于宫内。脐带一旦脱出常不易还原。为了争取胎儿存活及减少母体损伤,脐带脱垂后以分娩越早越好为原则。

因此,在孕晚期,夫妻间应尽可能停止性生活,以免发生意外。若一定要有性生活,必须节制并注意体位,还要控制性生活的频率及时间,动作不宜粗暴。在临产前1个月,绝对禁止性生活。

第28周 在梦里吸吮妈妈的奶

把自己的指头当成乳头

这个月的胎儿体重已有1100~1400克,顶臀高约为26厘米,几乎已经快占满整个子宫空间。他的眼睛既能睁开也能闭上,而且已形成了自己的睡眠周期。有趣的是,他甚至会把自己的大拇指或其他手指放到嘴里去吸吮。

尽管胎儿的肺叶尚未发育完全,但是如果这个时候早产,胎儿在借助一些医疗设备的前提下,已经可以进行呼吸。

胎儿大脑活动在这时是非常活跃的,大脑皮层表面开始出现一些特有的沟回,脑组织快速增生。一些专家认为,胎儿从 28 周左右开始就会做梦了。

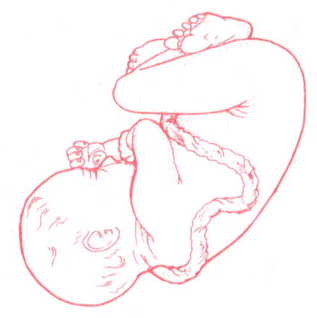

第 28 周

由于子宫的空间变得狭窄,胎儿不得不蜷曲身体。

子宫完全在肚脐上方

子宫现在已经到了肚脐的上方。有时候,准妈妈会觉得子宫的生长稍稍减缓,但在夜里,则会觉得子宫长得很快。子宫此时大约是在肚脐以上 8 厘米的位置。如果从耻骨联合量到子宫底部,约 28 厘米。准妈妈的体重也应该增加 8～11 千克了。

准妈妈快喘不上气来了

急剧膨大的子宫向上挤压内脏,会使准妈妈感到胸口憋闷、呼吸困难。同时,生理性的子宫收缩使腹部胀满或变硬。本月是子宫收缩最多的时期,有的准妈妈在傍晚时会出现足踝部水肿现象。

此时是妊娠中毒征的多发时期,因此,初产、高龄妊娠、多胎妊娠的女性都要多加注意。妊娠中毒征的主要症状有:高血压、水肿、蛋白尿等。1 周内体重增加 500 克以上时,便有患妊娠中毒征的可能。在此期间,如有腹痛或阴道出血现象,便可能是早产,请立即到医院诊治。

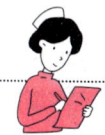

孕期检查

围生期内产前检查的重要性

围生期在我国是指怀孕满 28 周(胎儿体重达到或超过 1160 克)至产后 7 整天的这段时期。国内外划分方法略微有差异。

这段时期对孕妇和胎儿来说是最危险的时期,很多孕妇可能出现某些并发症,威胁着自身及胎儿的安全。如果早期发现,及时治疗,一般可以安全度过这一时期。产前检查是按照胎儿发育和母体生理变化特点制定的,其目的是为了查看胎儿发育和孕妇健康情况,以便尽早发现问题,及时纠正和治疗,使孕妇和胎儿能顺利地度过围生期。早期有效的产前保健是达到以上目标的必要途径。有许多怀孕的妇女不做产前检查,到临产时才来急诊,这时接诊的医院没有孕妇妊娠的资料,不了解孕妇和胎儿的健康状况,给分娩和新生儿保健带来很大的困难和风险。

产前检查骨盆和乳头

医生询问完病史,就会对孕妇做一个详细全面的体格检查。特别要提一下乳房的检查,它是为了解乳房腺发育的情况,如有乳头凹陷则在产前及时纠正,以利于产后成功地进行母乳喂养。

了解孕妇的健康状况,发现并治疗各种并发症,进行各种孕期宣传教育及自我监护指导,综合孕妇与胎儿全面情况初步制定分娩方案。胎儿在孕妇怀孕 40 周的过程中逐渐发育成熟,与此同时孕妇体内也发生了一系列变化,尤其在妊娠晚期极易发生各种并发症。只有定期产前检查才能做到动态地观察胎儿的发育情况,及早发现并处理宫内发育迟缓或胎儿畸形,纠正异常胎位。可见,正规的孕妇期保健是母婴顺利度过妊娠及分娩期的保证。据统计,通过正规的孕期保健可以有效地降低孕产妇和围产儿死亡率及减少畸形婴儿的出生。

1. 关于骨盆测量

决定胎儿能否顺利娩出的因素有三个:子宫收缩的力量,医学上称为产力;胎儿娩出的通道即产道;胎儿的大小和有无畸形。产道包括骨产道和软产道,其中的骨产道就是指骨盆。骨盆的大小及形状与能否顺利分娩密切相关。骨盆测量能够了解骨盆的大小、形态,估计胎儿与骨盆的比例,判断能否自然分娩。因此产前检查时做骨盆测量是必不可少的。

2. 关于乳头检查

为了对婴儿进行健康且营养价值高的母乳喂养,孕妇最好要求医师检查是否有扁平乳头或凹陷乳头的情形,以便施行矫正。

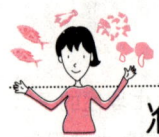

准妈妈的科学饮食策略

准妈妈需要补锌

产妇分娩方式与其妊娠期间血液中锌元素水平的高低有着密切关系。锌是人体不可缺少的微量元素之一,对人体许多生理功能的完成起着非常重要的作用,与生理代谢有关的一百多种酶要靠锌元素来调节才能发挥作用。

妇女怀孕以后,对锌的需求量增加。这是因为除胎儿生长发育和孕妇自身需要外,孕妇还要承担另一个艰巨的任务:娩出胎儿。孕妇分娩时,主要靠子宫肌ATP酶的活性,促进子宫收缩使胎儿顺利娩出。缺锌时,子宫收缩乏力,造成产妇无法自行娩出胎儿,只得借助产钳等助产术。严重收缩乏力时,则需剖宫产。

孕妇在整个妊娠期间应定期检查血液中的血锌浓度,并要在孕期多进食一些含锌丰富的食物如牛肉、芝麻、花生豆类等,以利于分娩和保证母婴健康。

缺铜可能导致胎膜早破

胎膜由羊膜和绒毛膜组成,羊膜中含有胶原纤维和弹性物质,它们决定了羊膜的弹性、脆性和厚薄。近年来随着对微量元素的重视和检测方法的改进,发现胎膜早破产妇的血清铜值均低于正常破膜的产妇。这说明胎膜早破可能与血清铜元素缺乏有关。铜在胶原纤维和弹性蛋白的成熟过程中起关键作用,而胶原和弹性蛋白又为胎膜提供了特殊的弹性与可塑性。如果铜含量低就极易导致胎膜变薄,脆性增加,弹性和韧性降低,从而发生胎膜早破。

胎膜早破对胎儿非常不利。首先,可引起早产。其次,胎膜早破可直接导致胎儿宫内缺氧。这是因为胎膜破裂羊水流尽后,子宫收缩直接作用于胎儿,易引起胎儿缺氧。如果胎膜破裂时间较长,胎膜绒毛发生炎症,也极易导致胎儿窘迫。胎膜早破还可增加新生儿感染的机会,破膜时间越长,胎儿越容易感染,出生后最常见的感染为肺炎。最后,胎膜早破可导致孕妇体重降低,这可能与营养不良、代谢缺陷导致铜元素缺乏有关。

由此可见,铜对孕妇来说是至关重要的。人体内的铜通常以食物摄入为主。含铜量高的食物有肝、豆类、海产类、贝壳类水产品、蔬菜、水果等。若孕妇不偏食,多吃上述食物是不会发生铜缺乏症的,也就可以降低发生胎膜早破的危险性。

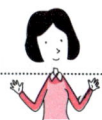

准妈妈的生活护理方案

准妈妈该戴腹带了

在怀孕早期不穿戴腹带并不会产生任何异常现象，但进入后期，随着腹部增大、身体发生变化，就会感觉腰痛，或者生育过的孕妇腹壁会发生松弛现象，此时腹带便可发挥效用。

腹带的效用如下：预防腹壁松弛和下垂（腹部、子宫向前方下垂）；可改善生育过后的产妇或多产妇因腹肌松弛形成姿势不正所带来的腰痛；固定膨胀的腰部，保持正确的姿势，使孕妇在怀孕中仍然动作轻快，并可预防腰痛及四肢疼痛。

选购腹带时最好注意尺码，以免到了怀孕的后期变得太紧。腹带最少准备两条用于换洗，此外新买的腹带最好洗过再用，所以购买时选择耐洗并可随腹部大小进行调整的腹带较经济实用。

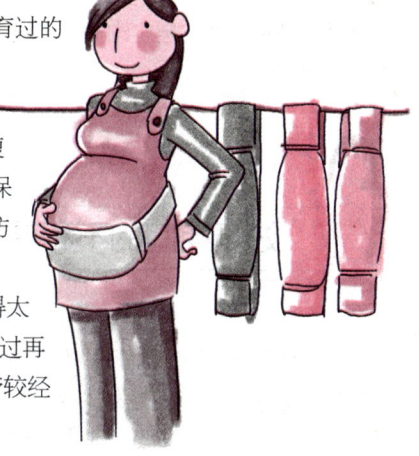

腹带的种类知多少

目前市面出售的种类有束腰式、紧腰衣式、橡皮松紧的缠腹式腹带等，穿戴简单、运用方便、适合各种体形，而且大小腹都可以使用。

1. 束腰、紧腰式腹带

最贴身的是束腰式腹带，而且不怕松脱，通常有两层布支撑，腹部部分还有较宽的辅助带，设计相当周密。

2. 缠腹式腹带

此型的腹带没有裤裆部分，有布质上缝橡皮松紧带型，也有加强型。可贴身穿，换洗时也不麻烦。

3. 新型腹带

这是使用具伸缩性布料制成的腹带，边缘缝有三角形的漂白棉布，以使缠腹后较为整齐。

新型腹带的缠法，通常是随着怀孕周数不断加宽包缠范围，以包裹整个腹部为原则，如果缠得太紧则会妨碍血液循环。缠好以后，腹带与腹壁间以能插入手指的程度为较适合，因腹带主要作用是支撑腹部以免下垂，所以应下紧上松，这样才能充分发挥腹带的作用。

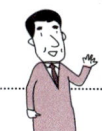

胎教知识的了解与应用

交流式接触

妊娠第29周到产后28天，是母子关系最密切的阶段，这种关系可借助肌肤之亲或对话更显亲密。为了使宝宝顺利成长、发育，母子之间的接触是十分必要的，可以使宝宝更爱妈妈、妈妈更疼宝宝，这种相互作用也能决定孩子未来的性格发展。

7个月的胎儿，已经能感受到母亲的精神状态并加以反应，所以母亲不必使用语言，也能和胎儿沟通。

一边听音乐，一边做放松练习，能使你和宝宝完全沉浸于安定的状态，进入"无言交流"的境界。

当然，胎儿此时对外界的感受性也在不断提升。你跟他说话、唱歌或共舞都非常可行且十分必要。

此外，通过按摩与宝宝沟通、定期实施精神松弛练习、写日记和与丈夫交谈等，都是重要的功课，可别忘了！

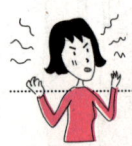

妊娠期间的不和谐音符

胎盘早剥

妊娠28周后或分娩期，正常位置的胎盘在胎儿娩出前，部分或全部从子宫壁剥离称为胎盘早剥。重症者的临床表现为突发性剧烈腹痛伴少量阴道流血、子宫板硬、胎心音不清、很快进入休克状态。本病为妊娠晚期的一种严重并发症，往往起病急，进展快，如抢救不及时可威胁母儿生命。该病的发生可能与下面几种因素有关：血管病变：重度妊高征、高血压、慢性肾炎等；机械性因素：外伤、羊水过多破膜时羊水突然流出、子宫静脉压突然升高等。

1. 胎盘早剥的临床表现

- 大多数孕妇有妊高征，高血压、慢性肾炎或外伤等诱因。
- 妊娠晚期突然发生剧烈腹痛，伴胎动加快或消失。
- 阴道流血，轻型以外出血为主，多见于分娩期，症状轻。重型以内出血为主（可引起子宫胎盘卒中），阴道流血少或无，可有血性羊水。
- 重型者症状与出血量不成比例，患者短期内进入休克状态。
- 轻型者体征不明显，重型者子宫板硬、压痛明显，子宫大于孕月，胎心音不清或消失。
- 超声波检查可提示有胎盘后血肿，并可作胎盘定位而与前置胎盘鉴别。

2. 胎盘早剥的诊断依据

- 有妊高征、高血压、慢性肾炎或外伤史等诱因者在孕晚期突然发生剧烈腹痛，伴有胎动加快或消失。
- 阴道流血量与休克等严重症状不成比例。
- 子宫板硬、压痛、宫缩间歇期不放松，子宫大于孕月，胎位不清，胎心音消失。

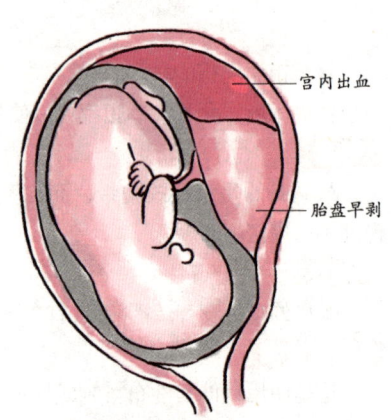

宫内出血

胎盘早剥

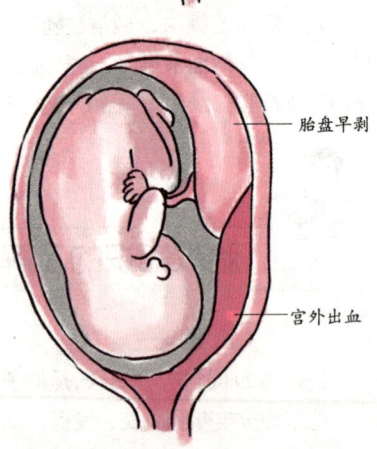

胎盘早剥

宫外出血

- 超声波检查可有胎盘后血肿。
- 需与前置胎盘、子宫破裂、外科急腹症等区别。

治疗胎盘早剥的2个原则

1. 治疗原则

- 积极纠正休克：输血，输新鲜血及其他支持治疗。
- 及时终止妊娠：一旦确诊立即在抗休克的同时尽快终止妊娠。方法有经阴道分娩及剖宫手术，必要时施行骼内动脉结扎甚至切除子宫。
- 防止产后出血。
- 及时处理凝血功能障碍：输新鲜血、血小板、补充凝血因子、纤维蛋白原等，按病情应用抗凝剂或抗纤溶剂。
- 预防肾功能衰竭：注意尿量，必要时使用利尿剂。
- 加强支援疗法，用大量抗生素防感染，进行抗贫血治疗。

2. 用药原则

- 小剂量催产素静脉滴注，用于引产或加速产程，大剂量肌注或静脉滴注预防产后出血；高血压者禁用麦角新碱。
- 重症者应疑有感染危险加用青霉素等抗生素。
- 重症者应静脉输液、输血、血小板，必要时补充凝血因子纤维蛋白酶等，按需应用肝素或氨甲苯酸。
- 本病例应按常规加强支援、对症治疗。

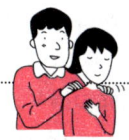

完美准爸爸的OK行动

帮助准妈妈称量体重

从妻子怀孕28周开始，准爸爸可每周都帮助她测量一次体重，一般每周可增加500克。孕妇体重过重或不增加，都是不正常的表现，孕妇应到医院请医生检查。需要注意的是，在测量体重前，应让准妈妈排空大小便；在计算体重时，还要注意准妈妈的衣服增减对体重的影响。

第29周 大脑功能日渐完善

大脑沟回越来越多

这时胎儿体重大约有1300多克，顶臀高为26～27厘米，如果加上腿长，身长大约已有43厘米了。

这时胎儿的皮下脂肪已初步形成，看上去比原来显得胖一些了。手指甲也已很清晰。此时如果有光亮透过子宫壁照射进来，胎儿就会睁开眼睛并把头转向光源，这说明胎儿的视觉发育已相当完善。

胎儿大脑的发育程度令人欣喜。颅骨非常柔软，以适应发育迅速的大脑的需要。在大脑的表面，出现了越来越多的不规则皱褶和沟痕，这就是大脑的沟回，它们是神经细胞建立联系的结果。现在，大脑功能相当完善，能够控制呼吸，具有了初步的思维、感觉和记忆功能，正是这种迅速增大的记忆储存开始引导胎儿行为的发展。

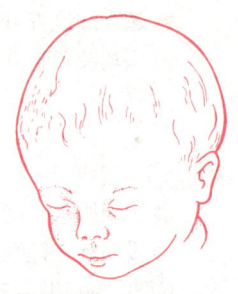

第 29 周

现在，胎儿可能已经长了很多的头发。

胎儿越长越大，他在母体内的活动空间相对会越来越小，胎动也会逐渐减弱，但现在胎儿仍然会设法活动四肢，还经常踢妈妈的肚子，通常每天早上准妈妈都会感到 10 次以上的明显踢动。胎宝宝还是那么调皮，可能在妈妈想睡觉的时候，胎儿醒来了，在那里动个不停，搞得妈妈无法入睡；等妈妈醒来时，他却睡着不动了。

偶尔会有假宫缩

本周，子宫底增大至肚脐上 7.5 ～ 10.2 厘米的位置上，宫高约 29 厘米。准妈妈的体重较妊娠前增加 7.6 ～ 9.5 千克。29 周以后，有些准妈妈感觉到肚子偶尔会一阵阵地发硬发紧，这是假宫缩，是此阶段的正常现象。

准妈妈要注意休息

进入孕晚期，准妈妈们又开始胡思乱想了，有的妈妈因自己的胎儿现在还是头朝上而担心临产时胎位不正，其实，这时的胎儿可以自己在妈妈的肚子里变换体位，有时头朝上，有时头朝下，还没有固定下来，大多数胎儿最后都会因头部较重而自然头朝下就位。如果需要纠正的话，产前体检时医生会给予适当指导。

妊娠后期要孕妇注意休息，不要走太远的路或长时间站立。这时孕妇可能需要每两周做一次体检了，最后一个月还将变成每周做一次体检。为了孕妇和胎儿的健康和安全，这是很有必要的。

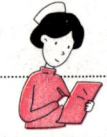

孕期检查

衣原体感染

衣原体是一种常见的性传播疾病（STD）的病原，估计每年有 300 万 ～ 500 万人遭受感染。很难判别你是否已经受到衣原体感染，因为衣原体感染几乎没有任何症状。20% ～ 40% 性活动频繁的妇女会发生衣原体感染，如果不经治疗，衣原体感染会造成严重后果，而治疗后则可以避免这种情况的发生。

衣原体感染是由沙眼衣原体引起的，它可侵入到某些正常细胞内。感染通过性活动传播，包括口交。衣原体感染所引起的一个重要的并发症就是会造成盆腔炎症（PID），这是一种包括子宫、输卵管乃至卵巢等生殖器官的严重感染性疾病，是由衣原体感染阴道及盆腔后未采取相应治疗措施而引起的。如果造成持续感染或复发，生殖器官就会受到损伤，需要进行手术来修补，如果输卵管受到损害，会发生异位妊娠，宫外孕的风险则会增加。

妊娠期间，孕妇可在新生儿通过产道时将衣原体传染给婴儿。这些新生儿中患衣原体感染的概率是20%～50%。

这能导致新生儿眼部受到感染，不过比较容易治疗，较严重的并发症是肺炎，需要新生儿住院治疗。

检查衣原体

衣原体可通过培养法检查，然而，50%以上的衣原体感染并没有任何症状，症状大多为生殖器有烧灼感或瘙痒，阴道分泌物增加，尿痛或尿急，或盆腔疼痛。男性也可表现出相应症状。

现在采用的新检测方法要比过去的培养法快得多，被称为快速诊断试验，在办公室就可以操作，提供结果非常迅速，当天就能拿到结果。衣原体感染大多采用四环素治疗，孕妇不能使用四环素，红霉素是比较好的替代药物。治疗后，医生还会做一下组织培养以判定感染是否已经清除。

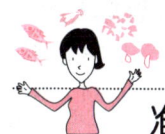

准妈妈的科学饮食策略

孕妇不能再"口重"

有些孕妇平时"口重"，即嗜好咸食，尤其是北方居民较严重。现代医学研究认为，吃盐量与高血压发病率有一定关系，摄入盐越多，高血压病的发病率也越高。众所周知，妊娠高血压综合征是妇女在妊娠期才会发病的一种特殊疾病，且很容易因过度咸食而引发。其主要症状为水肿、高血压和蛋白尿，严重者可伴有头痛、眼花、胸闷、晕眩等症状，甚至发生子痫而危及母婴健康。如果孕妇患有某些疾病，如心脏病、肾病等，应从妊娠开始就忌盐或食低钠盐。为了孕期保健，我们建议孕妇每日盐摄入量应控制在6克左右。

孕妇忌温热补药

孕妇由于周身的血液循环系统血流量明显增加，心脏负担加重，子宫颈、阴道壁和输卵管等部位的血管也处于扩张、充血状态。加上孕妇内分泌功能旺盛，分泌的醛固醇增加，容易导致水钠潴留而产生水肿、高血压等病症，再者，孕妇由于胃酸分泌量减少，胃肠道功能减弱，会出现食欲不振、胃部胀气、便秘等现象。在这种情况下，如果孕妇经常服用温热性的补药、补品，比如人参、鹿茸、鹿胎膏、鹿角胶、桂圆、荔枝等，势必导致阴虚阳亢、气盛阴耗、血热妄行，加剧孕吐、水肿、高血压、便秘等症状，甚至发生流产或死胎等。

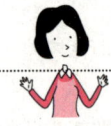

准妈妈的生活护理方案

妊娠晚期不宜久站

妊娠晚期由于胎儿已逐渐发育成熟，子宫逐渐膨大。站立时，腹部向前突出，身体的重心随之前移，为保持身体平衡，孕妇上身会代偿性后仰，使背部肌肉紧张，长时间站立可使背部肌肉负担过重，造成腰肌疲劳而发生腰背痛，故应避免久站。在站立时应尽量纠正过度代偿姿势，可适当活动腰背部，增加脊柱的柔韧性可减轻腰背痛。

妊娠晚期由于增大的子宫压迫腔内静脉，阻碍下肢静脉的血液回流，常易发生下肢静脉曲张或会阴静脉曲张，若久站久坐，可使身体低垂部位的静脉扩张、血容量增加、血液回流缓慢，造成较多的静脉血潴留于下肢内，致下肢静脉曲张。常表现为下肢酸痛、小腿隐痛，踝、足、背部水肿，行动不便。

妊娠期间除应避免久站、久坐外，还应避免负重或举重。据临床观察，孕妇除因晾晒被褥、挑担、提水、攀高、举重、搬运重物或推重车而加重或引起下肢静脉曲张以外，引起流产、胎膜早破或早产者不胜枚举。这是因为负重或举重时，一方面使腹压增高，另一方面可加重子宫前倾下垂的程度，从而刺激诱发子宫收缩所致。据研究发现，在妊娠期尤其是中晚期妊娠期间提拿25千克物体时，子宫无变化或仅有轻微受压，提拿30千克物体时子宫倾斜度则发生明显变化，而受压情况也较为显著。因此，孕妇为防止上述并发症应避免久站、久坐、负重或举重。

妊娠瘙痒的几个注意事项

孕妇在怀孕后因为生理状况改变，皮肤会比较敏感，容易发生妊娠性瘙痒症，同时怀孕后胆汁容易淤积，再加上干燥的天气，会使皮肤瘙痒恶化。

一般处理瘙痒症的方法是避免太热的环境，包括不要用太烫的热水洗澡，沐浴的时间也不宜太久。洗剂方面要以较温和的肥皂为主，一般浴液因含复杂的化学成分，可能会使皮肤更痒，应尽量避免。泡温泉对孕妇来说不适合，因泉水中含有大量的硫黄及其他化学物质。当皮肤特别干燥时，可在皮肤上擦一些较亲水性的乳液，但应以适量为原则。饮食方面应避免酒精及酸辣等刺激性食物。

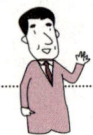

胎教知识的了解与应用

准妈妈多读书

人体必需的14种维生素都有促进大脑细胞兴奋、维持人体各组织器官正常的功能。而持之以恒地读书，则使大脑充满活力。

孕妇通过阅读书籍，可以产生敏捷的思维和丰富的联想。医学研究表明，母亲的思维和联想能够产生一种神经递质，这种神经递质经过血液循环进入胎盘而传递给胎儿，然后分布到胎儿的大脑及全身，并且给胎儿脑神经细胞的发育创造一个与母体相似的神经递质环境，使胎儿的神经向着优化方向发展。

准妈妈要看什么书

笼统地说，书可以分为两类：可看的书和不可看的书。

不可看的书也就是那些对人的情绪等各方面产生消极影响的书，如黄色书刊、趣味低下的街头画册、思想过于低沉的书等。这些书籍里充斥的下流、淫秽、打斗、暴力等不健康的内容会使孕妇长期处于不良的精神状态中，对胎儿的发育是不利的。

可看的书是那些看后使人精神振奋、情绪良好的书。例如，名人传记，优美的抒情散文、著名的诗歌、游记、有趣的童话故事、艺术价值高的美术作品以及有关胎教、家教、育婴知识等方面的书刊杂志。阅读这类书籍对于孕妇及胎儿的身心健康都大有裨益。一位哲人说过："读一本好书，就像是与一位精神高尚的人在谈话。那精辟的见解、分析，丰富的哲理，风趣幽默的谈吐，都会使人精神振奋、耳目一新"。

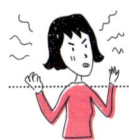

妊娠期间的不和谐音符

皮肤过度瘙痒时要去做检查

有些孕妇在妊娠中后期，出现皮肤局部甚至全身瘙痒现象。人们通常把孕妇身上发生的症状当成是特殊的"妊娠反应"，殊不知孕妇皮肤瘙痒可能引起胎儿死亡、孕妇早产、产后出血等不良后果，医学上将这种病症称之为"妊娠期肝内胆汁淤积综合征"。

这种病的主要症状是，孕妇怀孕五六个月或七八个月后身上开始发痒，发痒的部位多在腹部，少数遍及全身。有的仅为轻度瘙痒，有的则奇痒难忍。但做皮肤检查却无任何异常。除瘙痒外，在少数孕妇身上，可检查出肉眼难以发现的轻微黄疸。一旦孕妇分娩后，瘙痒和黄疸现象在一两天内就会完全消失。若再次怀孕，还可能出现同样症状。临床调查也发现，母亲妊娠时有此症状者，女儿怀孕后也可能表现有同样症状，说明其有遗传的可能。据分析，导致黄疸和皮肤瘙痒的原因是，因胎儿压迫胆管，引起胆汁引流不畅，胆盐不能很好地排泄，于是在肝脏淤积、在血中积累从而形成黄疸；血中的胆盐刺激神经末梢，在临床上表现为瘙痒症状。

妊娠期肝内胆汁淤积综合征易造成胎儿宫内缺氧，特别是在临产时缺氧现象较明显，并易导

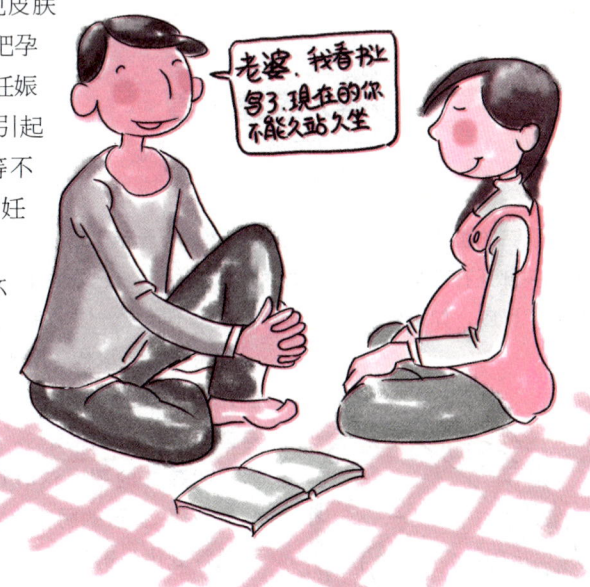

致孕产妇发生早产及产后出血过多。因此，孕妇应当定期去妇产科做检查，特别是在临产期更不可大意，若发现有异常，应加强监护以确保孕妇和胎儿的平安。

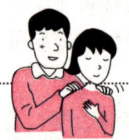

完美准爸爸的OK行动

准爸爸的倾诉与倾听

　　害怕？担忧？紧张？激动？不管你对即将扮演的父亲角色有什么感受，都可以告诉你的妻子。对你看到的"育儿指南"有什么疑问，都可以问你的妻子。对于你的参与和关注，她一定会非常高兴。然后，仔细倾听她的回答和解释——然后甚至还可以继续问她没有讲明白的问题。这样做是表示你愿意全心投入的最好办法。即便你已经为怀孕的妻子做了很多很多，或者自认为是个合格的准爸爸，随时与妻子沟通和交流依旧是你的头等大事。

　　你能了解吗？你所做的每一件事情，你为贴近怀孕的妻子所付出的每一分努力有着多么重大的意义——你们共同创造的不仅仅是一个孩子，而是一个崭新的家庭。

第30周　吵得人家睡不着

大脑和神经系统已经相当发达

　　胎儿现在约重1500克，从头到脚长约44厘米。

　　胎儿头部还在增大，而且这时大脑和神经系统已发达到了一定程度。几乎大多数胎儿此时对声音都有了反应，如果外边的声音吵得他睡不着觉，便会踢踢妈妈的肚子告诉她。

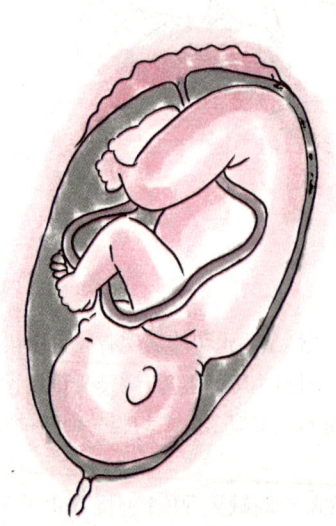

　　骨髓已经取代了肝脏的造血功能，肌肉和肺部继续发育。胎儿皮下脂肪继续增长，这使宝宝的皮肤不再那么皱巴巴的，身体显得更加圆滚滚的。手指甲和脚趾甲还在继续生长。

　　男孩儿的睾丸这时正在从肾脏附近的腹腔沿腹股沟向阴囊下降；女孩的阴蒂已突现出来，但并未被小阴唇所覆盖，那要等到出生前的最后几周。

子宫绷紧腹壁

　　子宫约在肚脐上方10厘米，从耻骨联合量起，子宫底高约30厘米，已经上升到胸与脐之间。子宫不断增大使腹壁绷紧，暗紫色的妊娠纹更加明显。

准妈妈快带不动宝宝了

　　准妈妈这时会感到身体越发沉重，肚子大得看不到脚下，呼吸越来越困难，行动越来越吃力。这时真想跟宝宝说："快出来吧，妈妈带不动你了！"孕妇一旦发生不规则宫缩应立刻停下来休息，每天最好睡个午觉。

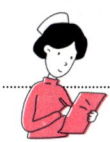

孕期检查

常规检查。

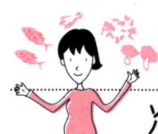

准妈妈的科学饮食策略

多吃粗粮，营养更好

孕晚期胎儿的营养需求达到了最高峰，你需要摄入大量的蛋白质、维生素C、叶酸、B族维生素、铁质和钙质，每天大约需要200毫克的钙元素以用于胎儿的骨骼发育。这时胎儿的骨骼、肌肉和肺部发育正日趋成熟。

孕妇的膳食宜粗细搭配、荤素搭配，不要吃得过精，造成某些营养元素吸收不够。比之于细粮很多粗粮有着意想不到的食疗作用。

玉米：玉米富含镁、不饱和脂肪酸、粗蛋白淀粉、矿物质、胡萝卜素等多种营养成分，深受人们的青睐。玉米全身都是宝，黄玉米籽又称为黄色植物食品。它富含的镁元素能够帮助血管舒张、加强肠壁蠕动、增加胆汁、促使人体内废物的排泄。它还富含谷氨酸等多种人体所需的氨基酸，能够促使大脑细胞的新陈代谢，有利于排除脑组织中的氨。红玉米籽以富含维生素B_2为主要特色。孕妇常吃可以预防及治疗舌炎、口腔溃烂等核黄素缺乏症。玉米油则富含维生素E，常吃不仅能美容，还能降低血液中胆固醇含量，防止动脉硬化及冠心病。玉米的胚芽及花粉富含天然的维生素E，常吃可以增强体力及耐力，有效地防止"妊娠巨幼红细胞性贫血"。玉米须煎水代茶饮，有利尿、降压、清热、消食、止血、止泻等功效，可预防妊娠高血压综合征、肝胆炎症以及消化不良等疾病。

红薯：红薯又称甘薯或者地瓜。红薯富含淀粉，氨基酸、维生素A、B族维生素、维生素C及膳食纤维的含量都高于大米与白面。它还富含人体必需的铁、钙等矿物质，是营养全面的长寿食品。美国和日本两国的科学家联合研究表明，红薯含有类似雌性激素的物质，孕妇食用后能使皮肤白嫩细腻。红薯中还含有黏蛋白，是一种多糖和蛋白质的混合物，属于胶原和黏多糖类物质。这种物质能促进胆固醇的排泄，防止心血管的脂肪沉淀，维持动脉血管的弹性，从而能有效地保护心脏，预防心血管疾病。所以，红薯是孕妇的营养保健食品。

糙米：糙米也十分适合孕妇食用。李时珍在《本草纲目》中称赞糙米具有"和五脏、好颜色"之妙用。每100克糙米胚芽中含蛋白质3克、脂肪1.2克、维生素B_1、维生素B_2各2.5克、维生素E 1.8克、维生素C 50毫克、维生素A 50毫克、叶酸250毫克、锌20毫克、镁15毫克、铁20毫克。

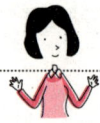

准妈妈的生活护理方案

孕妇沉迷电视影响宝宝气质

母亲在妊娠期和哺乳期长时间看电视，会使宝宝出生后情绪不稳定。

有专家对 2000 多名 3～7 岁正常儿童家庭进行了调查，发现从气质上划分，情绪积极、适应性强、生活规律、易接受新鲜事物的易养型儿童占 37.7%；生活不规律、对新鲜事物和陌生人退缩、经常表现出消极情绪的难养型儿童占 9.2%；对外界刺激反应强度、速度和灵活性偏低的启动缓慢型儿童占 6.8%。调查同时显示，难养型儿童的母亲在妊娠期间每天看电视 1 小时以内的占 38.9%，启动缓慢型占 65.4%，易养型占 43.3%；难养型儿童的母亲怀孕期间每天看电视 3 小时以上的占 7.4%，启动缓慢型占 3.8%，易养型仅占 1.7%。

鲜花成病源，花粉惹的祸

很多人都爱在探望孕妇时送鲜花，却不知可能会给其健康带来不利影响。目前鲜花店所卖鲜花主要有多穗形和少穗形两种。多穗形如红掌、百合、马蹄莲等，由于花穗较长、含有大量花粉，在看望一些有花粉过敏症的孕妇时，如送这些鲜花，花粉如被孕妇吸入呼吸道，极易引发过敏性鼻炎、皮肤荨麻疹等过敏反应。另外，如果孕妇在孕期最后 3 个月里接触花粉，婴儿患哮喘的可能性就会增加。

瑞典的一项研究表明，花粉等环境因素对出生前的胎儿有不良影响。研究人员把从小出现哮喘的婴儿同正常的婴儿进行比较，发现与母亲在孕期最后 12 周内有没有接触过花粉有重要关系。

由于每年不同月份的花粉多少各不相同，所以研究人员没有具体研究出生月份对婴儿患哮喘的概率有何影响，但这也很可能是影响因素之一。孕妇与花粉接触的程度似乎比婴儿出生的月份更加重要。秋季是空气里花粉浓度最高的季节，尽量少吃高蛋白质、高热量的食物，少吃精加工食物。有过敏史的人外出时一定要格外注意，不要随便去闻花草，有必要的话应该戴上口罩。

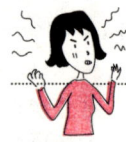

妊娠期间的不和谐音符

胎位不正

胎位，通俗地说就是指胎儿在子宫内的位置。正常的胎位应该是胎头"俯曲"，枕骨在前、分娩时头部最先伸入骨盆，医学上称之为"头先露"。这种胎位在分娩时一般比较顺利。而至于那些身体其他部位（如臀、脚、腿部甚至手臂）朝下，这种状况就属于胎位不正。在异常胎位中，臀先露（即臀部朝下）的比例最高。有些胎儿虽然也是头部朝下，但胎头由"俯曲"变为仰伸或枕骨在后方，广义上说也属于胎位不正。引起胎位不正的原因主要有以下几个方面：

- 羊水过多、经产妇腹壁松弛等，使胎儿在宫腔内的活动范围过大。
- 子宫畸形、胎儿畸形、多胎、羊水过少等，使胎儿在宫腔内的活动范围过小。
- 骨盆狭窄、前置胎盘、巨大胎儿等，使胎头衔接受阻。

通常，在孕 7 个月前发现的胎位不正，只要加强观察即可。因为在妊娠 30 周前，胎儿相对子宫来说还小，而且母亲宫内羊水较多，胎儿有活动的余地，会自行纠正胎位，在孕 30 周后大多能自然转为"头位"。然而就一般而言，若在妊娠 30 ~ 34 周还是胎位不正时，就需要矫正了。否则，这些不正常的胎位，等于在孕妇的分娩通道中设置了障碍，容易导致产妇难产。

3 种矫正胎位的方法

在孕期，胎位不正不会对母儿带来不良影响，但它是造成难产的常见因素之一。不过现代医学完全有办法进行处理。下文以最常见的臀位为例来介绍一些产科矫正方法。

1. 膝胸卧位操

孕妇排空膀胱，松解腰带，在硬板床上，俯撑，膝着床，臀部高举，大腿和床垂直，胸部要尽量接近床面。每天早晚各 1 次，每次做 15 分钟，连续做 1 周。然后去医院复查。

2. 医生为孕妇施行"转向"

如果在孕 32 ~ 34 周时，胎儿仍未转向，医生就要考虑为孕妇实行外转胎位术，让胎儿翻转，使孕妇能顺利分娩。

羊水量适中，胎儿的背部在两侧，产妇体重适中，而且胎儿臀部并未进入骨盆深部等条件下，才适宜施行外转术。进行人工外转胎位时，医生通常会给予孕妇子宫放松的药物，然后由医生在 B 超监测下行外转胎位术。

值得注意的是，外转胎位术有一定的风险性。操作时，会导致脐带缠绕或胎盘早剥。因此，在科学技术发达、有条件做剖宫产的地区，这个方法并不流行。

3. 胎位不正的针灸治疗法

针对胎位不正，我国有针灸治疗的成功先例。用针刺至阴穴，治疗胎位不正，每日 1 次，每次 15 ~ 20 分钟，5 次为一疗程，适用于妇科检查诊断为臀位、横位、斜位的孕妇。

胎位不正情况下的分娩

胎位不正的孕妇，并非 100% 不能经阴道分娩。

单臀位（即胎儿臀部朝下，双髋关节屈曲，双膝关节伸直）的孕妇，如骨盆腔宽大，且胎儿体重在 3500 克以下，仍然可以考虑经阴道分娩。必须特别注意：由于胎儿的臀部通常比头部要小，所以下降可能较快，但仍存在头部分娩困难，引起胎儿损伤（如颅内出血、臂丛神经损伤、新生儿窒息等）的危险，因此，医生常在胎臀娩出到脐部时，实行臀助产术。若有任何产程延长情况，则必须及早剖宫生产。

胎儿盘膝坐、单腿或双腿直立的臀位不适宜阴道分娩，否则易导致在产程中脐带脱垂，引起胎儿缺氧，甚至导致死胎。对于这样的胎位，一般要以剖宫产终止妊娠。孕妇需要在胎儿足月前后住院待产。

有些因胎头旋转或"俯曲"不良而引起的胎位异常，如持续性枕横（后）位、面先露、高直位、前倾位等，均在分娩中才会被发现。临床医生会根据产妇骨盆、胎位、胎儿大小等情况来综合考

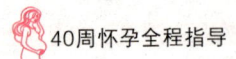

虑继续分娩的方式,必要时实施紧急剖宫产。

胎儿身体其他部位先露所引起的胎位不正,如肩先露、复合先露等,常见于腹壁松弛的经产妇或骨盆狭窄者,且经阴道分娩的危险性更大,甚至会引起死胎或孕妇子宫破裂。对于这样的孕妇,现代医学一般用剖宫产终止妊娠。

另外,虽然产科方面一般是在怀孕9个月时诊断确定胎位不正,但仍有极少数产妇在临盆前仍有胎位改变的机会。国内第一位水中分娩的妈妈马楠,她就是在分娩前一刻才由医生将胎位转正的。

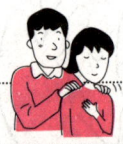

完美准爸爸的OK行动

帮助准妈妈洗脚

孕妈妈的肚子会大到看不见自己的脚,这就会使一些需要弯腰去做的事变得难以实施了,比如洗脚和剪脚趾甲。

每天准备好一盆热水,帮妻子舒舒服服泡个脚,再帮她擦干,定期修剪脚指甲,既解决了妻子面临的难题,又能让妻子备感欣慰,增强夫妻之间的感情。

第31周 外边有个小太阳

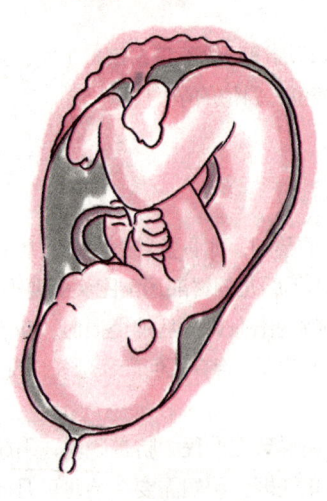

眼睛已经开始为出生进行准备

这时胎儿的身长增长减慢而体重迅速增加,现在宝宝大约有1600克了。

这周胎儿的眼睛已经开始为出生进行准备了。眼睑常在活跃时张开,而在睡觉时闭上。在白天,他大概已经能够看到子宫里的景象,也能辨别明暗,甚至能跟踪光源。如果你用一个小手电照射腹部,胎儿会转过头来追随这个"小太阳",甚至可能会伸出小手来触摸。但这并不意味着宝宝一生下来眼睛就可以看清东西,新生儿最远只能看清距离20~30厘米处的人和物。

子宫底又高了一点

这时子宫底已经上升到了横膈膜处,距肚脐11厘米,子宫底高度为31厘米,胎儿周围大约有850毫升羊水。

准妈妈吃得少了

有些准妈妈会出现心悸或呼吸困难的现象。而子宫对胃部的压迫,让准妈妈很容易有饱胀感,每次进食的量有所减少,但是饿得很快,刚吃完,一会儿又得加餐。

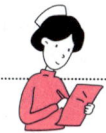
孕期检查

常规检查。

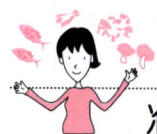
准妈妈的科学饮食策略

孕妇常吃鱼，胎儿易足月

鱼类是一种重要的动物性食物，营养价值高、味道鲜美、容易消化、营养素也易吸收，对胎儿脑部及神经系统的发育非常有益。

鱼肉组织柔软细嫩，比畜禽肉更易消化。鱼类蛋白质含量丰富，利用率极高，85％～90％为人体需要的各种必需氨基酸，而且比例与合成人体蛋白质的模式也极相似。鱼类脂肪含量不高，但鱼类脂肪不饱和脂肪酸的熔点低，消化吸收率达95％左右。海鱼中不饱和脂肪酸高达70％～80％，有益于胎儿大脑和神经系统的发育。鱼肉中含无机盐稍高于肉类，是钙的良好来源。而且海产鱼类的肝脏中含有丰富的维生素A、维生素B、维生素D。

孕妇吃鱼越多，怀孕足月的可能性越大。出生时的婴儿也会比一般婴儿更健康、更精神。那些经常吃鱼的孕妇出现早产和出生体重较轻婴儿的可能性要远远低于那些平时不吃鱼或很少吃鱼的孕妇。孕妇每周吃一次鱼，就可使从来不吃鱼的孕妇早产的可能性从7.1％降至1.9％。鱼之所以对孕妇有益，是因为它富含某种脂肪酸，这种物质有延长怀孕期、防止早产的功效，也能有效增加婴儿出生时的体重。

准妈妈的生活护理方案

孕妇需要温柔色调

孕妇对色彩的反应是其生理和心理变化的反应。胎儿长到7个月以后，身体各器官逐步发育完善，胎动也变得更加明显而频繁，往往使母亲对色彩变得更加敏感。例如，当孕妇在注意到一块大面积的黑颜色时，随着她瞳孔的自然放大，她腹内的胎儿会躁动不安，这时孕妇便会心慌、气短并出汗。当孕妇面对明亮、鲜艳的红色或受到强烈的红光照射时，她的血压会迅速升高，脉搏明显加快，产生兴奋、激动等心理反应，胎动也会明显增加。可见，胎儿的活动与母亲的情绪变化、生理反应休戚相关。

淡绿色和淡紫色两种柔和的色调最受孕妇青睐。这是因为这两种颜色是一切色系中最"温柔"的，它们的光波最弱、最平缓，几乎对人的视觉感官没有多大刺激，所以特别符合处于较强生理变化之中的孕妇对特殊色彩的心理需求。

孕妇在以淡绿色和淡紫色布置的房间或灯光下休息，会减轻"反应"带来的不悦，从而感到

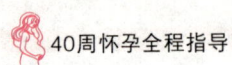

无比的舒畅，产生一种极特殊的愉悦心情，而且这两种色调氛围能使心烦意乱和因长期失眠而引起神经衰弱的孕妇安然入睡，并减轻她们的生理性头痛和呕吐症状。

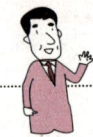

胎教知识的了解与应用

教胎儿数数

首先要制作一些卡片，即把数字和一些笔画简单、容易记忆的字制成颜色鲜艳的卡片，卡片的底色与卡片上的字分别采用反衬度鲜明的颜色，如黑白、红绿等。训练时，母亲应精力集中、全神贯注，就像教小学生识字一样，一边念，一边用手沿着字的轮廓反复描画，应注意笔顺一定要正确，每天抽出时间定时进行。这样，久而久之，将有助于孩子识字能力的培养。

数学中一定要运用形象思维及色彩组合。例如，2像水中自由游泳的鸭子，3像人的耳朵，5像秤钩，6像倒置的9，9像小蝌蚪等。又例如：11、33、44等两位数可以既形象又富有色彩的组合，如分别将左侧用绿色，右侧用蓝色。为了让胎儿与教学合拍，在教学之前，父母必须先给胎儿一个信号，如抚摸着胎儿说："乖孩子，我们开始上课"。

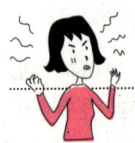

妊娠期间的不和谐音符

前置胎盘

孕妇的胎盘在正常情况下应位于子宫底、子宫前后壁或左右壁，若位于子宫下段，遮盖子宫颈内口者，称为前置胎盘。根据宫颈与胎盘的关系分类，前置胎盘有两类：一类是部分性前置胎盘，胎盘仅遮盖子宫颈口的一部分，还有一类是完全性前置胎盘，胎盘全部遮盖于子宫颈口上。

前置胎盘的唯一症状是妊娠8个月后或分娩时，不明原因的无疼痛的阴道反复出血。引起出血的原因是胎盘不在子宫上部，而在子宫下部。到妊娠后期，子宫下段逐步扩张、变薄。临产时，宫口扩张，如胎盘附着于子宫下部，随着子宫下部的伸展，胎盘的一部分剥离，从而引起出血。前置胎盘的主要危险是出血过多，一旦出血过多，就不能继续妊娠，需立即做剖宫产，通常造成胎儿未成熟就娩出。前置胎盘多发生在生孩子过多、过密和多次做人工流产或子宫内膜有损伤以及患有子宫肌瘤的妇女身上。

前置胎盘的孕妇，临产一般是做剖宫产，如出血量少，也可从阴道，如出血严重，则需立即输血。

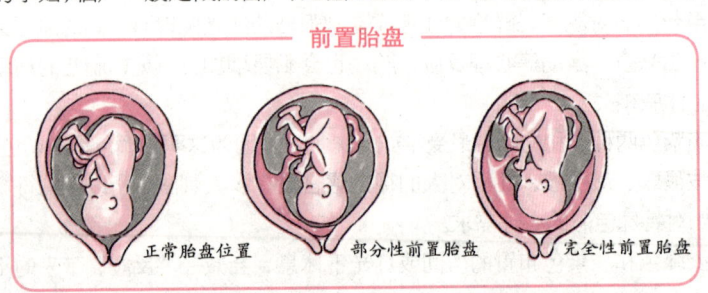

前置胎盘

正常胎盘位置　　部分性前置胎盘　　完全性前置胎盘

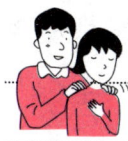

完美准爸爸的OK行动

帮助准妈妈穿衣服

有些孕妇装,特别是孕妇裙都是在背后有个拉链。行动越来越"笨"的孕妈妈想要自己拉好拉链还是挺吃力的,系鞋带也同样有难度。

有眼力的准爸爸这时如能主动上前帮妻子的忙,一定会让她心情愉悦。关键是要主动,别总是等着妻子要求你做时才做。

第32周 我踢到了妈妈的胸

宝宝开始玩倒立

胎儿已经32周了,他的身体和四肢还在继续长大,最终要长得与头部比例相称。胎儿现在的体重为2000克左右,全身的皮下脂肪更加丰富,皱纹越来越少,看起来更像一个婴儿了。胎儿的各个器官继续发育完善,肺和胃肠功能已接近成熟,具备呼吸能力,能分泌消化液。胎儿喝进的羊水,经膀胱排泄在羊水中,这是在为他出生以后的小便功能进行锻炼呢。

你会发现,现在胎儿动的次数比原来少了,动作强度也减弱了,再也不会像原来那样在你的肚子里翻筋斗了。

别担心,只要你还能感觉到胎儿在蠕动,就说明他很好。这是因为胎儿身体长大了许多,妈妈子宫内的空间已经快被占满了,他的手脚动不开了,于是每天花90%~95%的时间来睡觉。即便如此,胎儿还要继续长大,而且在出生前至少还要长1000克左右呢!

作为出生前的准备,宝宝开始玩倒立了,也就是在子宫里出现头朝下的姿势,小脚经常会向上踢到母亲的胸腔。

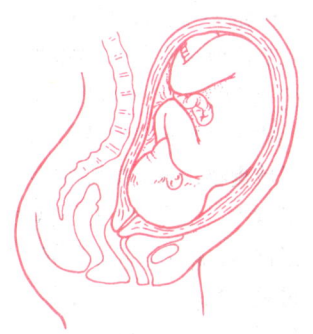

第32周
胎儿现在在温暖舒适的子宫里发育良好,羊水开始减少。

羊水又少了一些

本周孕妇的子宫底可在肚脐上12厘米的地方触及,宫高32厘米,羊水量600~800毫升,比上周又少了许多。

准妈妈的内裤总是潮乎乎的

这个月妈妈的体重增加了1300~1800克,最后这个时期,你的体重每周增加500克也是很正常的,因为现在胎儿生长发育相当快,他正在为出生做最后的冲刺。

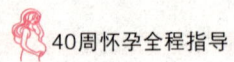

这时妈妈会感到很疲劳、休息不好，行动更加不便，食欲因胃部不适也有所下降。排尿次数增多，阴道分泌物增多，感觉内裤总是潮乎乎的。

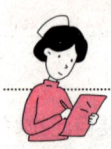

孕期检查

常规检查。

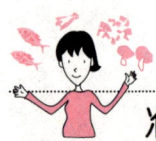

准妈妈的科学饮食策略

避免体重增长太快，准妈妈合理摄入饮食

胎宝贝长得特别快，体重一般都是在这个时期增加的。如果营养摄入得不合理或过多，就会使胎宝贝长得太大，造成分娩时难产，所以一定要注意合理安排饮食。可选择体积小、营养价值高的食物，如动物性食品；少吃体积大、营养价值低的食物，如土豆；适当限制甜食、油炸食品及肥肉的摄入，油脂也要适量；少吃过咸食物，每天摄盐控制在 7 克以下，不宜大量饮水。由于增大的子宫向上顶着胃，使胃部经常感到胀满，最好采取少食多餐的方式进食，进餐次数每天安排 5 次以上，体重增长控制在每周不应超过 500 克。

此时，由于胎儿渐大，挤压肺、胃、心脏，所以会感觉胸口闷热，不想进食，孕妇呕吐的又一个痛苦时期，所以在饮食上应采取少吃多餐的形式，食品以优质蛋白、无机盐和维生素为主，特别是钙和维生素 D 的吸收，可以预防佝偻病，但不可过量进食维生素 D。含维生素 D 的食品有动物的肝脏、鱼肝油、禽蛋等。

来点鲍鱼吧

两栖宝

【原料选配】鸭肝 100 克，鲍鱼 100 克，淀粉 10 克，植物油、盐、料酒、葱、姜、大料、味精、高汤各适量。

【科学制作】①将鸭肝洗净，切成小厚片，放沸水锅内烫一下，捞出，控净水分。

②将鲍鱼除去四周黑边，斜切两刀，放入沸水锅内烫一下，捞出，控净水。

③将葱洗净，切成段；姜洗净，切成片。

④锅置火上，倒入植物油，烧热后用大料、葱段、姜片炝锅，添入高汤，加盐、料酒，开锅后，放入鸭肝、鲍鱼片，用水淀粉勾芡，加味精，翻炒，盛入盘中即成。

【保健功效】此菜孕妇食用，可强身健体，同时是补充脂溶性维生素的良好来源，有利于胎儿发育，是胎儿骨骼、牙齿、甲状腺正常发育所必需的营养素。

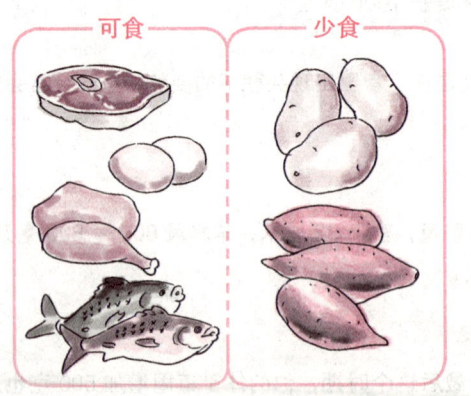

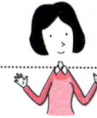

准妈妈的生活护理方案

孕期妈妈不要哭

在日本，有一位37岁的妻子，终于怀上自己盼望已久的孩子，当她从超声波图像装置中第一次看到胎儿活动的情景时，激动得哭了起来。这时，医生从图像中看到，随着母亲的哭泣，胎儿发生了一连串的变化：开始胎儿在缓慢蠕动，接着似乎是吃了一惊的样子，然后随着母亲哭泣时心跳加速，胎儿的脉搏跳动也在加速，跟着胎儿的动作越来越快，头部、胸部和腹部相继抽动起来，还出现了轻微的痉挛，最后全身抽搐起来。

科学家证实，母亲与胎儿之间传递着一种特殊的信号，母亲精神紧张，其内分泌系统就发生变化，通过脐带进入胎儿体内的激素浓度也随之变化，直接对胎儿产生影响。

请所有怀孕的母亲保持愉快的身心！孕期妈妈，不要哭！

生活起居多加小心

随着身体负担越来越重，你的体力大减，身体容易疲倦。这时，一定要注意充分休息和保持足够的睡眠。只要感到有点累，就要赶紧休息片刻，不要勉强撑着，避免引起高血压，也为越来越临近的分娩储备力量。尽量抑制性生活，避免刺激子宫诱发早产。不要去热闹的场合，以免被传染上感冒或其他疾病，同时注意居家和在外的安全。每天要按时起居，纠正以往的不良生活习惯，不做激烈的运动，特别是以往有流产或早产史的孕妇更应注意，但也不可忘记适度运动，最好的运动是散步。

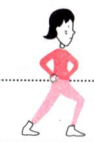

准妈妈的安全运动计划

练习胸式呼吸

分娩时间较长，所以你往往会精神紧张、休息不好，情绪波动也较大。为了学会放松紧张的情绪，你可以早一些时候开始练习胸式呼吸。当第一产程开始后，就可以通过胸式呼吸稳定情绪、减轻痛苦。

练习时，身体仰卧在床上，将双手放在胸前。这时你用鼻子呼吸，深深吸入一口气，吸满气后，再缓缓呼出。宫缩间歇时可暂停，待下次宫缩时再重复进行。

当子宫收缩较强时，你还可以做深慢的腹式呼吸。练习时，你可采取半坐位或仰卧在床上，双腿屈膝，两腿尽量分开，双脚的脚跟靠近臀部。这时你可以假定自己宫缩已经开始了，于是深吸一口气，将肚子鼓起来，然后屏住气，像排大便一样，向肛门方向用力，用力后慢慢呼气。用力时，用下巴颏抵住胸口，后背紧贴床上（在分娩时，双手可拉紧产床两侧的把手，更便于用力）。

上述动作可于妊娠32周后开始进行练习，要持之以恒，每日练习1～2次，每次练习5～10分钟。这样到了分娩时就可以熟练掌握，应用自若了。

应当注意的是，要坚持练习。重要的是掌握要领，熟悉做法，不需真正用力。每日练习1～2次，每次3～5分钟。有先兆早产或胎膜早破者不应练习；确诊骨盆狭窄或胎位不正者需要剖宫产者，也不必练习。

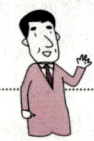

胎教知识的了解与应用

为优良性格打好基础

我们知道，人的性格是在其社会实践过程中逐步形成的。然而，"人之初"的心理体验也是日后性格形成的基础。母亲的子宫是胎儿接触的第一个环境，小生命在这个环境里的感受将直接影响到胎儿性格的形成和发展。如果环境中充满和谐、温暖、慈爱的气氛，那么胎儿幼小的心灵将受到同化，意识到等待自己的那个世界是美好的，进而逐步形成了热爱生活、果断自信、活泼外向等优良性格的基础。反之，倘若夫妻生活不和谐、不美满，甚至充满了敌意和怨恨，或者是母亲不欢迎这个孩子，从心理上排斥、厌烦，那么胎儿就会痛苦地体验到周围这种冷漠、仇视的氛围，随之形成孤寂、自卑、多疑、怯弱、内向等性格基础。显然，这对胎儿的未来会产生不利影响。

因此，准父母应把握这一特点，为孩子一生的幸福着想，尽力为腹内的小生命创造一个温暖、慈爱、优美的生活环境，使胎儿拥有健康美好的精神世界，为其良好性格的形成打好基础。

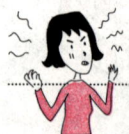

妊娠期间的不和谐音符

外阴炎

外阴炎是常见的女性生殖炎症之一，多由于阴道炎或宫颈炎引起阴道分泌物增多，或月经垫、尿瘘患者的尿液刺激外阴皮肤、外用药物过敏所致。临床表现为外阴部皮肤瘙痒难受、烧灼疼痛、局部充血、肿胀，于性交、排尿、活动时症状加重，甚至出现疱疹或成片的湿疹。长期慢性炎症，可使皮肤增厚甚至龟裂，严重者发生溃疡、化脓、腹股沟淋巴结肿大并有压痛。多为肝肾阴虚、肝瘀发炎或湿热下注所致。

到了怀孕后期孕妇的白带会越来越多，这是体内雌激素逐渐增多，促使子宫颈、子宫内膜的腺体分泌所致。如果护理不当，可能会引起外阴炎和阴道炎，导致胎宝贝在出生经过阴道时被感染。因此，你一定要注意外阴的卫生护理。每天用温开水清洗外阴2次，为了避免交叉感染必须使用自己的专用浴巾和水盆；天天更换内裤，洗净后在日光下晾晒消毒；每次排便后用硼酸脱脂棉块由前向后擦拭；外阴瘙痒时避免使用碱性大的洗护品。一旦白带增多，同时伴有颜色、气味及性状改变，应及时去看医生。

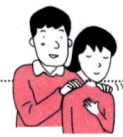

完美准爸爸的OK行动

重新布置家居

妊娠晚期是重新布置家居的好时机，准爸爸应将房间收拾得干干净净、整整齐齐，为宝宝提供舒适安全的家庭环境，给母子预留的房间，应具有良好的采光和通风条件。锁起所有的药物和有毒物品，发现老鼠、蟑螂、蚂蚁的痕迹，应一并消灭。产后的妻子需要一个干净无菌的环境，所以要将床上用品拆洗干净，并用阳光暴晒，产褥期里要穿的衣服，也应彻底清洗，晒干备用。

第33周 粉红色的小宝宝

调节体温的系统开始运行

现在胎儿体重大约已有2000克了，身长约为48厘米。

胎儿的皮肤由红色变成了粉红色，脂肪继续堆积，调节体温的系统开始运行。指甲已长到指尖，但一般不会超过指尖。宝宝的肺部也已经能够有节奏地做呼吸样动作。

由于大脑的迅速发育，宝宝的头围在本周增长了大约9.5毫米，已经接近了身体的正常比例。有的胎儿头部已开始降入骨盆。

有些胎儿已长出了一头浓密的胎发，也有的头发稀少，前者并不意味着将来宝宝头发就一定浓密，后者也不意味着将来宝宝头发就一定稀疏，所以不必太在意。

如果是个男孩，他的睾丸很可能已经从腹腔降入了阴囊，但是也有的胎儿的一个或两个睾丸在出生后当天才降入阴囊，别担心，绝大多数的男孩儿都会是正常的。如果是个女孩，她的大阴唇已明显隆起，左右紧贴，这说明胎儿的生殖器官发育已近成熟。

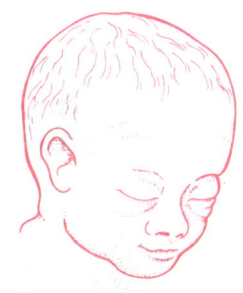

第33周

胎儿的眼睑很肿，也许是为了防护眼睛一直泡在羊水里。

子宫挤压下的心律不齐

本周子宫底在肚脐上约13厘米处，宫高约33厘米。子宫向上挤压心脏和胃，引起心律不齐、气喘，或者感觉胃胀，没有食欲。

骨盆和耻骨联合处酸痛

孕妇这时体重大约以每周250克的速度增长，主要是因为胎儿在出生前的最后七八周内体重猛增，这段时间胎儿增长的体重大约是此前共增体重的一半还要多。

妈妈现在会感到尿意频繁，这是由于胎头下降，压迫膀胱的缘故。你还会感到骨盆和耻骨联合处酸痛不适，不规则宫缩的次数增多，这些都标志着胎位在逐渐下降。沉重的腹部使你更加懒于行动，更易疲惫，但还是要适当活动。

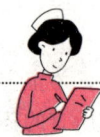
孕期检查

常规检查。

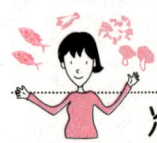
准妈妈的科学饮食策略

荤素搭配，营养全面

这一时期由于消化系统受到压迫，易便秘、不易消化、胃口也不好，所以应少食多餐，并多吃粗纤维食品、海藻类食品，但也要注意荤素的搭配，让营养成分摄入更均匀；在保证全面营养的同时，仍要限制钠的摄入，增加铁及维生素D的摄入，为分娩做好准备。

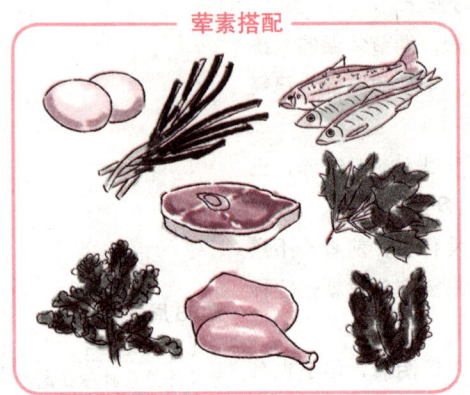

荤素搭配

心肝宝贝

【原料选配】猪肝500克，酱油、糖各适量。

【科学制作】①将猪肝洗净，沥干水分，放在蒸碗内，倒上酱油，刚好浸过猪肝，加少许白糖调匀。

②蒸锅水开后，放入猪肝，蒸约50分钟取出。

③食用时将蒸好的猪肝切片即可。

【保健功效】此菜含有丰富的蛋白质及易被人体吸收的铁、锌等矿物质，并含有维生素A、维生素D、维生素B_{12}及烟酸。

准妈妈的生活护理方案

上班妈妈的权利

到了怀孕晚期，孕妇的行动已经很不方便了。如果孕妇和胎宝贝没有什么异常情况，工作单位能够给安排较轻松的工作，如不需要特别用脑、不长久坐或站、工作压力不大等，上班对孕妇还是有益的，可以去上班。但路上一定要注意安全，避免腹部被挤碰。工作过程中注意适当做轻度活动，可在预产期前半个月开始休假。以下内容摘自我国劳动法有关法规：

★ 不得在女职工怀孕期、产期、哺乳期降低其基本工资，或者解除劳动合同。

★女职工在怀孕期间，所在单位不得安排其从事国家规定的第三级体力劳动强度的劳动和孕期禁忌从事的劳动，不得在正常劳动日以外延长劳动时间，对不能胜任原劳动的，应当根据医务部门的证明，予以减轻劳动量或者安排其他劳动。

★怀孕7个月以上（含7个月）的女职工，一般不得安排其从事夜班劳动，在劳动时间内应安排一定的休息时间。

★怀孕的女职工，在劳动时间内进行产前检查，应当算作劳动时间。

★女职工产假为90天，其中产前休假15天。难产的，增加产假15天。多胞胎生育的，每多生1个婴儿，增加产假15天。

★女职工怀孕流产的，其所在单位应当根据医务部门的证明，给予一定时间的产假。

★有不满1周岁婴儿的女职工，其所在单位应当在每天劳动时间内给予其两次哺乳（含人工喂养）时间，每次30分钟。多胞胎生育的，每多哺乳1个婴儿，每次哺乳时间增加30分钟。女职工每班劳动时间内的两次哺乳时间，可以合并使用，哺乳时间和在本单位内哺乳往返途中的时间，算作劳动时间。

★女职工在哺乳期内，所在单位不得安排其从事国家规定的第三级体力劳动强度的劳动和哺乳期禁忌从事的劳动，不得延长其劳动时间，一般不得安排其从事夜班劳动。

调整6种姿势，保护胎儿

到了孕晚期，许多我们认为理所当然的动作——站立、步行和坐姿，这时都要谨慎调整，以便保持良好的姿势，因为你需要用对你和胎儿都很舒适的方式来孕育子宫里的胎儿。

1. 站立

双肩下垂，肩部放松，臀部收起，伸长脖子抬起头，仿佛整个身体的中心从头顶拉向天花板；不要绷紧双膝，要让你的体重均衡地分布于整个脚掌；熨衣物或洗碗时不要过分弓起背，如果你的水槽较低，放一个大水盆在槽上，在盆内洗碗；降低熨板高度，坐在椅子上，这样就可以在腰部的高度操作了。

2. 行走

为保持平衡的姿势，应随时穿低跟鞋或平底鞋。行走时双脚要平行，不要朝外，身体尽量不要前倾或后仰。

3. 坐姿

良好的坐势会舒缓背部肌肉不必要的紧张，特别是在妊娠的最后3个月，背痛是孕妇常见的毛病。当你的腹部变大时，你可能会向后仰或向前倾来调整重心，而这样做会造成脊柱周围的肌肉紧张，而引起背痛。妊娠期间激素的分泌会引起韧带变软而伸展，背部很容易扭伤。不论是坐在椅子上还是地板上，随时要保持背部平直。坐在椅子上时，要紧贴靠背，椅背可以支撑你的腰背部。如果椅子不能提供舒适的支撑，可以放一个小靠垫或者毛巾卷在你的腰背部，双腿不要交叉，以免妨碍血液循环。

4. 起床

从躺卧位置经过一连串动作慢慢起床，首先是将身体翻向一侧，然后用肘支撑上半身的重量，再靠双手支撑坐起，伸直背部，最后慢慢将双脚落地站立起来。

5. 抬重物

蹲下并保持背部平直，用腿部的力量来抬起重物，绝不能直接弯腰提重物。

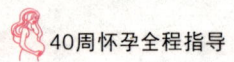

6. 躺下

要先从坐姿慢慢躺下,坐定后先慢慢将双腿挪到床上,使双腿与髋部处于平行位置,然后用肘支撑上半身的重量轻轻躺下,再用双手将自己转向躺卧位置。

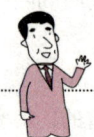

胎教知识的了解与应用

记忆训练

胎儿具有记忆能力,已逐渐被人们所证实。

日本科学家曾做了一个有趣的实验:他请播音员录制了一段俳句(日本的一种短诗,以十七个音为一首,首句五个音,中句七个音,末句五个音),让孕妇每天听2次录音,每次3分钟,使子宫内的胎儿反复受到这种声音的刺激,婴儿出生后2~6天,将这些婴儿和对照组进行测验,让他们依次听上述俳句、其他俳句和普通讲话三种录音。发现出生前从未听过俳句的婴儿,听了三种录音后都表现出相同的反应。而出生前反复听上述俳句的婴儿,听到这些俳句反应较稳定,而听到其他俳句和普通话时,则反应强烈。

到本周,胎儿的脑神经已经发达起来,胎儿具有思维、感觉和记忆能力,正是这种迅速增大的记忆储存开始引导胎儿行为的发展,而且这种记忆正在无意识地对人们的一生产生巨大影响。当胎儿听力发育较完善,已能听到周围的声音时,必须抓住这个时期进行胎教,多对胎儿进行固定的、反复性的刺激,产生固定的条件反射,可读一些诗歌、散文等文学作品,也可重复演奏一些悦耳的曲子,这样做对胎儿出生后的成长能起到很大的促进作用。

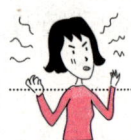

妊娠期间的不和谐音符

脐带绕颈

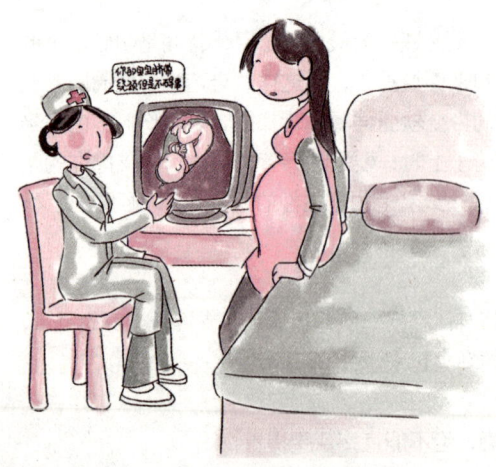

脐带是联系胎儿及胎盘的纽带,一头附着胎盘,另一头附着胎儿腹部。母体血液经过脐带到达胎盘,与胎儿进行营养和物质代谢交换,使胎儿能获得氧气和营养,并排泄代谢废物。一旦脐带血流中断,胎儿立即有生命危险,故称脐带为胎儿的"生命线"。

脐带长度在30~80厘米,平均长度为54~61厘米。根据计算,正常头位分娩,脐带长度至少应长于32厘米,所以如果脐带短于30厘米,应视为不正常,称为脐带过短。如果脐带长度超过80厘米,则称为脐带过长,最长者可达 300 厘米。脐带长于 100 厘米的发生率为 0.5%，过长的脐带容易发生打结、缠绕及脱垂。

脐带围绕胎儿身体为脐带缠绕，以绕颈最常见，占分娩总数的 20%~25%。脐带过长，加上胎动过频，是造成脐带绕颈的主要原因。多数绕一圈，少数绕颈 2 圈，3 圈以上的很少见，但也有绕颈 7 圈的。

脐带富有弹性，其血管的长度超过脐带的长度，故血管呈螺旋状盘曲，有很大的伸展性。脐带绕颈后，只要不过分拉扯脐带，不至于影响脐带的血流，故大多数胎儿不表现任何异常。

近年来，使用脐血流图、彩色超声多普勒或 B 超，可在孕期做出脐带绕颈、绕身的诊断。对胎儿来说，脐带绕颈的主要危害表现在分娩过程中。如果脐带绕颈不紧，而且除脐带绕颈之外还有足够长度的脐带游离，则不影响胎儿；若绕颈圈数多且紧，脐带相对过短，则可引起胎头难以下降，第二产程延长，胎儿缺氧，个别严重者还可引起胎盘早期剥离，危及母子安全。妊娠晚期及临产时，可以通过胎儿电子监护来判断对胎儿影响的程度，为产科医生提供处理依据。发现胎儿脐带绕颈要引起重视，密切观察产程，如产程不顺利伴胎心不正常，以进行剖宫产为好；如果产程顺利，胎心也正常，也可以阴道分娩，但应加速娩出，及时松解绕颈的脐带，必要时手术助产。

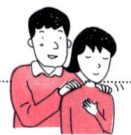

完美准爸爸的OK行动

储备"军粮"

由于生产后体能消耗及哺乳需要，妻子的营养需求将大大提高。如果不在"战斗"前事先做好储备，纵然是巧"父"也难为无米之炊。如果家里有充分的空间，可以购买、贮存尽可能多的必需品，如小米、大米、红枣、挂面、面粉、鲜鸡蛋、食用油、虾皮、黄瓜、木耳、花生米、芝麻、黑米、海带、核桃等能储存较久且营养丰富的食品。

第 34 周 有个结实的好身体

头骨还很软

此时的胎儿体重大约 2300 克，顶臀高约为 30 厘米。

胎儿头部应该已经进入骨盆。这个时期医生会格外关注胎儿的位置，胎位是否正常直接关系到能否正常分娩。如果胎儿是臀位（即臀部向下）或是有其他姿势的胎位不正，医生都会采取措施进行纠正。

胎儿的头骨现在还很柔软，而且每块头骨之间还留有空间，这是为了在分娩时使胎儿的头部能够顺利挤出狭窄的产道。但是现在身体其他部位的骨骼已经变得结实起来，指甲也坚硬了。为抵御感染，宝宝的免疫系统正在迅速发育。

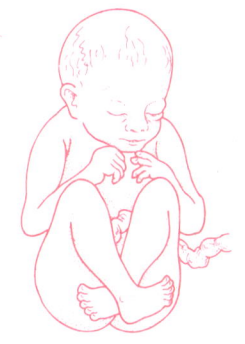

第 34 周
胎儿皮肤表面的胎脂开始消失。

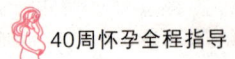

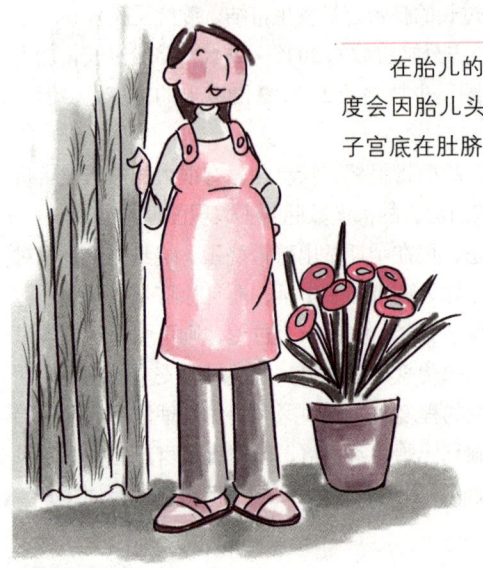

子宫降至横膈膜以下

在胎儿的头部开始下降,进入骨盆,到达子宫颈后,子宫高度会因胎儿头部下降至母体骨盆腔预备出生而降至横膈膜以下。子宫底在肚脐上约14厘米的位置,宫高34厘米。

准妈妈的呼吸顺畅多了

如果你是初产妇,那么这时胎儿的头部大多已降入骨盆,紧压在你的子宫颈口。这是在为即将到来的分娩做准备,你会觉得呼吸和进食舒畅多了。有的产妇的胎儿入盆时间会较晚一些,甚至有的产妇的胎儿在分娩前才入盆。

也许这时你的腿脚肿得更厉害了,这时也不要限制水分的摄入量,因为母体和胎儿都需要大量的水分。如果你发现自己的手或脸突然肿起来,那就一定要去看医生了。

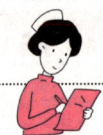

孕期检查

常规检查。

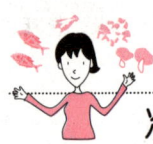

准妈妈的科学饮食策略

孕妇为什么不宜偏食

孕妇如果偏食,营养摄入单调,使体内长期缺乏某些营养物质或微量元素就会造成孕妇营养不良,使妊娠并发症增加,如贫血或骨质软化症等。同时母体不能为胎儿生长发育提供所需要的营养物质,以至于造成流产、早产、死胎或胎儿宫内发育不良等。或出生后由于胎儿瘦小,先天不足,以致多病造成喂养困难。另外,胎儿期如果缺乏营养,会造成脑组织发育不良,致使出生后智力低下,成为所说的低能儿。

有一部分人因某种生活习惯而全吃素食,这些食品虽含有丰富的维生素及矿物质,但蛋白质与脂肪的含量远不及动物蛋白质含量高,并且缺少一种被称为牛磺酸的营养成分。缺乏牛磺酸的新生儿可能会患有严重的视网膜退化症,个别的甚至可能失明。可见牛磺酸对儿童视力有着不可忽视的作用。

全素食者应注意素食搭配合理,多食用些奶类、蛋类、豆类、植物壳、坚果、海藻、蔬菜、水果等含蛋白质、脂肪、矿物质和维生素丰富的食物,并在医生指导下做到体内缺乏的营养恰当地从化学合成剂中补充。但如果因妊娠后胃口不好或某种习惯上形成的吃素者,应尽量利用烹调多样化的方式，丰富自己的饮食以保证妊娠期间母体与胎儿充足的营养供应，同时也可使产后乳汁分泌充足、身体健康，更能使你的宝宝发育良好，出生后健康成长。

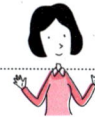

准妈妈的生活护理方案

孕妇忌长时间紫外线照射

虽然不是夏天，阳光并不强烈，但紫外线的长时间照射，依然会对肌肤造成伤害。防日晒在冬天也是必修课。另外，怀孕期间皮肤黑色素本来就比较集中，应尽量避免长时间暴露在紫外线下。

以下几项是冬季避免紫外线照射的小技巧：

避免使用任何含有香精或酒精成分的保养品，因为，这不但容易对你敏感的肌肤造成刺激，也会增加对紫外线的敏感性。

分娩后几个月继续保护面部免受紫外线的照射，因为皮肤在分娩后约3个月仍对阳光过度敏感。

避免在美容院里接受美容专用的人工紫外线照射，以防你的皮肤受到伤害。

细心呵护敏感的皮肤

清水沐浴是最安全可靠的，它不会引起肌肤的任何不良反应，但过多的沐浴会刺激你的肌肤。因为怀孕，你的肌肤变得更加娇嫩，因此洗澡时应特别注意。你可以选用刺激性小的沐浴液，或者干脆用婴儿沐浴液或沐浴露。

使用保湿乳液敷脸时，建议你以小面积画圆的方式，比平常多按摩面部肌肤几次。另外，尽量避免使用油性的乳液、磨砂膏或者含有香精或酒精成分的清洁液来洁净脸部，因为这些清洁用品，会或多或少地刺激到因为怀孕而格外敏感的肌肤。如果要清洗物品，尽量避免直接让手接触清洁剂，注意保护手部皮肤。

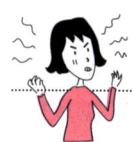

妊娠期间的不和谐音符

易致早产的4个主要因素

早产是指妊娠在满28～37周之间（196～258天）结束者。据文献报道，早产儿占分娩数的5%～15%。近些年来，早产在经济发达的国家及地区，没有减少的情形，反而有上升的趋势。

每个怀孕的准妈妈都希望自己的小宝宝按时来到这个世界。但是，有的小宝宝尚未足月，就提前来报到了。这种现象，在医学上称为早产。

早产是新生儿出生后最常见的死亡及致病原因之一。易致早产的因素主要有以下几种：

1. 感染

绒毛膜感染，是早产的重要原因。感染的来源是宫颈、阴道的微生物，部分来自宫内感染。感染也是导致胎膜早破的重要因素，早产常与胎膜早破同时存在。

2. 子宫过度膨胀

助孕技术的发展，使多胞胎出生率增加。而双胞胎或多胎妊娠，羊水过多可使宫腔内压力增大，导致提早临产而发生早产。

3. 子宫颈口关闭不全

孕中期时，宫颈口被动扩张，羊膜囊向颈管膨出，因张力改变以致胎膜破裂，发生胎膜早破而致早产。

4. 子宫发育不全

子宫畸形均因子宫发育不良而导致晚期流产或早产。

另外，早产还与妊娠并发症、妊娠合并症、孕期劳累颠簸、内分泌紊乱、吸烟、饮酒、吸毒等密切相关。

准妈妈预防早产之必读

1. 预防行在先

预防早产，应在孕前就与医生密切配合，找出导致早产的危险因素；孕期定期进行产前检查，评估是否有早产倾向，以便尽早发现问题，采取应对措施。

2. 治疗生殖道感染

孕妇患有生殖道感染疾病时，应该及时请医生诊治。

3. 避免劳累和外来刺激

孕晚期最好不要长途旅行，避免路途颠簸劳累；不要到人多拥挤的地方去，以免碰到腹部；走路，特别是上、下台阶时，一定要注意一步一步地走稳；不要长时间持续站立或下蹲；在孕晚期，须禁止性生活。

4. 保持良好生活状态

怀孕期间，孕妇要注意改善生活环境，减轻劳动强度，增加休息时间；孕妇心理压力越大，早产发生率越高，特别是紧张、焦虑和抑郁与早产关系密切。因此，孕妇要保持心境平和，消除紧张情绪，避免不良的精神刺激；要摄取合理、充分的营养，孕晚期应多卧床休息，并采取左侧卧位，减少宫腔内向宫颈口的压力。

5. 关注自己的健康

如果孕妇患有心脏病、肾病、糖尿病、高血压等并发症，应积极配合医生治疗；有妊娠高血压综合征、双胞胎或多胎妊娠、前置胎盘、羊水过多症等情况的孕妇，一定要遵医嘱积极做好自己孕期的保健工作，及时发现异常，并尽早就医。

6. 认识早产的征兆

如有未满孕周"见红"并伴有规律宫缩、持续性下腹痛、下肢酸痛、阴道有温水样的东西流出等异常情况出现，应及时与医生取得联系，尽早去医院接受检查。

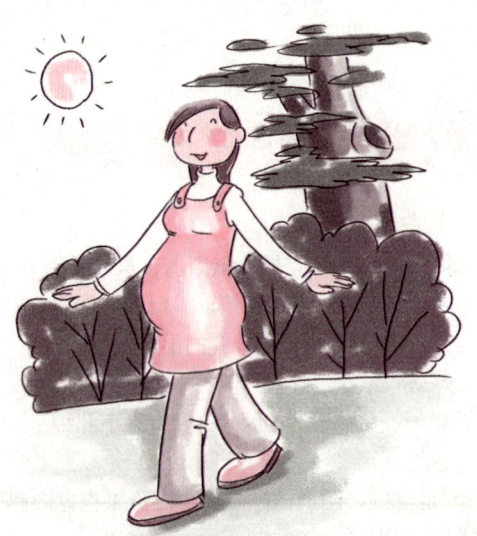

7. 必要时的处理

前次妊娠因子宫颈松弛而早产者,于孕 16～20 周(在前次早产孕周之前)施行子宫颈环扎术。

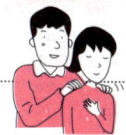

完美准爸爸的OK行动

帮助准妈妈翻个身

对于孕晚期的准妈妈来说,睡觉可不是件舒服的事。翻身变得越来越有难度,要么是身子先过去,再把肚子挪过去;要么是肚子先过去,身子再跟过去;甚至干脆翻不过去。这时,身边再有个只顾自己呼呼大睡、对妻子的困难一无所知的准爸爸,那份心情可想而知。所以,这一时期的准爸爸就要牺牲一点自己的睡眠了,警醒一些,多留意身边的妻子,适时帮她翻个身,别让她今后提起这件事就有的说。

第35周 我是个胖娃娃

肺部发育完成

现在的胎儿一般已有 2500 克重了,身长达到了 50 厘米左右。

随着脂肪的增加,胎儿越长越胖,变得圆滚滚的,这将有助于他出生后维持体温。但是胎儿大了,子宫内的空间就小了,很难再四处移动。

胎儿的中枢神经系统基本发育成熟,因此他比过去更易惊醒。同时,胎儿的消化系统发育日趋完善。绝大多数胎儿如果在此时出生都能够成活,而且大多也不会发生什么大的问题,因为现在他的肺部的发育已基本完成,出生后即能自主呼吸,因此存活的可能性为 99%。

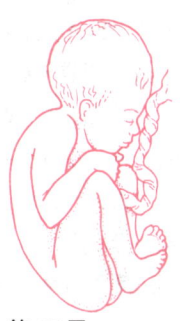

第 35 周

现在离预产期还有 5 周,胎儿的手和脚仍然比足月的新生儿的要瘦。

子宫的变化

从肚脐量起,子宫底高度约 15 厘米,从耻骨联合量起约 35 厘米。到本周,准妈妈的体重增加了 11～13 千克。

准妈妈感觉肚子在下坠

此时还应坚持计数胎动,胎动每 12 小时在 30 次左右为正常,如果胎动过少(少于 20 次预示胎儿可能缺氧,少于 10 次胎儿有生命危险)则应及时上医院就诊。

由于胎儿增大,并且逐渐下降,相当多的孕妇此时会觉得肚子有坠胀感,腰酸,骨盆后部附近的肌肉和韧带变得麻木,甚至有一种牵拉式的疼痛,使行动变得更为艰难。日益临近的分娩会使你感到忐忑不安甚至有些紧张,和丈夫、朋友或自己的妈妈聊一聊,也许可以稍稍缓解一下自己内心的压力。

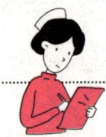

孕期检查

常规检查。

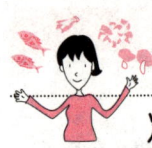

准妈妈的科学饮食策略

摄入有色果蔬，不缺 β-胡萝卜素

β-胡萝卜素在体内可转化为维生素 A，维生素 A 是可协助骨骼牙齿形成、维持皮肤及黏膜细胞健全、视觉正常的重要物质，而 β-胡萝卜素可帮助细胞、皮肤与黏膜组织正常生长、促进骨骼发育、保护孕妈妈本身和胎儿的细胞组织健全。缺乏维生素 A 的胎儿可能会影响心智发育，而且患病率与死亡率会提高。

摄取 β-胡萝卜素不会发生像维生素 A 摄取过量的毒性问题，身体只会在需要时才将其转化为维生素 A。如果身体吃了过多的 β-胡萝卜素，皮肤会呈现橘黄色的反应。每天约摄取 6 毫克的 β-胡萝卜素，就能产生足够身体使用的维生素 A。

β-胡萝卜素的食物来源主要有：橘色或红、黄色蔬果，绿叶蔬菜，强化营养的食品。其中，橘、黄、红色蔬菜及绿叶蔬菜富含 β-胡萝卜素。

人体对饮食中的 β-胡萝卜素吸收率为 40%～60%，因此建议准妈妈每天至少吃 3 份蔬菜及 2 份水果，其中应有 1 份绿色蔬菜及 1 份橘色水果。需要注意的是 β-胡萝卜素不易被热破坏，加热烹煮后反而更容易被吸收。

准妈妈的生活护理方案

你的饮水习惯"好"吗

1. 孕妇在清晨起床后应喝一杯新鲜的凉开水

日本的一项研究表明，白开水对人体有"内洗涤"的作用。另有研究表明，早饭前 30 分钟喝 200 毫升 25～30℃的新鲜开水，可以温润胃肠，使消化液得到足够的分泌，以促进食欲，刺激肠蠕动，有利定时排便，防止痔疮便秘。早晨空腹饮水能很快被胃肠道吸收进入血液，使血液稀释，血管扩张，从而加快血液循环，补充细胞夜间丢失的水分。

2. 孕妇切忌口渴才饮水

口渴犹如田地龟裂后才浇水一样，是缺水的结果而不是开始，是大脑中枢发出要求补水的救援信号。口渴说明体内水分已经失衡，细胞缺水已经到了一定的程度。孕妇饮水应每隔 2 小时饮水一次，每日 8 次，共 1600 毫升。

3 种水绝不能喝

1. 反复煮开的开水不能喝

例如大锅炉里的开水，蒸饭或者蒸肉后的"压锅水"。因为水在反复沸腾后，水中的亚硝酸银、亚硝酸根离子以及砷等有害物质的浓度相对增加。喝了久沸的开水以后，会导致血液中的低铁血红蛋白结合成不能携带氧的高铁血红蛋白，从而引起血液中毒。

2. 切忌喝没有烧开的自来水

因为自来水中的氯与水中残留的有机物相互作用，会产生一种叫"三羟基"的致癌物质。孕妇也不能喝在热水瓶中贮存超过24小时的开水，因为随着瓶内水温的逐渐下降，水中含氯的有机物会不断地被分解成为有害的亚硝酸盐，对孕妇身体的内环境极为不利。

3. 不要喝保温杯沏的茶水

因为茶水中含有大量的鞣酸、茶碱、芳香油和多种维生素等。如果将茶叶浸泡在保温杯的水中，多种维生素被大量破坏而营养降低，茶水苦涩，有害物质增多，饮用后会引起消化系统及神经系统的紊乱。

绝对不能喝被工业生产中的废水、废气、废渣等污染物污染过的水，这样的水即使经过高温煮沸，水中的有毒化学物质仍然存在。

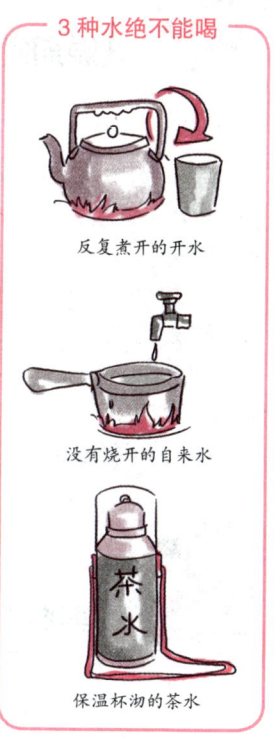

3 种水绝不能喝

反复煮开的开水

没有烧开的自来水

保温杯沏的茶水

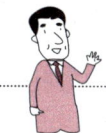

胎教知识的了解与应用

呼唤训练

根据胎儿具有辨别各种声音并能做出相应反应的能力，父母就应该抓住这一时机经常对胎儿进行呼唤训练，也可以说是"对话"。孩子一出生就会马上识别出父母的声音，这不但对年轻父母是一个激动人心的时刻，对你的孩子来说，刚来到这个完全陌生的世界时，就能听到一个他所熟悉的声音，对他来说是莫大的安慰和快乐，同时消除了由于环境的突然改变而带给他（她）心理上的紧张与不安。

曾有一位父亲从胎儿 7 个月开始经常向胎儿说："小宝贝，我是你的爸爸！"一边抚摸着胎儿，以后每当这句话一出现胎儿就会兴奋地蠕动起来。当这个孩子出生后因环境的突变产生不快时，父亲说："小宝贝，我是你的爸爸！"话刚出口，婴儿就像着了魔法一样突然停止了哭声，并掉转头来寻找发出声音的方向，后来竟高兴地笑了。以后每当孩子哭闹时这句话就会使孩子从哭闹中安定下来。

可见父母通过声音和动作与腹中的胎儿进行呼唤训练，是一种积极有益的胎教手段。在对话过程中，胎儿能够通过听觉和触觉感受到来自父母亲切的呼唤，增进彼此感情上的联系，这对胎儿的身心发展是很有益的。

40周怀孕全程指导

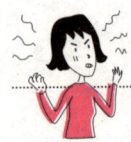
妊娠期间的不和谐音符

头位未必就会顺产

在妇产科门诊经常有这样的孕妇,她们来医院做检查只是做B超了解胎位,一旦发现是头位,孕妇就认为万事大吉,以为分娩会比较顺利。有的孕妇甚至因此选择到无照的个体接生处接生以节约费用。

不过专家提醒准妈妈们,头位未必就会顺产。专家指出,在临床上,头位难产占难产总数的绝大多数。要知道,与分娩有关的因素包括产力、产道、胎儿、精神因素四大方面,任何一方面出现异常都可能造成难产。而胎位只是难产因素中的一个方面,而且头位也存在持续性枕后位、持续性枕横位、前后不均倾位、高直前位、高直后位等异常胎位,均可能造成难产。因此专家提醒孕妇千万不要把B超检测记录下的胎位当作判断难产、顺产的唯一标准,以免造成终身遗憾。

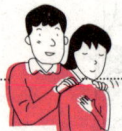
完美准爸爸的OK行动

把爱妻搀起来

准妈妈的肚子越来越大,重心也越来越不稳,在下楼梯的时候极有可能踩空;由于子宫的增大,有可能压迫到坐骨神经,坐起来对于孕妈妈来说有时会变得非常困难,尤其是在久坐的情况下。准爸爸有力的臂膀是妻子此时最大的帮助,随时随地扶她一把,让她因为有你而感觉到安全舒适。

第36周 让妈妈看看我的小脚丫

肝脏能够处理代谢物

36周的胎儿大约已有2800克重,身长为46～50厘米。

子宫内的空间更加狭小,胎儿的移动更加困难,但推手、踢腿的动作却更加有劲了。这时每当胎儿在你腹中活动时,他的手肘、小脚丫和头部可能会清楚地在你的腹部突现出来,这是因为此时的子宫壁和腹壁已变得很薄了,而且因此会有更多的光亮透射进子宫,这会使胎儿逐步建立起自己每日规律的活动周期。

这周胎儿的指甲已经完全覆盖了指尖。两个肾脏已发育完全,他(她)的肝脏也已能够处理一些代谢废物。宝宝的脸蛋儿圆润饱满,如果他出生时身上带有胎记,那么这种标志现在已完全形成了。

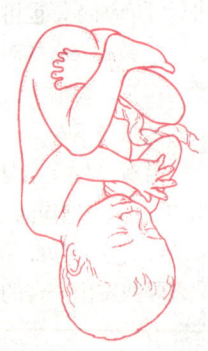
第36周

孕期第36周时,大部分胎儿已经保持着头朝下的姿势。

子宫的变化

现在子宫内的羊水比例减少,胎儿所占的体积增加,现在的胎儿已是当初胎芽体积的 1000 倍。而母体体重的增长也已达到最高峰,已增重 11~13 千克。准妈妈会发现自己的肚脐已变得又大又突出。

多数准妈妈会有乳汁排出

多数准妈妈的乳腺此时会有乳汁排出,应轻轻用软布或棉花以清水擦拭保持清洁。有些准妈妈此时会出现反胃、胸口闷的感觉。

这时妈妈肚子已相当沉重,上下楼梯和洗澡时一定要注意安全,防止滑倒。尽量不要再做家务了,即使要做时,也一定要注意动作轻缓,不要过猛,更不能做有危险的动作。

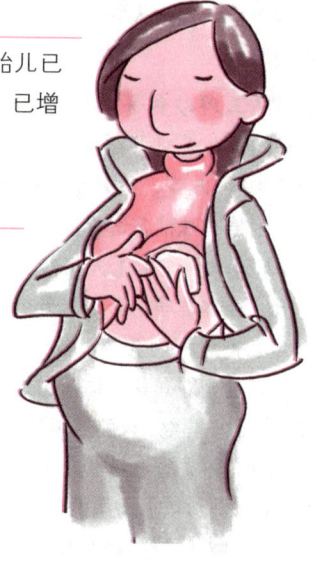

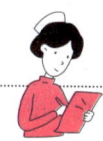
孕期检查

现在你需要每一周做一次产前检查了。你会发现胎儿动得少了,此时应该请教医生,如何正确监测胎心和胎动。医生已经可以通过触诊或 B 超来估计出胎儿的体重,但这并不是最后结果,最后 4 周内胎儿体重可能还会增加不少。

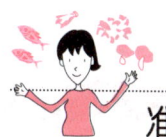
准妈妈的科学饮食策略

妊娠水肿食疗方

孕妇由于下腔静脉受压,血液回流受阻,在妊娠后期,足踝部常常出现体位性水肿,经过休息后可消失。如果休息后水肿仍然不消失,或水肿较重又无其他异常时,称为妊娠水肿。可用下列方法治疗:

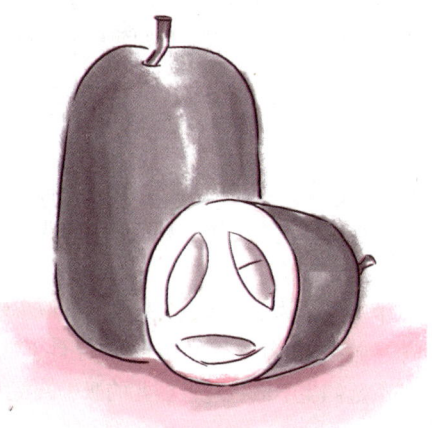

赤小豆粥

【原料选配】赤小豆、粳米各 100 克,白糖 100 克,水适量。

【科学制作】①将赤小豆拣去杂质,淘洗干净,用清水浸泡过夜后捞出,待用。

②把粳米淘洗干净,直接放入刷洗干净的煮锅内,加入赤小豆,清水适量,先用大火煮沸,再用文火煮至豆、米熟透,以白糖调味,稍煮片刻,即可进食。

【保健功效】利水消肿,健脾养肝,益气固肾。适用于孕妇妊娠水肿、脚踝水肿、肾炎水肿等症。健康人常食能减肥，也可以用于治疗肥胖症。

熟三鲜炒银芽

【原料选配】绿豆芽150克，熟猪瘦肉、熟鸡肉各85克，熟火腿丝50克；大油、香油、盐、白糖、味精各适量。

【科学制作】①先将绿豆芽放入清水中去外壳，换水洗净，沥干水分待用。

②把炒锅刷洗净，置于火上，起油锅，放入少许盐，绿豆芽入锅，用大火快速煸炒数下。加入肉丝、鸡丝、火腿丝煸炒，点入白糖、味精、盐调味，淋上香油拌和，即可食用。

【保健功效】清热消毒，利尿消肿。孕妇食之，可以增加营养，防治妊娠期营养性水肿等症。

治水肿2种重要食物

1. 冬瓜

冬瓜富含碳水化合物、淀粉、蛋白质、脂肪、胡萝卜素、钙、磷、铁以及多种维生素等。其肉质细嫩，水分丰富，性寒味甘。有利尿消肿、祛暑解闷、解毒化痰、生津止渴之功效。对妊娠水肿及各种原因引起的水肿、肝炎、肾炎、支气管炎食疗效果好。

取鲜冬瓜500克，虾仁少许，加水煮成冬瓜虾仁汤，味道鲜美，可治妊娠水肿及小便短赤。

2. 西瓜

西瓜瓤多汁甜，营养丰富。它富含水分、果糖、维生素C、钾盐、苹果酸、氨基酸、胡萝卜素等营养成分，具有清热解毒，利尿消肿的作用。

西瓜的水分含量极高，94%以上都是水分，可以帮助排除体内多余的水分，使肾脏功能维持正常的运作，消除水肿现象。西瓜中的氨基酸，有利尿的功能，但并不是导致尿频。尿量增多，身体里的毒素能够顺利被排出，新陈代谢自然恢复正常。

准妈妈的生活护理方案

过度大笑可能诱发流产和早产

孕妇孕期情绪不好不利于胎儿的生长发育，容易生出畸形儿。因此，人们总是告诫孕妇保持乐观心态，最好多笑。但并不是说，无限度地开怀大笑就对孕妇大有益处。

产科专家指出，孕妇尽情大笑其实也是不妥的。大笑时容易使腹部猛然抽搐，刺激子宫发生收缩。如果在怀孕早期容易导致流产，如果在怀孕晚期容易导致早产，所以孕妇随意大笑也并不是一个好习惯。

妈妈上夜班，胎宝宝体重轻

有医学专家在对1500多名体重过轻新生儿和4000多名正常体重新生儿的妇女进行研究后发现，在怀孕期间妇女如果经常上夜班或是三班倒，在有噪声的环境中工作以及工作时需要举重物或是长时间站立，那么她们生下体重过轻婴儿的可能性将大大提高。

研究人员表示，上述不利的工作状况孕妇每遇到其中一条，其生下体重过轻婴儿的概率就提高8%。不过，研究也发现，如果孕妇能够在怀孕24周之前采取措施避免在上述工作条件下就业，诸如调整到更安全的环境中工作或是辞职完全避开，那么她们生下体重过轻婴儿的概率就将大大降低。

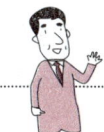

胎教知识的了解与应用

光照胎教

科研结果表明：在孕 35 周以前，胎儿对光刺激毫无反应，从孕 36 周开始出现反应，可见到胎儿的眼睑、眼球运动，头部回转而做躲避样运动，孕 37 周以后逐渐明显。研究还表明：光照胎教不仅可以促进胎儿对光线的灵敏反应及视觉功能的健康发育，而且有益于出生后动作行为的发育成长。

光照胎教就是指从孕 36 周开始，当胎儿醒来（胎动时）时，用手电筒的微光一闪一灭地照射孕妇腹部，以训练胎儿昼夜节律，即夜间睡眠、白天觉醒，从而促进胎儿视觉功能的健康发育。

光照运动可以与数胎动和语言胎教的常识课结合进行，即孕妇每天看完电视中的新闻联播及天气预报之后，用手电筒的微光一闪一灭地照射孕妇腹部 3 次，同时告诉胎儿："小宝贝，妈妈每天夜间为你数胎动的时间，是你出生后学习知识的晚自习时间。"每天早晨起床前，同样用手电筒的微光一闪一灭地照射 3 次，同时告诉胎儿："好孩子，从小就要养成早起床的好习惯。"

值得注意的是，光照胎教切忌用强光照射，而且时间不宜过长。

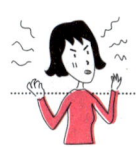

妊娠期间的不和谐音符

你是难产危险族吗

准妈妈越靠近预产期，就越担心可怕的难产会发生在自己身上。究竟什么是难产？所谓难产是指困难的生产或是产程进展缓慢得不正常。因为生产就是胎儿通过产道的过程，若胎儿本身跟产道配合得不协调，就可能会造成难产。胎儿所造成的难产主要有以下几个因素：

（1）不正常之胎位或胎头朝向不正常：因为产前超声波的广泛使用，不正常的胎位（臀位或横位）大都会被发现；胎头朝向不正常（如胎儿之后脑勺在正后方）一般需要在待产过程中依靠内诊来发现。

（2）胎儿过大：胎儿过大跟骨盆腔狭窄其实是相对的，骨盆腔比较宽的妈妈就可从阴道生下比较大的婴儿。在一些比较特殊的状况之下，容易有胎儿过大的情形发生，如糖尿病或妊娠糖尿病的妈妈、前一胎是巨婴的妈妈等。现在产前超声波的普及，也是一个很好的产前诊断工具，但是在胎儿体重的预估上跟实际还有一些差距。一般而言，10% 的误差是可以接受的范围，但是如果胎儿越大，那么误差可能会越大。如果胎儿体重在 4000 克以上，就可以称为胎儿过大。

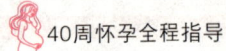

（3）胎儿异常：胎儿如果有先天性肿瘤，如背部神经管瘤、畸胎瘤、胎儿水脑、连体婴等，一般都可以用超声波在产前诊断出来。如果小孩子出生之后有比较好的预后，或者有好的治疗方法，剖宫产是一个比较好的选择；如果预后不好，抽取脑脊髓液之后也可以尝试阴道生产。

防治难产的4项法则

如何避免难产？难产能预防吗？有些情况造成的难产是可以预防的。

（1）控制好胎儿因素：发现并控制妊娠糖尿病，良好的血糖控制可以降低产生巨婴、发生难产的概率。

（2）做好超音波检查：可以发现胎儿异常，如胎位异常及胎儿过重的情况，以便采取适当的对策。

（3）控制好产道因素：怀孕之前适当运动及控制体重，做好完善的产前检查以发现骨盆腔肿瘤及产道肿瘤。

（4）适当给予子宫收缩剂：当子宫收缩强度不够，可在胎儿安全前提之下使用子宫收缩剂，以使子宫收缩达到足够的强度，当然要先装上胎儿监视器来观看胎儿的情况。

生产本身有许多事是难以事前都知道的，不管医学发展再怎么进步，还是没有一种检查可以确切地指出产妇是否一定可以顺产，但只要做好妥善的产前检查与及时的处理，难产并不可怕。

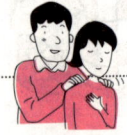

完美准爸爸的OK行动

不和准妈妈谈论宝宝的性别

不管是真的特别在意胎宝贝的性别，还是只是出于好奇，准爸爸都不应该经常和妻子谈论这方面的话题。如果准妈妈知道丈夫特别希望自己肚子里的宝贝是王子或者公主时，肯定是一个无形的压力。有时，妻子主动试探丈夫："你希望咱们的宝贝是男孩还是女孩呀？""模范"准爸爸的回答应该是："只要是个健康的宝贝就好。"

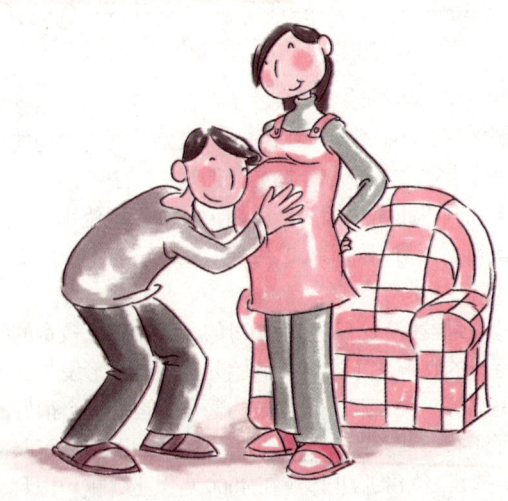

第三章

女人最光辉的时刻

——痛并快乐着分娩

到孕37周,此时分娩的宝宝就可以叫作足月儿了,临床上所说的足月胎儿是指孕龄在37~42周之间,在这段时间内分娩的孕妇占80%~90%。

现在该向你表示祝贺,因为你已进入怀孕的最后阶段,这意味着,你的宝宝随时可能降临人间,你们母子很快就要见面了!

临产前的阵痛让每个妈妈终生难忘,等待宝宝降临的时刻总是那么漫长,伴着你的阵阵疼痛,随着婴儿的一声啼哭,一个小生命就这样诞生,你的光辉时刻就此定格。新的生命带给你新生活,现在,你是妈妈了……

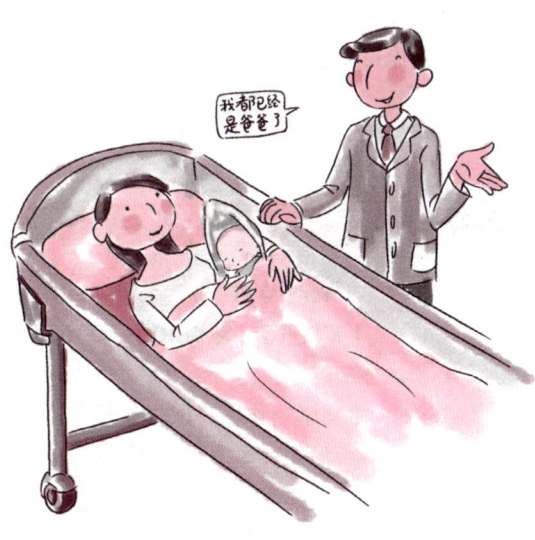

第37周 蠕动着告诉妈妈：我很好

部分胎毛已经褪去

现在胎儿重量大约3000克，身长51厘米左右。

实际上，到本周为止，胎儿之间的差别还是比较大的，有的胖一些，有的瘦一些，但一般只要胎儿体重超过2500克就算正常。通常从B超推算出来的胎儿体重，比仅从母腹大小判断出来的胎儿体重要准确一些。有时医生的判断与最终胎儿的实际体重相差较多，但只要胎儿发育正常，就不必太在意他的体重。虽然已经进入分娩的倒计时阶段，但只要还待在妈妈的肚子里，宝宝的体重和身高还是会继续有所增加，大脑仍在发育。胎儿已经无法像过去一样伸展四肢，但依然经常蠕动身体。这既能达到活动目的，又清楚地告诉妈妈："我很好！"

除了脑袋上又浓又乱的头发，胎儿的大部分胎毛都已经褪去。

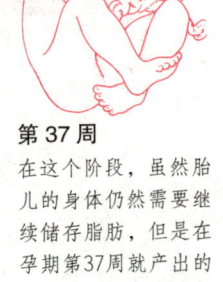

第37周

在这个阶段，虽然胎儿的身体仍然需要继续储存脂肪，但是在孕期第37周就产出的胎儿已经几乎不需要特别护理了。

子宫的变化

本周，准妈妈的子宫底到达肚脐上16厘米的位置，宫高37厘米。

准妈妈不断地想上厕所

这时胎儿在母腹中的位置在不断下降，下腹坠胀，不规则宫缩频率增加。准妈妈会不断地想上厕所，便次增加，阴道分泌物也更多了。现在最重要的是要充分休息，迎接随时可能来临的分娩。

这时医生会在每周一次的体检中检查胎儿是否已经入盆，估计何时入盆，胎位是否正常且是否已经固定等。如果此时胎位尚不正常，那么胎儿自动转为头位的机会就很少了，如果医生也无法纠正，那么很可能会建议你采取剖宫产，以保证你和宝宝的安全。

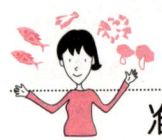

准妈妈的科学饮食策略

临产前的推荐食谱

孕妇进入临产，胎儿即将走向"新的世界"，母体即将放下"重负"。因此要保证足够的营养，以满足子宫、乳房以及其他内脏器官的需要，还要保证胎儿的生长发育，应继续坚持少吃多餐，越接近临产，越要多吃些含铁质丰富的蔬菜（菠菜、黑木耳、海带、芹菜等）。同时应多吃含维生素K、维生素C、维生素L的食物，如牛奶、紫菜、猪排骨、豆制品、胡萝卜、鸡蛋等。

冰糖酸梅粥

【原料选配】酸梅10～15克，粳米100克，冰糖适量。

【科学制作】将酸梅先煮取浓汁，加适量水稀释后煮粳米为粥。每日两次温服，也可酌情加冰糖调味。

【保健功效】此粥生津止渴、敛肺止咳、安蛔止痛，适用于虚热口渴、口干渴饮、慢性久咳、久泻以及孕妇产前心烦急躁等症状。

红枣核桃酪

【原料选配】红枣、核桃仁各 100 克,粳米 50 克,白糖 200 克。

【科学制作】①红枣洗净,放沸水锅内煮至膨胀时捞出,去皮去核;核桃仁用沸水浸泡后去皮,用冷水洗净;粳米淘洗干净,用温水浸泡两小时。

②将核桃仁和红枣一起切成细末,放入盆内,加入泡好的粳米和清水 200 克,搅成糊状,用搅肉机磨成黏稠的浆汁。

③将磨好的浆汁放入锅内,加白糖和清水 500 克搅匀,置中火上,用勺(不锈钢)不断搅拌,待烧沸后,盛入汤碗内即成。

【保健功效】此酪营养丰富,含有丰富的蛋白质、脂肪、碳水化合物和胡萝卜素、维生素 B、维生素 C、维生素 D 和钙、磷、铁等。

临产前的推荐食谱

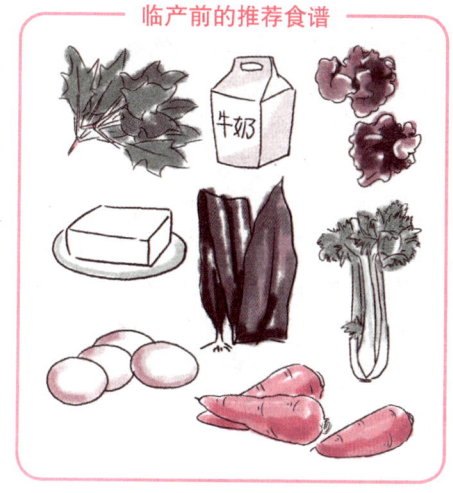

大枣中维生素 C 的含量极为丰富,有补中益气、养胃健脾、养血壮神等功效,是日常生活中的滋补佳品,可防止分娩时发生贫血。

准妈妈的生活护理方案

分娩前的工作交接

现代社会,绝大多数准妈妈都是职业妇女,生孩子无疑是一个很大的挑战。无论你在职场上是一个怎样的女强人,怀孕生子都会对你的职业生涯有一定影响,如何处理好这个阶段的工作,要根据每个人的不同情况而定。

建议准妈妈们对自己的职业规划有一个全面的设想,最好提前几个月就开始逐渐与接手的同事沟通,把工作一点点交代给他。让自己和同事都有一个逐渐适应的过程,而且也为临产前的必要休息打好基础,以免因早产使工作未交接清楚,造成不必要的麻烦,自己在生养时也不能安心。

对于准妈妈们来说,一边是自己的事业理想,一边是完美的家庭憧憬,要想平衡好就一定要懂得不同时期生活的重点不同,想一想什么才是最重要的,在做出决定之前多做考虑,不管是你还是孩子,能够常常保持快乐的心境才是最重要的。

合理利用人力资源

1. 安排好住院期间的看护工作

无论是顺产还是剖宫产,产妇的身体一般都比较虚弱。在住院待产期间,产妇需要有人特别照顾,这里的照顾包括陪护、三餐营养等。如果所有事都由丈夫来承担,那也不太现实,最好与父母亲戚分工合作,共同来度过这一段"非常时期"。

老人们体力不好,可以分担照顾一下孕妇的营养餐制作,丈夫负责每日看护产妇。国家对于爱人生产的情况是给予其丈夫一定假期的。可以合理利用假期，丈夫陪伴爱妻和新生的宝宝。现在各大医院及社会组织也针对产妇推出月子看护等服务，这些护工受过专业培训并有一定的产妇、新生儿护理经验，对于第一次迎接宝宝到来的新妈妈、新爸爸来说，他们的帮助也是十分必要的。这类护工不但可以在住院期间提供服务，还可以根据需要请回家里做全天候服务，如何选择这类服务可以根据自己家庭的实际情况来决定。

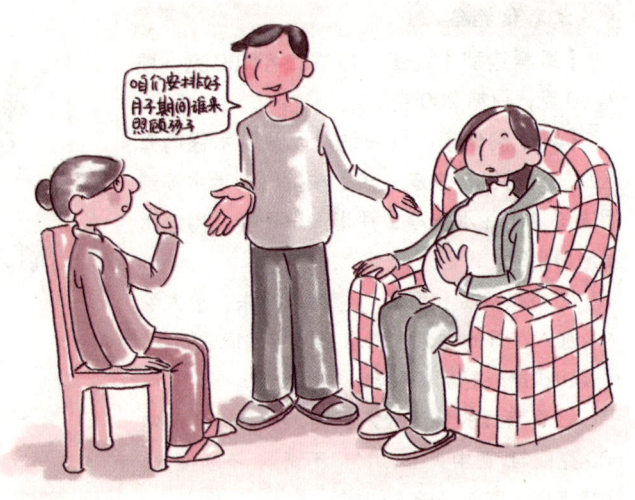

2. 安排好月子期间谁来照顾孩子

宝宝的降生会给全家带来欢笑，但是烦琐的照顾、夜间的哭闹、完全被打乱的生活也会引发许多家庭矛盾，所以在孩子出生前就开个家庭会议，把孩子出生后照顾工作分工一下，让所有家庭成员都明确自己的分工与责任，尽力为新生宝宝创造一个和谐的家庭环境。

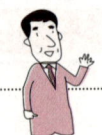

胎教知识的了解与应用

情趣训练

科学家经常告诫人们，要保持身心健康就要丰富人们的精神世界，例如听音乐、看书、旅游或欣赏美术作品等，这些美好的情趣有利于调节情绪、陶冶情操。

我们知道胎儿和母亲之间有着微妙的心理感应，母亲的一言一行都将对胎儿产生潜移默化的影响。

相传在我国古代有一位神童能将从未见过的几篇文章和诗句倒背如流。这个孩子怎么会有如此神奇的本领呢？原来这些作品都是他的母亲在怀孕时候喜欢读的，并经常朗诵的。

已故的苏联一位著名提琴家曾讲述他自己的一段有趣经历：他在一次音乐会上演奏了苏联作曲家创作的新乐曲，当时他的妻子临近产期，不久生下了儿子。儿子长到4岁时便学会了拉提琴，有一天他突然拉出了一支从来没有人教过他的乐曲，而且正是那次音乐会上演奏的乐曲。那支乐曲仅在那次音乐会上演奏过一次，后来从未演奏过，亦未灌制成唱片。

这些事实都说明母亲良好的生活情趣对后代有着深刻的影响。

科学家们还发现，广泛的情趣对改善大脑的功能有着极为重要的作用。有人认为乐队指挥、画家、书法家等生活情趣较丰富的人，他们之所以具有创造力，与他们经常交替动用大脑的左、右半球，提高大脑的功能有关。因此母亲的生活情趣无疑对胎儿大脑左、右半球的均衡发育起着很关键的作用。

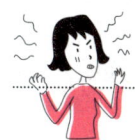

妊娠期间的不和谐音符

专家解答准妈妈关于分娩的9个小疑问

"不知不觉中到了预产期了！"很多准妈妈对此既翘首期盼又有些不知所措，很多人还会有这样那样的忧虑。为了避免自己到时不知所措，让我们以问答形式来了解和掌握相关的正确知识吧。

Q：到临产月后，担心会破水，是否有必要时刻垫着卫生巾呢？

A：这样做是没有必要的。但是为了防止突然发生破水，身边应常备卫生巾为好。也就是说，外出时最好也要带在身边，才会处变不惊。其实不仅是妊娠期间，作为女性，平时随身携带生理用品是一种很好的习惯。

Q：快到预产期时，是不是应该服用泻药提前把肠道清空比较好呢？

A：随意服用泻药的做法是不对的。因为拉肚子不仅会诱发子宫收缩，还会使你无法判断疼痛的原因。如果你很担心便秘的话，可以在体检时与妇产科的医生商量，开一些可以软化粪便的药剂处方。总之，在这方面是没有必要过于担心的。

Q：过了预产期还没生，有人说性生活有利于早些分娩，这样做对吗？

A：过去确实有这样的说法。这是因为精子中含有诱发子宫收缩的物质，通过性生活的刺激有可能会促使早些分娩。但是，首先应该考虑是否已经发生了破水。因为盲目的性行为会导致细菌感染。因此，对于进入预产月的准妈妈来说，无论是否过了预产期，我们都不赞成用这种方法催产。

Q：破水后是否可以上厕所？

A：破水后，随时都有可能分娩，因此应该尽快去医院，但也没必要急得什么都不顾。可以换换干净的衣服，如果是稍微一动就会有液体流出的话，可以用卫生巾或干净的毛巾垫上。一般来说，小便是没有问题的。但是，如果有想要大便的感觉很可能是分娩的一种前兆，所以要有所注意，应该马上去医院。

Q：破水了，是否应该立即去医院？

A：很多女性在整个怀孕期间都在考虑，在分娩前，羊水大量流失该怎么办。其实，破水的时候，羊水急泻是非常罕见的，因此不必对此过分担心。另外，还可以让你安心的是，妇产科医生会在预产期前为你检查胎儿的头是否已经进入骨盆中了。当宝宝的小脑袋已经向下进入产道，羊膜囊破了，羊水流入产道，这个时候就应该去医院了。如果破水来得太早，比预产期提前很多天，胎儿还没有进入准备降生的位置，就比较危险了。因为这个时候脐带会先于宝宝滑向阴道，在后面的胎儿的脑袋压迫着脐带，阻碍血液的流动。因此，这个时候产妇应该平躺着被送往医院，以保证不压迫脐带，使给胎儿的供给得以继续。

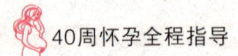

Q：在洗澡时发生了破水，该怎么办？

A：如果你已经在洗头发或身体了，可以先用淋浴简单地冲洗完。但是如果是在泡澡，就不能再继续了。

Q：应该什么时候去医院？是到不能再忍受的时候吗？

A：有些准妈妈因为怕医生说来得太早了，还得回家观察等待，所以一直坚持到无法忍耐的时候，这样是不对的。其实即便是去早了，还可以让医生再检查一下，这样你不就可以更加放心了吗？更何况还有分娩比预想来得早的可能性。因此，不要犹豫，马上去医院。

Q：担心自己的脸色太难看，去医院之前能不能化点淡妆？

A：分娩是伴有出血的消耗体力的大事情，如果搽粉底或涂口红，本来的脸色便无法判断了，很可能会妨碍医生诊断。因此，去医院时最好不要化妆了。指甲的血色也是医生观察的内容之一，所以原则上，也不要涂指甲。另外，耳环在待产室里是被要求摘掉的，所以也没必要佩带。

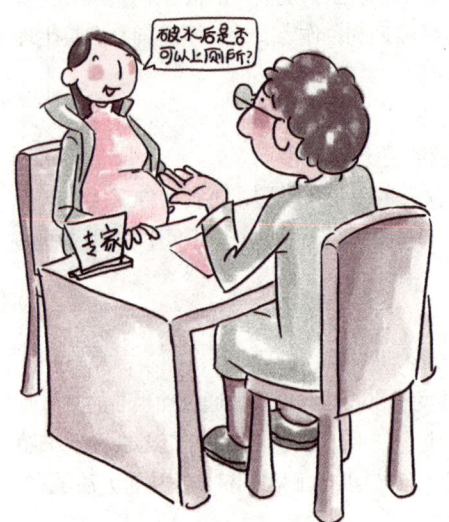

Q：阵痛开始了，突然想上卫生间，怎么办？

A：阵痛中想要如厕的时候，必须先跟医生打招呼。因为想要用力分娩的感觉与想要大便的感觉是非常相似的。若不和任何人打招呼，独自去卫生间，结果子宫口大开，胎儿的头部露出，甚至一下将孩子生出来的情况都是有可能的。如果医生检查后发现你的子宫口已经张开，就不会让你去卫生间了。

分娩前最容易忽视的4个征兆

通常医生能预测预产期是哪天，却无法预测是什么时刻。一般说，即将分娩时子宫会以固定的时间周期收缩。收缩时腹部变硬，停止收缩时子宫放松，腹部转软。另外还有一些变化也许不为人们所重视，举例如下：

🍎 产妇感觉好像胎儿要掉下来一样，这是胎儿头部已经沉入产妇骨盆。这种情况多发生在分娩前的一周或数小时。

🍎 阴道流出物增加。这是由于孕期黏稠的分泌物累积在子宫颈口，由于黏稠的原因，平时就像塞子一样，会将分泌物堵住。当临产时，子宫颈胀大，这个塞子就不起作用了，所以分泌物就会流出来，这种现象多在分娩前数日或在即将分娩前发生。

🍎 水样液体以涓涓细流或喷射状从阴道流出，这叫作羊膜破裂或破水。这种现象多发生在分娩前数小时或临近分娩时。

🍎 有规律的痉挛或后背痛。这是子宫交替收缩和松弛所致。随着分娩的临近，这种收缩会加剧。由于子宫颈的胀大和胎儿自生殖道中产出，疼痛是必然的。这种现象只是发生在分娩开始时。

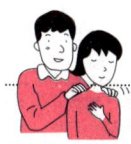

完美准爸爸的OK行动

入院分娩的经济准备

钱是很多矛盾产生的根源,入院分娩除了医药、手术上会有较大的开销以外,孩子与准妈妈的营养,各类突发事件都与钱直接相关,所以在产妇入院准备分娩前,就要做好各方面准备。

将定期的存款改为活期,放在随时可以取用的银行卡上;把个人医疗卡准备好,查询卡上的金额,做到心中有数,这样遇事就可以有备无患。在产妇住院分娩期间,请准爸爸们小心保管好所有医疗费用的单据,以便过后进行整理和报销。

一般来说顺产的费用比剖宫产所需费用少得多,但他们的适应人群并不相同,要与医院充分沟通,考虑好自己的分娩方案,并大体计算出住院分娩期间所需的费用。除了基本开销外,还得留出一些应对预想外的支出。

第38周 像小泥鳅一样光滑

大部分胎脂脱落了

现在你的胎儿可能已经有3200克重了,身长也得有52厘米左右了。

胎儿的头在你的骨盆腔内摇摆,周围有骨盆的骨架保护,很安全。这样也腾出了更多的地方长他的小胳膊、小腿、小屁股。

很多胎儿这时头发已长得较长较多,有1～3厘米长。当然也有一些胎儿一点头发都没长。有的胎儿头发又黑又多,有的胎儿头发则有些发黄,除了营养因素外,遗传也是重要原因之一。如果父母中某一方头发是自来卷的话,你的胎儿也很可能是个小卷毛头。

现在胎儿身上原来覆盖着的大部分胎脂逐渐脱落、消失,胎儿的皮肤变得像小泥鳅一样光滑。这些物质及其他分泌物也随着羊水被胎儿一起吞进肚子里,贮存在他的肠道中,变成胎便。

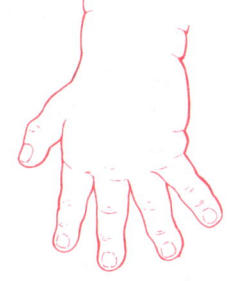

第38周

现在胎儿的指甲已经长长了,到了指尖的位置,而且相当坚硬了。

子宫的变化

子宫底到耻骨联合的距离为36～38厘米,肚脐到子宫底部则为16～18厘米。

准妈妈有点不舒服

大多数准妈妈在怀孕的最后几周没有增加多少重量,但却觉得很不舒服。准妈妈现在可能会既紧张又焦急,既盼望宝宝早日降生,又对分娩的痛苦有些恐惧。现在准妈妈应该适当活动,充分休息,密切关注自己身体的变化,即临产征兆的出现,随时做好入院准备。

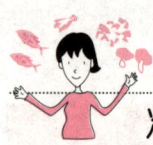

准妈妈的科学饮食策略

滑胎顺产的豆腐皮粥

豆腐皮性甘、淡、平,有清肺养胃、止咳、敛汗的作用。主治肺热咳嗽、便秘等症。

豆腐皮与健脾养胃、止渴除烦的粳米及冰糖共煮成粥,具有益气通便、保胎顺产、滑胎催生作用。产妇临产前食用,可使胎儿容易娩出,缩短产程,是产妇临产前的保健佳品。

○豆腐皮粥

【原料选配】豆腐皮 50 克,粳米 100 克,冰糖适量。

【科学制作】①将豆腐皮放入清水中漂洗干净,切成丝。

②将粳米淘洗干净,放入锅内,加清水适量,置于火上,先用大火煮沸后,再改用文火煮至粥将成,加入豆腐皮、冰糖,续煮至粥成。

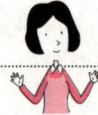

准妈妈的生活护理方案

准备可能用到的 4 类产妇物品

1. 衣物

肥大、容易穿脱的睡衣或内衣至少 3 件。

棉质内裤至少 4~6 件。

棉质、宽带、前面或侧面可拉开的胸罩 2~3 个。

棉线袜 2 双,拖鞋 1 双。

2. 日常用品

洗脸毛巾、洗脚毛巾、洗下身毛巾 2 条。

小洗脸盆 1 个(产妇洗下身专用)。

牙刷、牙膏、梳子、护肤品等洗漱用具 1 套。

产妇用卫生巾及卫生纸。

3. 母乳喂养用品

手动吸奶器。

乳头保护天然油脂,预防乳头疼痛。

消毒湿巾。

乳头保护罩。

4. 其他

餐具 1 套,塑料或金属饼干桶 1 个(放置饼干等小食品)。

纸和笔(产妇或家属住院期间记事用)。

零钱若干,手机或电话磁卡等(便于产后在医院与亲友的联系)。

准备可能用到的 6 类婴儿物品

1. 婴儿洗澡用品

婴儿专用的洗浴用品。

两条软毛巾洗身体用。

一条洗脸用的小毛巾。

用来擦干身体的大毛巾。

椭圆形的浴盆。

消毒棉球或纱布。

2. 婴儿床上用品

活动床或摇篮,可供婴儿白天使用。

一条小毛毯或被子。

栏杆包裹好的婴儿床。

棉质床单数条,以备尿湿更换用。

软枕头 1~2 个。

婴儿床上吊的小玩具。

3. 婴儿食品

配方奶粉。

补钙用品。

4. 婴儿日常用品
棉质尿布或纸尿裤。
纯棉质婴儿服装。
童车。

5. 人工喂养用品
125毫升奶瓶。
250毫升奶瓶。
普通奶嘴、防塌陷奶嘴。
奶嘴消毒器。
漏斗,用于将热好的奶倒入奶瓶。
奶瓶刷。

6. 特殊用品
体温计。
酒精。

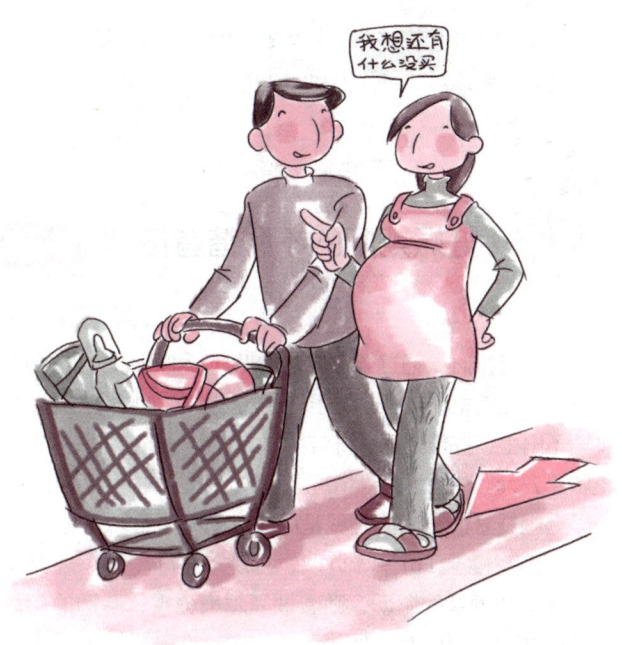

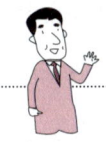

胎教知识的了解与应用

准妈妈自己要谨言慎行

行为是一种没有声音的语言,孕妇的行为通过信息传递也可以影响到胎儿。

我国古人在这方面就早有论述。古人认为,胎儿在母体内就应该接受母亲言行的感化,因此要求妇女在怀胎时应该清心养性、循规蹈矩、品行端正,给胎儿以良好的影响。相传,周文王的母亲在怀着文王时,由于她做到了目不视恶色、耳不听淫声、口不出狂言、坐立端正、以身胎教,因此文王生而贤明,深得人心。

明代一位医生也认为:"妊娠以后,则需行坐端严,性情和悦,常处静室,多听美言,令人诵读诗书,陈说礼乐,耳不闻非言、目不观恶事——如此则生男女福寿敦厚、忠孝贤明,不然则生男女鄙贱不寿而愚顽"。

时至今日,虽然我们已经进入高科技时代,但我国的古代胎教学说却一直被中、外学者所重视。经过长期的研究实践证明,我国古代胎教理论是有其道理的。

魏晋南北朝至唐代,祖国的医学有了很大发展,胎教成为其重要门类之一。北齐徐文才所著《逐月养胎法》是较早涉及胎教的医学专著;唐代名医孙思邈在《千金要方》一书中将"妇产"一门列在卷首,阐述了养胎之道。这些论著都对孕妇的饮食起居提出了要求,并阐述了这些因素对胎儿发育和分娩的影响。

我们将这些古人"胎教说"中可供借鉴的精辟之处归纳如下:

(1)主张"慎始":婚前应审慎,夫妻的品德对后人的成长影响很大。

(2)主张强调心境平和:孕妇应谨言慎行,修养身心,陶冶情操。

(3)重视早孕期间的调理:指出妊娠初期的三个月最为重要,应当重视孕妇的身心调理。

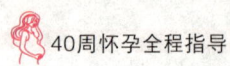

至于胎教成功的秘诀,其实就是爱和耐心。愿每一位未来的母亲都能及早实施胎教,用爱和耐心来培养胎儿,孕育一个聪明活泼的健康宝宝。

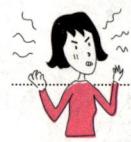

妊娠期间的不和谐音符

解读宫内窒息

正常妊娠时,通过子宫胎盘的循环,把母体的氧输送给胎儿,再把胎儿代谢的二氧化碳呼出体外。但在妊娠晚期、临盆时或分娩过程中,如果发生胎盘早剥、前置胎盘、妊高征、糖尿病、贫血、过期不出生、脐带脱垂、脐带打结、脐带缠绕、脐带过短子宫收缩过频以及产妇过于恐惧和紧张,或胎儿太大、胎位不正等情况,可导致胎儿缺氧,发生宫内窒息。

宫内窒息最突出的表现是胎心跳动不正常。先是心跳突然变快,大约每分钟跳160次以上,而后逐渐变慢至110~120次,且跳动逐渐变弱。与此同时,胎动也随之发生变化,刚一开始出现躁动和频繁的胎动,随着缺氧越来越重,胎动的次数变得越来越少。由于缺氧会引起胎儿的肠道蠕动,所以有胎便排于羊水中。在破膜后如果在羊水中见到胎便,就表示胎儿在宫内严重缺氧。

宫内窒息的4个对策

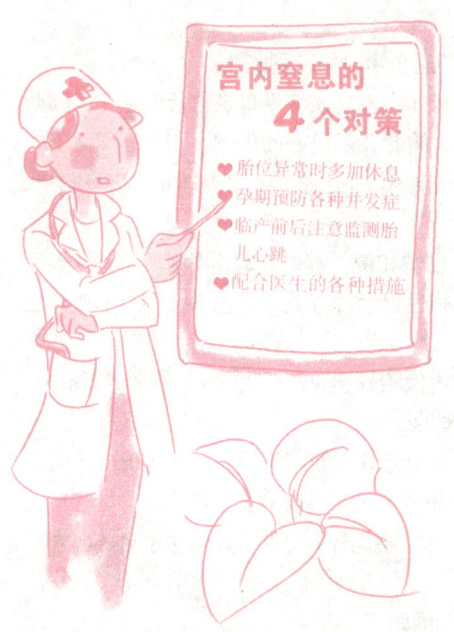

1. 胎位异常时多加休息

到了妊娠晚期,胎儿如果出现胎头浮、臀位、横位等异常胎位时孕妇就应注意休息,以防引起胎膜早破、胎儿宫内缺氧等不良后果。

2. 孕期预防各种并发症

按时做产前检查,及早发现妊娠糖尿病、贫血、妊娠高血压综合征、胎盘早剥、前置胎盘等异常。一旦发现则尽快采取相应治疗,避免过期妊娠。做好分娩的心理准备,以免临产时过于精神紧张而引发难产,造成宫内窒息。

3. 临产前后注意监测胎儿心跳

胎儿的心跳次数和强弱,可以直接反映胎儿在宫内是否缺氧。如果注意监测,就能及时发现胎儿缺氧,尽快做出处理。

4. 配合医生的各种措施

在分娩过程中,一旦确定胎儿宫内缺氧后要配合医生的各种措施,如吸氧等。仍不见好转,应实施剖宫产手术。

第三章 女人最光辉的时刻——痛并快乐着分娩

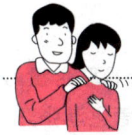

完美准爸爸的OK行动

分娩前最容易忽视的10项"软准备"工作

预产期越来越近了,准爸爸们做好升级准备了吗?

预产期可以提醒你胎儿安全出生的时间范围,但不要把预产期这一天看得那么精确。到了孕37周末,准爸爸应随时做好迎接分娩的准备,但不要过于焦虑,听其自然。准爸爸要为妻子身边留人,作为妻子突然临产时的照应,同时备好出租车或救护车的电话以备不时之需。关心孕妇的思想情绪,鼓励孕妇树立分娩信心,还要对自己的工作好好安排,尽力做到亲自陪妻子去医院,并陪伴分娩。另外还要参加医院产科门诊举办的爸爸会,掌握孕期保健知识、胎教和分娩知识,以便更称职地尽到丈夫的责任。

准备得越充分、越周密,越有利于孕妇分娩和母婴生活。但除了那些已经成为经验之谈的所谓"硬件"准备工作外,细心的准爸爸还应做好如下"软件"准备工作:

- 应该什么时候给医生打电话。
- 医生和护士下班后如何能找到他们。
- 是先给医生打电话还是直接去医院。
- 家离医院有多远。
- 乘什么交通工具去医院。
- 是否有人时刻守护在孕妇身边。
- 在上下班时间交通拥挤时,从家到医院大约需多长时间;最好预先演练一下去医院的路程和时间。
- 寻找一条备用的路,以便当第一条路堵塞时能有另外一条路供选择,尽快到达医院。
- 将家里的事情安排好,请人帮助照顾孩子和料理家务。
- 工作的事情是否安排好了,应该让上司和同事知道你妻子的预产期。

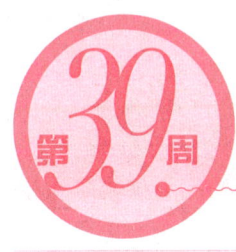

第39周 小脑袋在向外顶

头部已固定在骨盆中

胎儿现在的体重应该已有3200~3400克。一般情况下男孩比女孩的平均体重略重一些。

宝宝现在还在继续长肉,这些脂肪储备将会有助于宝宝出生后的体温调节。这个小家伙的身体各部分器官已发育完成,其中肺部是最后一个成熟的器官,在宝宝出生后几个小时内他才能建立起正常的呼吸模式。

宝宝现在是不是特别沉得住气?尽管你心里巴不得马上见到他,可他却好像安静了许多,不太爱活动了。这是因为到这时胎儿的头部已固定在骨盆中,他(她)更多地将会是向下运动,压迫你的子宫颈,想把头伸到这个世界上来。

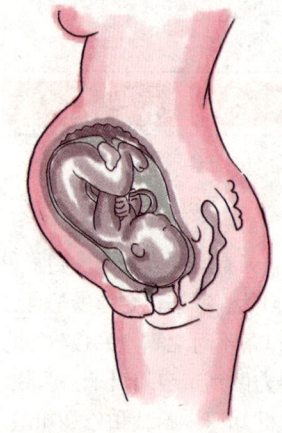

子宫颈管逐渐张开

从肚脐量起，子宫底部高度为16～20厘米，从耻骨联合量为35～40厘米。此时子宫和阴道变得更加柔软，子宫颈管逐渐张开，为分娩做准备。

准妈妈盼啊盼

现在准妈妈的体重基本稳定下来。因为子宫填满了整个骨盆和腹腔的大部分空间，准妈妈会觉得活动非常不便和艰难。在心理上会有分娩的迫切感，想快快结束这种不适，更想快快见到宝宝。别着急，也许明天，也许后天……

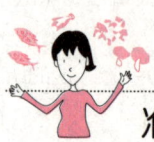

准妈妈的科学饮食策略

兵马未动，粮草先行

大多数情况下，当我们一看见孕妇有腹痛等分娩的先兆，就着急得不得了，往往在没有为孕妇准备好吃的，也没有为孕妇准备好用的之前，就匆忙地把孕妇送进了医院。

临产前，若孕妇进食不佳，后果将非常严重。除了母子衰竭外，由于缺乏分娩的能源，子宫收缩无力，可导致滞产、产程延长、胎儿宫内窘迫、新生儿窒息，甚至导致母胎在分娩过程中死亡。即使经产钳、胎头吸引术或剖宫产等手术助产，产妇也可能因极度的衰竭而导致产后子宫无法收缩或发生致命的产后大出血。因此，临产时产妇要吃饱喝足，对母婴双方的健康及分娩能否顺利进展都有着重要意义。

初产妇从有规律性宫缩开始到宫口全开，大约需要12小时。如果你是初产妇，无高危妊娠因素，准备自然分娩，可准备易消化吸收、少渣、味鲜的食物，如面条鸡蛋汤、面条排骨汤、牛奶、酸奶、巧克力等食物，让产妇吃饱吃好，为分娩准备足够的能量。

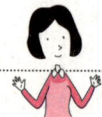

准妈妈的生活护理方案

分娩前的生活细节

由于即将面临分娩，所以，准妈妈要有充足的营养、睡眠和休养，为了调剂心情，也因为产后很长一段时间不方便护理，可以将头发再稍微修剪，并保持身体清洁，继续用温水淋浴。

现在需要注意的是避免胎膜早破，即通常所说的早破水。正常情况下只有当宫缩真正开始，宫颈不断扩张，包裹在胎儿和羊水外面的卵膜才会在不断增加的压力下破裂，流出大量羊水，胎儿也将随之降生。提前破水是指还未真正开始分娩，胎膜就破了，阴道中的细菌会侵入子宫，给胎儿带来危险。因此要特别注意，孕期的最后阶段一定要避免夫妻生活，避免对子宫的任何压力。

提前诱引子宫收缩

有研究显示,孕妇自第 39 周开始,每天刺激乳头 3 小时或更多,临产及分娩时间大多不会太长。预产期建议的刺激方式:以手指指腹刺激乳头、乳晕及乳房,一边 15 分钟,两边轮换,达 1 小时,一天做 3 次。上述操作也可由丈夫代劳。

这种自己动手诱引的子宫收缩有时非常强烈,就像由催产素引起的子宫收缩一样。因此,在自己动手诱引子宫收缩以前,应首先向医生询问,如出现强烈的子宫收缩,应立即停止诱引子宫收缩。

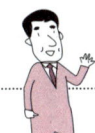

胎教知识的了解与应用

更频繁地抚摸胎儿

具体做法:准妈妈在腹部完全松弛的情况下,用手从上至下、从左至右,来回抚摸。

注意事项:抚摸时动作宜轻,时间不宜过长。

胎儿需要母亲的爱,经常抚摸胎儿可以激发胎儿运动的积极性,你也许不会明显感到胎儿发回的信号,这种信号缓慢而有节奏,只有多实践,才可能有清晰的感觉。

安抚脾气大的小宝宝

现代医学研究表明,孕妇子宫内胎儿活动的差异能预示出生后活动能力的强弱。在正常情况下,胎儿时期活动能力强的婴儿,出生 6 个月以后,要比胎儿时期活动能力差的婴儿动作发展更快些。

如果胎儿"正在生气",踢动得比平时剧烈的话,赶紧找个舒服安静的地方坐下来安抚他(她),播一些轻音乐,唱唱催眠曲,或者哼唱小曲均可,愉悦或轻松的声音都会让胎儿放松。此外,跟他(她)说说话,读书给他(她)听,或轻抚腹部亦有相同的效果。

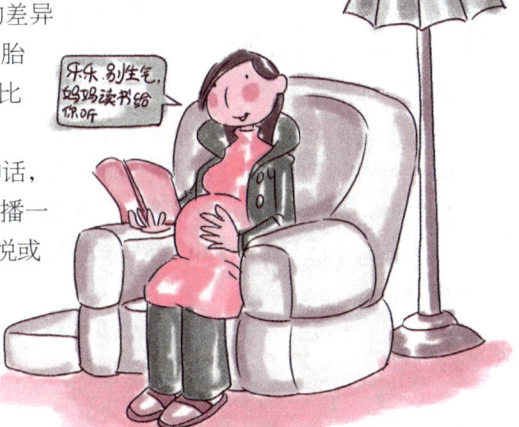

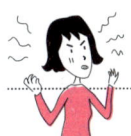

妊娠期间的不和谐音符

真假分娩的辨别

有的产妇会时而出现即将分娩的假象,或子宫无规律的收缩。一般来讲,真假分娩是难以辨别的。通常假分娩宫缩无规律,且宫缩程度不如真分娩剧烈。辨别的办法是检查阴道,看子宫颈的变化。还有就是进行宫缩计时,计算连续 2 次宫缩间的时间间隔,持续记录 1 小时。下表列出真假分娩之间的差别。

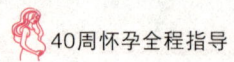

真假分娩的差别

鉴别类型	假分娩	真分娩
宫缩时间	无规律，时间间隔不会越来越小	有固定的时间间隔，随着时间的推移，间隔越来越小，每次宫缩持续30～70秒
宫缩强度	通常比较弱，不会越来越强	有时会增强，但然后又会转弱，呈稳定增加
宫缩疼痛部位	通常只在前方疼痛	先从后背开始疼痛，而后转移至前方
运动后的反应	产妇行走或休息片刻后，有时甚至换一下体位后都会停止宫缩	不管如何运动，宫缩照常进行。

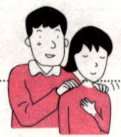

完美准爸爸的OK行动

装好准爸爸自己的5样必需品

妻子临盆时，准爸爸会拿起早已准备好的准妈妈包送妻子去医院。慌乱之中，准爸爸很少想到为自己拿些必需的物品。

除非医院距你家近在咫尺，否则你一定要为自己带些东西。

（1）简单的洗漱用具：一般初产妇产程都比较长，熬一个漫长的黑夜是很正常的，你愿意蓬头垢面、胡子拉碴地与宝宝见面吗？注意给他（她）的第一印象哟！

（2）消磨时间的东西：好不容易把妻子送入产房，你感觉一点都不轻松。一小时如同一年般难以打发，如果你带一本轻松的书，电子游戏机等，就可以不必过去七步、回来七步地瞎转了。有的准爸爸更绝，拿一盘棋，搭个伴儿就杀起来，时间飞速过去。

（3）照相机或摄像机：为了记录下妻子被推出产房以及宝宝被送到眼前的一刹那，当然要带上你的照相机或摄像机，注意电池是否有充足的电。

（4）电话号码本：妻子和宝宝都安顿好后，你可以松一口气。接下来就该给关心你们的亲朋好友报喜了。

（5）零钱：打电话、买快餐、水都需要零钱。

第40周 分娩进行时

妈妈，我来了

现在，宝宝的顶臀长约为38厘米，全身长约48厘米，体重约为3400克。从临床医学角度来看，胎儿已经完全成熟，随时可能出生。

胎儿腹部的周长要比头部稍大，脂肪的比例占体重的15%，身体内所有的系统都已经发育成熟。宝宝的肠道里堆积了一种墨绿色黏性物质，是胎儿所吞食的胎毛等物质的代谢废物，也就是胎便。

现在，宝宝的骨骼数量比成人的206块要多。出生后，部分骨骼会随着成长逐渐融合到一起。这时宝宝已经具备了70多种不同的反射能力，准备迎接子宫外的新生活。

这时胎儿所处的羊水环境也有所变化，原来的羊水是清澈透明的，现在由于胎儿身体表面绒毛和胎脂的脱落及其他分泌物的产生，羊水变得有些浑浊呈乳白色。

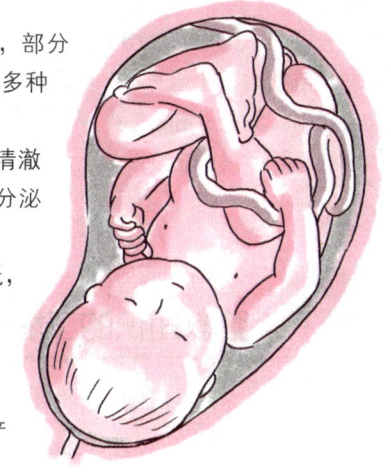

胎盘正在逐渐退化，传输营养物质的效率在逐渐降低，直到胎儿娩出即完成使命。

大多数的胎儿都将在这一周诞生，但真正能准确地在预产期出生的婴儿只有5%，提前两周或推迟两周都是正常的。但如果推迟两周后还没有临产迹象，那就需要采取催产等措施尽快生下胎儿，否则胎儿过晚产出也会有危险。

子宫没有什么变化

与上周相比，子宫的位置和高度基本没有什么变化，但羊水减少了许多。

等待的日子格外漫长

妈妈会觉得等待的日子变得格外漫长；爸爸也会整天心神不宁，不知道妻子何时临产，一切处于"备战"状态，气氛显得有些紧张。不妨两个人再一起享受一下这已为时不多的二人世界，在家里听听音乐，放松心情……

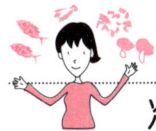

准妈妈的科学饮食策略

增加产力的宜忌食方

分娩是一项重体力活，产妇的身体、精神都经历着巨大的能量消耗，因此，分娩前期的饮食很重要，饮食安排得当，除了补充身体的需要外，还能增加产力，促进产程的发展，帮助产妇顺利分娩。在中国，一直以来就有在分娩前进补以帮助分娩的做法。

第一产程（宫颈扩张期）占分娩过程的大部分，时间较长。由于阵痛，产妇的睡眠、休息和饮食均受影响，精力、体力消耗较大。因此，为了保证第二产程（胎儿娩出期）能有足够的力量，应鼓励产妇进食。食物以半流质或软烂的食物为主，如鸡蛋挂面、蛋糕、面包、粥等。

快进入第二产程时，由于子宫收缩频繁，疼痛加剧，消耗增加，此时产妇应尽量在宫缩间歇摄入一些果汁、藕粉、红糖水等流质食物，以补充体力，帮助胎儿顺利娩出。

分娩时的食物，应该选择能够快速消化、吸收的高糖或淀粉类食物，以快速补充体力。不宜吃油腻、蛋白质过多、需花太久时间消化的食物。

增加产力的有宜食方：优质羊肉350克、红枣100克、红糖100克、15～20克黄芪、15～20克当归加1000毫升水一起煮，在煮成500毫升后，倒出汤汁，分成2碗，加入红糖。在临产前3天开始早晚服用。这个方法能够增加孕妇的体力，有利于顺利分娩，还有安神、快速缓解疲劳的作用。

分娩时不宜吃的食物：民间有产时吃桂圆鸡蛋或桂圆汤增力气、补气血的风俗，这其实是缺乏科学依据的。桂圆进入胃内，被消化、吸收有一个过程，不能在半小时内马上见效起到补充体力的作用。从中医角度来看，桂圆安胎，抑制子宫收缩，会减慢分娩过程，还有可能促使产后出血，所以分娩时不宜多吃桂圆。

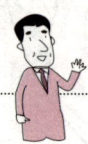

胎教知识的了解与应用

准妈妈坚强地等待分娩

到了妊娠后期，孕妇开始盼望早日见到宝宝。这种心理一旦产生便会一天比一天强烈。临到预产期，有的孕妇已经变得急不可待了。但你要知道，只要胎儿还在母腹中，其心智的发育就依然在继续。一条脐带，连接了母子两颗心，如果这时候准妈妈总是着急或者心情不好，就可能影响到胎儿在最后一段时间里的正常发育，使你几个月的努力功亏一篑。

因此，专家建议准妈妈们在孕期的最后一段日子里千万别心急，而是继续耐心地给胎儿讲一讲他将看到的这个大千世界和他出生后该做的事。然后告诉胎儿，父母在热切地等待他的安全降生，父母会爱他，保护他，陪伴他健康长大。

母亲拥有坚强的性格就会感染胎儿使其同自己一道战胜困难，并从中得到性格方面的锻炼。心理学研究证明，胎儿能敏锐地感知母亲的思维、心理活动及母亲对自己的态度。在等待分娩的日子里，准妈妈们一定能坚强走过。

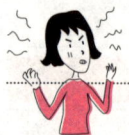

妊娠期间的不和谐音符

解读过期妊娠

月经周期正常的孕妇，如果预产期超过 2 周以上，孕期大于或等于 249 天而未能临产，称为过期妊娠。过期妊娠主要由两种原因引起：一种属于胎盘功能正常；而另一种是胎盘功能迅速减退，不能再给胎儿提供足够的营养和氧。

如果是胎盘功能正常的情况，继续妊娠下去会使胎儿长得过大，致使胎头太硬，分娩时通过产道有困难，造成难产；如果是胎盘功能减退的情况，胎儿会因缺乏营养而消瘦、皮肤多皱，脑细胞功能也会受到影响，可能造成孩子智力低下或神经系统后遗症。

过期妊娠的 3 个对策

1. 学会监测胎儿

孕妇应该从妊娠 30 周开始自己数胎动，一旦胎动明显减少，如 12 小时胎动少于 20 次，应立即去医院就诊。

2. 做B超检查了解胎盘情况

预产期前后，通过做 B 超检查，了解胎盘的钙化程度及羊水多少，胎盘钙化 3 级以上要引起注意。

3. 必要时进行引产

如果胎儿胎盘情况尚好,胎儿已经成熟,可于41周后进行引产,特别是对于高龄孕妇、妊娠高血压综合征、胎儿过大的产妇。

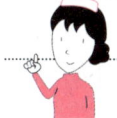

上好分娩前的最后一课

分娩开始的"黄金定律"

有些产妇在分娩的那天会感到烦躁,这是身体发出的一种明确的信号,还有的准妈妈会出现心跳、燥热或者头痛等症状。此外,还会有人感到没有胃口或者特别饿,也可能出现腹泻或者严重的便秘。这时,子宫口也开始慢慢打开,有更多的液体流出来,骨盆和小腹开始感受到拉扯的疼痛。阴道和膀胱有被压迫感也是分娩要开始的信号。

当流出的血或羊水增多的时候,就是该去医院的时候了,这时阵痛也开始变得有规律了。有一个黄金定律可以帮助准妈妈判断分娩是否开始了,即4:1:1。具体来说,就是每4分钟有一次疼痛,每次疼痛持续1分钟,并且这样的阵痛节奏已经持续1个小时。

分娩即将开始的征兆,就是准妈妈开始感觉到强烈的疼痛,疼痛的强度让人难以忍受。

还有一种最简单的信号是,准妈妈自己觉得马上要见到小宝宝了,这个时候应该相信自己的直觉!分娩也许很快就会开始了。

了解3个细节帮你克服分娩恐惧

对于分娩有恐惧感完全是正常的。准妈妈可以通过分娩准备阶段中的放松练习来让自己平静。这里了解一些和分娩有关的细节,对克服恐惧很有帮助:

🍎 分娩前的阵痛是慢慢增强的,而不是突然降临,因此准妈妈可以逐渐适应。

🍎 每次阵痛之间都有间歇,那时准妈妈感觉不到任何疼痛(除了分娩的最后阶段),可以利用间歇好好休息一下。

🍎 此外,阵痛是有时间限制的,每一次阵痛都意味着宝宝离出生近了一步,当宝宝躺在你的怀里的时候,阵痛就真正结束了。

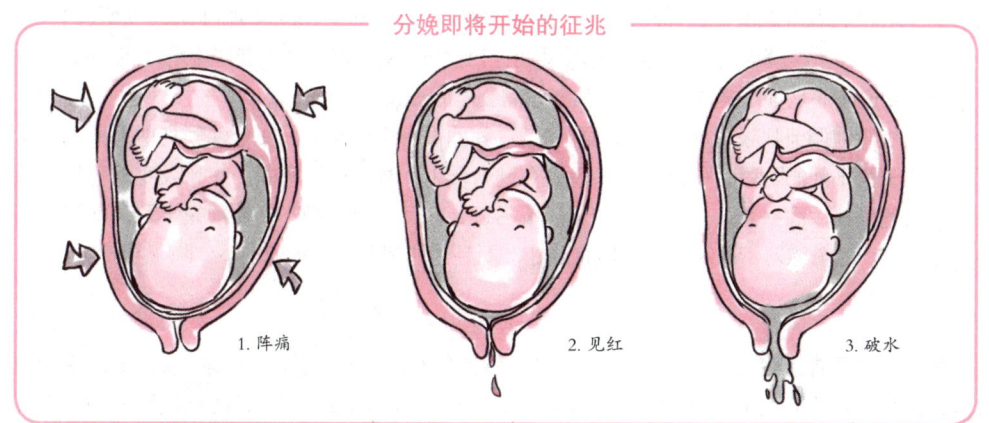

分娩即将开始的征兆

1. 阵痛　　2. 见红　　3. 破水

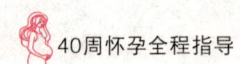

很多研究显示，女性在怀孕20周到生产这段时间里，对疼痛的敏感程度会不断下降。其中的原因是身体中分泌了一种有麻醉作用的激素。成功分娩并不意味着你一定要忍受剧烈的疼痛，有很多的方法可以缓解疼痛，例如呼吸、缓解疼痛的药物等。

分娩时间平均12个小时

统计数据表明女性在分娩第一胎的时候平均花费大约12个小时，第二胎平均需要8.5个小时。但是这并不意味着女性在这10多个小时里要一直忍受没有间断的疼痛。每个人的情况也不尽相同。总的来说，在熟悉的环境中、在信赖的人陪伴下分娩会更快一些。

有些准妈妈阵痛的时间比较短，但是疼痛的强度高；而另外一些准妈妈痛感柔和一些，却需要更多时间完成这个阵痛期。因此，准妈妈应该顺其自然，千万不要有压力。

分娩究竟需要多长时间因人而异，而且是遗传的。因此，你不妨询问你的母亲，看看她的分娩经历如何，也可以了解一下你的姨妈和外祖母的生产过程，多少对你会有所帮助。

你对阵痛的敏感程度与分娩持续的时间关联不大，但是你可以坚信，一切疼痛到宝宝第一声啼哭的时候就结束了。

分娩时"他或她"陪伴在你的左右

分娩时由谁陪在产妇身边有很多种。有些人认为应该是宝宝的爸爸。因为宝宝的爸爸陪伴在妻子身边，可以共同经历生产的过程。生产过程中，如果允许陪产，准爸爸跟准妈妈离得越近越好，哪怕不是直接站在产床前，也应该选择一个让准妈妈看得见的地方，这对产妇的情绪很有帮助。但是，也有一些准爸爸不能承受这样的场面，那么最好安排他们在产房外面等待。

有些人则认为应该找一些有过生育经验的女性亲戚或朋友陪伴在身边。因为她们经历过这个过程，会给你一些有用的帮助，而且不会过分紧张。

另外，你也可以选择医院提供的专业"导乐"服务。这些"导乐"都是很有经验的医护人员或者助产士，她们给产妇带来安全感，使分娩过程缩短（据统计，在第一胎分娩中，平均缩短了两个小时），而且她们还把"不胜任"陪产的父亲解放出来了。有了她们的指导，你的分娩会更加顺利！当然，这项服务也是需要额外付费的。

分娩时的"中场休息"与"重启"

在阵痛中，能够入睡吗？这几乎难以想象，但是有1／5的女性在阵痛的间隙时间里还是做到了这一点。缓解疼痛的药物也能起到促进睡眠的作用。在阵痛中，准妈妈们不必忍受所有的疼痛，因此可以接受一些缓解疼痛的药物或方法，从而让自己感觉好一些。这样的"中场休息"很有好处，因为我们知道阵痛是项艰辛的工作，因此产妇需要时间短暂地恢复一下。

通过相应地调节呼吸、放松，对顺利地度过阵痛很有帮助，从而使分娩顺利地重新"启动"。例如，在子宫张开的阶段，可以让准妈妈坐在健身球上，身体向后弯曲，使呼吸变得容易，助产士或准爸爸坐在后面扶着。这个练习非常简单易行，任何一位产妇不需要预先学习，就可以在分娩中运用它。这个练习不仅对缓解疼痛有益处，而且也能帮助宝宝加速向下"降"至骨盆。

不是任何准妈妈都能打催产针

如果分娩没有任何进展，可以考虑使用催产针来加快阵痛。另外一种需要采用催产手段的情况是，分娩一开始很正常，可是突然阵痛消失了，或者阵痛的节奏很慢，阵痛很微弱的情况下也需要通过催产针来推动分娩。静脉注射的速度应该得到严格的控制,这样产妇才不会感到失去控制。如果阵痛频率太高,就应该放慢甚至停止用药,使阵痛间歇重新变得长一些。准妈妈应该根据自己的身体情况,及时和产房中的护士沟通,提醒她们注意准妈妈对催产针的反应如何。

有些情况是绝对不能使用催产针的。首先,胎儿无法正常地从阴道娩出时不能用催产针。如有明显的头盆不对称现象,即胎儿头大而母亲的骨盆狭小,胎位不正(如横位),胎儿过大,产妇有阴道粘连、狭窄或肿瘤造成产道阻塞等。其次是孕妇子宫肌层易于破裂者不能用催产针,如产妇有过剖宫产史或做过子宫平滑肌瘤手术,子宫留有瘢痕,或经产妇已生过三四胎以上并有子宫损伤者。

宝宝将要来到人间的8大重要信号

临产前,很多孕妇都很紧张,生怕宝宝不打招呼就跑出来。其实尽管放心,分娩并不是毫无征兆便发生的事。接近预产期时,医生会观测子宫头的厚度和扩张程度,以及胎儿的位置,来猜测大约何时会生,但毕竟不到分娩的那一刻,谁也无法确知。那么,产妇要如何知道自己该何时去医院呢?

1. 子宫下降

一般是指胎儿开始下降,因此孕妇在呼吸时会感到比较轻松,胃部不再受到压迫,感觉比较舒畅,食欲也好了起来。初孕妇在临产前1~2周,由于胎儿头部下降进入骨盆,子宫底部降低,常感上腹部较之前舒适,呼吸较轻快,食量增多。

2. 腹部膨胀

又称前阵痛,这是因为子宫敏感,稍微受到刺激,便容易形成收缩所致。有时会有疼痛的感觉,但却是不规则的阵痛,有些人甚至还会有腰酸的现象。孕妇由于胎头下降压迫盆腔膀胱、直肠等组织,常感到下腹坠胀、小便频繁、腰酸等。

3. 尿频

这是胎儿头部下降压近膀胱所致。特别是在夜间,孕妇必须三番四次起床,这就是分娩期即将接近了。

4. 胎动减少

这是胎儿头部下降至骨盆腔难以活动所致。大腿根部或膀胱附近有鼓胀的感觉,甚至于会痛得难以举步。

5. 分泌物增多

主要是子宫颈口处的分泌物增多,而且呈稠状,其作用是润滑产道,使分娩时胎儿易于通过。

6. 体重不再增加

原本持续增加的体重不再增加,甚至会有减低的情形发生。

7. 假性阵缩

分娩前1~2周,常有不规律的子宫收缩,表现持续时间短、间歇时间长,且不规律。但这种宫缩强度不大,只引起轻微胀痛,且局限于下腹部,宫颈口不随其扩张,过一会儿这种感觉便会消失。

8. 见红

在分娩前24~48小时,阴道会流出一些混有血的黏液,即见红。见红一般是临产前的一个信号。若阴道出血量较多,超过月经量,不应认为是分娩先兆,而要想到有无妊娠晚期出血性疾病,如前置胎盘、胎盘早剥等疾病。

9. 羊水流出

在分娩前几个小时会有羊水从阴道内流出，这是临产的一个征兆，这时应及时送孕妇去医院。以上几点只是分娩前的表现，只能说明不久孕妇就要分娩，并不能作为诊断临产的依据。

供你选择的 5 种分娩方式

1. 自然分娩好处多

对于绝大多数健康孕妇来说，自然分娩是既容易又安全的一种方式。因此，当你具备自然分娩的条件时，应听从医生的指导，选择阴道分娩这种自然、安全的分娩方式，这对母婴健康都有好处，即使发生难产，只要处理及时，都能使宝宝健康顺利地娩出。这是大多临床医师对孕产妇们的建议。

首先，在分娩过程中，子宫有规律的阵发性收缩，可以使胎儿胸廓受到一定的压缩和扩张，刺激胎儿肺泡表面活性物质的加速产生，促进胎儿的肺部不断成熟，有利于出生后自主呼吸的建立，避免了肺透明膜病引起新生儿的死亡。有人统计，剖宫产儿肺透明膜病的发生率是阴道分娩儿的 20 倍。另一方面，子宫收缩挤压胎儿的胸廓，可将肺泡液及吸入的羊水挤出，能减少胎儿出生后的窒息和吸入性肺炎的发生。

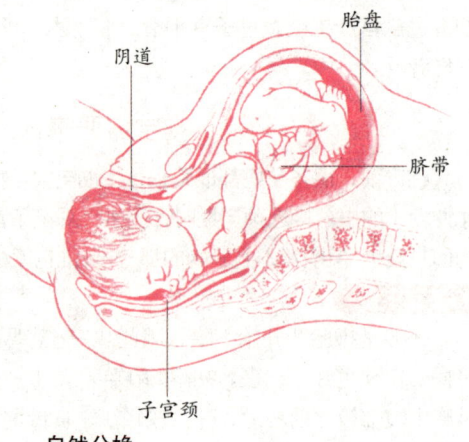

自然分娩

其次，阴道分娩时，胎头受子宫收缩和产道挤压，有时甚至变形，但这是胎儿在脱离母体独立生活前夕所必需的有益的准备活动。

再者经阴道分娩，胎儿头部受到适度的挤压而变形，这种变形是一种适应过程，出生后 1～2 天即可完全恢复。这不但不会损伤脑组织影响智力，反而可以刺激胎儿呼吸中枢，有利于激起新生儿的自主呼吸和出现高声啼哭。同时，由于胎儿头部充血，能提高呼吸中枢的兴奋性，有利于新生儿娩出后迅速建立正常呼吸反射。

最后，对产妇来说，自然分娩是一个自然的生理过程，出血少，并发症少，利于子宫收缩，分娩后恢复快。

2. 准妈妈慎选剖宫产

剖宫产英文译作 c-section，是在麻醉情况下切开产妇的腹壁及子宫壁，从子宫中取出胎儿及胎盘，然后将子宫壁及腹壁各层组织缝合的一种手术。在分娩过程中，如果产妇或胎儿有异常情况，胎儿不能顺利地自然出生，医生就会通过手术切开子宫取出胎儿，这就是我们平常所说的剖宫产。它是解除产妇及胎儿危急状态的有效方法。

那么哪些情况下才需要剖宫产呢？

（1）母体方面：孕妇骨盆狭窄或畸形；高龄初产；以前曾做过子宫的手术（如剖宫产、子宫肌瘤剔除手术、子宫切开术或子宫成形术等）；患有高血压经引产失败；产程停滞；前置胎盘、胎盘早期剥离、子宫破裂、前置血管出血等；孕妇外伤可能伤及胎儿时，都应进行剖宫产来保证母婴的安全。

（2）胎儿方面：胎位不正、胎儿窘迫、胎儿过重，预估体重超过 4000 克时、多胞胎、某些胎儿畸形、子宫颈未全开而有脐带脱出时也应采取剖宫产。

如果没有上述情况的准妈妈,对于剖宫产的选择一定要慎重,因为剖宫产还可能带来许多意外情况。

(1)母体方面:对母体精神上和肉体上都是创伤;出血量较多;住院时间较长;产后子宫及全身的恢复都比自然分娩慢;并发症较多,包括伤口感染、粘连及麻醉后遗症等;术后有可能发生子宫切口愈合不良,晚期产后流血,腹壁窦道形成,切口长期不愈合,肠粘连或子宫内膜异位症等;再次妊娠和分娩时,有可能从原子宫切口处裂开,而发生子宫破裂,如果原切口愈合不良,分娩时亦需再次剖宫。

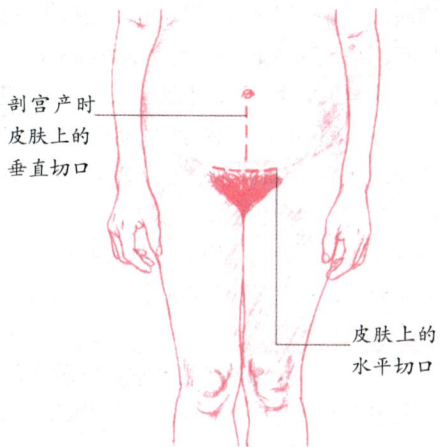

剖宫产

最常见的剖宫产切口为紧贴着阴毛线上方的水平切口,但有时切口为从脐部到阴毛的垂直切口。子宫切口(此图未画出)往往是水平切口。

(2)胎儿方面:首先,盲目选择剖宫产,会使孩子易患多动症。这是因为剖宫产因产道的改变,使孩子降临人世时的环境发生变化,正常产道生产过程带来的神经接触等感觉破坏,使孩子在成长过程中易患多动症。其次,剖宫产的孩子易患感觉统合失调。胎儿在母体产道的正常生产过程,同时也是第一次大脑和身体相互协调的抚触机会,而剖宫产这一方式却剥夺了孩子最早的感觉统合锻炼的权利,使孩子可能感觉统合失调(所谓感觉统合失调,就是孩子想的和做的不是一回事,他的思维往往无法约束自己的行为)。

3. 水中分娩痛苦少

随着医疗水平的提高,分娩的方式也变得多样化。眼下,水中分娩是个热门话题,这使得千百年来一直经历躺在床上生孩子的中国女性,也可以选择在水中生下小宝宝。

早在1803年,法国就出生了第一个水中婴儿。当时是因为产妇感到精疲力竭,迫于无奈,想在热水浴盆里放松一下,没想到宝贝很快就降生在水里。1965年,苏联有一位孕妇竟然在大海中顺利地产下一个健康的男婴。20世纪80年代后期,美国创办了第一家水中分娩中心。自此之后,美国有6000多名婴儿在水中出生,有条件实行水中分娩的医院也从1995年的10家发展到目前的150家。2003年3月1日,上海一名教师顺利在水中产下一名健康的婴儿,成为中国首例水中分娩的妇女。据不完全统计,中国大陆水中分娩的婴儿数迄今已过百人。

(1)水中怎样分娩:水中分娩一般会在一间特殊的产房进行,在一只形似按摩浴缸的"分娩水池"内,待产孕妇泡在经过特殊处理的温水中,水温保持在36~37℃,环境温度为26℃。在助产士指导下,合理换气、放松……慢慢地一个小生命就顺利降临人世。婴儿生出后,在水中待的时间不能超过1分钟。

水中分娩可以减轻产妇的疼痛感,水包托的力量可以给产妇心理上安全的感觉,水的包容作用对产妇的产道和盆腔可以起到保护作用。在水中还有利于孕妇休息,更容易放松。产程缩短,也减少了孕妇的会阴侧切率。对于正常的孕妇,在有经验的助产士帮助下,水中分娩是安全的。专家介绍,婴儿在宫内羊水中虽然有胎动,但肺泡没有张开,脐带没有剪断之前,即使从妈妈肚子一出来就泡在水里也不会呛水。但如果新生儿的头部已经接触了空气,再把婴儿的头放进水里的话,那么,婴儿呛水就在所难免,这是因为婴儿在接触空气后,肺泡就已经张开。

相对于床上分娩,水下分娩在消毒及如何防止感染方面,显然要复杂一些。一些常见性传播疾病，如乳头瘤病毒、淋病和艾滋病等一旦消毒把关不严或有疏漏，就难免发生交叉传染。另一方面，中国妇女和国外尤其是欧美国家妇女在生理、形体上有所不同。中国的孕产妇一般产程较长，产道及会阴条件较差，不利于水中分娩时进行胎心监测、产程进展监测和产后新生儿抢救与复苏。

（2）哪些情况不宜水中分娩：对孕妇来说，是否选择水下分娩，还要看自身情况。有关专家认为，自然分娩的人群最佳年龄在20～30岁，年龄太小心理准备不足，超过30岁可视为"高龄产妇"，由于生理原因，以做剖宫产为妥。身患疾病或有流产史的产妇，以采取更稳妥的生产方式为好。胎儿巨大的孕妇不适合水中分娩。生头胎时，产妇的产道没有经过生养扩张，容易造成会阴撕裂，也不适合水中分娩。水中分娩的婴儿，重量应该控制在3000克左右。

4. 无痛分娩正盛行

无痛分娩在国外已经是常规分娩的形式，它让准妈妈们不再经历疼痛的折磨，能减少分娩时的恐惧和产后的疲倦，让产妇在时间最长的第一产程得到休息，当宫颈口开全该用力时，因积攒了体力而有足够力量完成分娩。

我们通常所说的"无痛分娩"，在医学上其实叫作"分娩镇痛"，是用各种方法使分娩时的疼痛减轻甚至使之消失。分娩时，子宫收缩，子宫血管就会受到压迫，这样就造成了子宫缺血。子宫颈口开大的时候，肌肉会变薄、韧带会拉伸，肌肉韧带的神经末梢理所当然发生变化。而且，生产时胎儿对母亲产道也会产生压迫，这些都会使产妇感到分娩时剧烈疼痛。

目前通常使用的分娩镇痛方法有两种：一种方法是药物性的，是应用麻醉药或镇痛药来达到镇痛效果，这种就是我们现在所说的无痛分娩。另一种方法是非药物性的，是通过产前训练、指导子宫收缩时的呼吸等来减轻阵痛；分娩时按摩疼痛部位或利用中医针灸等方法，也能在不同程度上缓解分娩时的疼痛，这也属于非药物性分娩阵痛。

药物性分娩镇痛有多种方法，有全身用药、局部麻醉和吸入麻醉等。现在临床上常用的主要有两种：

一种是椎管内阻滞镇痛。包括硬膜外阻滞和腰麻—硬膜外联合阻滞等。是当宫颈口开到3厘米，产妇对疼痛的忍耐达到极限时，麻醉医生在产妇的腰部将低浓度的局麻药注入到蛛网膜下腔或硬膜外腔。采用间断注药或用输注泵自动持续给药，达到镇痛效果，镇痛可维持到分娩结束。麻醉药的浓度大约相当于剖宫产麻醉时的1/5，浓度较低，镇痛起效快，可控性强，安全性高。这种无痛分娩法是目前各大医院运用最广泛、效果比较理想的一种。通过硬膜外腔阻断支配子宫的感觉神经，减少疼痛，由于麻醉剂用量很小，产妇仍然能感觉到宫缩的存在。产妇头脑清醒，能主动配合，积极参与整个分娩过程。

另一种方法是笑气镇痛。1853年，英国医生第一次将"笑气"用于无痛分娩，这个产妇就是当时的英国女皇。笑气即氧化亚氮，是一种吸入性麻醉剂。这种气体稍有甜味，分娩镇痛时，按一定比例与氧气混合吸入，对呼吸、循环无明显抑制作用，对子宫、胎儿也无明显影响。产妇吸入混合笑气后，数十秒就可产生镇痛作用，停止数分钟后作用消失。在助产人员的指导下，易于掌握。可以使分娩的妈妈保持清醒状态，很好地配合医生，还能缩短产程。但是在临床上，部分产妇可能会出现镇痛不全的情况。

无痛分娩的经过是医生和产妇一起参与并共同制定计划的，有利于医生和产妇的沟通。还能够使医生及护理人员更多关注产妇的变化，如果母体或胎儿一旦发生异常，就可以及早被发现而得到及时治疗。熟练的麻醉科医生只要5～10分钟即可完成麻醉操作过程。整个过程产妇一直处于清醒的状态，有条件的甚至能够下床走动。产妇可以比较舒适、清晰地感受新生命到来的喜悦。

了解了无痛分娩后，相信准妈妈们一定跃跃欲试了。但是无痛分娩虽好，却并不是人人都适合的。无痛分娩的适应人群虽然很广，不过还是需在妇产科和麻醉科医生认真检查后，才能知道你是否可以采取这种分娩方式。如有阴道分娩禁忌证、麻醉禁忌证、凝血功能异常，那么就绝对不可以使用这种方法了；如有妊娠并发心脏病、药物过敏、腰部有外伤史的产妇应向医生咨询，由医生来决定是否可以进行无痛分娩。

5. 新兴起的"导乐"陪产

分娩是人类繁衍的自然过程，但据有关资料显示：有95%的女性在分娩过程中会产生强烈的恐惧感、孤独感，几乎100%的产妇都希望在分娩时身边有人陪伴。于是1996年在美国出现了一种新的分娩方式——"导乐"陪产。所谓"导乐"陪产，就是在分娩过程中雇请一名有过生产经历、有丰富产科知识的专业人员陪伴分娩全程，并及时提供心理、生理上的专业知识，这些专业人员被称为导乐。

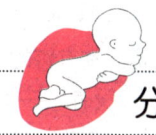

分娩现在进行时

分娩能否顺利，关键取决于三个方面的因素，即产力、产道和胎儿。如果三方面都配合默契，则平安生产、大吉大利。如果某一个环节上出现了问题，或多或少都会影响分娩进程。

在决定分娩是否顺利的三种因素中，有的无法选择，如胎儿因素和产道因素，基本在分娩时已经定型，外界力量再也无能为力了；而产力则不然，它主要来源于子宫收缩以及腹肌、骨盆底肌肉的收缩。你的骨盆情况良好，胎位正常，胎儿也不太大，只要你在不同的产程，进行相应的配合动作，增加分娩时的产力，分娩是没有什么困难的。

第一产程——子宫颈扩张期

从子宫出现规律性的收缩开始，直到子宫颈口完全开全（扩展到10厘米宽），这段时间称为第一产程。

第一产程开始时，子宫每隔十几分钟收缩一次，收缩的时间也比较短。当子宫收缩时，你会有子宫发紧、发硬的感觉，小肚子（即下腹部）或腰部疼痛，并有下坠感。后来，子宫收缩得越来越频繁，间歇越来越短，如此则宫颈口就开得越快，产妇也就越加难受。这时，你会感到这是时间最漫长、疼痛最剧烈、心理最痛苦的阶段。

产科医生会以手指触诊看开了多少厘米，随着阵痛渐渐增强，阵痛时间的增长、间歇变短，子宫口最后达10～12厘米，即所谓子宫口全开。当子宫颈口全开时，宫内的胎膜破裂，里面的羊水随之也从阴道内流出，这时称为"破水"。一般子宫全开与破水大约同时，因而临床上便将破水视为第一期的结束。

○第一产程适应诀窍

初产妇的第一产程需要8～12小时。曾经生育过的经产妇需要6～8小时。如果没有特别的不适，你可以利用这段时间，在室内做些轻微活动（如慢步行走），并且要少量多餐，吃一些高热量、易消化的食品,如稀粥、蛋羹、牛奶、馄饨,也可以喝一些白糖水。尽可能多喝一些水,会大有好处。

第一产程阶段,要尽量保存自己的体力。由于子宫口还没有开全,用力也是徒劳无益。助产士会及时为你测血压、听胎心,观察宫缩情况,了解宫口是否开全,还要进行胎心监护等,相信她们会针对你的具体情况,做出正确的判断和及时处理。

临产后要排空大便,同时,助产人员会给你灌肠。你还要每隔两三个小时主动排一次小便,以免膀胱过度充盈,影响宫缩和胎头下降。

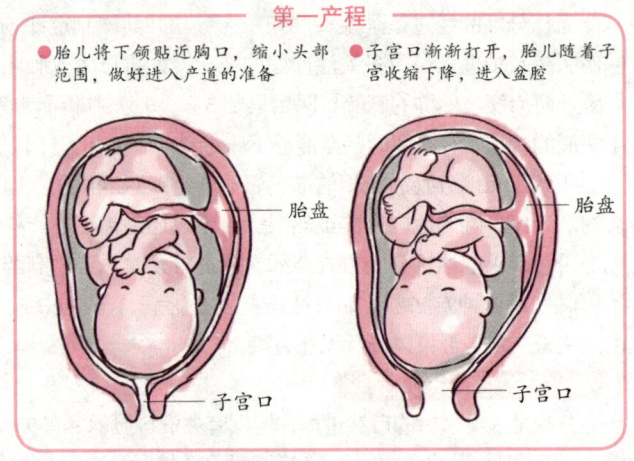

第一产程
- 胎儿将下颌贴近胸口,缩小头部范围,做好进入产道的准备
- 子宫口渐渐打开,胎儿随着子宫收缩下降,进入盆腔

当医生告诉你宫颈口已经开全(产妇宫口大于4厘米时),就要进入第二产程了,这时就应当躺在产床上待产了,最好取左侧卧位躺着。

有些产妇对分娩异常恐惧,精神十分紧张,临产后正常的子宫收缩所引起的疼痛,对她们来说都成为难以忍受的巨大痛苦,大喊大叫、不休息、不吃东西,处于高度紧张状态,这是非常有害的。这种折腾的结果,造成体力大大浪费,到了需要真正用力的时候,已经筋疲力尽了,没有足够的力量来增加腹压以娩出胎儿。宫缩无力,往往使本来可以顺产的分娩变为难产。你要接受这些教训,以充足的精力和良好的心态,迎接宝宝的诞生。

第二产程——胎儿娩出期

胎儿娩出为第二产程,是从子宫颈口开全至胎儿娩出为止的这一段时间。这时,你要躺在产床上等候,助产人员会帮助你分娩。你的用力大小与正确与否,都直接关系到胎儿娩出的快慢、胎儿是否缺氧,以及你的会阴部损伤轻重程度。所以,这时你要按照助产士的指导,该用力时用力,不该用力时就抓紧时间休息。

第二产程时,子宫的收缩力量更强,胎儿顺着产道逐渐下降。当胎儿的头部下降到骨盆底部时,就会压迫直肠,产妇便不由自主地向下屏气用力,像要解大便一样。这时,子宫收缩越来越紧,每次间隔只有一两分钟,持续1分钟,于是胎儿下降很快,迅速从宫颈口进入产道,然后又顺着产

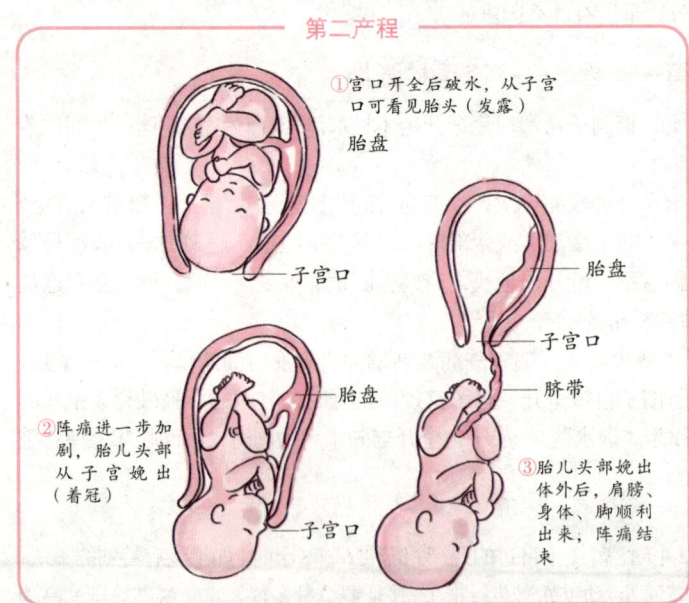

第二产程
① 宫口开全后破水,从子宫口可看见胎头(发露)
② 阵痛进一步加剧,胎儿头部从子宫娩出(着冠)
③ 胎儿头部娩出体外后,肩膀、身体、脚顺利出来,阵痛结束

道达到阴道口露头。不久,胎儿头部完全露出,依肩、体、足顺序露出外阴,婴儿就此诞生。这个阶段,初产妇一般需要一两个小时完成,而经产妇只要半个小时或几分钟即完成。

○第二产程适应诀窍

第二产程时,宫缩痛明显减轻。当出现宫缩时,你的双脚要蹬在产床上,两手紧握产床边上的扶手,深吸一口气,然后屏住,像解大便一样向下用力,并向肛门屏气,持续的时间越长越好。如果宫缩还没有消失,你换口气继续同样用力使劲。

在宫缩停止的间歇期里,你要全身肌肉放松,安静休息,切忌大喊大叫或哭闹折腾,那样会浪费你的体力。当宫缩再次出现时,你再重复前面说的动作。

当胎儿的头部即将娩出时,助产士会提醒你:"不要再用力了"。此时,你可以松开手中紧握的产床扶手,双手放在胸前,宫缩时张口呼气,宫缩间歇时,稍向肛门方向屏气。这时,助产士会保护胎头缓慢娩出,同时认真保护你的会阴部位,防止严重撕裂。当胎儿娩出的刹那间,要保持镇定,不用喊叫,臀部也不要扭动。

第三产程——胎盘娩出期

第三产程是指从胎儿娩出至胎盘娩出为止的一段时间。这时孩子已经出生了,但是胎盘还在子宫内,没有娩出。

宝宝娩出的一刹那间,你会有一种突然轻松下来的感觉。但是过不了几分钟,子宫又开始收缩,将胎盘从子宫壁上剥离下来,并且排出体外。这时,整个分娩过程也就结束了。

胎盘剥离后,形成子宫壁出血,子宫壁若收缩不良,出血会比较多,因为子宫收缩会挤迫血管,使之出血减少。不过,出血量在 500 毫升以内都属正常。

第三产程所需时间,快者数分钟之内,慢者 30 分钟以内即可结束。若使用子宫收缩剂可缩短时间,而且出血量也可减少。

○第三产程适应诀窍

产妇心情应放轻松,双腿打开,不久后就可感到子宫轻微收缩,并在医师吩咐用力时用力,如此便可毫无疼痛地脱出胎盘。若产道有裂伤,医师会在胎盘脱出后立即将伤口缝合,然后你需要戴上 T 字带,或者腹带,留在分娩室两个小时,以便观察。

分娩过程是妊娠的最后阶段,像运动员在赛场上进行的最后冲刺,尽管艰辛、痛苦,但也是你一生中最难忘和最幸福的时刻。

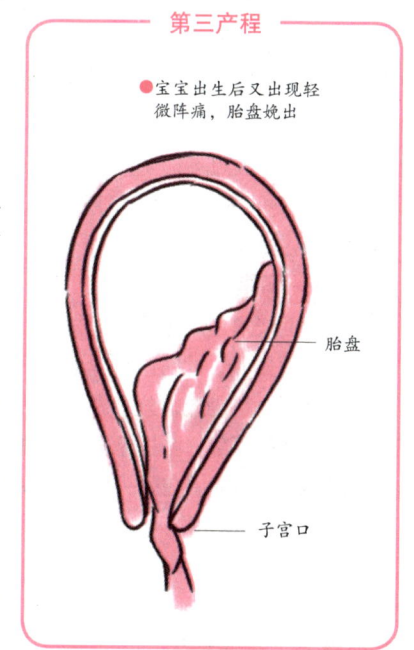

第三产程
● 宝宝出生后又出现轻微阵痛,胎盘娩出

胎盘
子宫口

你可以选择的 3 种助产手段

1. 会阴侧切

会阴侧切是会阴手术的一种,是产科常见的手术。会阴切开术是对会阴组织的一种保护措施,避免造成会阴的严重裂伤。同时,会阴侧切术可减轻产道对胎儿脑部的压迫,减少新生儿颅内出血等症的发生。因为尽管女性阴道内有许多黏膜皱褶和弹性纤维，妊娠后在激素作用下增加了弹性和扩张性，有利于胎儿自然娩出，但毕竟有些情况下胎儿通过阴道会有困难，可能造成会阴裂伤，严重裂伤可累及直肠，造成不良后果。因此，会阴侧切术适用于以下情况：

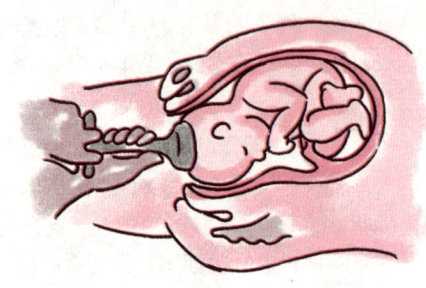

- 会阴组织弹性差，胎儿较大。
- 产妇患心脏病，妊娠高血压综合征等并发症，需要缩短第二产程。
- 早产儿为防止发生颅内出血。
- 产钳或胎头吸引术者。

2. 胎头吸引术

胎头吸引术也是产科常见的助产方法。将胎头吸引器置于胎头上，形成一定的负压，通过牵引借以协助娩出胎儿。

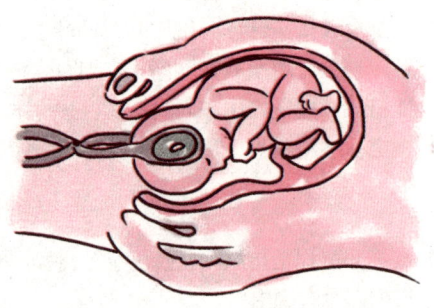

胎头吸引器有不同种类，比较多用的为锥形金属空筒（直形或牛角形），接触胎头部位有外置橡皮套，顶端稍下处有对应的两个短柄，为牵引的拉手，其中一侧为空心，与吸引器内腔相通，通过负压吸引形成负压。胎头吸引术操作方法比较简单，对产妇及新生儿操作小，是常用的助产方法。至于胎吸、产钳、剖宫产等几种产科手术的选择，由医生根据具体情况决定。剖宫产并不能取代胎吸、产钳助产等方法。胎头吸引术用于第二产程中，胎头位置比较低的情况下。同时适用于以下情况：

- 产妇患心脏病、妊高征，需要缩短第二产程时间，避免过度用力。
- 胎头位置不正常，可用胎头吸引器协助转动胎位，协助胎儿娩出。
- 第二产程过长。

3. 产钳助产术

产钳助产术是用于第二产程的助产方法，也是产科常见的解决难产的手术。第二产程宫口全开，胎头位置低，此时出现紧急情况进行产钳助产极为方便，是剖宫产所不能代替的助产方法。产钳由金属材料制成，分为左右两叶，产钳的设计是十分合理的。正常情况产钳的左右两叶分别放置在胎儿的耳部，医生依靠均匀用力，帮助胎儿娩出。顺利时产钳对新生儿没有不良影响。目前临床已经不再提倡在胎头位置比较高的情况下使用产钳助产。

产钳对母体操作小，使用方便，术前不需要复杂的准备，只需局部麻醉下进行会阴侧切术。适用于以下情况：

- 第二产程延长。
- 胎儿宫内窘迫。
- 母亲患有某些并发症，如心脏病、妊高征。

产妇能够做到的4个配合

在胎儿娩出过程中不仅需要医护人员接生，还需要产妇的密切配合。

- 孕妇要以平静的心态待产，打消顾虑，坚信自己可以平安分娩。

🍎 孕妇应以充沛的精力进入分娩，有生产先兆后，要保证休息，注意营养，保存实力。

🍎 生产过程中应不时调整呼吸。第二产程的呼吸特点为屏气呼吸。临产后，子宫收缩逐渐规律而且有力，在宫缩时可采用深吸气配合长呼气的呼吸方式，使腹部放松，减轻疼痛。宫缩前吸气，宫缩高峰时屏气用力，闭口不要漏气。呼吸的频率不易过快，10～15次／分为宜。快而深的呼吸虽然增加了每分钟的通气量，但易出现过度通状态，血中二氧化碳急剧排出，引起一过性脑缺血，导致头晕，甚至四肢末端麻木。

🍎 正确用力。胎儿娩出前，由于胎头压迫盆底肌肉，产妇有排便的感觉，并不由自主地向下用力。正确地用力增加腹压对分娩至关重要。要在宫缩时用力。有时会阴部撕裂的疼痛影响产妇用力，这时产妇要精神放松，接生人员已做好接生准备，帮助胎儿顺利娩出。胎儿头娩出的一瞬间，为避免胎儿头娩出过快、过猛，此刻应与医生紧密配合，在医生的指导下，用力后，放松、呼气——直到胎头慢慢娩出。

8 种姿势帮助产妇缓解产痛

子宫开始宫缩后，一阵阵腹痛侵袭着产妇，会使她们难以忍受，心里也很恐惧，身心备受煎熬。如果采取一些恰当的姿势，可以帮助产妇缓解产痛，有助于顺利度过分娩关：

🍎 在子宫收缩间歇时产妇分开脚站立，双臂环抱住陪护者或丈夫的颈部，头部靠在其肩头，身体斜靠在其身上；陪护者或丈夫支撑产妇的身体，双手环抱住产妇的腰部，给产妇的背部下方进行轻柔地按摩。

🍎 在子宫收缩时产妇分开脚站立，产妇将自己的身体背靠在丈夫或陪护者的怀里，头部靠在其肩上，双手托住下腹部；陪护者或丈夫的双手环抱住产妇的腹部，在鼓励产妇的同时，不断地与其身体一起晃动或一起走动。

🍎 在床上或地板上放几个松软的垫子，产妇跪趴在垫子上。陪护者或丈夫在床的一边，用双手不断地抚摩产妇的后背，可以减轻生产引起的腰背疼痛，使产妇感到舒适一些，特别是胎儿的面部朝向产妇腹部时。

🍎 找一把舒适柔软的座椅，产妇面向椅背而坐，胸腹部靠在有柔软靠垫的椅背上，头部放松地搭在其上；陪护者或丈夫在妻子身后，一条腿跪蹲下去，并不断地用手按压产妇的腰部，这样可以使产妇缓解腰部的疼痛。

🍎 产妇趴伏在床上，双手放在床上的一个垫子上，使自己的臀部低于肩膀，并且将双腿分开一些，左右晃动臀部，有助于减轻产妇的腰背部疼痛。

🍎 丈夫或陪护者坐在床上或椅子上，产妇趴伏在其大腿上，双手环绕抱着丈夫或陪护者的腰臀部，使其托着自己的身体，给予一些支持；丈夫或陪护者轻柔地上下抚摩产妇的腰背部。

🍎 在从第一产程向第二产程进入时，产妇可以在床上采取蹲坐的姿势，丈夫及其他陪护者分别站在床的两旁，产妇把自己的双臂搭靠在丈夫及其他陪护者的颈肩上，这种由别人支撑的姿势，可以使产妇感到舒服一些，而且胎儿的重力还可以促进骨盆扩张。

🍎 如果需要的话，在子宫收缩间歇产妇可以采取直坐的姿势坐在床上，后背贴在有靠垫或枕头的床背上，双腿屈起，双手放松地放在膝头上。这样，可以使产妇的腹部及腰部得到一些放松，还可以将胎儿的头向子宫颈推进，让宫缩更为有效。

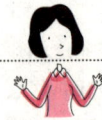

分娩异常状况应对与护理

难产

1. 造成难产的4个主要因素

我们知道，在分娩过程中，有四个因素影响着分娩：产力、产道、胎儿以及妈妈的心理状况。在这4个因素之中有任何一个出现问题，都有可能造成难产。

因素1 产力

产力就是指将胎儿和胎盘等自子宫内逼出的力量，其中最主要的是子宫肌肉的收缩力量。正常的宫缩有一定的节律性，并且临近分娩时逐渐增强。宫缩不管是过弱还是过强，都有可能造成难产。

因素2 产道

产道是指宝宝分娩时的"通道"，它主要是由妈妈的骨盆大小以及形状所决定的，也就是通常所说的骨产道，当然妈妈的软产道也很重要。两者中有任何一种异常，都会造成难产。

在产前检查及临产检查中，医生都会详细检查准妈妈的骨盆情况，注意有无异常，以便正确选择分娩方式。如果在产前检查中发现产道有问题，准妈妈一定要提前入院，择期作剖宫术。

软产道包括子宫、子宫颈、阴道及外阴等。常见的软产道异常有子宫畸形（如双子宫，可发生胎位不正或一侧子宫阻塞产道）、子宫肌瘤、子宫颈肌瘤、子宫颈水肿、阴道横膈或纵隔、外阴严重水肿或瘢痕等，其中任何一种异常均可阻碍胎儿通过。另外，位于盆腔的卵巢囊肿也可阻塞产道，可在行剖宫术时剔除肿瘤。

因素3 胎儿情况

宝宝自身的情况在分娩中也很重要。在骨盆和产力正常情况下，如果宝宝在妈妈子宫中的位置不正常（臀位、横位、复杂先露等，以及头先露中持续性枕横位、枕后位、胎头高直位、面先露、额先露、颏先露等胎位异常），或者宝宝在宫内生长发育得过大（体重大于4000克的巨大儿），以及脑积水、连体胎儿等畸形儿和先天性有巨大肿瘤的胎儿，这些情况都会影响正常的分娩过程，造成难产的发生，有时还会造成母儿严重损伤或死亡，必须早期发现并及时处理。

因素4 产妇的心理

除了以上所说的三点外，近年来，有一种影响分娩的因素越来越受到重视，那就是妈妈分娩时的心理状况。如果妈妈对分娩中所要面临的"挑战"没有心理准备，或是对分娩过程存在过度的恐惧心理，不能好好配合医生，那么在分娩过程中就很容易造成妈妈自己心力交瘁，从而造成难产。

2. 预防难产要趁早

以上所说的4点因素在分娩时都很重要，有时可能不单只有一种因素，而是几种因素交织在一起。那么，在怀孕以及分娩过程中有没有办法来预测或是避免难产发生呢？答案是肯定的。

及早发现不良因素。难产的原因有时很明确，如比较明显的骨盆异常和胎位异常，在产前检查或临产时即可发现并得到及时处理。

在怀孕过程中要在指定的医院进行定期产前检查。在整个妊娠期间，准妈妈一般要进行8～10次产前检查。在这些产前检查中，医生会对胎儿在宫内的生长情况进行监控。通过产前检查，医生能够及时发现孕妇本身是否存在可能造成难产的因素，比如说初步估计产道是否适合阴道分娩，或者是胎儿的大小及位置是否正常。一旦有发生异常的趋势，医生可以采取有效的措施进行纠正。

孕期营养要适当。妈妈在怀孕过程中要注意充分的营养，以保证宝宝健康生长。但注意营养，并不是指多吃，现代营养学认为营养过剩也是一种营养不良。因此，要摒弃一个错误的观念，认为怀孕期间吃得越多就越好，宝宝长得越胖就越好。如果妈妈营养摄入过多，造成胎儿体重过重，那么在分娩时难产的危险性就会大大提高。

3. 难产的应对措施

除了少数能在生产前或临产时发现的难产因素，多数难产是在产程进展过程中，经严密观察才能发现的，如相对性头盆不称、持续性枕后位等。一旦出现难产，如发现不及时，处理不得当，就会造成母儿严重损伤。

在计划分娩前，医生会对宝宝及准妈妈的情况做一个综合评价，以初步判定是否适合进行阴道分娩。分娩是一个动态的过程，一旦进入产程，医生和助产士都会对整个过程进行严密的监护，这样可尽早发现宫颈扩张停滞或胎头下降梗阻等难产先兆，必要时做阴道检查、B超、胎心监护等。

一旦有难产发生可能，医生会及时进行检查、并找出发生难产的原因，给予相应有效的处理，把一些引起难产的因素消灭在萌芽之中。比如当产妇发生头盆不称的情况时，可在严密观察下，静脉滴注催产素以增强宫缩，加快产程进展。如发现异常或静滴催产素4小时后产程仍无进展，医生就会考虑剖宫术。现代医学比较发达，剖宫产已不是一个十分复杂的手术。只要处理及时，宝宝不会受到直接伤害。

异常大出血

产程开始之际，子宫口逐渐张开，少量的出血与分泌物即可混合流出，医学上称之为血性白带。而胎儿出生之后，在产出胎盘前后也有出血情况，此谓后期出血。

分娩时，这些出血量在200～500毫升之间应属正常，若超过就属异常。异常大出血的治疗原则是必须先止血。子宫或产道的止血须由心脏至骨盆间的大动脉压迫着手，然后依情况实施必要的措施，在胎盘未剥离时即行人工剥离。当然输血、代用血浆与葡萄糖注射也是必要的措施。

🍎 产程开始，在子宫口张开的同时便大量出血，通常是前置胎盘所造成的。若边缘性前置胎盘，出血量更多，就该实施腹部手术分娩。

🍎 胎儿产下后立即严重出血，往往是子宫裂伤，此时需要实施缝合手术。若胎盘全部剥落后娩出便没问题，若部分剥落，则在分娩第三期会有出血量极多的现象。

🍎 胎盘绒毛若侵入子宫肌层内，部分或全部胎盘可能黏结在子宫壁上，形成剥离困难、严重出血，此谓胎盘黏边，必须由医师直接伸手取出。

🍎 胎盘的另一种剥离出血是正常位胎盘早期剥离，常出现于怀孕后期或分娩第一期，胎盘位置正常却有部分剥离现象，就会引起严重出血。

🍎 此外，胎盘全部产出，子宫收缩却不良或胎盘剥离后子宫壁血管仍然张开不闭缩，也会造成严重出血现象。这种情形即须注射子宫收缩剂，或在子宫部分的腹部上方放置冰袋，促进子宫收缩。若两种方法都不行，则可一手按在子宫上，另一手由阴道部分压迫子宫，利用双向压迫加强子宫收缩。

休克

休克是一种细胞急性缺氧综合征。主要症状是血压下降，形成脉搏加快，呼吸加速，体温下降，四肢发冷，脸色苍白，神志不清甚至昏迷等，发生的原因主要是精神遭受刺激或出血过多。分娩时，休克的状况主要有以下几种：

（1）出血性休克：子宫破裂、子宫颈裂伤、前置胎盘出血严重时。

（2）妊娠高血压综合征休克：发生严重的妊娠高血压综合征或肺水肿时。

（3）外力性休克：胎盘产出缓慢而实行胎盘压出法时。

（4）血管运动性休克：羊水过多症、多胎分娩等形成腹压急速下降。

（5）羊水栓塞症绞性休克：羊水进入母体的循环器官（血管），会因羊水里的胎脂、扁平上皮细胞、胎便等塞住小动脉或微血管，短时间内便会造成母体死亡。

怀孕期中应充分吸收营养，并保持充足地睡眠，使精神与身体在良好状态下进入分娩阶段，此外还得防范妊娠高血压综合征的发生，如果分娩时间太长，应补充维生素和营养，并稍作休息。

产妇分娩时，万一陷入休克状态，医生大都会采取紧急应对措施，先给病患者吸上氧气，然后注射营养液，再用强心剂治疗。若为血液凝固障碍，则输入新血液或注射纤维蛋白质。发生疼痛、痉挛、不安、胸闷时，则注射适量镇静剂或镇痛剂。

急产

假如孕妇来不及上医院，就发现孩子已经快生出来了，为了避免孩子生在路上，最好就直接留在家里生产。确定要在家里生产时，记得先打"120"急救电话，请"120"派遣最近的护理人员到家里协助生产。如果家里只有孕妇自己，那么打完电话，先把家里的门打开，以免护理人员到了，妈妈却痛到无法起身开门。在护理人员到达前，产妇可以先平躺，并在底下垫个棉被或其他柔软的物品，避免宝宝太快出生，头会先撞到地。另外，也要事先准备毛巾，在宝宝出生之后可以用毛巾把他包起来防止着凉。

准备就绪后，用肥皂水、清水、消毒液依次洗擦外阴部、大腿内侧，最后清洗肛门周围。然后再用肥皂把手洗干净，涂擦消毒液。轻轻用右手抵住会阴部位，左手协助胎儿头部使之缓慢娩出，清除口、鼻内的黏液，再协助婴儿娩出。在婴儿生下后（注意此时不可拉扯脐带）将其缓缓置于身侧，用干净的布擦拭婴儿脸、口、鼻，并使之横卧以免窒息。以上各项工作做得越快越好。

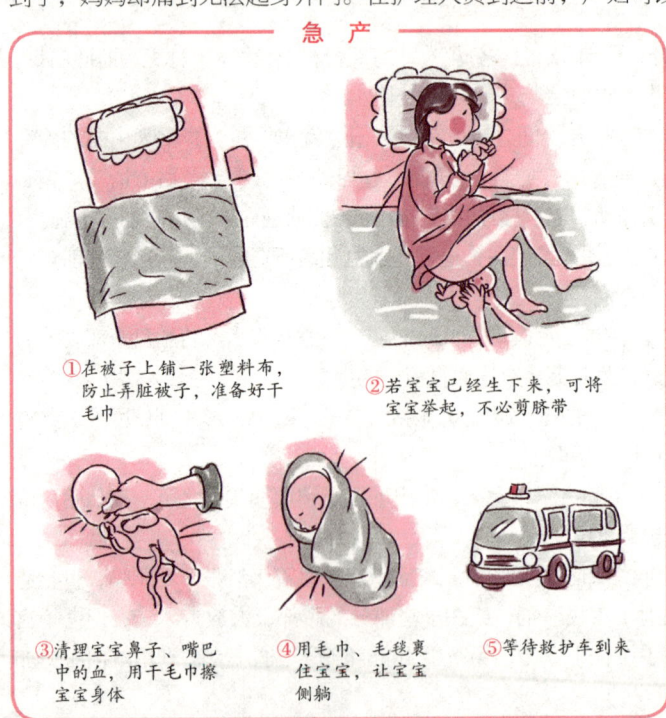

急 产

①在被子上铺一张塑料布，防止弄脏被子，准备好干毛巾

②若宝宝已经生下来，可将宝宝举起，不必剪脐带

③清理宝宝鼻子、嘴巴中的血，用干毛巾擦宝宝身体

④用毛巾、毛毯裹住宝宝，让宝宝侧躺

⑤等待救护车到来

婴儿出生3分钟后，脐带的脉动便会停止。此时可在离婴儿肚脐约10厘米处，使用干净强韧的细线绑住，然后在离绑脐带位置3～4厘米处用刀或剪切断。而刀或剪等用具最好用火烤过，或用消毒水（酒精）消毒过。脐带的截断处应用消毒液涂过，再用干净纱布包裹起来，以免脏污。

脐带截断后婴儿会开始活动，必须特别注意。若婴儿不哭，先清除口内黏液后可拍打足底或在背部或胸部按摩以刺激肺叶张开，出声并啼哭。

胎盘可待子宫收缩自然产出，或以手轻拉脐带使之产出。若轻轻拉不出，则不可勉强，静待医生或助产士到来后，再做处置。

如果出现严重出血、脉搏减弱、出冷汗等症状，可视之为休克前兆。此时应将产妇双脚向上举起，这样可使脚部血液流向心脏，具有输血的效果。护理人员在家帮助产妇处理完毕之后，母子两人还是应该上救护车，去医院报到。宝宝需要做身体检查，新妈妈后续的胎盘排出，也应该到医院让医护人员处理较为安全。胎盘排出时如果没有处理好，容易造成产后大出血，危及新妈妈生命。

分娩时若非在家里，而是前往医院的车上，则应先仔细擦拭婴儿口鼻，勿使羊水塞住呼吸道而窒息，之后将婴儿置于孕妇的腹部上面，尽快送往医院。

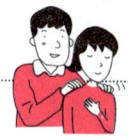

完美准爸爸的OK行动

陪产现在进行时

先生陪产是从第一产程住进医院待产开始。首先是在待产室陪产，与医护人员尽量配合，太太若有任何不适，可帮忙通知医护人员；在待产期间，先生可将妈妈教室课程中或参考书籍中学来的知识与技巧学以致用地帮助太太。当太太的子宫口全开时，还可教导太太像解大便般地用力，使胎头慢慢下降至阴道口可以看见的程度；接着，太太就会被转送至分娩室生产。此时先生也可穿上隔离衣，进入分娩室陪产，等到处理完毕后，再离开分娩室，并陪太太回产后病房休息。

◯ **老公陪产有下列6大好处：**

- 在待产的过程中，夫妇同甘共苦，无形中也增进了夫妻间的恩爱之情。
- 先生在太太分娩时在场，会让他有十足的参与感、真实感及成就感。
- 因为看到孩子出生的过程，将来可增进亲子间的情谊与互动关系。
- 借助拍照、摄影之记录，能留下宝宝珍贵的出生照片，并作为日后永恒的留念。
- 在经历了太太生产和实际的陪产后，先生目睹了整个过程且尝到了甜酸苦辣的滋味，日后会更体谅太太，并对家庭更具责任感。
- 先生在陪产期间，不仅能安抚太太的情绪，同时还可减轻她的生产压力，更能帮医护人员不少的忙，还能对医疗有更深一层的认识。

缓解妻子生产痛苦的5个招数

◯ **招数一：好话说尽**

坚持鼓励她并表现出对她能够顺利生产的信心，要让她知道她将带给他们的生活一个崭新的开始，要一再表白对她的感情和感激之情。

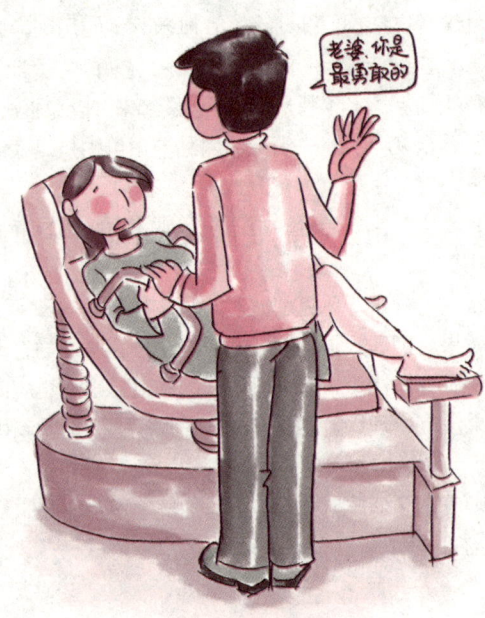

○招数二：按摩高手

在整个生产过程中，要通过对产妇不同身体部位的按摩，达到缓解疼痛的效果，比如背部按摩、腰部按摩，还有腹两侧按摩。

○招数三：制造轻松气氛

为鼓励她挺住，在阵痛间隙，可以和她一起畅想即将诞生的宝宝的模样，将来怎样培养他，调侃宝宝会像彼此的缺点，会如何调皮，如何可爱，生活会如何精彩等，也可以回忆以前可笑的生活事件，总之要竭尽全力营造轻松气氛。

○招数四：喂饱"战士"

产妇在生产过程中，体力消耗巨大，汗水淋漓，虽然没有胃口吃什么东西，但是需要喝水，对于产程长的产妇，准爸爸有时候需要强迫她进食，一点点地将提前准备好的小零食、水等喂给这位疲惫的"战士"，保证她在关键时刻力大无比。

○招数五："忍"就一个字

女人在生产过程中可能会有过激或反常表现，比如大哭大叫，产房里的准爸爸常常会成为攻击对象。在这种情况下，男人千万不可流露出任何责备，对一些生理的异常反应，要表现出极大的理解和容忍，这个时候男人的表现甚至会影响以后的夫妻感情和家庭生活。所以，男人这时一定要沉住气。在妻子承受阵痛过程中，不要进行无关的，或内容复杂的谈话，而是要尽量和她一起用以上提到的各种方法挺过一阵阵的痛楚。聪明的男人在关键时刻表现出色，当好配角，在夫妻感情上绝对可以得高分，由此带来的积极效果甚至可以消受一生。

第四章

月子交响曲

——幸福的产褥期

怀孕和分娩使女性的身体发生了巨大变化,需要一段时间的修整才能使生殖器官及全身(除乳房外)恢复到非孕状态,这种生理变化约需6周(42天)才能完成,这段时间称为产褥期。产妇能否康复如初,产褥期是关键阶段。在这段时期里,一定要悉心呵护身体,做好产褥期保健,才能使身体尽快调整,迅速复原。照料好产妇这一看似简单的事情,里面却有不少的学问。

新生儿期是从胎儿出生到能适应周围环境的一段时期,一般为4周左右(28天)。由于新生的小宝宝非常脆弱,易发生疾病,因此更需要特别精心的护理与科学的保健。无论是哺乳还是宝宝的生活起居,都让新爸爸、新妈妈又忙又乱。伴随着宝宝响个不停的哭声,"月子交响曲"正式开始了……

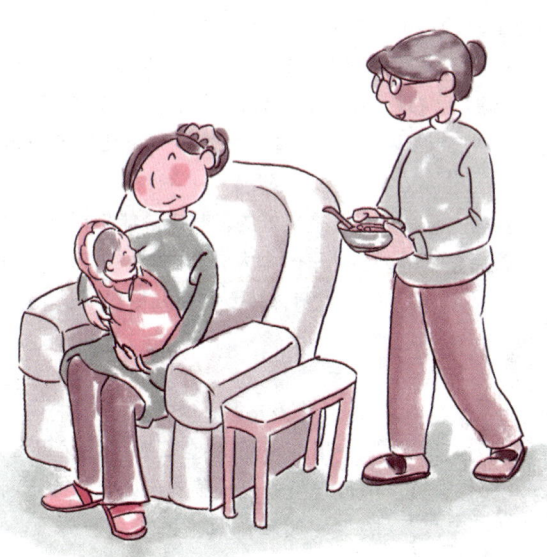

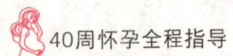

第一节
新妈妈科学坐月子

1. 4种坐月子方式大比拼

对产妇而言，刚刚历经了十月怀胎和分娩时的紧张与辛劳，马上要面临的是养育、教育宝宝的种种挑战，而坐月子可以说是让自己休养生息的缓冲时段。如今的"月子"已经不再只是"足不出户"和"大补特补"了，你完全可以根据自己的喜好和经济实力来选择一种方式，度过生产后最为重要的第一个月。

由家人照顾

* 推荐指数：★★★★

这是中国最传统的坐月子方式，面对刚出世的孩子，初为父母的夫妻俩难免会手足无措，不知道该如何照顾好婴儿，以及如何恢复产后的身体。这时家里如果有位有经验的老人，会对年轻夫妇非常有帮助。因此，由妈妈或婆婆照顾月子，是大部分产妇的选择。

* 提醒：有些老人的思想非常传统，总认为坐月子有很多禁忌，因此伺候月子的方法不太科学。而长辈对禁忌的坚持，加之在带孩子问题上与现代观念的差异，两代人之间往往会出现矛盾摩擦，1个月下来，婆媳关系会非常紧张。另外，如果老人的身体不太好，也不适合做照顾月子这种劳动强度较大的工作。

* 专家点评：由家人照顾坐月子是最好的，其中最佳拍档是夫妻俩加上丈母娘。产妇在经历分娩后整个内分泌处于一个大调整的时期，这时保持心情愉快对于产妇身体恢复和婴儿健康成长都非常重要。

雇佣月嫂照顾

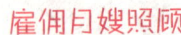

* 推荐指数：★★★

现在，越来越多的年轻父母会选择花钱请个月嫂照顾月子里的产妇。相比于家里老人和一般保姆照顾，月嫂的服务更专业。她们能够提供24小时专业月子护理，解决了新妈妈的后顾之忧，让宝宝在月子里健康成长，养成良好的生活习惯，产妇也可以得到充分的休息，避免出现产后抑郁症。据不完全统计，目前北京已经有

1000多家家政公司提供月嫂业务。

* 提醒：在雇佣月嫂时，一定要到正规的机构去找，不能贪图便宜请一个完全没有专业知识的所谓"月嫂"。事先要看清她的身份证明和培训证书，另外还应注意其是否持有健康证，还可以看一看原来的客户对她的评价。毕竟是请一个陌生人来家里，多做了解可以省去不少麻烦。

* 专家点评：身边有一个专业人员为年轻的父母提供指导、解答问题，并分担护理工作，不仅可以帮助新父母更快进入角色，而且对产妇身体恢复和婴儿健康成长都很有帮助。但年轻的父母不能就此袖手旁观，把所有工作推给月嫂，一定要积极投入到育儿工作中去。这样可以尽快熟悉掌握育儿知识，在月嫂离开后可以顺利交接，而且可以增加和孩子的亲密指数。

去月子中心

* 推荐指数：★★

一些白领在医院分娩后，没有回家而是选择直接住进月子中心，把全部事情交给月子中心的医护人员来打理。产妇们在这里悠闲地当新妈妈，她们有更多时间来享受有宝宝的乐趣，学习养育宝宝的知识，练习相关的体形恢复体操，而且在饮食、生理、精神等各方面都得到专业的护理，能够在最短的时间里恢复到最佳状态，及时投入工作。

* 提醒：在月子中心，很多产妇会完全把婴儿交给护士照顾，自己腾出时间来恢复身体和形体，这样就容易忽略自己和孩子的情感交流，而且从月子中心回到家后，对于怎么照顾宝宝还是一筹莫展。

* 专家点评：月子中心的设备及提供的护理是几种坐月子方式中最专业的，但由于月子中心对产妇来说是一个完全陌生的地方，产妇很难获得安定感，心情也就很难像在家那样放松。

请保姆照顾

* 推荐指数：★

有些年轻父母因为家里人手不够，会请个保姆来照顾产妇。可是因为保姆更注重的是家务活，并没有护理新妈妈和婴儿的专业知识，新爸爸和新妈妈不仅要事先从各方面学习育儿知识，而且还要手把手将这些护理知识教给保姆。保姆不如月嫂专业，但和雇佣月嫂照顾月子存在同样的问题：家里冷不丁地住进一个外人，生活习惯的不同也需要时间来磨合。

* 提醒：如要请一个缺乏专业护理知识的保姆来家里照顾月子，最好选一个有过生育经验的，当然不能全听她的月子经验，最好多方面听取经验多看书。

* 专家点评：请保姆是最不提倡的坐月子方式，一般来说，保姆对所有家务都是大包大揽，但是不管对产妇还是婴儿，她们缺乏必要的情感交流，而感情交流对于月子里的母子可是非常重要的。

2. 新妈妈身体恢复

子宫复原密码

经过漫长的40周怀孕，子宫变为原来的数十倍大，功能和外貌都变得大不相同！子宫为了容纳新来的客人，经由荷尔蒙的刺激变化会变厚、变软，血液供应增加，整个变为一个空心大肉球。因为适应了新的变化，子宫各组织层都充满着血液。而生完孩子之后，奇妙的人体又会经由一个和缓的过程，让子宫恢复原貌。

○ 子宫在产后4～6周复原

子宫恢复的主要动作是持续的收缩，从生产时不断的收缩将胎儿挤出，再将胎盘挤出。子宫内的血液不断被排出体外，即为恶露。子宫经由不断且强力的收缩，将血管的开口压住，促使血块形成而停止出血。子宫再进一步挤压，将血块不断排出，子宫体积就会慢慢缩小，在产后4～6周会恢复成原来大小。

子宫的收缩恢复是否良好，可由两项外表的指标来判断：

🍎 如果子宫恢复良好，检视刚生完的子宫底，从肚脐可以触摸得到，到约两个星期，子宫就无法摸到，除非是长子宫肌瘤。

🍎 恶露的颜色从鲜红、暗红、深黑到淡红色，最后无色。

○ 子宫靠收缩复原

1. 按摩子宫 + 中西药子宫收缩剂

子宫靠收缩恢复，但子宫靠什么收缩呢？主要靠自然机制，也就是生产发动之后，子宫就不断地收缩，排空了再排空，让子宫腔不会有空隙。我们传统上教产妇按摩子宫，使用子宫收缩剂，或是中医使用生化汤，都是辅助的角色，其目的还是引导子宫不断收缩，直到没有出血且子宫腔保持净空为止。

2. 子宫收缩不良将有大出血的危险

当子宫内尚有血块或是残留有胎盘时，子宫会先被血块填塞；然后，子宫平滑肌就会停止收缩，这时候就是所谓的子宫收缩不良，会有大量出血的危险（血崩）。这种产后出血就是在产褥期最危险的事了，在旧社会将生产视为到鬼门关走一趟，就是这原因。幸而现在医疗条件都能妥善处理，与往日的情况不可同日而语。

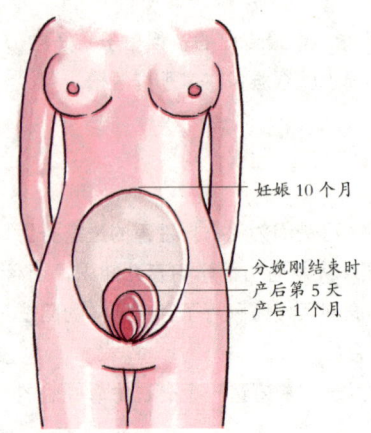

妊娠10个月
分娩刚结束时
产后第5天
产后1个月

3. 子宫收缩剂和生化汤

为了预防产后大量出血，医生通常会用子宫收缩剂。但是，民间自古就流传用生化汤去瘀活血，作为产后帮助子宫恢复之用，到底应不应该用？又或者如何使用呢？

依照临床经验，产后子宫自然会有收缩排血的机制，如果发现有产后出血过多的现象，使用子宫收缩剂是最好的选择，因为作用发挥会比较快。至于生化汤的使用是老祖宗的智慧，但是也不必将其蒙上神秘的面纱。生化汤本身的成分从中医的角度来讲，有化瘀血、补血的作用，化掉的瘀血（血块）流出来之后，子宫自然会收缩，所以生化汤比较适合在产褥期保健。

○ 刺激乳头可帮助子宫收缩

除了西药和中药调理之外，在产后初期按摩子宫底，让子宫肌肉受刺激收缩，是最自然的方式。还有，让宝宝吸吮母乳也会刺激子宫收缩。但是没有哺喂母乳的产妇怎么办呢？依照子宫收缩的生理原理，刺激乳头都会让人体产生子宫收缩素，所以按摩乳房或是热敷乳房都会产生相同的效果，这就是用物理方式来促进子宫收缩的方法。

○ 避免下腹用力，让子宫尽早复位

生产后的骨盆腔组织虽然或多或少都会松弛，但是恢复得不好，将来下半身会有下坠感、容易腰酸，同时也容易引来尿失禁。广义的子宫恢复，事实上除了子宫的形体恢复之外，在骨盆腔内的位置也必须恢复到生产之前的状态，也就是必须让松弛的结缔组织慢慢恢复原有的弹性。

但是，产后照料婴儿的活很多，如换尿布、穿衣服、整理衣物、抱孩子等，产妇少不了频繁

弯腰或长时间站立。这样，不利于子宫复位，经常站立尤其是提较重的东西时，会使子宫沿着阴道方向往下移，引起腰痛甚至子宫脱垂，落下月子病根。

像这种问题，多数不是吃药或护理可以奏效的，而是必须避免下半身用力，例如弯腰搬重物、蹲的动作，在生产后半年之内应尽量避免；不过进行一些产后运动（例如进行腹式深呼吸，以及在产后一周躺在硬床上进行抬腿、提臀，或膝胸卧式运动），则能使子宫和下腹有效收缩和复原。最好在孕期就开始准备一个台子，旁边再放一把座椅。台子高低以使产妇不弯腰就能给宝贝换尿布、穿衣服、整理衣物为宜。最好购买可升降的婴儿床和高度适宜产妇照料的童车，每次从婴儿床或童车里往外抱宝贝或放宝贝时就不用太弯腰。

○子宫恢复，大意不得

产后的子宫恢复是在产褥期很重要的一件事，从前的人在坐月子期间吃这、吃那，这不能做、那不能做，就是要达到子宫（广义的）恢复的目的，而不是夸张到要"脱胎换骨"。这些习俗和禁忌，以现代医学的角度来分析有些确实有道理，但是有些在时空环境变迁之下已经不合时宜。本文前面提到的，在生产之后如能确实遵守，就能够减少危险，并且避免将来腰酸背痛的发生。但是有一点要提醒新妈妈们，就是身体如有任何问题感觉不太对劲，还是需要再回去找你的妇产科医生诊治。

恢复阴道弹性，提高"性福指数"

很多女性相信，选择剖宫产有助于保持今后性生活的美满。其实根据临床分析和了解，这种想法是一种片面的误解，夫妻"性福"并不在于肚子上割的那一刀。

○一次顺产损伤小

阴道是一个扩张性很强的筒状器官，胎儿顺利通过后，阴道的解剖结构也能正常恢复。所谓的自然产挤压阴道造成松弛而影响性生活的说法，多指多次分娩的女性。现在中国大多数家庭只生一个，所以生产对阴道的损伤很小，除非是那些分娩多次的多子女母亲，由于阴道的多次反复扩张，才可能有一定影响！

○性生活质量关键在收缩强度

就性生活质量来说，达到美满程度的最大因素实际上不是自然状态下的阴道宽度，而是阴道在高潮时收缩的强度，这主要取决于盆底肌肉的收缩力。剖宫产虽然使阴道空隙保持较小状态，但如果没有紧缩力，同样难以达到"性"福，阴道分娩就提供了这么一个自我锻炼的过程。女性通过顺产，使阴道肌肉通过扩张再通过收缩，自然就锻炼得更加强韧；对孩子来说，也是有好处的，经过产道的挤压，就不大会出现手脑不协调的统觉失和症。真正影响夫妻产后性生活的主要原因，是情绪低落以及极度困倦导致，而剖宫产的伤口虽然不在会阴部，但其伤口复原的时间较长，性生活的满意度说不定更容易下降。

关于性能力的减退，从医学上讲主要在于卵巢功能的衰退，对三四十岁的女性来讲，不会因为阴道分娩而有所影响。

○恢复阴道弹性的4个方法

阴道本身有一定的修复功能，产后出现的扩张现象在产后3个月即可恢复。但毕竟是经过挤压撕裂，阴道中的肌肉受到损伤，所以阴道弹性的恢复需要更长的时间。产后妈妈可以通过一些锻炼来加强弹性的恢复，促进阴道紧实。

（1）屏住小便：在小便的过程中，有意识地屏住小便几秒钟，中断排尿，稍停后再继续排尿。如此反复，经过一段时间的锻炼后，可以提高阴道周围肌肉的张力。

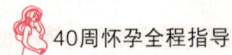

（2）提肛运动：在有便意的时候，屏住大便，并做提肛运动。经常反复，可以很好地锻炼盆腔肌肉。

（3）收缩运动：仰卧，放松身体，将一个手指轻轻插入阴道，后收缩阴道并夹紧，持续3秒钟后放松，反复几次。时间可以逐渐加长。

（4）其他运动：走路时，有意识地要绷紧大腿内侧及会阴部肌肉，然后放松，重复练习。

经过这些日常的锻炼，可以大大改善盆腔肌肉的张力和阴道周围肌肉，帮助阴道肌肉弹性恢复，对性生活有所帮助。除了锻炼，产后妈妈还应该保证摄入必需的营养，保证肌肉的恢复。

○ 意外情况可手术修补

有的时候，产妇因为意外情况，比如难产导致产道严重损伤，盆底肌肉断裂，甚至导致子宫脱垂或阴道前、后壁膨出，这样的情况确实会对性生活造成影响，但可以通过手术来修补。通过手术缩紧松弛的阴道，提高收缩力。这种手术并不复杂，危险性也不大，正规的大医院都有能力进行。

不过专家认为，对一般产妇来说，这种手术是完全没有必要的，通过自身就可以恢复过来，用不着花钱去做这种实际意义不大的手术，除非是因为特殊情况或者受到外伤，而且也不是每个人都需要手术修补，最好先向专家咨询，证实有必要再做手术。

对于剖宫产，专家还提到一点，有可能会造成肠粘连、子宫内膜异位症和肠梗阻等，痛起来比顺产生孩子要厉害得多。

○ 产后42天能恢复如常

根据产后对新妈妈的回访，42天后基本可以恢复到正常状态，专家也建议产妇可以在产后通过适当的运动锻炼来恢复状态。

顺产的产妇，可以根据各人情况，通过锻炼来加强和恢复肌肉的弹性和收缩力，其中，括约肌收缩和腹肌锻炼是最普遍的。因为腹压的加强，会使阴道拉长，阴道内负压增强，带来紧缩感，对于夫妻双方获得性高潮都相当有帮助。一般顺产后1～2周，会阴伤口基本可以恢复好，产妇便可安排不同程度的相关锻炼。还有一种产后运动叫"凯格尔运动"，可以恢复阴道以往的弹性。"凯格尔运动"是一种物理治疗，借由病人主动式的收缩运动来强化骨盆底肌肉，达到加强尿道括约肌的力量和增加尿道阻力的目的。这需要在医生的指导下进行。

正常排出恶露

产后，每个产妇都会从阴道流出血性液体，这种阴道排出物不是月经，而是恶露。

○ 你对"恶露"知多少

恶露是怎么产生的呢？妊娠期，胎盘附着于子宫内壁上，胎儿出生后，胎盘也随之娩出，但胎盘从子宫剥离后造成的创面，还要经过一段时间才能完全愈合。因此，在产褥期就会有一些血液从创面排出。除了血液外，其中还混有坏死脱落的蜕膜组织、妊娠期的子宫内膜、黏液和细菌等，这种阴道排出物就是恶露。

○ 恶露的变化

恶露是一种正常生理现象，随着子宫的缩小，恶露也慢慢变色、变少。在正常情况下，恶露变化可分为3个阶段。

第1阶段：产后3～4天的恶露为血性恶露。以血液为主，也含有蜕膜组织和黏液，颜色鲜红，量比较多。

第2阶段：产后4～7天为浆液性恶露。以宫颈黏液为主，内含少量血液，颜色粉红。

第 3 阶段：产后 1～2 周为白色恶露，内含大量白细胞、蜕膜细胞、表皮细胞。

恶露是反映子宫恢复好坏的一个标志。正常情况下，恶露带有血腥味，但不臭，量不超过月经量，色透明，有光泽，不暗，不污秽。15~20 天后，都会排出干净。

○ 恶露的异常情况

🌸 如果产后 2 周，恶露仍然为血性，量多，伴有恶臭味，有时排出烂肉样的东西，或者胎膜样物，这时应考虑子宫内可能残留有胎盘或胎膜，随时有可能出现大出血，应立即去医院诊治。

🌸 产后发生产褥感染时，会引起子宫内膜炎或子宫肌炎。这时，产妇有发热、下腹疼痛、恶露增多并有臭味等症状。这时的恶露，不仅有臭味，而且颜色也不是正常的血性或浆液性，而呈混浊、污秽的土褐色。

○ 注意外阴清洁

产后恶露不断从阴道排出，应该注意外阴清洁，勤换会阴垫。应该特别注意的是，会阴护垫一定要用洁净的卫生纸和布，千万不能用不洁之物！另外，产妇的内衣、内裤要勤洗、勤换。每天用温水清洗外阴一次。

"老朋友（月经）"何时归来

每个月的"老朋友"造访，一直是令女性生活十分不便的生理现象。一定有新妈妈暗自希望月经不要再来吧，反正孩子都生了。

然而，该来的总是要来，因此你需要了解一下产后的月经恢复情况，做好必要的心理准备。

○ 产后月经恢复

女性在产后的月经恢复是一个自然的生理现象。产后多久月经才会来？这是个常见的问题。恢复的时间有早有晚，早的可在满月后即来月经，晚的要到宝宝 1 岁后才恢复。

从医学角度来讲，根据子宫内膜的组织形态来推测，可能早在产后 33～42 天，卵巢就可排卵了。此外，在产后 6 周，也可观察到排卵过后的黄体存在。因此，如果妈妈没有喂奶，月经通常在产后 6～8 周内会来。研究资料显示，没有哺乳的产妇，有 40% 在产后 6 周恢复排卵；到了产后 8～12 周，还没有恢复排卵及月经的产妇大约只占 35%。哺乳的产妇，在产后 12 周约有 25% 会恢复排卵与月经，大多数哺乳产妇通常要到 18 周才完全恢复排卵功能。不过，很难在临床上确定产后第一次月经的时间，而且少数产妇会在分娩后马上开始有少到中量的间歇性出血。

○ 哺乳妈妈的月经

母乳喂哺婴儿的新妈妈，排卵及月经恢复较迟，有的要在 1 年后才来月经。大多数人第一次的月经量比平时月经量多，第二次月经就正常了，因此不必治疗。

当月经来潮时，哺乳妈妈的乳量一般会有所减少，乳汁中所含蛋白质及脂肪的质量也稍有变化，蛋白质的含量偏高些，脂肪的含量偏低些。这种乳汁有时会引起婴儿消化不良的症状，但这只是暂时现象，待经期过后，就会恢复正常。因此无论是处在经期或经期后，妈妈都无须停止喂哺。

○ 常见的产后月经异常

常见的产后月经异常，有不间断阴道出血和闭经两种情况：

1. 不间断阴道出血

由于产后的第一次月经通常是无排卵的周期，或是因功能不良的黄体诱导而产生的，而且此时卵巢对于性腺激素的刺激仍不太敏感，所以，诸如产后恶露一直滴滴答答流个不停，偶尔会有

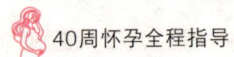

不定期的少量出血，或是还在坐月子期间即有类似月经来潮的出血等各种异常现象是很常见的。

如果确定以前并没有服用会抑制子宫收缩的食物或药物，而且产后出院前的检查并没有发现会引起产后出血问题的情况，可在产后回诊时问问医师。如果在坐月子期间与之后，经常或有大量出血等情形，还是要立即就医，接受妇产科医师的诊断及治疗。

2. 产后闭经

产后闭经的情况主要见于长期哺乳和产后大出血、感染所致的汉氏综合征；另外，体内泌乳激素过高也会抑制排卵而形成无月经。

分娩前，孕妇体内的泌乳激素浓度虽然高，但是由于受到雌激素的影响，泌乳激素无法表现其作用。在胎盘娩出之后，泌乳激素的作用因体内雌激素浓度骤减而加强。一般而言，泌乳激素在生产两周后才会回复到孕前状态。但是在哺乳产妇体内，泌乳激素不但维持在高于孕前的状态，而且还因受到宝宝吸吮而增加。哺乳性无月经的低雌激素甚至可维持180天之久。当然，不同人的差异性也很大。另外，部分产妇由于哺乳时间过长，会导致子宫内膜萎缩性闭经。

发生在产后大出血伴休克、严重的产后感染或弥散性血管内凝血的产妇身上。这些症状可导致闭经，即所谓的汉氏综合征，此症还可累及甲状腺的分泌功能，出现如消瘦、消化不良、畏寒、乏力、性器官萎缩、基础代谢低及毛发脱落等症状，需经医生诊治。

○没有月经，也须避孕

处于产褥期的新妈妈即使没有月经，也能怀孕。因为能否怀孕，在女方来说取决于有无排卵。排卵的恢复不一定是与月经的恢复同步的。特别是在月经刚恢复的几个周期，常常是无排卵的月经周期，但也有不少人在月经恢复之前就已开始排卵，尤其是不哺乳的妇女，排卵往往恢复较早。因此，产妇在哺乳期间性交，随时都可能因已恢复排卵而受孕。据统计，在哺乳期受孕的妇女中，有一半是月经恢复来潮以前受孕的。所以，产后只要开始有性生活，就应当采取避孕措施。

满月后，产妇就有恢复排卵的可能，所以，产后第一次性生活起就应采用避孕措施。适宜的哺乳期避孕方法可以是避孕套和单纯孕激素避孕针。单纯孕激素避孕针的使用方法是月经来潮第5天注射一针，以后每3个月一次。由于避孕药中的雌激素可使乳汁分泌减少、质量降低，还能进入乳汁对新生儿产生不良影响，所以哺乳期的新妈妈不宜使用短效口服避孕药。

乳汁——母亲最珍贵的礼物

○乳房变化

产褥期产妇的乳房变化是妊娠期变化的继续。产后2～3天乳房增大、皮肤紧张、表面静脉扩张、充血，有时可形成硬结并使产妇感到疼痛。由于乳房充血影响血液和淋巴回流，可导致淋巴结肿大。严重者，腺管阻塞，乳汁不能排出，乳头水肿，同时可有不超过38℃的低热，称之为泌乳热。不哺乳的妇女，上述的乳房变化可在1周左右恢复正常。

○乳汁成分的变化

初乳中含有大量蛋白质及脂肪，其中，有充满脂肪滴的巨噬细胞，称为初乳小体，哺乳开始后即消失。成乳可见细微脂肪球，也可见乳腺上皮细胞及白细胞等。乳汁成分除受多种激素的调节外，与产妇的营养和液体的摄入量也有很大的关系。在整个哺乳期中，乳汁成分的变化以脂肪最明显，蛋白质次之，糖和无机盐的变化较少。

○乳汁的分泌

在妊娠期，乳腺已做好充分准备，具备了泌乳的功能。但在分娩前大多数孕妇并无乳汁分泌，这是受激素的调节作用所致。胎儿娩出后，产妇的雌激素、黄体素分泌骤然减少，垂体前叶分泌的催乳素大量增加，催乳素直接作用于乳腺腺泡膜上特异性受体，通过腺苷酸环化酶与cAMP-Pk系统，使与乳汁生成有关的酶经过磷酸化而被激活，促进乳汁蛋白质的合成，包括α-乳白蛋白质的合成以及乳糖及甘油三酯的合成，以保证乳汁的合成与分泌。一般产妇分娩后2~3天便开始分泌乳汁，即初乳，较稀薄，水样透明，略有黏性。以后逐渐变为成乳，呈乳白色，不透明液体。

泌乳是依靠婴儿吸吮刺激，乳房的排空，以及母体充足的睡眠、足够的营养和水分来维持的。停止哺乳后，乳汁在乳房内淤积，使局部的压力增加，同时没有婴儿的吸吮刺激，乳汁形成逐渐减少直至停止。通常乳汁的分泌和维持有明显的个体差异。此外，乳汁分泌与产妇心理状态也有关系。产妇情绪的变化可直接影响泌乳，产后抑郁、焦虑可造成乳汁分泌减少，而婴儿的啼哭可使母亲乳汁分泌增加。乳汁的分泌量随婴儿的需要量逐渐增加，每天最高可达3000毫升，至产后6个月逐渐下降。

乳汁的分泌还与产妇的营养、睡眠、情绪和健康状况密切相关。因此，产妇要注意休息、睡眠和饮食，避免受精神刺激。

○ 乳汁的排出

乳汁排出与乳汁分泌的调节机制不同。乳汁的排出不是因哺乳时乳腺腔的负压引起的，而是受神经内分泌的调节，这一神经调节受视觉、听觉和精神心理状态的影响。产妇精神抑郁、紧张可抑制这一反射，减少乳汁的排出，反之，母亲对婴儿的抚爱可以加强这一反射，促使乳汁顺利排出。

哺乳过程是维持乳汁分泌和排出的最主要的条件。在哺乳的过程中，婴儿的吸吮刺激，促进泌乳和乳汁的排出。排空的乳腺又促使乳汁的再分泌，保证哺乳得以顺利进行。

会阴侧切——为宝贝挨的第一刀

有一些产妇在分娩时会阴被切开，这对避免分娩时造成会阴部严重撕裂和保护胎儿头部免受太大压力有利。但由于会阴部增加了一个伤口，所以，要比一般产妇更注意会阴部的护理。

○ 会阴切开后的异常情况

1. 伤口血肿

表现为在缝合后1~2小时，伤口部位即出现严重疼痛，而且越来越重，甚至出现肛门坠胀感。此时应立即告诉医护人员，及时进行检查，可能是医生在缝合时止血不够。对这种情况只要及时拆开缝线，清除血肿，缝扎住出血点，重新缝合伤口，则疼痛会很快消失，绝大多数可以正常愈合。

2. 伤口感染

表现为产后2~3天，伤口局部有红、肿、热、痛等炎症表现，并可有硬结，挤压时有脓性分泌物。遇到这种情况，应服用合适的抗生素，并拆除缝线，以便脓液流出。同时可采用理疗帮助消失，或用1∶5000高锰酸钾温水溶液坐浴。采取这种措施后，由于会阴部血运丰富，有较强的愈合能力，故一般1周后即会好转或愈合。

3. 伤口拆线后裂开

有些产妇在拆线后发生会阴伤口裂开，此时如已出院，应立即去医院检查处理。如果伤口组织新鲜，裂开时间短，可以在妥善消毒后立即进行第二次缝合，5天后拆线，大多可以再次长好；如伤口组织不新鲜，且有分泌物，则不能缝合，可用高锰酸钾溶液坐浴，并服抗生素预防感染，待其局部形成瘢痕后愈合。

○ 会阴伤口的处理

会阴伤口要保持清洁，拆线前，每天可用1∶1000消毒液冲洗两次，大便后也要冲洗一次，并应避免大便等脏物的污染。拆线后,多数产妇此时已回到家中,如恶露还没有干净,仍应坚持每天用温开水洗外阴两次。同时,应保持大便通畅,以免伤口裂开,必要时可服些轻泻剂,最好采用坐式大便,并避免上厕所时间过长。另外,拆线后伤口内部愈合尚不牢固,故不宜过多走动,也不宜进行动作太大的运动。

此外,在正常情况下,会阴伤口在拆线前会有不适感,坐时也可能疼痛,拆线后一般会减轻,但需2周后才会完全恢复正常。有的产妇在产后10天左右,发现阴道掉出带结的肠线头,对此不必惊慌,那是从阴道口脱落的肠线。如果在会阴部有丝线,则应找医生及时拆线,以免引起感染。

剖宫产妇的科学护理

1. 少用镇痛药物

剖宫术后,麻醉药作用逐渐消退。一般在术后数小时,产妇的伤口开始出现疼痛,此时为了让其能很好地休息,医生在手术当天或当天夜里会用一些镇痛药物。当然,在此之后最好不要再用镇痛药物,因为它会影响产妇的身体健康,尤其是影响肠蠕动功能的恢复。所以产妇要做好一定的思想准备,对疼痛做些忍耐。

2. 术后多翻身

由于剖宫产手术对肠道的刺激,以及受麻醉药的影响,产妇在生产后都会有不同程度的肠胀气,会感到腹胀。如果多做翻身动作,则会使麻痹的肠肌蠕动功能恢复得更快,肠道内的气体就会尽早排出,可以解除腹胀。

3. 宜取半卧位

剖宫产的产妇不能像正常阴道分娩的产妇一样,在产后24小时就起床活动。因此,恶露相对不易排出。如果采取半卧位,同时配合多翻身,就可以促使恶露排出,促进子宫恢复。

4. 产后尽力排尿

在手术前后,医生会在产妇身上放置导尿管。使用导尿管一般在术后24～48小时,待膀胱肌肉恢复收缩排尿功能后拔掉。拔管后,妈妈要尽量努力自行解小便,否则,再保留导尿管的话,容易引起尿路感染。

另外,只要体力允许,在导尿管拔除后尽早下床活动,并逐渐增加活动量,这样不仅可促进肠蠕动和子宫复旧,还可避免术后肠粘连及血栓性静脉炎形成。

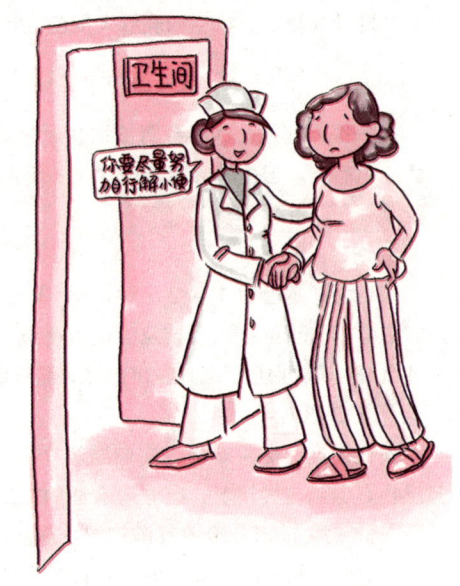

3. 科学坐月子的生活常识

亲友探望产妇须知

产妇分娩是一件喜事,自然会引起亲朋好友的关怀,于是会有很多人到医院探望产妇。探望产妇会给产妇带来欣慰,有利于精神恢复,但是,也可能给产妇带来不利的一面。

如果探望的人太多,时间太长,会影响产妇休息,尤其是会给手术产的产妇增加劳累程度。因此,医院对家人探望产妇都有明确规定,其目的,一是为了让家人照顾产妇,进行必要的护理;二是为了让产妇有充足的休息时间,养好身体,恢复健康。刚经历分娩的产妇和婴儿更需要休息,一些亲朋的探望最好安排在 10 天以后,待产妇出院回家以后再去探望。

产妇刚刚生产后,抵抗力很弱,婴儿也是十分娇嫩的,婴儿从依赖母亲体内的生活到出生后的独立生活,需要一个适应过程,对外界的反应力与抵抗力较差,很容易生病。如果探望的人数太多、声音嘈杂、病房环境条件有限,加上如果产妇不太愿意开窗通风,这样势必造成室内空气污浊。若患有感冒等病的人进入休养室内,看一看婴儿,那么细菌和病毒将会传染给产妇和婴儿,影响母婴健康。因此,为了避免与减少疾病的发生,为了母婴两代人的健康与安全,必须控制亲朋好友以及家人到产房探望。如果是家人照料和护理产妇,也必须注意卫生,应先用消毒水清洗双手,必要时戴上口罩方可进入母婴室。

营造温馨的月子环境

○ 适宜的室内环境

1. 冷热适宜

产妇和宝宝的居室应温馨、安静、整洁,光线充足、通风好、温度和湿度适中。室内温度 25~26℃、相对湿度 50%~60%、空气清新、定时通风。气温低时,要注意保暖;气温高时,注意预防中暑。随着气候与居住环境的温度、湿度变化,产妇的服装与室内使用的电器设备,应做好适当的调整。产妇最好穿着长袖、长裤、袜子,避免着凉。

2. 适当点缀

室内家具物品不要摆得太多、太拥挤,挂几张活泼可爱的婴儿画,可根据季节适当摆些花卉盆景,有利于产妇心情愉悦。

3. 保持安静

产妇休息的卧室要保持安静,避免噪声,拿东西要轻取轻放,尤其是开关门时,要注意动作轻缓,以免突然的响声,引起婴儿不自主的反射动作。不主张过多的亲友入室探望。闲暇时或护理婴儿时,可听一听优美的轻音乐。

4. 预防产褥热

产褥热其实是藏在产妇生殖器官里的致病菌在作怪,多源于消毒不严格的产前检查、接生,或产妇不注意卫生等。若门窗紧闭、床头挂帘、裹头扎腿、严防风袭,室内卫生环境差、空气混浊,更容易使产妇、婴儿患病。专家建议月子期间一定要让房间空气流通。

○ 不同季节坐月子的环境

1. 夏天坐月子的环境

夏天坐月子,往往从心理上无法感到轻松,许多女性抱着"赶上了,没办法"的无奈心态坐月子,其实天热不要烦躁,要保持清爽的好心情,既来之则安之,心静自然凉。注意居室的定时通风,避免因室内温度、湿度过高而出现高热等产褥中暑现象。如果室内温度过高,完全可以适当使用空调,空调对产妇和婴儿都有益,因为室内温度过高的话,人体内部的热量无法排出,不仅大人孩子都会起痱子,而且产妇中暑是不利于产后恢复的。空调的温度一般以 26℃ 以上为宜,可根据天气温度情况间断开放,产妇穿长袖衣、长裤、袜子,新生儿可松松地盖上小夹被。如果用电风扇,不宜对着电风扇直吹。

2. 冬季坐月子的环境

冬季坐月子要注意防寒,有暖气的房间,往往比较干燥,可用加湿器调整环境湿度,或经常洒水拖地,保持清洁,使空气达到一定湿度。每天定时开窗通风,每次半小时左右,保持室内空

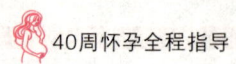

气流通。一些人认为不要让产妇受风是正确的,但是不能不通风,通风时避免产妇在过堂风上停留,不要让对流风吹到产妇。

3. 春秋坐月子的环境

春秋季节坐月子通常会感觉冷暖适宜,但在早春和深秋时,仍需注意环境温度,防止着凉,预防感冒。

坐月子≠在床上坐一个月

产妇在经历了妊娠的辛苦和分娩的高度紧张之后,应当得到充分的休息和丰富的营养,以保证身体的复原。很多妇女产后往往采取卧床的方式来养身体,甚至有人认为坐月子就要完全卧床1个月,以彻底静养休息来恢复怀孕期和分娩时的劳累,其实这是完全不必要的。我们知道,人的生命在于运动,如果卧床休息1个月,那么结果将会怎样呢?也许1个月过去,产妇根本就不能起床走路了。

医生指出,一般产后第一天,产妇疲劳,应当在24小时内充分睡眠或休息,使精神和体力得以恢复,为此,周围环境应保持安静,家人应从各方面给予护理和照顾。正常产妇,如果没有手术助产、出血过多、阴道撕裂、恶露不尽、腹痛等特殊情况,24小时以后即可起床做轻微活动,这有利于加速血液循环、组织代谢和体力的恢复,还能增强食欲,并促进肠道蠕动,使大小便通畅。

月子里休息的姿势有讲究

常人卧床休息分平卧、侧卧、仰卧、伏卧、半坐卧、随意卧倒。产妇卧床休息必须讲究姿势和方法。这是因为产妇身体虚弱,气血不足,产前子宫、脏器、膈肌发生移位后,现在要恢复到原来位置,必须保证充分休息和正确的卧床、养息方法,才有利于气血恢复以及膈肌、心脏、胃回复至原位。

另外,产妇分娩时骨盆底的肌肉、筋膜过度伸展或撕裂,使支持子宫的力量减弱,子宫的活动度增大,加之固定子宫的韧带在孕期随着增大的子宫而逐渐松弛。因此,子宫在产后容易随着产妇姿势的变化而移位。如果产妇经常仰卧睡觉,子宫因重力关系而向后倾,会导致恶露排出不畅,腰酸背痛,日后容易发生痛经、经血量过多等症状。

中医十分重视产妇产后卧床休息的姿势及其养神方法。历代著名妇产科医生主张:分娩完毕,不能立即上床睡卧,应先闭目养神,稍坐片刻,再上床背靠被褥,屈膝竖足,呈半坐卧状态,不可骤然睡倒平卧。如此半坐卧3日(指白天)后,才能平卧或侧卧。

闭目养神,目的在于消除产妇分娩时的紧张情绪,安定神志,解除疲劳;半坐卧的目的是在于使气血下行,气机下达,有利于排除恶露,使膈肌下降,子宫及脏器恢复到原来的位置。

在半坐卧的同时,产妇还需用手轻轻揉按腹部,方法是以两手掌从胸部按至脐部,在脐部停留做旋转式揉按片刻,再下按至小腹,又做旋转式揉按,揉按时间应比在脐部稍长。如此反复下按、揉按10余次,每日2～3遍,可避免恶露、瘀血停滞在体中,还可避免产后腹痛、产后子宫出血,帮助子宫复旧。

为防止子宫向后或一侧倾倒,产后休息时要注意经常变换姿势。正确的做法是仰卧与侧卧交替,并从产后第2天开始俯卧,每天1～2次,每次15～20分钟。产后2周采取胸膝卧位,促进子宫尽快复位。

产妇的衣着要舒适干净

产妇的衣着应随气候变化适当增减,以宽大、柔软舒适、清洁卫生、温暖适度为原则。要革除民间"捂月子"的陈规陋习。其实,产妇的体质较正常人稍差,活动量较常人少些,适当添加一点衣服即可。产妇的衣着应注意以下几点：

（1）注意衣服的质地：产妇衣着以选择棉、麻、毛、丝、羽绒等制品为宜，因这些纯天然材料柔软舒适，透气性好，吸湿、保暖。内衣内裤适宜穿着吸水力强的棉织品，外衣长裤要注意宽松柔软，易于散热。

（2）衣服要宽大：有些年轻的妈妈，害怕产后发胖，体形改变，想用瘦衣服来掩盖发胖的身体，便穿紧身衣、牛仔裤来束胸、束腹。这样的装束非常不利于血液流畅，特别是乳房受压易患乳腺炎。所以，产妇衣服应宽大，以能活动自如为好。哺乳的妇女，做两件胸前可以开启"口袋"的棉布哺乳衫，不仅便于哺乳，而且文明、雅观，更重要的是在秋冬季节可使母亲免受风寒，如果再配上一件胸前开两个口袋的毛衣，就更实用了。

（3）衣着厚薄要适中：衣着要根据四季气温变化相应增减，夏天不宜穿长裤、长袖衣服，也不要包头，即使在冬天，只要屋子不漏风，也不需要包头或戴帽子。如果外出则适当蒙头，但也不需包得过严。冬季的被褥要适当加厚些，要勤晒，以便温暖、舒适。

（4）佩戴合适胸罩：产妇在哺乳期应佩戴合适的窗式结构的棉制吸水胸罩，以起到支托乳房、方便哺乳的作用。否则会使双侧乳房下垂，胸部皮肤失去原有的弹性，这样不仅影响乳房的血液循环，也影响乳汁的分泌，而且难以恢复乳房原来的形态，从而失去优美的体态。

（5）衣服要勤换、勤洗、勤晒：产妇新陈代谢旺盛，产褥汗多，乳汁经常溢出沾染衣服，干燥后衣服变硬易擦伤乳头，加上恶露不断从阴道排出，内裤经常弄脏，甚至沾染衣衫，极易引起细菌繁殖，引发多种感染，危害母婴健康。所以，产妇衣服要勤换、勤洗、勤晒，以防疾病。

（6）鞋子要软：月子里以选择柔软的布鞋为佳，不要穿硬底鞋，更不宜穿高跟皮鞋，以防日后发生足底、足跟痛或下腹酸痛。此外产妇生产后不宜赤脚，赤脚容易受凉，危害健康。

产妇也要口气清新

民间有"产妇坐月子期间不能刷牙"的说法，认为产后1个月内刷牙，将来会得牙痛病，并会造成牙齿脱落。其实，这种说法毫无科学根据，如果月子中不坚持刷牙、漱口，反而会给母婴健康带来危害。

在健康人的口腔内，寄生细菌的种类和数量是很惊人的，常见的细菌有乳酸菌、链球菌、白色念珠菌及多种病毒等。产妇的肌体抵抗力较正常人低下，需经过一段时间方可复原，这种状态使得口腔及肌体内其他部位的细菌或病毒得以生长繁殖，易导致感染。

产妇由于在分娩后需要补充营养，因而甜食比平时吃得多，面食、糖类的摄入量也较平时增加，食物及残渣留在牙缝和口腔内的机会多，更会促进细菌或病毒的生长繁殖。这样牙齿就可能被腐蚀、蛀坏，造成牙龈炎、牙周炎等口腔疾病。另外，口腔内的细菌或病毒还可通过血液进行传播，引起急性乳腺炎、子宫内膜炎，甚至盆腔炎等。母亲大多有亲吻婴儿的习惯，这样很容易将口腔中

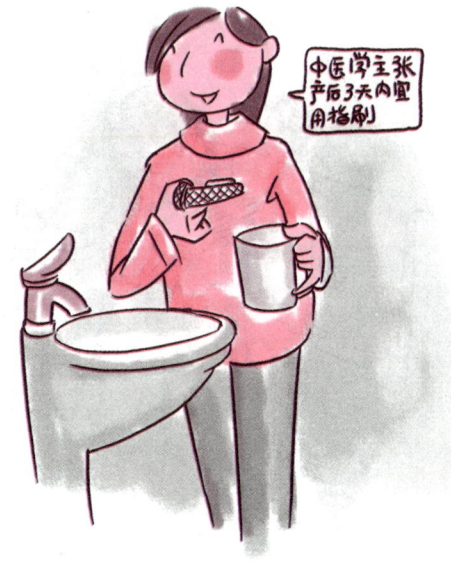

的细菌或病毒通过接触传播到婴儿口中,引起婴儿口腔感染或全身疾病。所以,产妇应该从产后的第一天开始就要漱口、刷牙。

当然,产妇因为产后体质虚弱、牙龈娇嫩,所以要选择合适的牙刷、牙膏,并讲究刷牙的方法。最好选用3排毛牙刷,这种牙刷刷头小,刷毛质地柔软,轻便灵活,使用时不会伤害牙龈。牙膏要选用刺激性小的普通牙膏,如无口腔疾病一般不宜用药物牙膏。为避免冷水刺激,产妇应当用温水刷牙、漱口。刷牙时动作要轻柔,宜采用"竖刷法",因为横刷有可能损伤牙龈,磨损牙齿。此外,每次进食之后都要漱口,以保持口腔卫生,减少母子之间的传染。

中医学主张产后3天内宜用指刷。方法是:将右手示指洗净,用干净纱布裹缠示指,再将牙膏挤于指上,犹如使用牙刷般来回上下揩拭,然后用示指按摩牙龈数遍。指刷有活血通络、牢固牙齿的作用,如能长期使用指刷,则能治疗牙龈炎、牙龈出血、牙齿松动等口腔疾患。产妇平常若患有牙疾,宜经常用指刷。

漱口可分为盐漱、含漱、药液漱。盐漱,是指每天早晨将约3克盐放进口中,用温水含之,使盐慢慢溶化,并反复漱口冲洗牙齿。这样可使牙齿牢固,避免松动。含漱,是指每次饭后用温水漱口几遍,清除食物残渣。药液漱,是将中草药水煎或水浸泡后,用药液水漱口。用药液漱口要根据产妇的不同需求,选择使用。比如产后患风火牙痛、舌苔白腻、不思饮食者,将白芷6克、甘草3克,以沸水浸泡或稍微煎煮,待温去渣,含漱,有祛风止痛、健胃、防风寒的功效。又如将陈皮6克、细辛1克用沸水浸泡,待温去渣,含漱,能治口臭、牙龈肿痛等症。
产妇只有做到早晚刷牙、饭后漱口,养成良好的卫生习惯,才能保护好自己的牙齿。

月子里的新妈妈秀发飘逸

产妇关心的还有坐月子期间能否洗头的问题。如果在夏季生产,而且又要遵循传统的坐月子方法,那可就太难受了,因为不仅不能洗头,还要把头捂得严严的。坐月子不能洗头,是怕妈妈们受风寒,其实只要洗完头不吹风,适度的清洁还是可以的。毕竟只有妈妈整洁干净、心情愉快,才能更好地哺育刚出生的小宝宝。

只要健康情况允许,产后最好洗头和梳头。分娩过程中及产后,产妇大量出汗,头皮和头发会很脏,发出不好的气味。如果在产后及时洗头、梳头,可使头皮和头发变得既干净又避免细菌感染,还可促进头皮的血液循环,满足头皮和头发生长所需的营养物质,从而减轻产后脱发、发丝干裂的现象,利于头发尽快恢复,日后更密实。

梳理头发最好用木梳,不用化学材质的梳子,以免产生静电刺激头皮而不利于头发生长。

洗头时水温不要过凉,保持37℃左右。洗后立即用吹风机吹干或及时擦干头发再用干毛巾包住,避免被冷气吹着,使头皮受到冷刺激日后头痛。若头发未干,不要把头发绑扎起来,不可立即入睡,否则湿邪侵袭易致头痛、颈项不适。

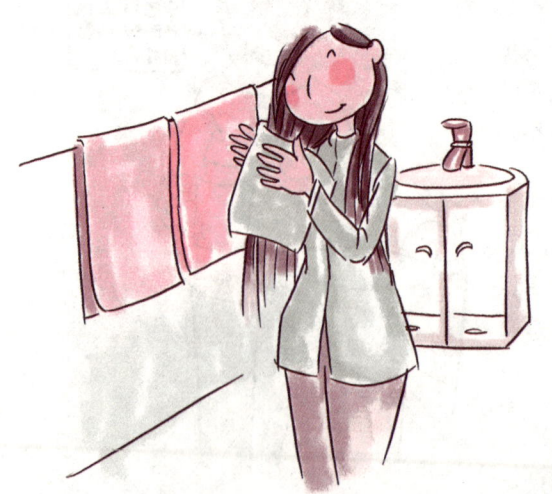

不做月子里的脏妈妈

传统习惯认为产妇不能洗澡，而且不管天热或天冷都要穿得厚厚实实，头上还要戴上帽子，导致有不少产妇在月子里全身都长满了痱子、疥疮。

产后的妇女是很容易出汗的，特别是睡觉时和醒来时，往往会大汗淋漓，内衣浸透。由于汗腺分泌过多，极易污染皮肤，加之产后抵抗力较弱，皮肤上沾染的细菌，很容易繁殖生长，侵入肌肤，引起皮肤炎症。因此，产妇应经常洗澡和擦澡，保持皮肤清洁卫生。

产妇洗澡时应注意以下几个方面的问题：

🍑 产后 24 小时就可以擦浴，在产后 1 周内即可开始淋浴。淋浴不但不影响产妇的健康和恢复，而且会迅速解除妇女分娩过程中的疲劳，使产妇顿觉精神舒畅，促使其早日恢复。另外，夏天产后 3 天可开始洗浴，冬天宜在产后一周以后洗浴。洗浴的次数不可太频繁，比正常人略少为宜。

🍑 产后洗浴应做到"冬防寒，夏防暑，春秋防风"，并且饥饿时，饱食后不可沐浴，浴毕宜进少许饮食，补充耗损的气血。

🍑 洗澡应采用擦浴或淋浴，不可用池浴或盆浴。产妇刚刚分娩后，子宫里的剥离面尚存创面，洗澡时采用盆浴方法易使寄生在皮肤或阴道以及洗澡用具上的细菌，随着洗澡水进入阴道，增加感染的机会。轻者引起会阴伤口发炎、子宫内膜炎，重则会向宫旁组织、盆腔、腹腔、静脉等处扩散，甚至细菌在血液中繁殖引起败血症。

🍑 每次淋浴以 10～15 分钟为宜，浴水温度以 34～36℃为宜，浴室的室温应不低于 20℃，以免着凉后恶露排出不畅，引起腹痛及日后月经不调等。

🍑 但如有会阴裂伤或有切口未愈合时，则不宜淋浴，可用温水浴代之。此外，产妇每次洗澡或擦澡后都应及时更换衣服。

总之，产后洗澡对产妇健康十分有益，可活血、行气，帮助产妇消除疲劳，促进会阴伤口的血液循环并加快愈合，避免皮肤和会阴伤口被细菌感染。另外，还可促进产妇的睡眠和食欲，保持愉快心情，对子宫收缩及恶露颜色、数量、气味、出血量均无不良影响。

产后最好使用药水洗浴，尤其对于身体皮肤不健康者、患有风湿性关节炎者更为适合。下面介绍几种洗澡药水，以供选用。

○桃皮柳枝方

【原料选配】桃树白皮 150 克，柳枝 250 克。

【洗浴方法】用水洗净，煎水去渣洗浴。先用清水洗净身上尘垢，再用药水遍体擦洗，若皮肤长疮疖者，宜先浸泡片刻后擦洗。洗毕，擦干即可，切忌用清水冲洗。

【保健功效】香身除秽，通利血脉，防风寒。

○黄芪防风方

【原料选配】黄芪 100 克，防风 50 克。

【洗浴方法】用水洗净，煎水去渣。洗浴同桃树柳枝方。

【保健功效】实毛窍，固腠理，防风寒，止汗。产后汗多者最宜。

○竹叶桃白皮方

【原料选配】竹叶 200 克，桃树白皮 150 克。

【洗浴方法】用水洗净，煎水去渣。洗浴同桃树柳枝方。

【保健功效】香身除秽，通利血脉。治热疖、疮毒。皮肤不健康者宜用。

坐月子如何护肤

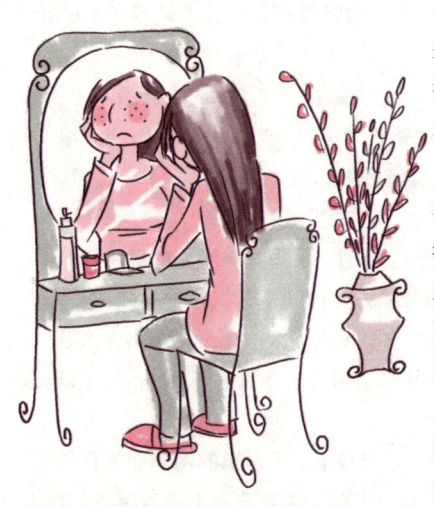

许多年轻的准妈妈经常会这样的抱怨"我的皮肤本来好好的,可是怀孕以后就变得很敏感","我皮肤本来很白皙,怀孕以后就开始长斑了",这些似乎预示着怀孕生产的过程对爱美的女性是一大伤害。

可能你还没有小孩,切身感受并不深,直到自己怀孕了,你也许才会真正发觉孕妇的皮肤无论如何保养,都避免不了一些变化。而经过怀胎十月的种种不适及生产时的痛楚,一般的妇女在生产后,所有的注意力都放到小婴儿的身上,很少有人还会注意到,自己皮肤是否变老了。因为一时的疏忽,从此进入黄脸婆的行列。

幸好我国有坐月子的习俗,因此新妈妈们在这段时间内,不但应该好好休养,恢复体力和身材,对于皮肤的呵护,此刻更是不可多得的好时机。

○ 坐月子皮肤照顾重点

在医学的研究中,怀孕生产过程中因为荷尔蒙的变化及孕期的长期不适,睡眠不足,会让胶原蛋白的流失增加,色素沉淀,皮肤老化比较快。

坐月子的这段时间,可能是新手妈妈在照顾小宝宝和重新进入职场间,可以好好呵护皮肤的黄金时段,所以不要轻易偷懒错过,从此自暴自弃,进入黄脸婆行列。坐月子期间照顾皮肤的重点包括:

- 充足睡眠,营养均衡。
- 基础保养。
- 抗老化产品。
- 美白保养品。
- 医学美容疗程。

○ 要让皮肤亮丽如昔

怀孕时可以针对自己皮肤的变化,寻求专业皮肤科医师的建议,使用功能性佳又不会伤害婴儿的保养品,尤其有敏感体质等特殊肤质的准妈妈更要小心选用产品,以避免诱发过敏性皮炎。

分娩前更要咨询医师,使用一些高效能的医疗保养品,以期在坐月子的短暂期间内尽快恢复漂亮的肌肤。如果需借助医学美容治疗的部分,可以在家中度过医疗后的过渡期。

坐月子时并不急着接受任何美容治疗的妈妈,若好好休息及适当选用保养品,都会使皮肤状况获得改善,即使长出来垂疣,生产完后都有机会变少。所幸现在的产假较长,坐完月子再来医院接受治疗,在时间上也合适。总之,年轻妈妈回到职场前,除了努力恢复魔鬼身材外,皮肤也要亮丽如昔。

美丽新妈妈远离黑眼圈

做女人难,做妈妈的女人更不易,平日操劳许多不说,还会因睡眠不足而遭受黑眼圈的折磨。除了不美观以外,黑眼圈还会使眼白混浊不清,给人一种暮气沉沉的感觉。一直辛苦奔波的你,不妨好好审视一下自己的双眸。

眼部的生理结构非常特殊,其皮肤平均厚度只有0.5毫米,加之眼周围皮肤分布的毛细血管少,长时间用眼极易导致微循环不畅,新陈代谢缓慢,形成黑眼圈和眼袋。

最初,眼周微循环只是暂时性受阻,依靠眼部肌肤自身的调节能力,黑眼圈会渐渐消退;随着眼疲劳造成的损伤时间增长(一般在半年以上)以及年龄的增长,眼周微循环功能将持续减弱,眼肌自身调节能力减弱,黑眼圈转为顽固性,不易消退。

○ 你有没有被黑眼圈找上

- 早上起床后经常出现眼睛水肿的现象。
- 眼睛时时感到疲倦。
- 眼睛偶尔会起红筋、红肿。
- 家族中多数成员有黑眼圈。
- 眼白或眼圈发黑。
- 眼下有眼袋。
- 每天超过8个小时配戴眼镜。

○ 行动起来,赶走黑眼圈

祛除顽固性黑眼圈及眼袋的关键在于:增强药物的吸收性,使其深入眼部肌肤毛病的症结所在——真皮层;重建眼周皮肤微循环系统,提高眼肌自我修整能力,使细胞恢复到年轻时的状态;燃烧分解眼袋脂肪,彻底祛除眼袋。怎样把握住这些关键因素,从而成功赶走黑眼圈呢?

1. 选择适合的护眼产品

眼部肌肤是皮肤组织中最薄的角质层,很容易就会生成黑眼圈,建议可选择含有果酸、麴酸、壬二酸、对苯二酚、维生素A、左旋维生素C与维生素K等美白保养成分的眼霜、眼啫喱、眼部精华素、眼膜等眼部保养品,并遵循正确的保养步骤,即能获得适当的改善。

2. 闭目养神法

假如你的眼睛时时感到疲倦,可以把眼睛闭起,把手指合起来像杯罩一样各盖一只眼,闭目养神5分钟,然后慢慢放手张眼。这个动作能刺激眼周围的肌肉,令眼睛减少疲倦而明亮起来。

熬夜最容易给黑眼圈可乘之机,如果晚上要工作到很晚才能睡的话,最好在下午小睡10~30分钟,以保持眼部的活力。

3. 为眼睛做SPA

(1)皮肤疲劳干燥:强硬补水:在皮肤极度疲倦的时候,彻底清洁肌肤,拍上爽肤水,在脸蛋滴几滴具有不同功效的复方精油,轻轻按摩至吸收。如果事先知道要熬夜,可以用按摩敷面膜来调理;如果在熬夜过程中过于疲劳,可以采用花卉喷雾水,提神、补充皮肤水分。

(2)家庭DIY之营养眼膜:走进自家的厨房,你会发现有很多蔬果是眼膜的好原料,经过稍稍的加工,就可以变成眼膜,用这些新鲜的天然物品经常做做眼部护理,虽不敢说能完全解决眼部的问题,至少眼睛会感觉非常舒服。

- 丝瓜眼膜:丝瓜是护肤的好原料。取未成熟丝瓜去皮,去子,捣成泥,涂在眼部。
- 蜂蜜蛋黄膜:把一个蛋黄加入一匙蜂蜜调匀,再加两滴橄榄油,每周可做1~2次。
- 牛奶眼膜:先把牛奶放入冰箱冰镇,再用棉质布片浸冰镇后的脱脂牛奶,敷在眼皮上,每天早晚2次,每次10分钟。
- 茶叶膜之一:用两个茶叶包(红茶除外)浸在冷水中闭眼放在眼睛上15分钟后取下,每周1次。
- 茶叶膜之二:用热水泡甘菊茶,放凉,用棉质布片浸茶水,敷在眼上15分钟,每周2次。

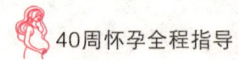

- 银耳眼膜：把银耳熬成浓汁，装入小瓶内冰镇，每次取3～5滴涂于眼周，每日1次。
- 黄瓜蛋清膜：将黄瓜榨汁与一个蛋清混合调匀，再加两滴白醋，每周1～2次。

4. 月子里的6套科学饮食方案

孕妇产后即面临两大任务：一是产妇身体恢复，二是哺乳喂养宝宝。两个方面均需要营养，因此，饮食营养对于月子里的产妇尤其重要。

产妇由于在分娩时耗尽力气及损失血液，流失了大量的蛋白质、脂肪、碳水化合物、各种维生素、多种矿物质及水分。因此产后初期会感到疲乏无力，脸色苍白，易出虚汗，且胃肠功能也趋于紊乱，发生食欲不振，饥不思食，食而无味等现象，再加上乳汁分泌，也会消耗能量及营养素，此时倘若营养调配不好，不仅母亲身体难以康复，容易得病，而且还会影响婴儿的哺乳及生长发育。

月子里基本饮食方案

要满足月子里妇女营养素的需求量，饮食方法是很重要的，一般要注意以下几点：

1. 增加餐次

每日餐次应较一般人多，以5～6次为宜。这是因为餐次增多利于食物消化吸收，保证充足的营养。孕妇产后胃肠功能减弱，蠕动减慢，如一次进食过多过饱，反而增加了胃肠负担，从而减弱胃肠功能。如采用多餐制则有利胃肠功能恢复。

2. 食物应干稀搭配

每餐食物应做到干稀搭配。干的可保证营养的供给，稀的则可提供足够的水分。奶中含有大量水分，乳母哺乳需要水分来补充，才有利于乳汁的分泌；产后失血伤津，也需要水分来促进母体的康复；饮用水分较多，可防止产后便秘。食物中干稀搭配较之于单纯喝水及饮料来补充水分要好得多。因为食物的汤汁既有营养，又有开胃增进食欲之功能，而单纯饮水则反而冲淡胃液，降低食欲。除喝汤外还可饮白开水。

3. 荤素搭配，避免偏食

从营养角度来看，不同食物所含的营养成分种类及数量不同，而人体需要的营养是多方面的，过于偏食会导致某些营养素缺乏。一般的习惯是，月子里提倡多吃鸡、鱼、蛋，而忽视其他食物的摄入。产后身体恢复及哺乳，多吃热量高的肉类食物是必需的，但蛋白质、脂肪及糖类的代谢必须有其他营养素的参与，过于偏食肉类食物反而会导致其他营养素的不足。就蛋白质而言，荤素食物搭配有利于蛋白质的吸收。从消化吸收角度看，过多食用荤食，有碍胃肠蠕动，不利消化，降低食欲，"肥厚滞胃"正是这个道理。素类食物除含有肉食类食物不具有或少有的营养素外，一般多含有膳食纤维，能增加胃肠蠕动促进消化，防止便秘。因此荤素搭配、广泛摄取各类食物既有利于营养摄入，又能促进食欲，还可防止疾病发生。

4. 清淡适宜

一般认为，月子里饮食清（尽量不加调味料）淡（不放或少放盐）为妙，此种观点并不正确。从科学角度讲，月子里的饮食应清淡适宜，在调味料上如葱、姜、蒜、花椒、辣椒、酒等应少于一般人的量，盐也以少入为宜，但并不是不放或过少。适量食用各种调味料除能调动胃口，促进食欲外，对产妇身体康复也是有利的。从中医学观点来看，产后宜温不宜凉，温能促进血液循环，寒则凝固血液。在月子里身体康复过程中，有许多血液（恶露）需要排出体外，产伤也有瘀血停留，如食物中加少量葱、姜、蒜、花椒、辣椒粉及酒等多性偏温的调味料则有利血行，有利余血瘀血排出体外，不至于关门留寇，而有利于驱寇出门。盐的用量也应根据情况而定，如果产妇水肿明显，产后最初几天以少放盐为宜；如孕妇期无明显水肿则无须淡食。

5. 要注意调护脾胃、促进消化

月子里应食一些有健脾、开胃、促进消化、增进食欲的食物，如山药、山楂糕（片）、大枣、西红柿等。如山楂除可开胃助消化外，还有促进子宫复旧等作用。

5种传统食物滋补产后身体

月子里的饮食主要是为了补充妊娠、分娩时的消耗和恢复脏器的功能。按传统习惯，大多会食用如红糖、芝麻、鸡蛋、鱼汤、小米粥等高营养素、符合产妇生理需要的食物。

1. 红糖

红糖是粗制糖，能提供丰富的营养，具有良好的保健作用。它含有丰富的钙、磷、铁、锌等矿物质。同时还含有胡萝卜素、维生素 B_2 和烟酸以及一些微量元素。红糖的钙含量是白糖的2倍，铁的含量是白糖的1倍。而且红糖性温和，可以健脾暖胃、益气养血，活血化瘀，能够帮助产妇补血、散寒和补充热量，这些对产妇都特别有用。

用法：加在桂圆蛋、糯米粥等甜点里食用，也可以冲成红糖水直接饮用。

2. 芝麻

芝麻有补中健身、破积血等作用，它含有蛋白质、脂肪、维生素A、维生素D、维生素E等营养成分，100克芝麻中铁的含量可达50毫克，钙的含量可达564毫克。

用法：芝麻、核桃炒熟磨碎，每天2匙，直接食用，或制成芝麻汤圆，也可以加在其他的甜点里。

3. 鸡蛋

鸡蛋含有丰富的利用价值很高的营养素，能维护神经系统的健康。但过多食用鸡蛋会使体内蛋白质过剩，其他营养素缺乏，造成生理失调，增加肝、肾的负担或引起消化不良，而且月子里过多食用鸡蛋，容易导致胆固醇增高，诱发胆囊炎。产妇每天吃1~2个鸡蛋就足够了。

用法：白煮蛋、蒸蛋、蛋羹、桂圆鸡蛋、炒鸡蛋等做法均可。

4. 小米和紫糯米粥

与大米相比，小米中铁的含量高出1倍，B族维生素含量高出1~4倍，对产妇恢复体力有极大的帮助。有些地区觉得紫糯米有补血作用，但研究发现其中铁的含量跟其他糯米相差无几，所以产妇可以适当食用，以帮助恢复胃肠道的蠕动，但不能当作补血的最佳食品。

用法：小米粥、糯米粥或糯米饭。月子里不可只食用小米粥，虽然小米比稻米有营养，但不是营养全面的食物，如果只吃这一种，是不能满足产妇的营养需要的。

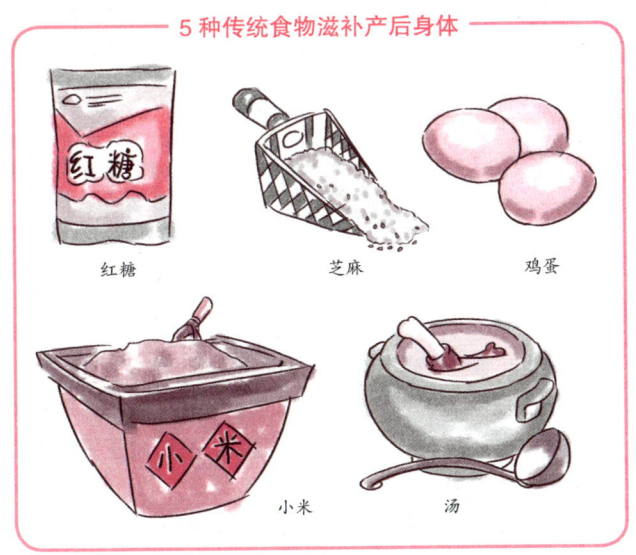

5种传统食物滋补产后身体

红糖　　芝麻　　鸡蛋

小米　　汤

5. 汤

产后家庭中都喜欢做一些汤给产妇喝，既能帮助产妇恢复体能，有些汤品还有促进产妇乳汁分泌的功效。另外，在煮汤时放些枸杞子、当归、首乌等一起煮，催乳效果也比较好。其实除了鸡汤、猪蹄汤以外，豆浆、豆腐汤、煮麸皮水等也可以催乳。有些地方甚至把大豆、花生等加在肉中炖成菜，或在椰子中加鱼尾煮成汤，以此来促进乳汁的分泌。产妇可以多种汤品互相调换着吃。

坐月子饮食调养的4个误区

在我国人民的传统观念里，"坐月子"就意味着不停地吃，好像要把大堆的营养食物塞进产妇的身体里，才能让她早地恢复元气。因此，生活中常常出现有的产妇每天吃一只母鸡，坐完月子后就再也不想吃任何有关鸡的食物了。

在给产妇准备月子食物时，有些所谓的老经验其实并没有科学依据，因此，要从现代医学和营养学的角度，用一双慧眼，合理为产妇调节饮食。

○误区1：多吃母鸡

在传统的营养观念里，母鸡是营养价值较高的食物，能增加产妇体质、增强食欲，还能促进乳汁的分泌。但现代营养学证明，母鸡不但不能增乳，还会导致回奶现象。到底哪一种说法是正确的呢？相信许多新爸爸会一下陷入左右为难的状况。

母鸡体内含有大量的雌激素，产妇大量食用后，会导致体内雌激素的含量大幅度提高，催乳素功能减弱甚至消失。同时母鸡含有的脂肪较多，易导致产妇乳汁中脂肪含量过高，引起新生宝宝消化不良、腹泻等症状。其实，相比母鸡，公鸡更有利于母婴的身体健康。公鸡体内含有的雄激素能对抗雌激素，降低产妇的雌激素含量，促进催乳素作用使乳汁增多。同时公鸡所含脂肪较母鸡少，对婴儿的身体健康起着潜在的促进作用。

○误区2：急于喝催奶汤

多喝汤的确可以补充产妇身体里的水分，增加乳汁的分泌。但产奶的前提是乳腺管完全畅通，如果乳腺管不畅通，分泌出的乳汁会堵在乳腺管内，引起乳房胀痛。因此，产后不要急于喝催奶汤，应先让宝宝吮吸妈妈的乳房，以促进乳腺管的全部畅通。

在妻子乳腺管完全畅通后，丈夫可为妻子准备一些清淡少油的汤，如鲫鱼豆腐汤、黄鳝汤等，对妻子下奶有所帮助。不要给妻子喝过于油腻的汤，这样会增加妻子乳汁中的脂肪含量，伤害宝宝尚未发育成熟的消化功能。

○误区3：多吃红糖

传统中医认为：红糖性温，具有益气、活血、化食的作用，这虽是正确的说法，但也不能凭此认为红糖产妇必不可少的营养补品。由于红糖具有活血作用，过多食用会增加产妇阴道出血，不利于子宫收缩。因此，产后红糖不宜久食，食用10天左右即可，不然会造成不良后果，伤害产妇的身体健康。

○误区4：忌吃蔬果

水果、蔬菜常被人们归为生冷食物，产后进食蔬果，通常被认为会对产妇的胃肠产生不良影响，还会引起腰酸背痛，其实这种说法并不科学。水果、蔬菜富含维生素、植物蛋白、碳水化合物、矿物质等营养物质，对产妇的身体恢复和乳汁分泌都是必要的。产妇分娩后代谢旺盛，出汗量和尿量增多，若不能及时补充水果、蔬菜，易引起便秘。特别是在炎热的夏天，产妇更应适当地吃些蔬果，以防中暑。

当然，水果、蔬菜的种类繁多，不是每种都适合产妇。丈夫应细心地为妻子挑选，避免不合适的食物伤害妻子的身体。如梨等性寒的食物，产妇应少食用，以免引起腹泻等症。蔬菜应经过适当地烹调，以去除食物本身的寒性，减少对产妇的伤害。

营养专家推荐的产后营养食谱

○早餐、宵夜食谱

红薯小米粥

【原料选配】小米50克，红薯30克，红糖适量。

【科学制作】将红薯去皮切成小块同小米混合，加适量水，小火慢慢熬成粥，食用时放入适量红糖。

【保健功效】产后虚损而致乏力倦怠，食欲不振，乳汁少，皆可食用。

米酒蒸鸡蛋

【原料选配】米酒500克，鸡蛋1个，桂花少许，白糖适量。

【科学制作】米酒放在碗中，打入鸡蛋，蒸30分钟左右取出，加入适量桂花和白糖。

【保健功效】有较好的活血滋补作用，适宜气血两虚的产妇食用。

麦片蛋花糊

【原料选配】鸡蛋1个，麦片50克，奶粉20克，白糖少许。

【科学制作】将奶粉与白糖放入碗内，加少许冷开水搅拌成泥，再加鸡蛋搅拌均匀，放沸水300~400毫升。麦片与蛋乳液同时置锅中，微火煮开3~5分钟，成糊即可。

【保健功效】香甜可口，富有营养。

○中、晚餐食谱

土豆牛肉汤

【原料选配】黄牛肉500克，土豆250克，味精、盐、葱调味作料各适量。

【科学制作】牛肉切成小块，加水炖煮8分钟，添入碗中，加调味料即可食用。

【保健功效】牛肉蛋白质比猪肉高一倍，土豆含有较多维生素E，为产妇食疗佳品。

西红柿豆腐鸡蛋汤

【原料选配】西红柿100克，豆腐200克，

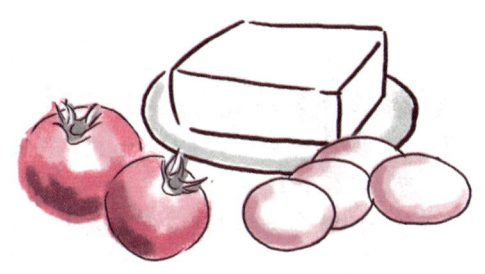

鸡蛋一个，调味饮料适量。

【科学制作】西红柿每个均切成四块，豆腐切成小方块，鸡蛋敲入碗中，加适量盐搅匀。豆油50毫升倒入锅内，油烧至八分热时，放入西红柿炒，之后放入适量水和豆腐，待汤开时倒入鸡蛋搅拌，起锅盛碗，放入适量葱、盐、味精调味。

【保健功效】西红柿维生素C的含量是果蔬中最高的一种，豆腐含蛋白质最高，消化吸收率可达95%，且较丰富含矿物质钙、磷、铁，汤味清淡不腻，营养丰富，易消化吸收。

乳汁鲫鱼汤

【原料选配】鲫鱼1~2尾、冬瓜、葱、姜、盐少许。

【科学制作】①认真清洗鲫鱼，将葱、姜、冬瓜切小块。

②鱼下冷水锅，大火烧开，加葱、姜，后改小火慢炖。

③当汤汁颜色呈奶白色时下入冬瓜，并调味，稍煮即可。

【保健功效】鲫鱼汤是补气血、通乳汁的传统食疗方，也可以鲤鱼、鲢鱼替代；冬瓜具有利水作用，同样利于乳汁分泌。需要注意的是汤不能太咸，不然会使体内潴留水分；也不可只饮鲜汤而不食鱼肉。要知道，鱼肉中的蛋白质是乳汁分泌所必需的营养。

清炖鸽子

【原料选配】鸽1只，香菇100克，笋片100克，调味作料适量。

【科学制作】将鸽子拔净毛，除去内脏，洗去血污。鸽子、香菇、笋片同时放入锅内，加水适量，水火炖熟后，加入调味作料盛碗，饮汤食用。

【保健功效】鲜、香，汤清润喉，野味浓郁。

产后缺乳的7道催乳妙食

通草花生猪蹄汤

【原料选配】猪蹄1只，通草15克，花生50克，葱、姜各少许。

【科学制作】①猪蹄去毛洗净切成块，用热水烫煮去血腥。

②将猪蹄放入锅中，加入通草、花生、葱、姜及少许盐，煮至猪脚烂熟，添加少许醋调味。

【保健功效】本方具有通乳的功效，用于治疗产妇乳汁稀薄或没有乳汁。

丝瓜鲫鱼汤

【原料选配】活鲫鱼500克，丝瓜200克，料酒、姜、葱各适量。

【科学制作】①鲫鱼洗净、背上剖十字花刀。

②将鱼略煎后，烹料酒，加清水、姜、葱等，小火焖炖20分钟。

③丝瓜洗净切片，投入鱼汤，大火煮至汤呈乳白色后加盐，3分钟后即可起锅。如根据口味和习惯，将丝瓜换成豆芽或通草，效果亦相仿。

【保健功效】具益气健脾、清热解毒、通调乳汁之功效。

清炖乌鸡

【原料选配】乌鸡肉1000克，党参15克，黄芪25克，枸杞子15克。

【科学制作】乌鸡肉洗净切碎，与葱、姜、盐、酒等一起拌匀，上铺党参、黄芪、枸杞子，隔水蒸20分钟即可。

【保健功效】主治产后虚弱，乳汁不足。

芪肝汤

【原料选配】猪肝500克，黄芪60克，料酒、盐、葱、姜各适量。

【科学制作】猪肝切片洗净，加黄芪，放水适量同煮。烧沸后加料酒、盐等调料，用小火煮30分钟。

【保健功效】适宜气血不足，乳汁分泌少的产妇。

母鸡炖山药

【原料选配】母鸡1只，黄芪30克，党参15克，山药15克，红枣15克，料酒50克。

【科学制作】母鸡洗净，将黄芪、党参、山药、红枣，放入鸡肚，在药上浇料酒，隔水蒸熟。2天内吃完。

【保健功效】可用于脾胃虚弱而乳汁不足的产妇。

蜂蜜通乳饮

【原料选配】蜂蜜60克，当归25克，川芎9克，桃仁、木通、麦冬、桔梗各6克，干姜、甘草各3克。

【科学制作】将各味药物加水共煎，水开后除渣取其汁，调入蜂蜜。每日服下1剂。

【保健功效】本方具有通乳的功效，用于治疗产妇乳汁稀薄量少或没有乳汁。

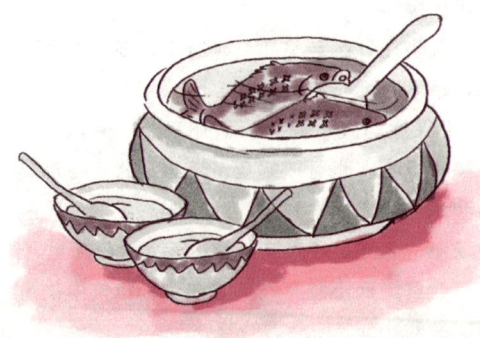

黑芝麻甜酒

【原料选配】黑芝麻15克，甜酒50克。

【科学制作】①将黑芝麻炒焦，研为细末。②甜酒（米酒）放入锅内，加入适量清水，并将黑芝麻放入拌匀，置炉上煮约15分钟，即可食用。

【保健功效】生精益肾、养肝补血、催乳发奶，既能养体，又能促进乳汁分泌，还可乌须黑发、明目。

5. 产后"亲密接触"宝典里的4个词条

产科医生指出，分娩后新妈妈无论是身体还是内心，都发生了很大变化。随之，她们与丈夫间的"亲密接触"也会产生很多新问题。应该怎样应对？不正确的做法往往会影响新妈妈的身心健康。因此，产后怎样与丈夫"亲密接触"，同样是产后康复生活中的一项重要内容。

了解产后新妈妈的身心状态

1. 身体状态

宝宝和胎盘娩出后，子宫肌肉马上发生强烈收缩，使子宫底高度每天下降1～2厘米，通常到了分娩6周后，子宫才恢复到原来的大小；子宫内膜基底层蜕膜组织，在宝宝娩出2天后发生坏死，产生恶露排出体外，一般在10天后逐渐停止；卵巢的排卵和月经再次出现，大多出现在产后6～8周时，不过，持续哺乳的妈妈，她们排卵和月经恢复的时间要比不哺乳的妈妈要延后许多；阴道壁和阴道口在分娩后极度扩张，黏膜皱襞消失，一般在分娩后3周左右恢复，但并不能完全恢复。

2. 心理状态

新妈妈生理上的变化，会对她们性生活的心理造成直接影响。一般来讲，影响产后性生活的主要因素为：担心生殖器官感染；害怕伤口受伤，如会阴部位切开的创口；担心性交时疼痛或害怕再怀孕；不想让丈夫看见自己松弛的肚皮；性生活进行时常被宝宝打断，导致兴致低落；产后一直处于抑郁情绪中，性欲低下等。

对新爸爸的小提示：

* 分娩后有了宝宝，不仅只是新妈妈的性心理发生了很大变化，丈夫的性心理也会发生改变。他不再仅仅是妻子的丈夫，同时也以父亲的身份出现在家庭中和宝宝身边。因此，会使夫妻双方都感到情绪低落，容易在性生活上出现问题。

* 虽然丈夫在生理上没什么变化，但心理上却有着相当转变。因为，宝宝只是个不懂事的小婴儿，他会经常哭闹，需要父母喂食、换尿布，即使夜晚也得经常这样。这样，同样也会消耗丈夫的精力和体力。加之在性生活时的气氛以及时间安排，不可能像从前那样随意尽兴或自由，无形中使丈夫体内的男性荷尔蒙分泌也受到影响，性欲自然会降低了。

了解性生活恢复的最佳时机

由于新妈妈生理和心理上的种种原因，因此，在恢复性生活时身心必须做好充足的准备。这样，才能使性生活"如鱼得水"，利于新妈妈的身体尽快康复。

通常，在产后6周即42天后，新妈妈应该先去产科进行全面检查，特别是对生殖系统进行较为细致的检查。如果医师认为生殖器官复原得很好，也就是说恶露全部干净，会阴部、阴道及宫颈的伤口已经完全愈合；同时新妈妈也感到自己准备好了。这时，就是恢复性生活的最佳时机。

对新爸爸的小提示：

* 当新妈妈对性生活缺少兴趣、反感或有很多疑虑时，丈夫不应加以强迫，应耐心等到她们

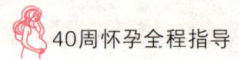

心里感到舒服再开始。

* 新妈妈也应多体谅丈夫对恢复性生活的要求，只要身体许可，就要尽力与丈夫配合。夫妻双方全身心地投入，既可达到性生活和谐，又可增加夫妻感情。这一点非常重要，如果处理得不恰当，很容易使夫妻间出现裂痕。研究表明，产后一年是出现婚姻问题或外遇的高峰期。尽管不能完全归咎于不和谐的性生活，但却不能否认这是一个非常重要的因素。

切忌在产后提早进行性生活

新妈妈在分娩过程中，生殖器官大多都有或轻或重的损伤，加之产后要排恶露，因而更需较长的时间恢复。一般来说，产后6周内应该禁止性交。但有的妈妈以为，生完宝宝后只要恶露排出干净了，就可以开始性生活。殊不知，提早进行性生活，会对身体的康复非常不利。

首先，容易引起生殖器官感染。产后的新妈妈，子宫颈充血、水肿、宫颈壁变薄、宫颈变宽，直到产后10天左右宫颈口才开始关闭；胎盘附着处的子宫内膜，正常情况下需要6~8周才能完全长好、愈合；加之分娩时体力消耗大，身体虚弱，抵抗力下降。因此，提早进行性生活容易将细菌带入，影响子宫内膜创面的愈合，延长恶露排出时间，易发生阴道炎、子宫内膜炎、输卵管炎、盆腔结缔组织炎及月经不调等妇科疾病。

其次，产后这段时间内阴道壁黏膜软弱，提早进行性生活容易造成不和谐；如果有会阴裂伤、阴道裂伤及宫颈撕裂，或会阴侧切术等，性生活时会发生疼痛、出血及器官损伤，从而影响伤口愈合。

除此，刚刚分娩的新妈妈，身体内的雌激素水平低，阴道黏膜平坦、皱襞少，性兴奋启动慢，阴道分泌物较少，阴道内干涩并弹性差。提早开始性生活，容易损伤阴道，甚至撕裂造成大出血。

对新妈妈的小提示：

* 正常分娩的新妈妈，在产后的6周内应避免性交。应该让丈夫了解这一点，两人尽力配合，以使子宫和阴道经过6周复原完好。

* 产后6周，如果新妈妈仍然感到会阴部发硬、发胀，可在洗澡时用温热水冲洗、按摩，促进伤口结疤软化。

产后第一次"亲密接触"要小心

产后，子宫颈及阴道口分泌的润滑液比较少。因此，产后第一次"亲密接触"时，行事前丈夫最好先多一些浪漫温柔的"事前戏"，如耳语、亲吻及爱抚等。当妻子由于体态变化而感到心里不舒服或难堪时，丈夫更要多加安慰、鼓舞、使新妈妈恢复自信，解除心理障碍。

行房时，一定要动作轻柔，不要急躁，需等润滑液分泌多一些才行。由于丈夫禁欲时间较长，所以在恢复性生活时容易动作较激烈，引起会阴组织损伤、出血，特别是新妈妈患有贫血、营养不良或阴道会阴部发生炎症时更要注意。

对新妈妈的小提示：

* 第一次性生活后，如果发现阴道出血应去医院就诊，不可因难为情草草止血了事，延误治疗。

* 只要伤口愈合良好，行房时的不适只是暂时性的，随着器官组织复原自然会逐渐消失。不过，如在行事时感到疼痛，最好还是去医师那里检查一下。

* 生产后一段时间里，润滑阴道的腺体往往失去正常功能，感到阴道干涩时，可使用润滑剂或润滑膏。

6. 产后9种常见病症的预防与治疗

产后发热莫大意

产妇在刚生过孩子的一昼夜之内,体温可能略为升高。产后三四天因乳房充盈,乳汁流通不畅,体温亦可升高,但一般不超过38℃,很快就会恢复正常。除此之外的发热,都应视为异常。

产后发热,最常见的原因有感冒、产褥感染、乳腺炎和泌尿系统感染等。产妇在生产时,毛孔开得很大,生产后不少产妇出汗,汗腺腺口(汗毛眼)一直张开着。如果受风、着凉容易伤风感冒,引起发热、头痛、全身不适等症状。由于产后体虚,感冒后很易并发支气管炎或肺炎等病。产妇在产后3~5天忽然怕冷、发抖,接着发高热、头痛、小肚子痛、恶露有臭味,就可能得了产褥感染。如果治疗不及时,还会导致慢性盆腔炎,长期不愈,还可能引起危险的腹膜炎或败血症,以致危及生命。得产褥感染的主要原因是产妇刚生下孩子,子宫口松弛或产道损伤,加之阴道又不断流血,为细菌的侵入和繁殖创造了条件。细菌的侵入可由产前、产后不注意卫生,接近预产期时有性交,或生产时接生者不严格遵守无菌操作,或产后用草纸、破布、烂棉花垫下身所引起,也可因产妇本身患有其他部位的炎症,产后扩散到了生殖器官。

产后发热的另一个常见原因是产妇乳汁过多,婴儿吃不了,或乳汁过浓流出不畅,在乳腺管内淤积成块,或因婴儿吸吮时损伤了乳头,以致病菌侵入,在乳腺部位生长繁殖,引起急性乳腺炎。得了乳腺炎的妇女可发热到39℃以上,患侧乳房疼痛,发炎部位红肿变硬并有触痛,以后形成脓肿,时间愈久则乳腺小叶的损坏就愈多。未经及时治疗的乳房脓肿,最后穿破皮肤而流脓,有时也流乳汁,因此创口经久不愈,会给产妇带来痛苦,也不利于对新生儿的哺育。

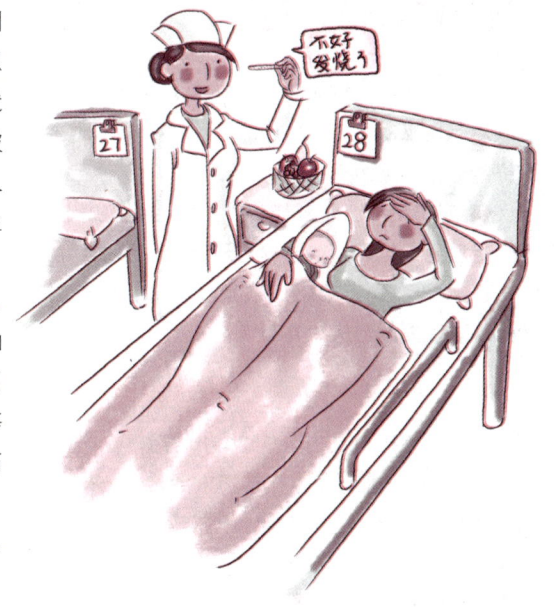

另外,产妇分娩期,尤其是产程延长时,因胎先露的压迫,膀胱黏膜充血、水肿,如牵涉到三角区,可使排尿困难。尿潴留易引起泌尿系统感染,除有尿频、尿急、尿痛等膀胱刺激症状外,也常有高烧、寒战、头痛等表现。

产妇发热一定要认真对待,及时求医,千万不可疏忽麻痹。

预防应对产后尿潴留

产后6~8小时膀胱有尿而不能自行排出者,称为产后尿潴留。它是产妇生产后常见并发症之一,常影响子宫收缩,导致阴道出血量增多,给产妇增加痛苦,也是造成产后泌尿系统感染的重要因素。

● 产后尿潴留的5种常见原因

🍎 排尿不及时,使膀胱内潴尿过多,膀胱过度膨胀,使其肌肉不能收缩或造成膀胱感受性降低,出现神经麻痹而致神经反射消失,出现排尿困难而致尿潴留。

🍎 产妇会阴部分娩时裂伤，由于撕裂处伤痛或排尿时刺激伤口，使疼痛加重，反射地引起尿道括约肌痉挛收缩，造成排尿困难。

🍎 产妇由于产程过长、胎儿压迫膀胱时间过长、膀胱黏膜水肿和充血、子宫下段过度伸长将膀胱牵拉得过高等因素，造成膀胱部的三角区充血、水肿乃至出血，膀胱、尿道水肿加重，使排尿受阻而致尿潴留。

🍎 产妇患贫血或产后出血过多，或伴有患严重并发症如心脏病、肝病、妊高征、糖尿病等，全身排尿无力，使腹腔压力降低而致尿潴留。

🍎 产妇于产前患泌尿系感染或产后导尿发生感染，使尿道发生充血、水肿，分泌物增加，也可导致尿潴留。

○预防产妇产后尿潴留的4个积极方案

🍎 积极防治尿路感染。对于妊娠末期的明显水肿或泌尿系感染，应积极治疗。

🍎 预防尿路水肿。产妇分娩时应避免发生滞产，尤其第二产程一般不要超过2小时，以免胎头（臀）过久压迫膀胱和尿道。

🍎 预防尿路感染。产妇于产前、分娩中、产后需要导尿时，应严格遵守操作常规，减轻对膀胱、尿道的刺激。如需长期安放导尿管，应予固定，以防反复导尿而引起感染。

🍎 及时排尿。产妇于产后6～8小时，应主动自行排尿。

○产后尿潴留的家庭护理

🍎 对于尿潴留的产妇，首先要消除顾虑，稳定情绪，克服紧张或羞涩心理，做到精神放松，不能或不习惯躺下排尿者，可在家人扶持下，采取半坐位或蹲式，充分利用腹压，以利排尿。

🍎 用温水冲洗尿道口周围，借以解除尿道括约肌痉挛和诱导神经反射，同时嘱产妇用力排尿，这样通过神经反射，往往可自动排尿。

🍎 对于怕痛（腹部切口痛、会阴裂伤痛）而不敢自行排尿的产妇，要鼓起勇气，克服恐惧心理，尽量用力排尿，必要时可酌情应用镇痛药。

🍎 对于尿路感染所致尿潴留，应合理选用抗生素抗感染治疗，常用药物为复方新诺明、诺氟沙星、呋喃妥因、庆大霉素等。

◎积极治疗晚期产后出血

晚期产后出血是指分娩24小时后，在产褥期内发生的子宫出血，或于分娩后数日突然大量出血，剖宫产后出血可发生在产褥末期，伴头晕乏力，面色苍白等贫血症状。严重者可致失血性休克，危及生命。其原因主要有胎盘胎膜残留、宫内感染、子宫复旧不良，或剖宫产术后子宫切口愈合不良等。失血过多可致严重贫血或休克，危及产妇生命。中医称本病为"产后恶露不绝、产后血晕"。

○晚期产后出血的治疗方案

（1）药物治疗：使用抗生素及宫缩剂，常选广谱抗生素如青霉京、头孢菌素类，再加入甲硝唑静脉滴注，催产素10单位肌内注射，2～3次/日。出血量多时可给予706羧甲淀粉或输新鲜血。

（2）手术治疗：疑有胎盘胎膜残留者，应行诊刮术，刮出物送病理检查。考虑子宫切口感染裂开者，应剖腹探查，必要时切除子宫。

○晚期产后出血的预防与调养

🍎 产后仔细检查胎盘胎膜，防止残留。

🍎 注意无菌操作，避免产褥感染，必要时使用抗生素预防感染。

🍎 剖宫产时认真缝合止血，避免过疏或过密。
🍎 产后注意休息，忌食辛辣食品。

产后贫血的防治方案

大多数正常分娩的产妇，在产后由于体内多余水分的排出，体内血红蛋白浓度有所上升，可以达到正常水平。而有少数产后妇女由于产时出血较多，如剖宫产、产后出血等可引起失血性贫血。那些以前就有慢性贫血疾病的妇女，产后贫血会加重。

产后贫血致使母体的抵抗力下降，容易发生产褥期感染、发热等疾病，使产褥期延长，身体恢复减慢，体质下降。严重者可导致韧带松弛而发生子宫脱垂或产后内分泌紊乱、经期延长等一系列妇科疾病。贫血还能导致乳汁分泌不足，同时乳汁含铁减少，使新生儿营养不良，抵抗力下降，容易发生婴儿腹泻及感染性疾病。如新生儿发生贫血可影响其体质及智力的发育，严重危害新生儿的身体健康。

预防产后贫血应从产前开始，首先保证怀孕期不发生贫血，对产前已有贫血的孕妇应及时给予纠正。产后妇女可适当服用红糖，因红糖内含有较多的铁质、胡萝卜素、核黄素及锌、锰、钙、铜等多种微量元素，有助于产后能量的摄取和铁的补充，也可吃点补血营养制剂，迅速补血生血。产后营养仍以高蛋白为主要摄取对象，适当搭配些新鲜蔬菜及水果，可预防和治疗产后贫血。严重产后贫血者应及时就诊，防止并发症发生，促进产后迅速康复。

严密防范急性乳腺炎

急性乳腺炎俗称"奶疖"，中医称为"乳痈"，病人多为初产妇。

许多产妇由于产后初次接触婴儿，常常手忙脚乱，加上未能熟练掌握哺乳的技巧，不了解婴儿吃奶的习惯，往往在哺乳时未让婴儿将乳汁吸尽，致使乳汁淤积在乳腺小叶中。一旦乳头发生皲裂，再次哺乳时会引起剧烈疼痛，更影响产妇的充分哺乳。此外，有些产妇的乳头发育不良，如乳头内陷，也有碍哺乳的进行。初产妇的乳汁中含有比较多的脱落上皮细胞，更容易引起乳管的阻塞，使乳汁淤积加重。乳汁的淤积又往往使乳腺组织的活力降低，为入侵细菌的生长繁殖创造了有利的条件，如不及时疏通极易引发乳腺炎。

急性乳腺炎常常发生在产后第3～4周，发病初期病人有高热、发抖、患侧乳房肿大、疼痛、哺乳时疼痛更加剧烈。局部皮肤发红，并有硬块。如不及时治疗，炎症进一步发展会形成脓肿，这时肿块发软，摸上去有波动感。如果在早期进行积极治疗，是可以防止炎症蔓延，而且能很快痊愈的。

乳腺发炎以后，患病的乳房应停止哺乳，并用吸奶器将乳汁吸尽。局部可用热毛巾湿敷，每天3～4次，每次15～20分钟，或用金黄散外敷，口服或注射抗生素。形成脓肿后需要切开排脓。

预防急性乳腺炎要注意：在产后最初几天，要保证早吸吮、勤吸吮、按需哺乳；学会正确的喂奶姿势；尽可能不要给婴儿吸吮奶嘴，以免造成乳头错觉；即便母乳不够，也要让婴儿充分吸吮两侧乳房后，才可加喂代乳品。一旦发生乳汁淤积，应及时排空乳房，自己挤奶有困难的产妇要及早到医院就诊，以防发生乳腺炎。

产后摆脱"妈妈腕"

新妈妈在享受着"初为人母"的甜蜜时，也开始了忙碌的生活。宝宝无处不需要妈妈的关怀和照顾，可是妈妈的腕却累坏了……

手腕痛是产后妈妈常见的一种疼痛，俗称"妈妈腕"，是当了妈妈之后容易得的病，临床上又被称为"手腕狭窄性肌腱滑囊炎"。症状常常是慢慢加重，大拇指底部的肿痛造成大拇指或手腕活动不便，做抓、握、拧、捏等动作时，会引发或加剧腕部的疼痛，做家务常常使不上劲，严重时还会影响睡眠，疼痛有时像神经痛一样，会往上痛到手臂，往下痛到大拇指末端。

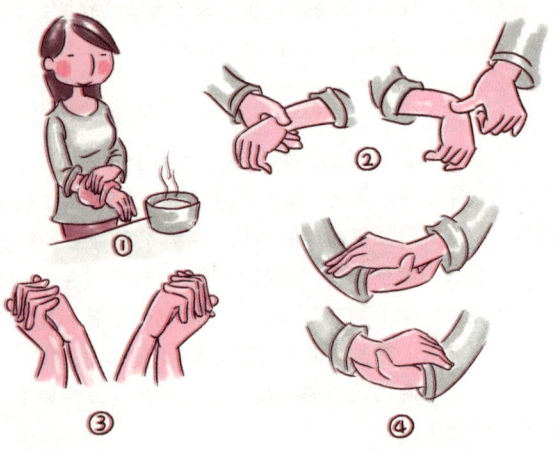

○ "妈妈腕"的产生原因

🍎 女性怀孕后期及产后，因为体内激素水平的变化，易引起手腕韧带的水肿，肌腱韧带也变得松弛，强度变差，长时间活动减少，可致使肌力减退。

🍎 月子期间由于产妇气血虚弱，若受风寒侵袭，寒气则会滞留于肌肉、关节间，就容易引起肌腱、神经发炎。

🍎 产后抱孩子的姿势不对，新妈妈常常长时间用手腕托住婴儿头部，从而拉伤手腕的肌腱。

○ "妈妈腕"的预防

🍎 新妈妈要减少每天抱孩子的次数及时间，或更换抱孩子的姿势，尽量不要单手抱，不要过分依赖手腕的力量，将小孩靠近自己的身体，以获得较好的支撑，减轻压在手腕的重量。

🍎 减少取、拿重物次数，避免重复性地进行手腕下弯的动作，让手腕多休息。

🍎 做家务时减少长时间过度使用手部的动作，做一段时间就要适当地休息一下，避免大拇指、手腕过度劳累。

🍎 暂时把打字速度放慢，或减少打字、用鼠标的时间。

○ 轻松摆脱"妈妈腕"

1. 在家里DIY

🍎 可用湿毛巾热敷腕部，以增加局部血液循环，促进炎症吸收。热敷可以每天2~3次，每次20~30分钟。

🍎 用一只手轻柔地按摩另侧腕关节2~3分钟。

🍎 用拇指点按另侧腕关节痛点，同时另侧腕关节做旋转运动1~2分钟。

🍎 双手五指相互交叉，做摇晃腕部运动，约2分钟。

🍎 用一只手拇指按另一只手侧腕关节4周，按压2~3次后，再做另一侧腕关节。进行上述治疗，部分病人在1个月内症状得到改善，坚持下去会很快痊愈。

2. 医生的方案

🍎 药物治疗：对于少数严重的"妈妈腕"患者，就是拿笔也如千斤重，拇指动一动，可以感觉到手腕上部有细微的摩擦者，手臂可发现有条状的肿胀，应及时就医。

🍎 物理治疗：可用电疗减轻疼痛。

🍎 手术治疗：如果进行以上治疗无效者，可考虑手术治疗。

○ 治疗期注意事项

🍎 避免腕及手指的活动及用力。

🍎 患部不可受压。

🍎 做推拿按摩治疗时，不可用力过猛，自己更不要用力揉动患处。

🍎 刚生过孩子之后，要求妈妈不亲自喂奶、换尿布也是不可以的。每位妈妈都会忍不住抱起哭泣中的婴儿，可是常常这样，手腕就得不到很好的休息，症状得不到改善。有的"妈妈腕"恢复时间较长，甚至达3个月、半年仍未痊愈。此时，做爸爸的要多体谅孩子妈妈，主动地多承担家务、多照顾婴儿，使"妈妈腕"尽早康复。

新妈妈4计招架产后腰痛

分娩后内分泌系统尚未得到调整，骨盆韧带还处于松弛状态，腹部肌肉也由于分娩而变得较为松弛。加上产后照料宝贝要经常弯腰，或遇恶露排出不畅引起血瘀盆腔。因此，产后腰痛是很多妈妈经常遇到的麻烦。如果能注意做到以下几点，即可轻松招架产后腰痛。

1. 从妊娠期即开始预防腰痛

🍎 均衡合理地进食，避免体重过重而增大腰部的负担，造成腰肌和韧带的损伤。

🍎 注意充分休息，坐在床上时可将枕头、坐垫一类的柔软物垫在腘窝（膝部的后面）下，使自己感到很舒服，以减轻腰部的负荷。

🍎 睡眠时最好双腿屈曲，减少腰部的负担。

🍎 穿轻便柔软的鞋子，不要穿高跟鞋，避免弯腰等腰部活动过大的举动。

🍎 在医生指导下，妊娠期适当地做一些预防腰痛的体操。

2. 产后避免经常弯腰或久站久蹲

🍎 准备一个专给宝贝换尿布、洗屁屁、洗澡的台子。台子高低要适宜，最好有多个不同功用的抽屉，把经常使用的尿布、纸尿裤、爽身粉、护肤品及其他常用物品放在里面，使妈妈不用弯腰即可伸手拿到。如果台子能与婴儿床或摇篮相连，旁边放上一把与之匹配的椅子就更好不过了。

🍎 准备一个多层架子或柜子，找到一个高度适宜层，把经常使用的喂奶用具放在里面，以妈妈伸手可及为度。

🍎 如果在厨房中放一把椅子就更是一个聪明之举，可使妈妈做家务时不用久站，利于子宫复位。

🍎 为宝贝准备睡觉的婴儿床、童车不要过低或过高，避免使妈妈经常得弯下腰才能抱起或往下放宝贝。最好购买可以升降的婴儿床，小童车的高度也要注意方便妈妈照料宝贝。

🍎 在经常整理或叠衣物的床旁边，放一把带靠背的小椅子。妈妈在需要时可随手取过来坐下，避免采取不舒服的姿势整理衣物。

🍎 把经常换洗的衣物放在卧室内，并将妈妈和宝贝经常换洗的衣物放在衣橱适宜高度的抽屉里，以妈妈站在衣橱前伸手可及为度。

🍎 清理房间地板时选用长柄扫帚、拖把和簸箕，以腰部不会很快产生酸痛感为宜，并且每次清理时间不要过长，尤其是产后3个月内。

3. 给宝贝喂奶时注意采取正确姿势

🍎 坐着或躺着喂奶的姿势都可以，只要自己感到轻松和舒适。

🍎 以坐在低凳上为好，如果坐的位置较高，如坐在床边，可把一只脚放在一个脚踏上，或身体靠在椅子上。最好在膝上放一个枕头抬高宝贝，这样可以减轻承受重量。

🍎 把宝贝放在腿上，让头枕着妈妈的胳膊，妈妈可舒服地用手臂托着宝贝的后背，让脸和胸靠近妈妈，下颌紧贴着乳房。

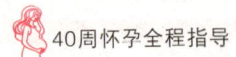

4. 在生活中注意防护腰部

🍎 产后保持充分睡眠，经常更换卧床姿势，床垫不宜太软，如果太软可铺上较硬的垫子。

🍎 避免提过重或举过高的物体，腰部不适时举起宝贝或其他东西时，尽量利用手臂和腿的力量，腰部少用力。

🍎 抬起重物时，注意动作不要过猛。取或拿东西时要靠近物体，避免姿势不当闪伤腰肌。

🍎 经常活动腰部，使腰肌得以舒展。如果感到腰部不适，可按摩、热敷疼痛处或洗热水澡，促进血液循环，改善腰部不适感。

🍎 平时注意腰部保暖，特别是天气变化时及时添加衣物，避免受冷风吹袭，受凉会更加重疼痛。

🍎 注意劳逸结合，无法避免久站时，交替性让一条腿的膝盖略微弯曲，让腰部得到休息。

🍎 如果体重较重应注意控制体重，以免增加腰部负担，损伤腰肌。

🍎 产后也不要过早穿高跟鞋，以免增加脊柱压力，以穿布鞋为好，鞋底要柔软。不要过早跑步、走远路。

🍎 不要吸烟。资料表明，吸烟可引起腰椎骨质疏松，是慢性腰痛的发病原因之一，并影响治疗效果。

🍎 学会放松精神。情绪紧张会使血液中激素增多，促使腰椎间盘肿大而致腰痛，愉快心情有助于防止腰痛发生。

🍎 每天起床后做2~3分钟的腰部运动，平时多去散步或做骑车运动，都能防止和减轻腰痛。

🍎 饮食上多吃牛奶、米糠、麸皮、胡萝卜等富含维生素C、维生素D和B族维生素食物，避免骨质疏松而引起腰痛。

🍎 从产后2周开始，在保健医生的指导下做加强腰肌和腹肌的运动，增强腰椎的稳定性，如适当做仰卧起坐动作。

产后脱发不用紧张

许多妇女都有一头乌黑亮丽的秀发，但是在分娩以后的2~6个月里头发会逐渐变黄，并有不同程度的脱发，35%~45%的产妇会出现这种情况。

头发和其他组织一样，也要进行新陈代谢。一般来说人的头发每5年就要全部更换一次，只不过平时头发的更新是分期分批进行的，人们不会觉察到，女性头发的更新与体内雌激素水平的高低有关，雌激素水平高时，头发更新的速度就慢；雌激素水平低时，头发更新的速度就快。

妊娠期间，体内雌激素水平升高，头发的寿命就长了，脱发的速度也慢了，大量的头发"超期服役"。分娩后，体内雌激素降至孕前水平，那些"超期服役"的头发便纷纷"退伍"，于是出现了产后脱发现象。

此外，脱发还与精神因素关系密切，如有的妇女及家庭重男轻女非常严重，一心盼望生男孩，一旦生了女孩，便情绪低落、郁郁寡欢。或者受到其他不良精神因素的刺激，使大脑皮质功能失调，自主神经功能紊乱，控制头皮血管的神经功能也因失调而使头皮供血减少，以至头发营养不良而脱落。

还有的妇女，怀孕期间饮食单调，不能满足母体和胎儿的营养需要，生产后又挑食、偏食，这样头发也容易折断、脱落。

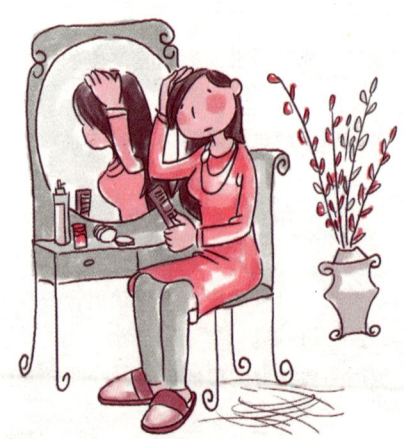

预防产后脱发应在孕期和哺乳期都要保持乐观情绪，精神愉快、心情舒畅，避免紧张、焦虑和恐惧心理。膳食平衡、营养丰富、品种多样，以满足身体和头发的营养需要。经常用木梳梳头，或用手指有节奏地按摩、刺激头皮，促进头皮的血液循环，有利于头发的新陈代谢。常洗头清除头皮上的油脂、污垢，保持头皮清洁，也有利于头发的生长。还可以在医生指导下服用维生素B_1、谷维素和钙片等，对产后脱发有一定的帮助。

已经出现了脱发现象，也不要紧张，可以用姜片经常涂擦脱发部位，并服用维生素B_6、养血生发胶囊等，以促进头发的生长。一般产后脱发，在产后 6～9 个月即可恢复，重新长出一头秀发。

产后尿失禁重在预防

分娩时，胎儿先露头部通过产道，使盆底韧带、肌肉产生过度伸展作用，特别是初产妇及用手术助产者，如臀位牵引、产钳、胎头吸引术等，可能直接损伤盆底软组织。若产后体力不佳、持续咳嗽、大便困难，均为增加腹压的因素，会影响盆底组织复旧，引起尿道膨出，尿道内压力相对减低。盆底支持组织松弛，膀胱颈下降，尿道相对变短变宽。会阴部肌肉组织的损伤，影响了尿道外括约肌的功能。以上这些原因都可导致尿失禁的发生，并且随着产次的增加而加重。

这类产妇产后往往在咳嗽、打喷嚏、负重站立等情况下，不能控制排尿，一般仅溢出少量尿液，个别也有一旦失禁则无法控制，而将尿液全部排完。如果产后不注意，会遗留至以后长期不愈，并且有逐渐加重的趋势。

产后尿失禁重在预防。首先要做好产前保健，正确处理分娩，不到子宫口开全就不要过早用力。会阴切开或有裂伤时，要配合医生及时修补。产后避免过早负重和使用腹压，做好产后保健操，促进盆底组织的修复。

一般在产褥期引起重视，正确对待，病情都会逐渐减轻以至自愈。如果产褥期内未愈者，以后可以手术修补。

7. 特殊人群平安坐月子

妊娠期高血压病

妊娠期高血压病由于是由妊娠引起的特发性疾病，因此一旦妊娠结束后，绝大多数产妇的症状都有明显的好转，血压下来了，水肿消失了，蛋白尿也没有了。但是少数重症产妇，分娩后症状仍然存在，需要经过一段时间的治疗后才会慢慢康复。

患有妊娠期高血压疾病的产妇，产后仍然不能掉以轻心，家人一定要给予更多的关怀和支持，使产妇从思想上得到安慰，这样有利于病情的恢复。因为产妇在分娩前后的一段时间里消耗严重，抵抗力显著减退，所以要保持愉快的心情，避免劳累，保证充分的休息和睡眠，配以高蛋白、低脂肪饮食，以促进体力尽快恢复。

产后仍然应该严密观察病情的变化，注意子宫底的高度及阴道出血情况，要适时按摩子宫，促进子宫的收缩，防止产后出血。

如果产妇出现血压升高、蛋白尿、头痛、视物模糊、右上腹痛等症状的发生和加重，预示有发生抽搐的危险，尤其是在产后 48 小时内，应该与医生联系，并积极配合，接受周密的检查和必要的治疗。

如果产妇出现头痛、呕吐、抽搐，甚至意识障碍和肢体瘫痪，应当想到产后出血性脑血管疾病的可能，要积极抢救。此时，若产妇在家中，不要随意搬动，应立即呼叫救护车送往医院治疗。

如果出现轻微的头痛、偏瘫，有的还伴有语言障碍，但意识清楚，要想到脑血管阻塞的可能，应积极治疗，千万不能粗心大意，贻误时机，造成不可挽回的损失。

另外，患有妊娠期高血压疾病的产妇，下次怀孕时症状会有所加重，还可能患慢性肾炎，所以要尽量避免再次妊娠。

妊娠合并心脏病

心脏病患者妊娠后，在妊娠期、分娩期及产褥期都可能加重心脏的负担，导致心力衰竭，严重时会危及生命。

因为妊娠期间，孕妇的循环血量增加，在妊娠32周时达到高峰，加重了心脏的负担。子宫的增大，使横膈上升，心脏移位，大血管扭曲，心脏的后负荷增加，也加重了心脏的负担，容易出现心力衰竭。

分娩期，由于子宫强烈的收缩，进入第二产程后屏气用力，肺及其他内脏的血液被挤向心脏，使心脏的排出量比临产前增加了40%，更加重了心脏的负担。

产后由于横膈肌突然下降，心脏复位，腹压骤减，子宫缩小，子宫血窦内大量血液涌入血液循环；下腔静脉的压迫解除后大量血液回流心脏，猛然加重了心脏的负担；分娩后2周内，组织间隙内潴留的大量液体需要经过血液循环排出体外，这又大大加重了心脏的负担。

上述这些变化在心脏功能正常的孕产妇可以通过生理调节来适应，但是对于本来有心脏病的孕产妇来说就很难担当起这一重大任务。由于心脏功能更进一步的减退，容易在妊娠32周左右、分娩期的第二产程、产后6~8天，尤其是1~3天，有发生急性心力衰竭以及其他严重后果的危险。所以，患有心脏病的产妇，虽然在医生的严密监护下已经顺利度过了妊娠期及分娩期时，但也千万不可因胎儿已经娩出而疏于监护，麻痹大意。

为了预防产后心力衰竭的发生，应该从以下几方面加以注意。

第一，产妇要保持稳定的情绪，不要激动，消除焦虑，家里人也不要惹产妇生气。

第二，保证充足的休息和睡眠，可以请别人带孩子，心功能Ⅱ级以上者绝对要卧床休息5~10天，但是在床上应该经常活动下肢，促进静脉血液的回流，防止血栓形成，之后可根据自己的身体状况，由小到大逐渐增加运动量。

第三，仍然需坚持低盐饮食，并且食物要易于消化，不可吃太油腻的食品，以防增加消化负担。要少吃多餐，一次不能吃得太饱，尤其晚餐不要吃得过饱。

第四，注意清洁卫生，会阴护垫要消毒，经常更换，保持会阴部干爽，并且要注意子宫收缩情况，严防产后出血和产后感染的发生。

第五，心功能Ⅲ级以上的产妇不宜哺乳，可在医生指导下回奶。

第六，绝育手术一般在产后1周施行，或者在心力衰竭控制后，体力得到恢复后再做。

一般来说，产后应住院观察两周，待病情稳定后再出院。出院后仍然要按照医生的指导，安全度过产褥期。

妊娠合并糖尿病

妊娠合并糖尿病为高危妊娠，包括原有糖尿病患者妊娠以及妊娠期发生糖尿病者。妊娠期糖尿病的产妇，再次妊娠时复发率可高达56%，也有25%~70%的妊娠期糖尿病妇女，在以后的

25年内发展为真性糖尿病,因此说妊娠期糖尿病的诊断,提供了一次检出糖尿病高危人群的良机,通过产后定期检查,可以及时发现糖尿病,并且通过一系列的干预措施,减少糖尿病的发病率或者延迟发病期。

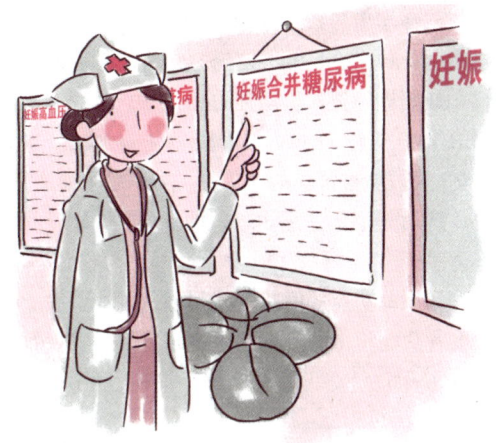

由于胎盘排出后,胎盘分泌的各种抵抗胰岛素的物质也随之排出体外,据研究发现产后4~6周垂体已具有正常功能,所以妊娠期糖尿病一般在产后6周左右得以恢复,应该在产后2个月时复查糖耐量试验,大部分产妇可以恢复正常。恢复正常后2年复查一次血糖,如有症状要提前检查,如发现糖耐量减低,应该一年查一次。

妊娠合并糖尿病的产妇,产后应在医生的指导下及时检测血糖、尿糖和酮体,调整胰岛素的用量,并要注意低血糖的发生。多数产妇可减少或停止使用胰岛素,继续坚持控制饮食,改变饮食结构,减少糖类和脂肪的摄入,适当加强锻炼,保持体重在正常范围,以预防糖尿病的发生。

哺乳期可以减少胰岛素的用量,促进恢复,因此应鼓励糖尿病产妇实行母乳喂养。

糖尿病产妇,产后出血的机会明显增加,应严密观察,按摩子宫加强收缩,积极预防产后出血的发生。

特别注意外阴清洁,严防产褥感染的发生,如有感染,应遵照医嘱应用抗生素,积极控制感染,否则会增加对胰岛素的耐药性导致酮酸血症。

妊娠合并肾脏疾病

妊娠合并肾脏疾病是高危妊娠中比较常见的一种,对母体危害极大,对婴儿也有很大的影响。过去曾认为应该终身避孕,一旦怀孕即动员做人工流产以终止妊娠。随着围生医学的进步,许多肾性实质病变的孕妇在严密的监护下,有可能成功地度过妊娠期,并平安分娩,改变了过去禁止妊娠的看法。

肾脏负担着体内代谢,调节水、电解质和酸碱平衡以维持肌体内环境稳定的重要任务,是保证生命正常运转的必要条件。

妊娠时肾脏增大,肾盂、肾盏、输尿管均扩张,输尿管平滑肌增生、肥大,并且妊娠期孕激素增加使输尿管的蠕动减慢,输尿管部分堵塞以至呈扩张状态。妊娠子宫右旋,往往右侧的输尿管扩张较重,造成尿潴留,容易引起感染。同时妊娠期间血容量增加,血液处于高凝状态,这些都加重了肾脏的负担。

如果妊娠合并了妊高征、糖尿病、产后大出血、产褥感染等各种病理情况时,会引起肾脏功能的损害或者有使原来已有病变的肾脏更加恶化的危险,甚至发生急性肾功能衰竭。蛋白代谢产物如尿酸、肌酐、尿素等堆积,导致氮质血症及尿毒症的发生,出现少尿、无尿、恶心、呕吐、厌食、腹胀、头痛、嗜睡、烦躁,甚至抽搐,昏迷,水、电解质紊乱,肺水肿,心力衰竭,如果不及时抢救会有生命危险。

患有肾脏疾病如慢性肾炎、红斑狼疮、肾脏及输尿管畸形等的妇女,应该请医生做全面体检,评估肾脏功能,决定是否可以妊娠。

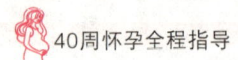

已怀孕者应该加强围生期的保健，在早孕时及早发现，并进行严密随访和系统监护，通过必要的检查和化验，做出正确的诊断，决定是否继续妊娠。

妊娠期间要对肾功能进行监护，加强营养，限制盐及水的摄入以保护肾脏。如果血压升高至21.3/14.6千帕（160/110毫米汞柱）以上，并伴有氮质血症，就应及时终止妊娠，最早可以提前至33周。严重肾功能衰竭时，可以采用血液透析疗法。

产后一定要注意休息，调节饮食，以低蛋白高热量饮食为好。监测肾功能，严防产后出血及产褥感染。

孕期肾功能轻度减退，妊娠过程顺利，生产后又迅速恢复到孕前水平，产妇可以进行母乳喂养。中度肾功能不全的产妇则不适宜母乳喂养。严重肾功能不全时，母乳喂养会加重肾脏负担，因此禁止母乳喂养。

妊娠合并乙型肝炎

妊娠合并乙型肝炎的母亲产后应该注意休息，保证营养，注意肝功能的变化，避免使用损害肝脏的药物。这时不但要注意观察子宫底的高度和子宫收缩的情况，还要注意观察凝血功能的变化，如有血小板下降及凝血因子的减少的情况应及早补充，以防止产后出血。注意卫生，保持外阴清洁，严防产褥感染。除此之外，还应该注意母婴之间的传播问题。

孕妇患乙型肝炎以后，乙型肝炎病毒可以通过胎盘传染给胎儿，发生率大约为10%。妊娠期不同阶段母婴传播情况也不相同，妊娠晚期若患急性乙型肝炎，大约70%的婴儿会发生感染；妊娠中期发病，大约25%的婴儿感染；妊娠早期发病，婴儿则不会感染。

乙型肝炎表面抗原阳性的孕妇，在分娩过程中，婴儿皮肤、黏膜损伤或由于婴儿与母血及羊水接触，并吞入了大量被乙型肝炎病毒污染的血液、羊水以及阴道分泌物，均可能被感染，新生儿在1年内成为乙型肝炎表面抗原阳性者达50%~70%。如果母亲e抗原也是阳性，则新生儿成为乙型肝炎表面抗原阳性者更高，可达80%~100%。此外哺乳时病毒可通过乳汁传染给婴儿，尤其是乳头破裂后，血液混入乳汁中，使乳汁中乙型肝炎病毒含量增高，更增加了传染的机会。

感染后的婴儿，有的成为无症状的乙型肝炎病毒携带者，少量乙型肝炎病毒刺激孩子产生乙型肝炎病毒抗体，或者发生急性肝炎，甚至肝衰竭死亡。90%以上孩子成为乙型肝炎病毒携带者，或发展成为慢性肝炎，他们虽然身体和智力发育不受影响，但在二三十年后有发展成肝硬化或肝癌的可能。

通常可以通过对乙型肝炎病毒携带者采取一定的措施，并给新生儿注射疫苗等手段，以达到阻断母婴传播的目的。

第一，单纯乙型肝炎表面抗原阳性，传染性较弱，一般按常规给新生儿注射乙型肝炎疫苗即可。

第二，乙型肝炎表面抗原、e抗原均为阳性的母亲传染性强，应该采取双重阻断的方法，即给新生儿注射乙型肝炎疫苗的同时，注射高效抗乙型肝炎免疫球蛋白，因为高效抗乙型肝炎免疫球蛋白可以杀死在分娩时已经进入新生儿体内的病毒，能明显地提高阻断率。

第三，为了降低母亲的毒血症，乙型肝炎表面抗原阳性的母亲在怀孕前或怀孕后期，分娩前4周适当进行抗病毒治疗，以降低病毒的含量，减低分娩时对新生儿的感染率。但是，这样做也并不能完全阻断母婴之间的传播，因为还存在有宫内感染和个体差异，以及产后母婴接触及通过哺乳感染。

第四，新生儿出生后按规定注射了乙型肝炎疫苗和高效免疫球蛋白，可以进行母乳喂养。但是，如果乳头破损，应暂时停止哺乳，待愈合后再进行哺乳。乙型肝炎表面抗原、e抗原、核心抗体均为阳性的产妇，其乳汁中含有一定量的病毒颗粒，具有传染性，而且新生儿抵抗力低下，受到病毒感染时，常常不能有效地识别和消除，导致感染的慢性化，因此不主张母乳喂养。如果乙型肝炎表面抗原为阳性，同时肝功能不正常的产妇，则不能母乳喂养，最好母婴暂时不要密切接触。

妊娠合并甲状腺疾病

1. 甲状腺功能亢进

恶性突眼性甲状腺肿产后常有病情加重的可能，因此要在医生指导下继续服药。因为精神刺激、分娩、手术、产后感染都可以导致甲状腺素的突然大量释放，使病情恶化，心率加快，每分钟超过140次，体温高达39℃以上，伴有烦躁不安、谵妄、昏迷等精神症状及气急的甲亢危象。所以，患病产妇一定要注意休息，保持愉快的心情，避免精神刺激，防止产后出血，预防产褥感染。注意观察病情的变化，产后1个月要复查甲状腺功能。

治疗甲状腺功能亢进的药物丙硫氧嘧啶，可以通过乳腺进入乳汁中。据研究，收集24小时乳汁中的丙硫氧嘧啶的含量为母亲一天服用量的0.07%，因此应该根据病情的程度以及服用抗甲状腺药物的剂量，由医生决定能否母乳喂养。

2. 甲状腺功能低下

产后应注意子宫出血，预防感染，在医生指导下继续服用甲状腺素片直至产褥期后，并要注意监测甲状腺功能。

8. 健康新妈妈学做保健操

重视产后保健操

产后妇女常常有一种无可奈何的感叹：体形难看了。由于怀孕期间子宫增大，腹肌也随之伸展直到腹直肌分开。产后子宫逐渐复旧，但腹壁肌肉却变得松弛难以恢复，伴有妊娠纹，腹壁毫无弹性而言。另外由于分娩期时，为了孩子的营养需求，不断地摄入各种高热量食品，引起体内脂肪堆积，体形发胖。阴道分娩的妇女，由于分娩时胎头下降，盆底肌肉受压牵引超过限度，发生盆底筋膜裂开，托力减弱，阴道变得松弛，严重时还会出现膀胱与直肠膨出，甚至子宫脱垂。其实，年轻的妈妈大可不必如此无奈，只要坚持做产后保健操，仍能恢复优美的形体。

每天坚持做几分钟保健体操的重要性并不亚于营养物质给身体带来的影响。产后保健体操可以使气血畅通，加强腹壁肌肉和盆底支持组织的力量，可预防尿失禁、子宫脱垂等产后疾病，同时可消除腹部、臀部、大腿等部位多余的脂肪，防止臃肿肥胖，促进身体各项生理功能的恢复，保持健美的体形，从产妇美容方面考虑也是不可缺少的。

做产后保健操，重要的是排除影响线条的因素，这包括下垂的乳房、松弛的腹部、增肥的臀部以及增粗的大腿，明白这些，就可以有的放矢地进行锻炼。

只要产妇身体没有异常情况，就应尽早做，如能坚持锻炼，对体质以及体形的恢复均有益。产后保健操在分娩后24小时即可开始，每日早晨起床前和晚上临睡前进行，每次15分钟左右。具体做法随产后天数有所变化，可以按产后日期进行，如第一天适合做哪项，第二天适合做哪项，诸日推延。本书提供的各种运动和计划安排可作为锻炼时的参考。

产后保健操的8个注意事项

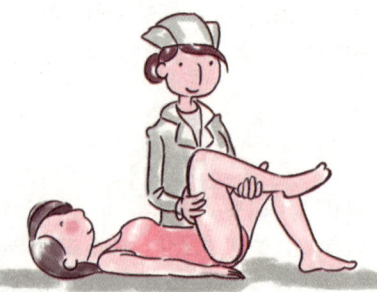

①征得医生、护士的许可,要在她们的指导下进行。体质虚弱、有较严重贫血及其他产后并发症、产褥感染等情况的产妇,不宜着急做产后保健操

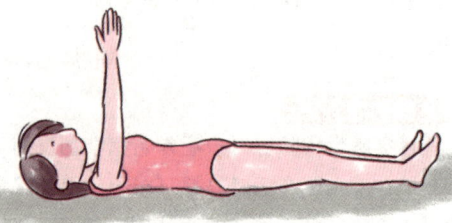

②配合体力的恢复,从轻微的运动开始,逐渐地加大运动量,以不过度疲劳为限

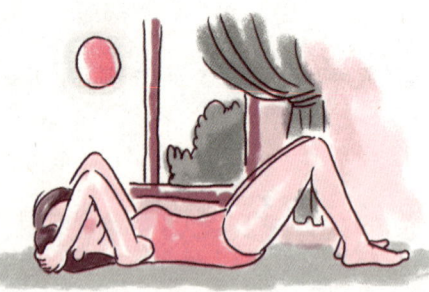

③室内空气要新鲜,锻炼时心情愉快,温度适宜,轻装锻炼

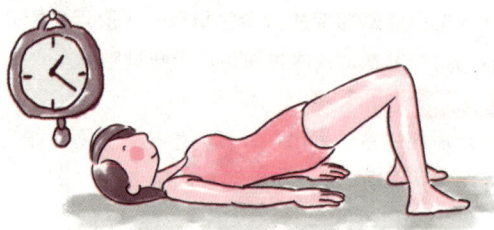

④饭后1个小时才能进行运动,而且不要吃得太饱,运动后要注意补充水分。做操之前应排空大、小便

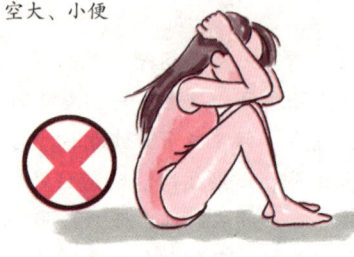

⑥会阴切开或有裂伤者,在未恢复前,避免进行盆底肌肉恢复的锻炼

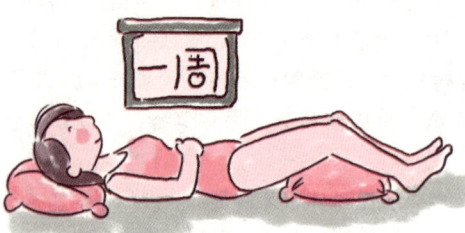

⑤剖宫术后从拆线1周后开始

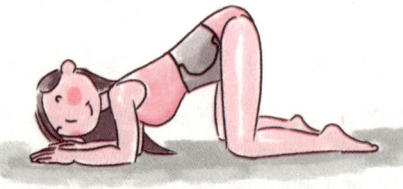

⑦腹直肌分离的人,绑上腹带后锻炼为宜

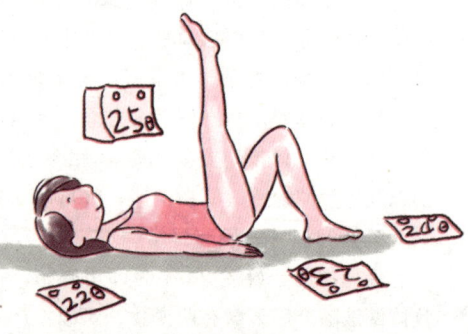

⑧记住坚持每日锻炼是很重要的

产后第一天的保健操

仰卧位,双手放在两侧,腿伸直,脚跟着地,脚尖伸直,脚尖向内侧屈曲,使两脚掌相对,脚背伸直,两脚掌相对,以踝部为轴心,双脚做内外活动。重复10次,每天2遍。

伸直手臂,用力握拳,然后把手尽量地张开,重复10次,每天2遍。

仰卧位,屈膝,平静呼吸,两手掌在腹部做圆圈式按揉,手下可触及球形的子宫,逆时针按揉5次,再顺时针按揉5次,每天2遍。

产后第二天的保健操

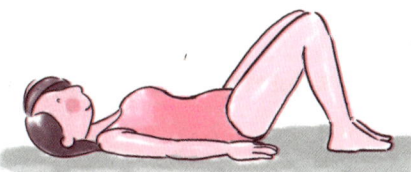

1. 提肛运动

仰卧屈膝,双脚并拢,收缩肛门,如同控制排便,重复3次,随着产后天数增加可逐渐增加次数,每天做2遍。如果会阴部有不适感或疼痛,可延迟做此项运动

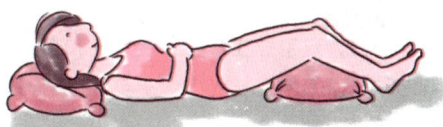

2. 舒展运动

俯卧位,在头部和小腿下垫枕头,采用此种姿势充分舒展,放松休息30分钟

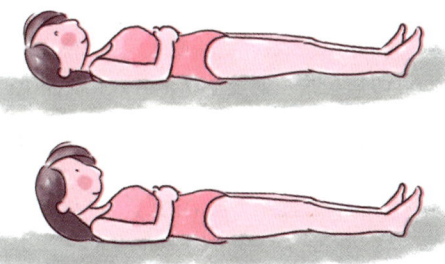

3. 仰卧抬头运动

撤掉枕头,双腿并拢伸直,一只手放在腹部,另一只手放在旁边。抬头,使眼睛能看到腹部上的手,稍停后复原。每只手各做5次,每天2遍

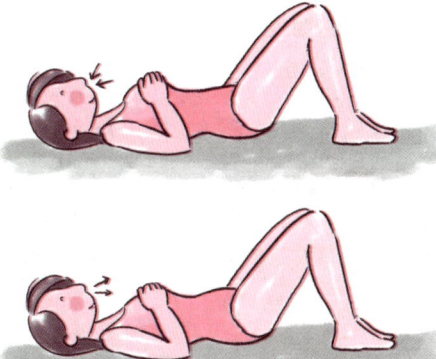

4. 腹部锻炼

仰卧位,将手放在胸部,两腿并拢,屈膝,脚掌平放在床上,双手轻轻地放在胸口上,闭嘴,慢慢地做深吸气收腹动作,然后轻轻呼气,也就是运用腹肌慢而深地呼吸,重复10次,每日2遍。产后第2天开始做至第4周末。有利于恢复松弛的腹部,增加腹肌弹性

产后第三天的保健操

1. 腹背运动

仰卧位,深吸气,两臂伸直,两手触碰双膝,保持数秒,然后放松。重复5次,每天2遍。

2. 下肢运动

仰卧位,双腿伸直,抬起左下肢,大腿与身体成90°角,然后屈膝,使小腿与大腿成90°角,再伸直放平,换成右下肢。重复5次,每天2遍。

3. 颈部运动

仰卧位,保持身体呈直线,其他部位不动,抬起头尽量弯向胸部,重复5次,每天2遍,产后第3天开始做至第4周末。有利于颈部和背部肌肉的舒展。

4. 胸部锻炼

仰卧位,两手臂左右伸平,上举至胸前,两手掌合拢,然后保持手臂伸直放回原处,重复5次,每日2遍,产后第3天开始做至第四周末。增加肺活量,并使乳房恢复较好的弹性。

产后第四天的保健操

1. 腹肌运动

仰卧位,双手放在背下,在背部和床面之间留个缝隙。不要停止呼吸,慢慢地绷紧腹部肌肉,使背部和床面间的缝隙变小。重复10次,每天2遍。

2. 骨盆运动

仰卧位,屈膝,两脚掌平放于床上,双手放在腰部保持双膝伸直的状态,右腰挺起,左腰收回,坚持一两秒钟,再恢复原状。每遍双腿交替各做5次,每天2遍。

3. 绷紧腿运动

脚尖交叉,上边的脚轻轻地叩打下边的脚两三次,然后像绷紧腰部肌肉似的使大腿紧张,两腿内收,猛然绷直到脚尖。保持此状态呼吸一次,再缓缓放松,恢复原状。左右各做5次,共计10次,每天2遍。

产后第五天至第七天的保健操

1. 抬腿的运动

仰卧位,屈膝,脚掌平放在床上,大腿与床面呈直角,呼吸一次,抬腿使大腿更加靠近腹部,大腿恢复到与床面呈直角的位置,同时小腿伸直,一呼一吸后放下。两腿交替各5次,共计10次,每天2遍。

2. 按摩上肢运动

用手掌和手指从上到下按摩上肢的外侧,然后用相同的要领按摩上肢的内侧,左右交替共计10次,每天2遍。

3. 扭动骨盆运动

仰卧位,屈膝,脚掌平放在床上,手掌向下平放在两侧,双腿并拢,先向右侧倒,呼吸一次后,再向左侧倒,左右各5次,每日2遍。

4. 起落手臂的运动

仰卧位,双手平伸,深吸气,一边呼气,一边两手上举起,直到胸部上方,手掌合拢,再吸气,同时手臂恢复原状,重复5次,每天2遍。

5. 臀部运动

仰卧位，一侧膝关节弯曲，让大腿尽量靠近腹部，脚尖绷紧，脚跟紧贴臀部，伸直放下，左右各 5 次，共 10 次，每天 2 遍，产后第 7 天开始做至第 4 周末，可促进臀部和大腿肌肉弹性的恢复。

产后一周后的保健操

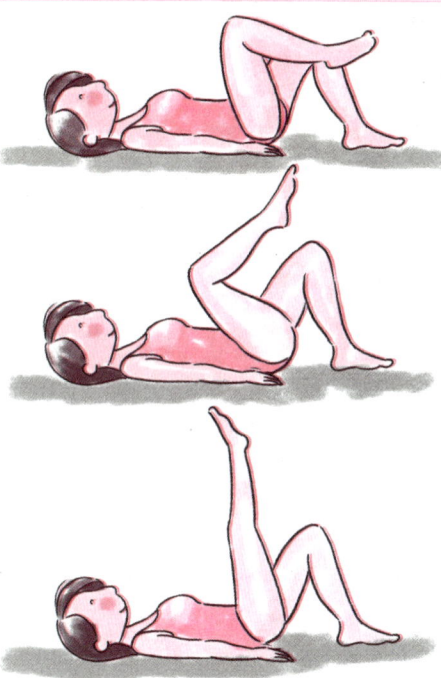

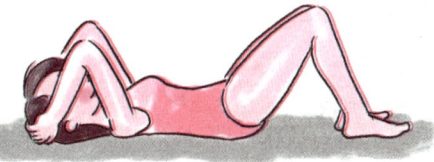

3. 仰卧起坐

屈膝仰卧，把手伸向身体的前方，起来再慢慢地躺下，产后 1 周开始。腹肌力量稍微增加后，做仰卧起坐，仰卧位，双手环抱头，上身坐起，肘部尽量向膝部靠近，反复 5 次，每天 2 遍，产后第 14 天开始做至第六周末。促进盆底及腹部肌肉的收缩

1. 腿部运动

仰卧位，将一条腿缓慢抬高与身体垂直，缓慢放下，另一条腿做相同动作，左右交替各 5 次，共 10 次，可加用将两腿同时抬起的动作 5 次，每天 2 遍，产后第 10 天开始做至第 4 周末。增进腹部及臀部肌肉的收缩，使腿部曲线得到恢复

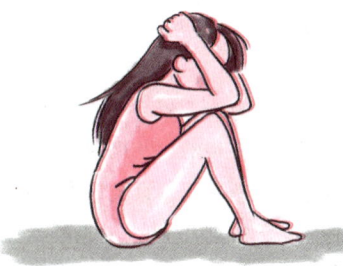

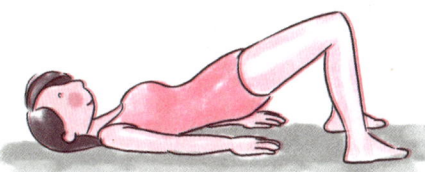

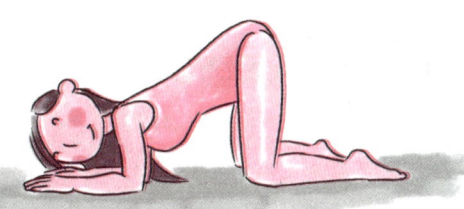

2. 盆底肌肉收缩运动

仰卧位，屈膝呈直角，两膝并拢，两脚分开，肩部支撑，挺起身体，抬高臀部，同时收缩臀部及盆底肌肉，重复 5 次，每天 2 遍，产后第 14 天开始做至第 6 周末。对盆底肌肉张力的恢复，以及预防子宫脱垂及增强性功能都十分有益

4. 膝胸卧位

身体呈现跪伏姿势，头侧向一边，双手伏于床上，屈臂，两腿分开与肩宽，大腿与床面垂直，此动作保持 3～10 分钟，每天 2 次，产后第 14 天开始做，不宜过早进行。若产后身体弱，也可用俯卧 30 分钟代替。可以帮助子宫恢复正常位置

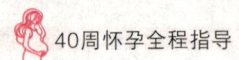

9. 新妈妈从抑郁阴霾中走出来

产妇心理健康小测验

有关统计数据表明，孕妇重症产后抑郁症发病率大约10%，而初产妇则更高可达13%~15%。如果你的妻子刚生下婴儿，你可以做做以下的小测验，来确定她是否有产后抑郁的情况出现。

- 不开心，变得容易哭。
- 情绪低落，易发脾气。
- 有失败及挫折感。
- 失眠、早醒。
- 胃口差，食欲大减，体重下降。
- 极度疲倦，难以集中精神。
- 曾患抑郁症。
- 感到内疚、自责。
- 疑神疑鬼，出现幻觉，恐怕有人伤害自己。
- 对未来不抱有希望，甚至认为继续生存是对自己或婴儿的折磨。
- 想伤害自己或婴儿。

现将答案分析如下：

如你的太太与以上所讲的部分条目相吻合，可能出现了不同程度的产后情绪问题。

* 问题1~3均答"是"——产后轻度情绪低落。

这种情况常发生在分娩后的2~4天，过半数的产后妇女都会有这种情绪不安、闷闷不乐或易哭的现象。此时若能得到家人适当的照顾，病症可在短期内消失，对健康没太大影响。

* 问题1~8均答"是"——产后抑郁症。

分娩后6个星期至6个月内，有10%~20%产妇会感到容易疲倦、失眠、提不起精神、食欲不振、月经失调、缺乏自信，或觉得婴儿是一种负担。病情严重时，更可能会有自杀或伤害婴儿的倾向。

* 问题1~11均答"是"——产后癫狂症。

极少的产妇可能会在分娩后3周内感到恐惧、严重抑郁、出现幻觉，或感到被人迫害，生活在疑惑的日子中。

产后抑郁的6大原因

1. 内分泌变化的影响

妊娠后期，孕妈妈体内雌激素黄体酮、皮质激素、甲状腺素也不同程度增多，孕妈妈会产生幸福愉悦的感觉，但是孩子出生后，这些激素迅速下降，造成内分泌系统发生变化，产生抑郁症状。

2. 妈妈或宝贝生病

研究表明，疾病导致的极度紧张也会诱发抑郁症。早产、产褥期的疾病或并发症给妈妈带来极大压力，容易诱发产后抑郁。她们一方面担心早产儿今后的健康问题，另一方面自己心理上也没有完全做好当妈妈的准备。

3. 家人的压力
丈夫或其他亲属对孩子的性别不满意，以及丈夫的不良表现容易给妈妈带来压力和委屈情绪。

4. 睡眠不佳
很多妈妈无论白天晚上都是自己带孩子，容易产生委屈、烦躁、易怒的情绪，甚至在繁忙的夜晚和寂寞的清晨，产生对丈夫和无辜宝贝的怨恨。

5. 经济原因
有的家庭可能在妈妈怀孕期间经济上陷入了困境，新妈妈很担心有了小宝贝后的生活问题。

6. 有些问题往往出现在产前
有些妈妈生产前就曾患抑郁症，这样的妈妈容易在产后复发抑郁。还有的妈妈对是否要小孩的问题十分矛盾，或者由于某些家庭或社会压力才要小孩，这样的妈妈在产后更容易心理失衡。

7个阳光妙术打造产后好心情

尽管产后沮丧或产后抑郁的发生如此普遍，但我们并不是对此束手无策。以下7种方法可以帮助产妇降低产后沮丧或产后抑郁的发生可能性，或者减轻症状的严重程度。

1. 照顾自己
首先，对自己好一些，确保自己的基本需要得到满足。

- 妈妈要学会创造各种条件，让自己睡个觉。有时候，即便半个小时的睡眠也能给你带来好心情。当宝贝安然入睡时，妈妈不要去洗洗涮涮，而要抓紧时间睡睡，哪怕是闭目养神呢。这时候千万要记住关掉电话，不要让它惊扰了妈妈和宝贝的好觉。
- 多吃营养丰富而又清淡的食物，享受被人照顾的温暖。
- 保持良好的健康习惯，适度锻炼身体。

2. 积极寻求帮助
- 一个好妈妈知道何时寻求帮助，当你需要帮助的时候不要犹豫。
- 帮助可以有很多种形式，例如请丈夫帮助完成家务和夜间喂奶的工作，请家人帮助准备食物或者处理家务等。
- 你要知道，在这个时候，大家都愿意帮助你，只要你说出来。

3. 和他人分享你的感受，不要独自忍受孤独
- 和丈夫谈谈，确保他知道你的感受和担忧。
- 找一个信任的朋友，和他谈谈你的感受。
- 和其他新妈妈交谈，你也许会惊奇：如此多的女性曾有过类似的感受，你并不孤独。同时你也可以学习她们应对的方法。

4. 阳光与活动
- 不要用传统的方式对待新妈妈——不能下地、不能出门、不能干活、连电视也不能看，这些都会使新妈妈越发地感觉到生活乏味单调，加剧抑郁情绪。
- 同时不要总是和宝贝在暗淡的灯光下活动，新鲜的空气、温暖的阳光对你和孩子都有好处。如果你现在无法走出室外，那么打开窗，在温暖的阳光中坐几分钟，深呼吸几次，也会有好处。
- 做适量的家务劳动和体育锻炼，不仅能够转移注意力，不再将注意力集中在宝贝或者烦心事上，更可以使体内自动产生快乐元素，使妈妈的心情从内而外地快乐起来。

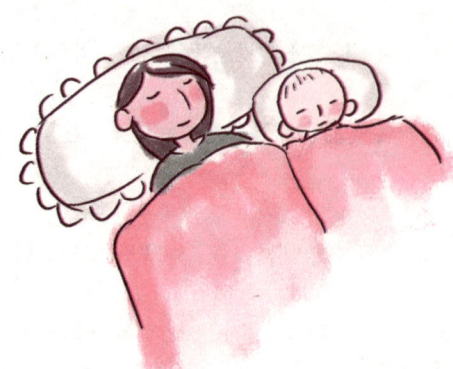
①照顾自己

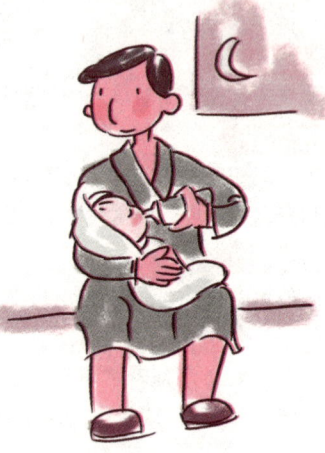
②积极寻求帮助

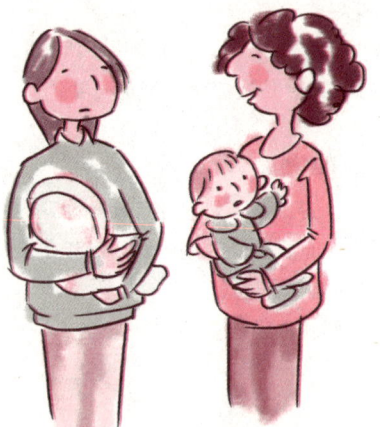
③和他人分享你的感受,不要独自忍受孤独

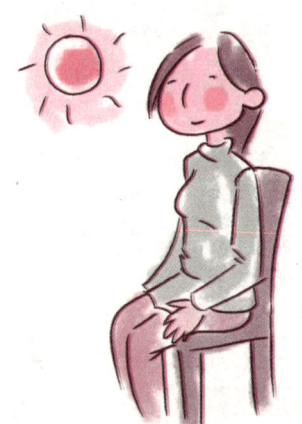
④阳光与活动

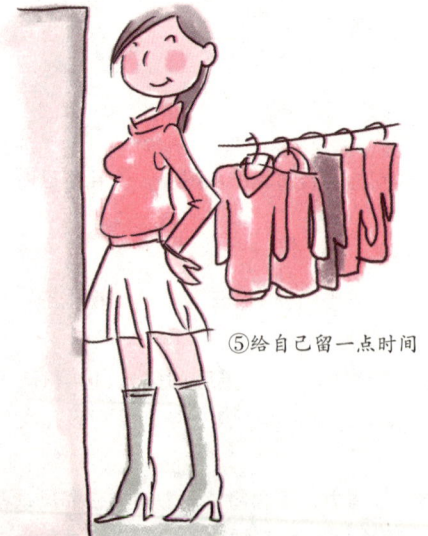
⑤给自己留一点时间

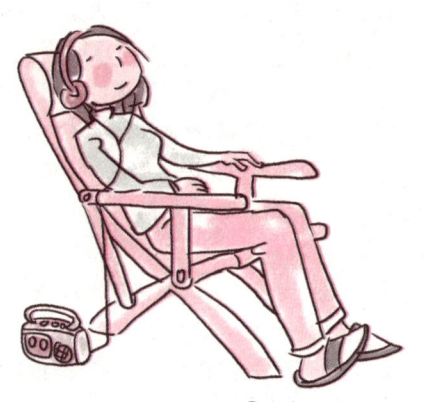
⑥自我心理调适

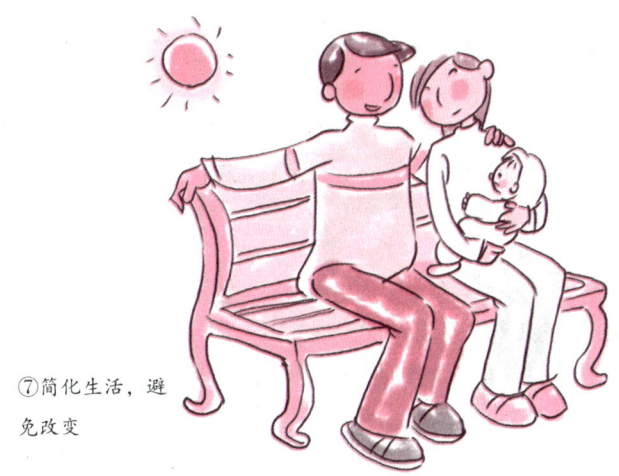

⑦简化生活，避免改变

5. 给自己留一点时间

在这个非常时期，你需要关注的不仅仅是孩子，还有你自己和你的丈夫——

🍎 把宝贝托付给家人照顾一会儿，放松地洗个澡，如果你习惯化妆，就化个淡妆，让自己看起来容光焕发。

🍎 从网上订购几件漂亮的新衣服。让自己衣衫光鲜，会提升你的情绪。

🍎 出去拜访一个朋友，或者只是走一走。

🍎 留一段时间和丈夫单独相处，了解他的想法和感受。

6. 自我心理调适

🍎 有了宝贝后，妈妈的价值观会有所改变，对自己、对丈夫、对宝贝的期望值也会更接近实际，甚至对生活的看法也会变得更加实际，坦然接受这一切有益于帮助妈妈摆脱消极情绪。

🍎 做一些自己喜欢做的事情，如看杂志、听音乐等，在自己的爱好中忘记烦恼。

🍎 改变自己和家人的期望，放弃完美主义的想法，不要期望自己可以像以前一样把家里每一件事都打理得井井有条，不要迫使自己做所有的事情。新生命的到来会占用你太多的时间和精力，在不感到疲惫的前提下尽力而为，其他的就交给别人去做吧！

🍎 人生不仅有乐观、欢乐、成功、幸福等美好的时光和心境，也有悲哀、沮丧、痛苦、茫然、失败和不幸，关键是我们能否以乐观、健康的心态去对待我们所处的境遇。

7. 简化生活，避免改变

在怀孕和分娩后1年内，不要做出任何重大的生活改变。重大的改变往往会造成不必要的心理压力，使生活更加难以应对。

每个孩子都有权利拥有一个健康的妈妈，每个妈妈都有权利享受生活和孩子带来的乐趣。不要独自忍受不良情绪的折磨。只要应对得当，产后的生活虽然依旧劳累、繁忙，但宝贝和妈妈都会快乐而幸福的。

家人帮助产妇度过抑郁难关

由于产后抑郁症可由很轻微到很严重，对整个家庭的影响绝不可轻视，且有很高的复发率。如果家人发现产妇表现出过度焦虑、抑郁。最好及早就医做个心理咨询，加以治疗，将伤害减到最低。

🍎 家人要关注怀孕妇女，并注意她在分娩前后心理上的变化。应根据不同的情况，采取不同的干预措施，以解除致病的心理因素，减轻心理负担和身体症状。例如，及时消除怀孕妇女所存在的不良社会心理因素。对于有不良个性倾向的孕妇，应给予相应的心理指导，减少或避免精神刺激。

🍎 在产前检查中，让孕妇学习与分娩相关的知识，帮助孕妇了解分娩过程，并学会在分娩过程中的放松技术，以减轻分娩过程中的紧张、恐惧心理。在出现异常情况时，尽可能消除不良的精神和身体上的刺激。

🍎 对有精神异常病史或抑郁症家族史的孕妇，要定期请心理卫生专业人员进行观察，并令其充分休息，避免疲劳过度和长时间的心理负担。

🍎 对于高龄初产及纯母乳喂养的产妇，家人应给予更多的关注，指导和帮助她们处理、减轻生活中的压力。

🍎 对于有焦虑症状、手术产的产妇、存在抑郁症高危因素的产妇家人应给予足够的重视，提供更多的帮助，使其正确认识社会和处理生活难题，树立信心，从而改善不良心理状态，提高心理素质，同时发挥社会的作用，尤其是对丈夫进行教育和指导，使其改善夫妻、婆媳关系，改良家庭生活环境。由于妇女在怀孕、分娩期间的部分压力来源于家人的态度，因此，家人应格外注意自己的言行，用友善、亲切、温和的语言，表达出更多的关心，使产妇具有良好的身心状态，安全度过分娩、产褥期，降低抑郁症的发生率。

🍎 有1/3的患者需予以药物治疗，主要是抗抑郁治疗和对有感染、贫血的产妇及时给予抗生素、铁剂、维生素来增强肌体抵抗力。此时应注意药物对孩子的影响。

钙质、海鱼可防产后抑郁

• 钙质

美国曾有一项研究发现，妇女在怀孕期间如能注意补充足够的钙质，将较其他没有补充钙质的孕妇患上产后抑郁症的机会少一半。研究人员认为，妇女每天摄取1000毫克以上的钙质，除有助于减少产后抑郁症外，也能减少怀孕期高血压或惊厥症。无论如何，孕妇每天饮两杯牛奶，对母子都有益处。

• 海鱼

一项新研究表明，孕妈妈吃海鱼可以降低生产前或产后患抑郁症的概率。

这是因为她们可以获得一种叫作Ω-3脂肪酸的营养物。该物质在海洋鱼类（尤其是大麻哈鱼、金枪鱼、沙丁鱼和鲱鱼）中含量较丰富。服用鱼肝油也可以补充这种物质。

研究人员对11721名英国妇女的分析发现，孕妇在妊娠末3个月从海鱼中摄取的Ω-3脂肪酸越多，她们孕期及产后发生抑郁的危险就越小。精神病学家约瑟夫·R.黑拜尔博士说，与Ω-3脂肪酸摄入量最低的孕妇相比，该物质摄入最多的孕妇发生抑郁的危险性少一半。

约瑟夫说，由于担心汞污染的缘故，孕妇最好将海鱼进食量控制在340克/周。研究表明，大麻哈鱼、鲶鱼、干贝及罗非鱼较少含汞。鱼肝油中也没有汞。

第二节 精心护理新生儿

1. 细心观察新生小宝贝

为何是个"丑小鸭"

经过十月怀胎,一朝分娩,终于盼来了自己的宝宝,可是初为人父人母的年轻夫妇,面对那浑身沾满羊水、血水的新生宝宝,是否会觉得与想象中的相距甚远呢?虽然周围的亲朋好友很捧场地发出种种惊叹和赞美声,但大多数时候,刚出生的宝宝并不怎么好看:颇为古怪的头形,一颗比例过大的脑袋瓜,满头黑发或小光头,半睁充血的眼睛,水肿的眼睑,鼻子扁平,双颊可能不对称,皮肤覆盖一层白色油腻的胎脂,可能还有斑点。这就是通常情况下一个新生宝宝的形象。当你面对他时,是初为人父人母的喜悦,还是觉得与你心中的宝宝并不十分接近?

如果小宝宝看起来与你期待的有所不同,或是你觉得对婴儿的爱还不够强烈,没关系,用不了多久,宝宝会发生神奇的变化,成为你心目中的"安琪儿"。而你通过日常的照顾、触摸、拥抱,慢慢地你对婴儿会变得熟悉,你心底的爱会不断地强烈起来。

目测宝贝是否健康

怎样知道新生儿是否健康呢?让我们先从外观来了解一个正常的新生儿:他(她)皮肤红润,皮下脂肪丰满,胎脂及胎毛少,颅骨质硬,耳郭发育良好,乳晕清晰,乳头突起明显,指(趾)甲长过指尖(趾端),足底纹理清晰;男婴睾丸已降入阴囊,女婴大阴唇已覆盖小阴唇及阴蒂。

此外,脱离母体后,新生儿作为一个独立的个体生活在全新的环境中,如果能做到以下几点,说明宝宝是非常健康的:

🍎 自己独立呼吸,出生后即会啼哭且哭声洪亮有力。

🍎 自己摄取营养,当把乳头或手指放入婴儿嘴里时,婴儿会出现吸吮动作;用乳头或手指轻触宝宝唇边的面颊,宝宝会立即转向被碰触的方向,并开口做吸吮状,这在医学上分别被称为吸吮反射和觅食反射。

🍎 正常新生儿如听到突如其来的响声或被猛然抱起,会手脚伸张,手指张开,膝盖拱起来。许多家长因此认为小宝宝是被惊吓着了。实际上,这是一种正常的生理反射,叫作拥抱反射或惊吓反射。

🍎 正常新生儿躺着时常常是头朝向一侧,四肢呈屈曲状,活动有力,能够紧握你的手指并抓住不放。

🍎 当被强光照射时,正常新生儿会立即闭上眼睛。

此外,新生儿的生活是有一定规律的:

一日之内90%的时间处于睡眠,觉醒时间总共才2~3小时,新生儿不断地进行着睡眠—觉醒周期,以每30~60分钟循环一次。觉醒周期包括六个状态:深睡、浅睡、瞌睡、安静觉醒、活动觉醒及哭。

当新生儿觉醒不哭时,他会在一定的规律下运动,约1分25秒完全没有活动,紧跟着会突然发生运动。当新生儿处于活动觉醒状态时,每1~2分钟连续发生着活动—安静周期。

观察以上各项指标之后,你对自己新生的宝宝是否健康应该心中有数了吧。

新生儿第一周的5个生理变化

1. 生理性黄疸

新生儿黄疸一般在生后第3天开始。这是由于胎儿生活在母亲子宫内时氧气不够充足,用增加红细胞来输送氧气给各个器官、组织。当婴儿出生后,自然环境中的氧气充分,无须那么多红细胞携氧,多余的红细胞就必然要被处理掉。在这一过程中,造成皮肤发黄的"未结合胆红素"要靠肝脏中的酶的作用变成"结合胆红素"才能排出体外。而婴儿的肝酶还不成熟、肠道内菌群尚未建立、胎粪排泄慢等原因使得"未结合胆红素"不能迅速地结合、转运和排泄,最终造成孩子黄疸。足月新生儿60%左右,早产儿80%左右都会出现这一现象。但生理性黄疸一般7~10天会自行消失,家长无须着急。

2. 脐带脱落

新生儿出生后1周内,一般4~7天脐带会脱落。有时由于出生时脐带结扎过松造成脐带脱落延迟,你也不必性急。保持脐周清洁、干燥,几天后脐带自然会脱落。

3. 胎便全部排出

新生儿出生后3~4天就不再排黑乎乎的胎便了,取而代之的是黄色糊状大便。这告诉我们:胎便排尽了,孩子肠道通畅无阻。

4. 乳房肿大

第一周的婴儿常常会见到乳房肿大,无论男孩、女孩皆是如此。这是受母体内分泌激素影响所致。催乳素、孕酮等激素不仅使新生儿乳房肿大,还可导致泌乳。这种生理现象2~3周就会自行消退,不需治疗。此时不可挤压和按揉婴儿乳房,否则会因感染而引起乳腺炎,甚至发展为败血症,危及生命。

5. 女婴阴道流血

这是由于女婴未出生时体内雌激素水平和母体一致,阴道上皮和子宫内膜发生增生,分娩后来自母体的雌激素中断了,增生的组织会自行脱落,这和成年女子来月经的原理是一样的,故有人称之为"假月经"。这种情况出血量不多,3~4天自然消失,无须特殊处理。家长只需在女婴排大小便后清洁外阴和臀部即可。

呼吸:新生宝宝生存第一课

○ 第一次呼吸

从温暖的母体进入一个全新的世界,新生宝宝面临的第一课就是呼吸。

新生宝宝在产出过程中,体温受外界气温的影响,血液中的氧、二氧化碳、酸碱度(pH值)随之改变,这些刺激了呼吸中枢,使新生儿有了第一次呼吸。显然,妈妈的自然分娩,使宝宝有个经过产道的过程，对新生儿的第一次呼吸是十分有利的。

为了让新生宝宝能畅快地呼吸，在处理脐带时，不要用绑带、纱布结扎脐处，更不能将新生宝宝的腹部绑扎、固定住，这样既不利于宝宝顺畅的呼吸，也不利于其肺部扩张。在处理脐带时，可用小橡皮圈或脐带夹将脐带固定，再用纱布覆盖，使新生宝宝的腹式呼吸方便、畅快。

由于呼吸中枢发育不成熟，新生儿肋骨间的肌肉较弱，呼吸主要靠膈肌的上下升降，使用腹式呼吸。而从婴儿起直至长大成人，都是用胸式呼吸。新生宝宝的呼吸很浅，且呼吸频率忽快忽慢。

对于出生后心率特别快，达到 60 次 / 分以上或产出时曾因窒息经抢救过的新生宝宝，一般有条件的医院会将宝宝放在监护室由医护人员密切观察，同时用仪器随时监控，出现问题小宝宝可以得到及时救治。事实上，在初生头两周，宝宝的呼吸都是较快的，每分钟约 40 次，如果有 60 次以上就不正常了，应及时请医生检查。

○小心呼吸暂停

在睡眠时，新生宝宝的呼吸深度和节奏特别不规则，甚至会出现呼吸暂停的现象（几秒钟内），心律也会随之减慢，不过马上又会呼吸增快，心律也恢复正常。虽然这些都是正常现象，但如果宝宝的呼吸暂停的时间稍长，十几秒、二十秒以上，往往是有疾病的表现：

- 如新生儿肺透膜病，会出现呼吸暂停时间延长。
- 如果新生儿在出生时有过窒息，在抢救后的恢复过程中，也会有呼吸暂停的情况。
- 早产儿的肺部没有完全长好就出生了，呼吸会比一般足月儿更快（但也不应超过 60 次 / 分），且特别容易出现呼吸暂停的现象（这也是早产儿出生后要放在暖箱或监护室的原因）。

○呼吸中看新生宝宝的健康

新生儿的睡眠时间很长，肚子饿了要哭、尿湿了也要哭，新手妈妈往往很难从宝宝的精神状态分辨他的健康状况。事实上从宝宝的呼吸中是可以看出问题的。新生宝宝的呼吸频率和呼吸动作是其是否生病的衡量仪。

呼吸频率由正常到加快，如原来 40 次 / 分，发展到 60 次 / 分、甚至 80 次 / 分，说明宝宝有感染，往往是肺炎的征兆。如果由原来快的趋于正常，说明宝宝逐渐病愈，正在恢复健康。

在没有监护设备时，观察宝宝的呼吸动作可及时知道宝宝是否得病：

- 正常的呼吸应是嘴并拢的（除了鼻塞），如果宝宝张口呼吸、鼻翼扇动，则是呼吸加快的表现。
- 正常呼吸时肋间或肋骨下面的尖突处是平的，如果出现凹陷，是不正常的表现。
- 新生宝宝的呼吸以腹式为主，如果胸部也跟着大大地起伏，或胸腹部在呼吸时呈"跷跷板"，此起彼伏，不是平行地上下，也是不正常的。
- 宝宝呼吸时有成人声音，仿佛被人打伤的叹息，也是生病的表现。

如果新生宝宝在呼吸时尤其在睡眠时有上述现象，家长应及时带宝宝到医院的新生儿科检查，使宝宝得到及时的诊治。

新生宝宝的生命是很脆弱的，新手妈妈又没有任何经验，只有悉心照料、细心观察，才能使宝宝安全、健康地成长。

新生儿的软头顶——囟门

许多年轻的父母看到小儿的头顶部有一处地方经常一跳一跳的，摸上去软乎乎的，似乎没有颅骨，因此不敢触摸。这个"柔软的部分"医学上称之为囟门。它是颅骨尚未长拢的部分而非少了一块骨头。实际上它比看起来要坚实得多，外层的保护膜足以应付一般的触摸，每日的生活照顾，

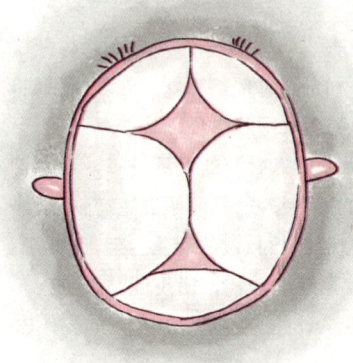

比如洗头、理发也不会伤及小儿大脑。

新生儿头顶前部开口较大部位叫前囟，形状近似菱形，宽约2.5厘米×2.5厘米。前囟通常是平的，当孩子哭闹时则略微凸起，如果宝宝的头发较稀疏，就能清晰地看到囟门处脉搏的跳动。头部后侧于枕部的另一开口叫后囟，较前囟小，呈三角形，直径约1.2厘米。

随着宝宝长大，头颅骨也不断地生长，在颅骨的边缘不断生长新骨，囟门也不断缩小。绝大多数新生儿的前囟通常在1岁~1岁半闭合；后囟在3个月以前就完全闭合。通过触摸囟门能了解其大小和闭合情况，患病时也能通过检查囟门发现问题。

如果囟门关闭过早（生后3~4个月），测得头围小于正常值，常见小头畸形、脑发育不良等症。

如果囟门关闭延迟，前囟超过18个月还未闭合，则提示小儿可能患有骨骼发育及钙化障碍、佝偻病、甲状腺功能低下、严重营养不良、脑积水等症。

如果婴儿在安静状态下囟门明显凹陷或饱满、隆起，则可能有异常情况。前者婴儿可能重度脱水、重度营养不良；后者婴儿可能颅内压增高、有炎症（脑炎、脑膜炎）或中毒（维生素A急性中毒）。如果婴儿出现这些情况，应与医生联系，及早发现并解决问题。

见到头部血肿、水肿莫慌张

孩子出生2~3天，细心的家长有时会发现在新生儿头顶的一侧或双侧有肿块，其大小不一，有的小如枣子，也有的像核桃或鸡蛋大小，更有甚者大如苹果。肿块质地较柔软，轻轻摁一下孩子也不哭，似乎不痛；再过两天肿块也未见缩小。这究竟是怎么回事呢？

这其实就是我们常说的头部血肿。临床上称之为颅骨骨膜下出血。这是分娩过程中骨膜下血管破裂出血所致。在分娩过程中产道压迫会使胎儿颅骨重叠，这时有可能导致部分血管受伤而出血。不过这种出血量不会很大，因为骨膜和颅骨间的空间是有限的，血出至一定量自然会压迫血管达到止血的目的。头颅血肿在早期触摸有饱满感，以后则有液体波动感，日久后由于血肿从边缘部位开始钙化沉积，在血肿周围形成硬环，而中央部位还有波动感，一般血肿在2周到1个月吸收，但也有血肿长达4个月才吸收。

头部血肿禁忌用注射器去穿刺抽血，因为不去动它，它会在无菌情况下慢慢地被吸收；而用针去抽吸反而可能带入细菌造成感染，一个无菌的血肿可能变成有菌的脓肿，其后果则严重多了。所谓感染无外乎红、肿、热、痛、功能障碍，因此一旦你发现血肿部位突然增大、发红或孩子发热、全身不适，就要及时上医院，因为这是继发感染的征兆。

头部血肿在骨膜下、颅骨外，不会对脑实质发生压迫，因此不会遗留后遗症；同时在血肿外有头皮和皮下组织的保护，你可以正常地保持孩子头部清洁，手法轻柔地给孩子洗头、洗澡是允许的。应注意的仅仅是不要用手去搓揉孩子头部的肿块，不要去做冷敷、热敷等不当的处理。因为搓揉不仅不能消肿，反而会加重出血。

头颅血肿常与头皮水肿相混淆。头皮水肿又称为产瘤、先锋头，发生在头部先露的婴儿。由于分娩时产程过长，头部先露的部位软组织发生水肿。头皮水肿在新生儿出生后立即出现，可超过骨缝和中线，界限不清楚，肿物无波动感，但压之有凹陷，常在数天内水肿消失。有时，头颅血肿和头皮水肿同时存在，血肿隐于水肿之中，待水肿消退后方显出血肿。头皮水肿一般情况下也不需要治疗，平时也不要用手揉摸，可自行吸收消失，不宜穿刺抽出液体，以免发生感染。

"大肚子"的小宝宝须去看医生

一名出生才 24 天的宝宝，吃奶、睡觉、生长发育都很好。只是家长觉得自己的孩子比别人的孩子肚子大，就到医院来检查。结果 B 超显示有大量的腹腔积液，医生从新生儿腹腔里抽出大量的"牛奶"样的液体。原来这是一种比较少见的疾病———先天性乳糜腹。

因为新生儿以腹式呼吸为主，消化道产气较多，肠管平滑肌及腹壁横纹肌发育薄弱。所以正常的新生儿有生理性腹部膨隆，呈轻微的"蛙状腹"。正因为如此，家长们一般都认为新生儿肚子大是正常现象。那么怎样判断宝宝的肚子大是不是正常现象呢？

首先你应该了解宝宝的吃奶、睡觉、大小便、精神状态、生长发育等一般情况是否正常，如果不正常，那么提示你的宝宝可能处于一种疾病状态，你得赶快带宝宝去医院看一看。其次，你要注意宝宝是否有发热、咳嗽、腹泻等症状，因为不管是消化道感染还是呼吸道感染，都能引起宝宝的肚子比平时大。另外，如果你的宝宝经常吐奶、便秘，特别是宝宝的肚皮有许多青色的条纹（医学上叫腹壁静脉），那么你应该特别小心：你的宝宝可能患有一种比较常见的疾病——先天性巨结肠。先天性巨结肠是一种常见的消化道发育畸形，我国的发病率为 5/10000，发病的原因是肠壁神经节细胞减少或缺失。本病早期发现很重要，早期可以反复洗肠和用扩张器扩张痉挛狭窄的肠道，然后选择适当的时候手术。如果不及时发现处理，可能出现肠穿孔、小肠结肠炎等危及生命的并发症。

因此，如果你发现宝宝肚子大，最好赶快去医院检查，以免耽误宝宝的最佳治疗时间。

宝宝"嘘嘘尿"，妈妈看颜色

正常新生儿在出生后 12 小时内应排出第一次小便。开始时尿量少，以后逐渐增多。每日小便可达 10～15 次，每次尿量约 20 毫升，为淡黄色或无色、清亮透明、无异味。

有的新生儿由于吃奶较少或体内水分丢失多，而出现尿少。在这种情况下可让婴儿尽量多吸吮母乳（人工喂养又要注意喂水），尿量便会多起来，一般每日排尿不应少于 6 次。

如果新生儿排尿的次数明显减少，且尿的颜色异常（红色或深黄色）、气味异常（有臭味、霉味），应及时到医院检查。

看便便，识健康

大便性状及次数是判断人体生理功能及健康状况的重要指标之一，尤其对于新生儿或婴儿来说，有什么不舒服不能用语言表达出来，很容易延误病情。新手爸妈如果掌握了宝宝大便的性状和规律，不但能够及时发现宝宝的疾病，还能够了解宝宝的消化功能，为调整宝宝的饮食做指导。

新生儿胎便

正常的新生儿多在出生后 24 小时内解出胎便，而早产儿排泄胎便的时间有时会推迟，这主要和早产儿肠蠕动功能较差或孩子进食延迟有关。正常情况下，胎便呈墨绿色，较黏稠，无臭味，主要由胆汁、肠道分泌物、脱落上皮细胞和孩子在子宫内吞入的羊水、胎毛等组成。一般在 4 天内排完，每天 3～5 次。如果足月的新生儿在出生后 24 小时内还没有排出胎便，就要考虑孩子是否有消化道先天畸形的可能，应由医生详细检查一下。

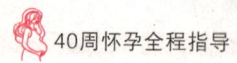

○新生儿移行便

移行便也称过渡期大便,是指在喂奶数天后,新生儿的胎便向正常大便过渡,胎便和正常大便混合,呈黄绿色。新生儿喂养开始的时间和摄入的奶量会直接影响到移行便出现和持续的时间。多数婴儿在吃奶2天后呈现移行便,然后逐渐呈黄色粪便。若开奶延迟,或摄入的奶量太少,移行便出现的时间也将推迟。

○正常大便的特点

正常大便的性状和喂养方式有关。吃母乳的婴儿大便呈金黄色,偶尔会微带绿色且比较稀,或呈软膏样,均匀一致,带有酸味且没有泡沫。通常在新生儿期大便次数较多,一般为一天排便2～5次,但有的婴儿会一天排便7～8次。随着孩子月龄的增长,大便次数会逐渐减少,2个月后大便次数会减少到每天1～2次。因此,吃母乳的婴儿如果出现大便较稀、次数较多等情况,只要婴儿精神及吃奶情况良好,体重增长正常,家长就没有必要担忧。如果婴儿吃的是配方奶,那么大便通常呈淡黄色或土黄色,比较干燥、粗糙,如硬膏样,常带有难闻的粪臭味。如果奶中糖量较多,大便可能变软,并略带腐败样臭味,而且每次排便量也较多,有时大便里还混有灰白色的"奶瓣"。

○9种异常大便的性状及处理

🍎 粪便量少,次数多,呈绿色黏液状。这种情况往往是因为喂养不足引起的,这种大便也称"饥饿性大便"。只要给予婴儿足量喂养后,大便就可以转为正常。

🍎 大便中有大量泡沫,呈深棕色水样,带有明显酸味。这可能是由于婴儿摄入过多的淀粉类食物,如米糊、乳儿糕等,对食物中的糖类不消化所引起的,如果排除孩子肠道感染的可能性,那么父母就应该调整孩子的饮食结构。

🍎 粪便中水分增多,呈汤水样,水与粪便分离,而且排便的次数和量有所增多。这是病态的表现,多见于肠炎、秋季腹泻等病。丢失大量的水分和电解质会引起孩子脱水或电解质紊乱,应该立即带孩子到医院就诊。

🍎 大便稀,呈黄绿色且带有黏液,有时呈豆腐渣样。这可能是真菌性肠炎,患有真菌性肠炎的宝宝同时还会患有鹅口疮,如果孩子有上述的症状,需到医院就诊。

🍎 大便恶臭如臭鸡蛋味。这常表示孩子蛋白质摄入过量,或蛋白质消化不良。应注意配方奶浓度是否过高,进食是否过量,可适当稀释奶液或限制奶量1～2天。如果已经给孩子添加蛋黄、鱼肉等辅食,可以考虑暂时停止添加此类辅食,等到孩子大便恢复正常后再逐步添加辅食,还可以给孩子服用多种维生素制剂,以帮助孩子消化。

🍎 大便变稀,含较多黏液或混有血液,且排便时婴儿哭闹不安,应该考虑是不是因为细菌性痢疾或其他病原菌而引起的感染性腹泻,应该及时到医院就诊。

🍎 大便为淘米水样,排便无腹痛,婴儿快速出现脱水、抽搐、休克等症状。孩子患霍乱病的可能性比较大,必须立即到医院就诊,以免延误病情。

🍎 大便呈白色或陶土色,且伴有黄疸、瘙痒等症状。首先考虑是胆道梗阻,应该及时到医院做进一步检查和治疗,延误治疗会导致永久性肝脏损伤。

🍎 血便。血便的表现形式多种多样,如果婴儿肠道出血,首先应该看看是否给孩子服用过铁剂或大量含铁的食物,如动物肝、动物血所引起的假性血便。如果大便呈赤豆汤样,颜色为暗红色并伴有恶臭,可能为出血性坏死性肠炎;如果大便呈果酱色,可能为肠套叠;如果大便呈柏油样黑,可能是上消化道出血;如果是鲜红色血便,大多表明血液来源于直肠或肛门。以上状况均需要立即到医院诊治。

读懂新生儿身上的"胎记"

胎记在医学上称为"母斑"或"痣",是皮肤组织在发育时异常的增生,从而在皮肤表面出现形状和颜色的异常。胎记可以在出生时发现,也可能在几个月后才慢慢浮现。胎记一般可分为色素型及血管型,常见的色素型包括太田母斑、先天黑色素母斑、咖啡牛奶斑等,血管型则包括葡萄酒色斑、草莓样血管瘤等。

新生儿的胎记发生率约为10%,可以说是非常普遍。大部分的胎记只是影响美观,不需要特别处理,但是有些胎记会合并身体器官的异常,甚至有恶性变化的可能,必须积极治疗。

(1)**鲑鱼色斑**:多见于刚出生孩子的颈部、前额、上眼睑、眉间,为淡红色的斑痕,通常呈不规则形状,界限也模糊不清。这些斑块实属局部的毛细血管扩张,是婴儿在子宫时,受到母体内荷尔蒙刺激而形成的,又称为毛细管扩张痣。多数在1岁半以前会自然褪去,所不必采取治疗措施。

(2)**葡萄酒渍**:一般发生在孩子的太阳穴、脸蛋等处,其颜色深红、皮肤平滑、形状和大小各异、界限分明,也叫作单纯性血管瘤。有些能自然消失(比如颜色较浅的),但有的将永远存在。现在可以使用激光对某些较大的斑块进行治疗。葡萄酒渍偶尔也与其他疾病有联系。

(3)**蒙古斑**:呈暗青色或淡灰青色,通常长在屁股上,也可能分散在腰部、背部等处,呈圆形、椭圆形或方形不等,界限不是十分明显。它们只不过是沉淀在皮肤表面的色素而已,在入学前几乎都会自然消退。到目前为止,蒙古斑没有恶性化的病例报告出现。

(4)**草莓斑**:草莓斑也很常见,是毛细血管没有同身体的其他血管接通的结果,刚出生时很少发生,一般4~6周时才会出现。开始时通常是一片苍白的区域,随后很快变成一块深红的凸出斑块,很像草莓的光亮表面。草莓斑大多在八九岁前自行消退,很少需要治疗(手术治疗容易留下瘢痕)。若长在脸面等地方,必要时可用激光等进行治疗。不论长在哪个部位的草莓斑若迅速增大,并明显高出皮肤表面时,都应请皮肤科医生检查。

(5)**海绵状血管瘤**:这是一种又红又紫的痣,是由皮肤深处的血管膨胀引起的。它们可能会自行消失,也可能永久存在。如果它影响美观,或者长在危险的地方,比如在气管附近,就需要手术切除。

(6)**痣**:痣有大有小,有光滑的,也有长毛的(如较罕见的兽皮样痣)。无论什么样的痣,尤其是开始长大或者颜色发生变化的时候,都应该及时找皮肤科医生检查。大多数痣都是良性的,但也有少数后来会发生恶变,应引起重视。

2. 正确哺乳——你做对了吗

母乳喂养的6个优点

现在我们都提倡纯母乳喂养,母乳有什么好处,能满足宝宝的需要吗?新妈妈们可能多少有些疑问。事实上,母乳是婴儿最理想的天然饮食,它有以下优点:

(1)**营养适中**:母乳中蛋白质、脂肪、糖、维生素、矿物质以及水的含量适宜,且易于消化吸收,完全能满足出生后4~6个月的婴儿生长发育的全部营养需要,不必添加任何代乳品和水。

(2)**免疫力强**:母乳中含有丰富的免疫抗体,能起到让宝宝"第一次接受免疫"的作用,可以保护呼吸道及胃肠道黏膜,增强抗病能力,并可预防婴儿某些过敏性疾病。

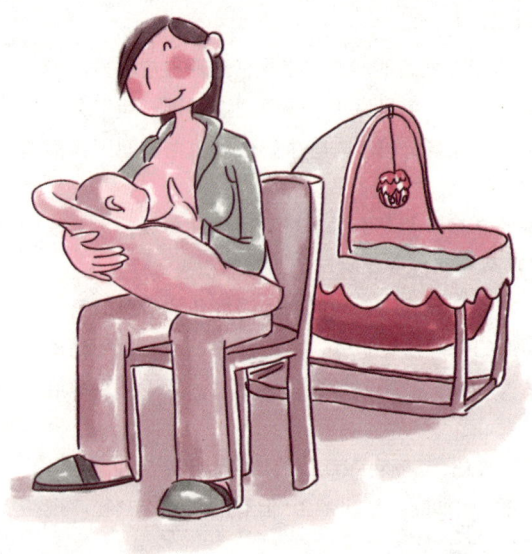

（3）增进母婴感情：哺乳能促进母婴间的精神接触和情感交流，使婴儿获得一种安全感，有利于婴儿的情感发育，哺乳时还能及时发现某些疾病的征兆。

（4）孩子聪明：母乳中所含氨基酸、不饱和脂肪酸及牛磺酸等，有益于婴儿神经系统的发育，使宝宝更聪明。

（5）有利于产妇健康：产妇产后哺乳可促进子宫收缩、减少产后出血、促进子宫复原、有利于恢复体型，并且在哺乳期形成生理性闭经从而抑制卵巢细胞活动，可起到避孕作用，并减少卵巢癌发生的危险性；又因哺乳期使乳腺经历正常的生理活动，而减少了乳腺癌的发生概率。

（6）经济方便：母乳喂养经济、方便、省时省力，且母乳的温度适中、卫生、新鲜，更利于婴儿体格健壮。

哺乳应克服的7种负面情绪

通过母亲的哺乳喂养，婴儿不仅获取了充足的营养，也得到了情感上满足。在神圣又充满亲情的哺乳过程中，母亲理应努力克服以下可能冒头的负面情绪：

1. 担忧

初次哺乳的母亲往往会害怕自己的奶水不够或质量不好，整天忧心忡忡，唯恐自己的奶水养不大孩子，而且只要发现宝宝身体有点不适，便把过错归于自己的乳汁。

2. 激动

美国的一些妇幼保健专家最近通过一项研究发现，哺乳时宝宝往往对母亲的情绪十分敏感。实际上，母亲任何细小的情绪波动，都可能对宝宝产生负面心理刺激，有时还可能会吓哭宝宝，导致宝宝拒绝吸吮乳汁。

3. 生气

哺育婴儿非常辛苦，有些母亲缺乏思想准备。因此便可能心里窝了一口"恶气"，甚至迁怒于婴儿。

4. 埋怨

哺乳期妇女在生理和心理上都可能出现剧变：原来苗条的身材可能变得犹如水桶，原来细嫩的皮肤可能变得异常粗糙甚至长满了斑点，甚至人际交往也大大变窄……因此有的哺乳母亲便心生埋怨之情，后悔有了个"沉重包袱"。

5. 淡漠

有的女性天生不喜欢孩子，或在价值观上过分追求个人幸福，或过分看重自己的容貌，因而从本意上说并不想生育孩子，但又迫于种种外来压力而不得不生儿育女，因此对辛苦的哺乳毫无热情。这类妇女生下的孩子，在出生后头3个月就可能出现不同程度的情绪问题。更糟糕的是，这类孩子长大后有较大可能会继续保持原有的不良心理状态，难以改变。

6. 分神

有些母亲喜欢一边哺乳，一边做其他事，如看电视、吃零食、与人聊天、做家务，或想其他心事。殊不知宝宝在接受哺乳时往往还希望跟母亲交流——尽管那时宝宝听不懂妈妈在说什么，但完全能从妈妈的眼光、话语、歌声和抚摸中和妈妈交流。要是母亲在哺乳时注意力分散，和孩子的情感交流势必会受到遏制，孩子在心理上可能产生一种被忽视的感觉，长此下去，心理健康必定会受到一定影响。

7. 自卑

这里指的是母亲在哺乳期对自己的"哺乳能力"缺乏自信。这也许并不像上述负面情绪那样明显，仅是一种并不受人注意的"隐性"心态，却同样可能起种种负面影响，其中最明显的是奶水分泌不足。这就是说，母亲只要认为自己哺乳"不行"，便可能真的"不行"了，而由此带来的直接后果是许多母亲因此就放弃了母乳哺育。专家们在调查中证实，在这些"半途而废"的产妇中，几乎100%的人都承认，自己对是否有足够的能力坚持用母乳哺育"毫无信心"，即使她们心里也明白母乳哺育好处多多。换句话说，实际上妇女缺乏自信比缺乏有关知识更容易趋向于放弃母乳哺育。

科学家们已找到越来越多证据证实，哺乳期母亲的负面情绪在很大程度上可影响其母乳分泌量，其次可能影响宝宝的食欲，并在宝宝心灵深处留下浓重的阴影。更糟糕的是，母亲与宝宝之间的亲情也可能由此而大打折扣，并可能继而影响以后的母子关系。据此，哺乳母亲努力保持平和、美好的心态就显得格外重要了。

哺乳成功的8个攻略

既然母乳有这么多的优点，那怎样才能成功地进行母乳喂养呢？产妇自己对哺乳重要性的了解，是提高哺乳质量的关键。在这一关系到人类素质优劣的巨大工程中，产妇扮演着极为重要的角色，因为产妇自己就可提高泌乳质量，而且有许多切实有效、简便易行的技巧可以采用。目前公认有效的方法有如下几种：

1. 尽早让宝宝吸吮

婴儿娩出之后，产妇可谓大功告成，而产程中的痛苦和劳累，往往使产妇忽略关心婴儿。有人认为，休息是当务之急，其实这是错误的。产妇适当休息之后，即应担当起养育婴儿的重任，及时让婴儿吸吮奶头，这对产妇和乳房充盈都是十分重要的。一般情况下，婴儿生出半小时即可进行哺乳，每次可持续半小时，即使没有乳汁也应哺乳。除白天让婴儿有足够的哺乳次数外，应注意夜间喂养。因为夜间泌乳素的产生是白天的50倍。通过频繁的乳头刺激，既有利于反射地引起子宫收缩，减少出血，又有利于泌乳系统分泌更多的泌乳素，有利于增加乳汁，有利于乳母的康复，也有利于增加母子感情。据临床对比观察，早吸吮比晚吸吮的泌乳状况要好得多。

2. 适当增加产妇营养是乳房充盈的重要保证

乳汁来源自母体、取决母体对营养摄入的多少。大量的资料证明，肉类、蛋类及豆制品食物具有丰富的营养成分，及时、适量、科学地补养母体不仅仅使产程中的消耗得到补充，而且为乳汁分泌创造了极其重要的条件。据临床对比观察，每日食用两餐肉类、蛋类及豆制品者，比每日只食用一餐该类食物者的乳汁要好得多。软食、汤类、鱼类食物易于母体消化吸收，对增加泌乳也很有好处。

3. 正确的哺乳方法

由于我国一胎率高，产妇绝大多数没有哺乳经历，作为产妇应多多听取医务人员的宣传教育，正确掌握哺乳要领。在有经验人员的指导下，做到哺乳时手呈C字形将乳房轻轻托起以利于排乳。切忌剪刀式固定乳房，两侧乳房应交替哺乳，以免两侧乳房不对称，影响将来的美观。对于乳头凹陷或较短者，应避免在口腔负压下拉出乳头，以防止引起乳头疼痛和损伤。哺乳结束后，可挤少量的乳汁均匀地涂抹在乳头上，以保护乳头表皮。喂饱婴儿后，乳头应及时脱离婴儿口腔。进行哺乳的产妇内上衣应该穿软布料衣衫，不宜穿化纤、粗糙类衣服，以免对乳头产生不良刺激。

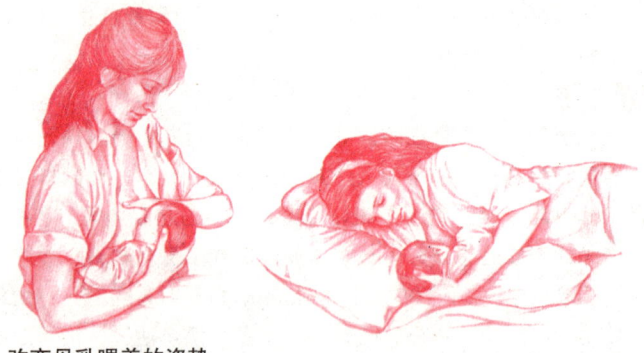

改变母乳喂养的姿势
防止乳房胀痛的最佳方法就是改变哺乳姿势，尤其是最开始的时候。如果婴儿非常小，试试足球式抱法（左图），将婴儿抱在你的一侧。除了最普遍的大腿式位置之外，试试躺下哺乳（右图），尤其适用于休息的时候。

4. 注意哺乳细节

在哺乳初期乳量不足时，特别是在婴儿出生后1个月之内，应尽量不要使用奶瓶哺乳，以避免婴儿出现乳头错觉，发生拒绝吸吮母乳的现象。在婴儿吮吸乳头的时候，应该使其含住大部分乳晕，因为压迫乳晕有利于刺激乳汁分泌及流出。同时，还应该注意两个乳房轮流喂哺，除避免两个乳房不等大之外，还可以保证营养全面均衡。婴儿在1天内可以从两边的乳房获得大致等量的奶水，既能吃到前奶，也可吃到后奶，营养全面，不仅利于婴儿的生长发育，也有利于乳汁的正常分泌与"休整"。

5. 母婴同室

有人曾认为，婴儿刚刚娩出，那频繁的哭闹声会影响母亲休息，故采取母婴分离的办法，只是在喂奶时方才回到母亲身边。其实，这样做对乳母、婴儿均不利。母子触摸、婴儿哭闹、母子对视、婴儿气味等，不仅可以增进母婴感情，还是一个个良好的刺激信号，这种信号可有效地刺激泌乳系统，使泌乳素增高，乳汁分泌自然状如涌泉。据有关资料统计，产妇的泌乳时间，母婴同室组在48小时之内泌乳率为82.5%以上，非母婴同室组产妇泌乳率仅为10.5%，两者差异显著。在泌乳量上，母婴同室比非母婴同室组要好得多。

6. 不定时喂奶，按需供给

以往有不少人认为，定时喂奶有利于乳汁大量分泌，其实不然。不定时喂奶，可因婴儿频频吸吮、刺激、及时排空乳房而更利于反射地引起大量的泌乳素释放。医务人员曾做过临床试验，将同样条件的产妇，按定时和不定时喂奶的分为两组进行观察。结果在24小时乳房充盈者中，定时喂奶的仅占3.4%，不定时喂奶的则高达65.6%，证明不定时喂奶者的乳房明显比定时者更充盈。

7. 充分排空乳房

很多产妇认为，乳房排空了，乳汁就会越产越少。其实这种观点是错误的。充分排空乳房，会有效刺激泌乳素的大量分泌，可以产生更多的乳汁。在一般情况下，可以使用传统的手法挤奶或使用吸奶器吸奶，这样可以充分排空乳房中的乳汁。当然，如果有条件也可以使用优良品牌的电动吸奶器，这种吸奶器能科学地模拟婴儿的吸吮频率和吸力，能更有效地达到刺激乳汁分泌的目的。

8. 保持乳房健康有利于泌乳

健康的乳房、乳腺，是泌乳的基本条件。保持乳房特别是乳头卫生，防止乳房受挤压、损伤，对有效地提高泌乳质量是极其重要的。产后宜经常用开水清洗，切忌使用肥皂、酒精、洗涤剂等，以免造成乳头干燥皲裂。对于乳汁分泌不足或乳房胀痛不适者，可轻轻按摩，以促进乳房血液循环和乳汁分泌。一旦出现乳头感染，应及时采取积极措施，防止乳腺炎的发生。

婴儿吐奶怎么办

婴儿吐奶的现象较为常见。由于婴儿的胃呈水平位，容量小，连接食管处的贲门较宽，不容易关闭，而且连接小肠处的幽门较紧。婴儿吃奶时如果吸入空气较多，奶液容易倒流入口腔，引起吐奶。如果吐奶严重，往往影响婴儿对乳汁的"兴趣"，同时对乳房保健也是不利的。其实，只要注意哺乳方法，吐奶是完全可以避免的。

首先要采取合适的喂奶姿势，尽量抱起婴儿喂奶，让婴儿的身体处于45℃左右的倾斜状态，胃里的奶液自然流入小肠，这样会比平躺着喂奶要好，可减少吐奶的发生。

其次，喂奶之后注意让婴儿简单"消化"一下，把胃中的空气排出。可在哺乳后将婴儿竖直抱起，并轻拍婴儿后背，让婴儿通过打嗝的方式排出吸奶时一并吸入胃里的空气，然后再把婴儿放到床上，一般就不会出现吐奶现象了。

最后，哺乳后不宜马上让婴儿仰卧，而是应当侧卧一会儿，然后再改为仰卧，即使仰卧也要保持上身较高的位置。当然，每次的哺乳量不宜过多，间隔时间不宜过短。

婴儿发生吐奶，如果没有其他异常，一般不会影响婴儿的生长发育。如果所吐的奶是豆腐渣状，属于奶与胃酸起作用的结果，为正常现象。假如婴儿呕吐频繁，且吐出黄绿色、咖啡色液体，或伴有发热、腹泻等症状，则属于病态，应该去医院及时就诊。

宝宝"拒奶"的原因与防护

有的孩子平时吃母乳吃得很好，可突然之间，他会不肯再吃母乳了，或吃几口后大哭，弄得妈妈心急如焚：既担心宝宝饿着，又担心宝宝是不是出了什么毛病。

这时，妈妈最好耐心地从以下几方面寻找原因。

1. 母亲的饮食行为

哺乳母亲所吃的食物的味道，约2小时后就会进入奶水中。孩子对母乳的味道特别敏感，如果他不喜欢这种味道或吃奶后引起不舒服（腹痛、腹胀、过敏等），则会出现拒乳、哭闹不安的情况。

（1）找出可疑食物：大多数孩子都是在妈妈大量吃某种食物时才会觉得不舒服。所以，妈妈应列出食物清单，并记录孩子的症状（如哭闹不安、腹痛、腹胀、腹泻等），及时纠正饮食习惯。

（2）确认可疑食物：一般因食物引起的不舒服，可持续存在于妈妈进食后24小时内。如果在停吃可疑食物后，孩子症状减轻或消失，再吃可疑食物时，孩子24小时内又出现不适，则可基本确认，以后应暂时避免吃这种食物。

（3）常见的可疑食物：辛辣食物（辣椒、蒜、姜、韭菜等）；容易胀气的食物（妈妈吃后易引起胀气的食物，孩子也会出现胀气，如豆芽菜、洋葱、萝卜等）；乳制品；农药和污染物（来自污染水域的鱼，有残留农药的蔬菜、水果等）；含咖啡因的食物（咖啡、浓茶等）。食用特殊食物时，不要一次吃得太多。大部分孩子对食物的敏感是与量有关的，少量进食可减少过敏机会。

2. 乳汁来得太慢

在孩子非常饥饿时，会因乳汁来得过慢而气恼。尤其是脾气急躁的孩子，吃几口后大哭，拒绝继续吃奶。这时母亲可以热敷乳房，挤出少许奶，刺激排乳反射，使孩子尽快吃到乳汁。

3. 母亲变化

在母亲月经期，由于体内激素的变化，可能会影响母乳的味道。孩子感觉吃的奶不对味，就会哭闹不安。同时，母亲紧张、焦躁不安的情绪，也会影响孩子吃奶。3～12个月的婴儿，可用拒绝吸奶的方式来表达他们不高兴的心情。如母亲开始上班与婴儿分离、换了新环境或新阿姨、母亲生病或来月经，母亲身上化妆品的气味等。

4. 喂养方法不正确

有时喂奶姿势不正确，婴儿感到不舒服，或奶太多、流出太快，婴儿来不及吞咽，也会发生"拒奶"。

5. 孩子的情况

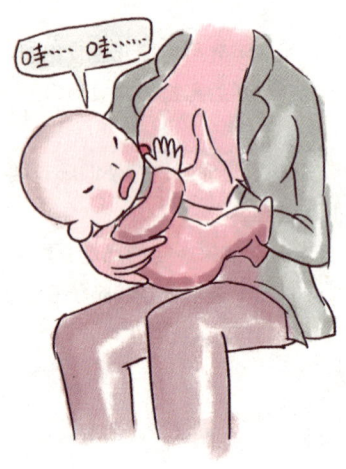

婴儿不舒服时可能"拒奶"，除了"拒奶"或吸吮力减弱外，还伴有其他症状，如呕吐、腹泻、皮肤发黄、精神不振等。有时，婴儿有产伤，喂奶时压痛了伤处，或患有鹅口疮的婴儿吸吮时会感到疼痛，也会"拒奶"。婴儿因鼻子堵、呼吸不畅或母亲用了过量镇静药也会引起婴儿"拒奶"。突如其来的响声和震动也会引起婴儿的警觉而停止吸奶。

针对婴儿拒奶的原因，父母亲可以采取有效的处理方法。婴儿生病时，应及时就医；婴儿鼻塞时，可滴1～2滴生理盐水，然后用专门的婴儿用品吸出鼻痂；不给婴儿用奶瓶或奶嘴；掌握正确的喂奶方法；母亲的奶水过多，流速过快时，可在喂奶前挤出一些奶，或喂奶时用示指和中指放在乳晕外，夹住乳房以减慢乳汁流速。母亲应尽量多地亲自护理婴儿，经常抱婴儿，减少母婴分开的时间，更多地了解婴儿的脾气和生活习性，不断增进母子感情。

哺乳期的妇女忌用的12类药物

当哺乳期妇女用药的时候，往往只着重考虑药物是否影响乳汁分泌，很少考虑药物对婴儿的影响，或者根本不知道哪些药物对婴儿有影响。事实上，很多药物可随母亲乳汁进入婴儿体内，从而对乳婴产生影响。尽管有的药物进入乳汁的浓度很低，但对于体稚身软的乳婴来说，其危害很大。

以下药物是哺乳期妇女应忌用或禁用的：

🍎 中药炒麦芽、花椒、芒硝等，西药左旋多巴、麦角新碱、雌激素、维生素B_6、阿托品类和利尿药物。这些药能使母亲退乳，因此母亲在哺乳期中不可轻易服用。

🍎 青霉素族抗生素，包括青霉素、新青霉素Ⅱ、新青霉素Ⅲ、氨基苄青霉素等。这类药很少进入乳汁，但在极个别情况下可引起婴儿过敏反应，应予以注意。

🍎 磺胺类药物，如磺胺异恶唑、磺胺嘧啶、磺胺甲基异恶唑、磺胺脒、丙磺舒、甲氧苄啶、磺胺间甲氧嘧啶、双嘧啶片、复方新诺明等。磺胺类药物属弱酸性，不易进入乳汁，对婴儿无明显的不良影响。但是，鉴于婴儿药物代谢酶系统发育不完善，肝脏解毒功能差，即使少量药物被吸收到婴儿体内，也能产生有害影响，导致血浆内游离胆红素增多；还可使某些缺少葡萄糖6-磷酸脱氢酶的乳幼儿发生溶血性贫血。所以，在哺乳期不宜长期、大量使用此类药，尤其是长效磺胺制剂，更应该限制。

🍎 异烟肼（雷米封），对婴儿尚无肯定的不良作用，但由于抗结核药需长期使用，为避免对婴儿产生不良影响，最好改用其他药物或停止哺乳。

🍎 甲硝唑，为广谱抗菌药，常用于治疗滴虫性阴道炎及厌氧菌感染。口服后虽然对婴儿的损害尚未最后肯定，但仍主张最好不用。

🍎 氯霉素，乳儿特别是新生儿，肝脏解毒功能尚未健全，若通过乳汁吸入氯霉素，容易发生乳儿中毒，抑制骨髓功能，引起白细胞减少，甚至引起致命的"灰婴综合征"，应禁用。

🍎 多西环素，这种药是脂溶性药物，易进入乳汁。

🍎 氨基比林及含氨基比林的药物，如索米痛片（去痛片）、撒烈痛片（复方氨非那林片）、阿尼利定等，能很快进入乳汁，应忌用。

🍎 硫酸阿托品、硫酸庆大霉素、硫酸链霉素等药物，在乳汁中浓度比较高，可使婴儿听力降低，应忌用。

🍎 抗甲状腺药物甲硫氧嘧啶，可由母乳而抑制婴儿的甲状腺功能。口服硫脲嘧啶，可导致婴儿甲状腺肿和颗粒性白细胞缺乏症，故应禁用。

🍎 抗病毒药金刚烷胺，常有医生将它开给病人抗感冒。哺乳母亲服此药后，可致婴儿呕吐、皮疹和尿潴留，应禁用。

🍎 哺乳母亲患了癌瘤，应停止哺乳，否则抗癌药物随乳汁进入婴儿体内会引起骨髓受抑制，出现颗粒性白细胞减少。

3. 无奈的选择——科学的人工喂养

妈妈没奶，宝宝要人工喂养

有些产妇产后不分泌乳汁，无奈只好人工喂养宝宝。这是什么原因造成的呢？研究人员曾做过调查，因脑下垂体功能紊乱等先天因素造成不分泌乳汁的妇女只占3%。一般在妇女怀孕时，她们的脑下垂体重量可增加50%，这主要是由于她们的脑下垂体前叶产生催乳激素的细胞肥大所致。

孕妇怀孕期间，她们血浆中的催乳激素可增加20%，所以，97%的产妇都会有奶。凡是没有乳汁或乳汁不够的产妇，主要原因是本人患有疾病。

11种不宜哺乳的母亲

母乳是最为理想的婴儿食品。但是，在某些特殊情况下，不宜用母乳喂养。

1. 心脏疾患

心功能较差（Ⅲ、Ⅳ级）的产妇，因为产后心血管发生了很大变化，血液重新分配，乳房和内脏血液增多，心排出量增加，加重了心脏的负担，产妇往往难以适应，容易发生心力衰竭，故一般不宜喂奶。如果孕期及产后心功能均较好，可以喂奶。

2. 肾脏疾患

严重肾功能不全的产妇应忌母乳喂养,因为哺乳会加重肾脏负担。肾移植术后的母亲往往体质较差,即使肾功能正常,因长期服用免疫抑制剂可通过乳汁影响婴儿健康,故不可以喂奶。

3. 高血压病

高血压伴心、脑、肝、肾等重要脏器功能损害者,抗高血压的药物会进入乳汁对婴儿产生不良影响,同时利尿药物会减少甚至抑制乳汁的分泌。

4. 糖尿病

糖尿病伴严重脏器功能损害者、伴尿酮症者,如酮体进入乳汁会导致婴儿肝脏大,所以不易喂奶。但妊娠糖尿病完全可以喂奶,哺乳有抗糖尿病的作用,哺乳母亲的血糖会自然降低而无须增加胰岛素的用量。

5. 传染病

各种传染病的急性期,如各类肝炎的传染期、肺结核的传染期,不宜喂奶,以减少母体的消耗及新生儿的感染。

6. 精神疾患

需要药物治疗的严重的精神病及产后抑郁症的母亲,不宜母乳喂养。

7. 癫痫

生产后仍有癫痫发作的母亲,一方面抗癫痫药物对婴儿有不利影响;另一方面癫痫发作时婴儿安全得不到保障。

8. 遗传性代谢性疾病

患有遗传性代谢性疾病的母亲,如患苯丙酮尿症母亲的血液中含有较多的苯丙酮酸,可以进入乳汁,婴儿吃了这种奶,苯丙酮酸就会存在于体内,抑制了大脑的发育而导致智力低下,使原本已带有这种基因的婴儿变得更加愚笨,因此不要喂奶。

9. 产时或生产后有严重并发症

如生产出血过多身体虚弱,产后高热及严重的产褥感染等,可以暂时不喂,待身体好转后即可喂奶。

10. 甲状腺功能亢进

甲状腺功能亢进的母亲,如产后仍然需要继续服用抗甲状腺的药物,应该根据病情及服药种类、剂量,在医生指导下决定是否母乳喂养。

11. 性病

患性病的母亲,如淋病在产前未治愈,产后即使乳汁中无淋病双球菌,但通过密切接触也可以传染,所以暂时不宜母乳喂养,待治愈后再喂母乳。尚未治愈而又确实需要喂奶时,要注意严密消毒,特别要注意保护婴儿的眼睛和外阴部。梅毒可以通过胎盘及乳汁进行传播,不可哺乳,必须经过正规治疗后才可以哺乳。

哪些宝宝不可用母乳喂养

绝大多数的婴儿都能用母乳喂养,只有极少数的患某种先天性疾病的婴儿不宜用母乳喂养。

如患苯丙酮尿症的婴儿由于体内缺少苯丙氨酸羟化酶,不能使苯丙氨酸转为酪氨酸,而使得苯丙氨在体内堆积,严重干扰组织代谢,造成功能障碍,以致这类患儿智能落后,毛发和皮肤色素减退,头发发黄,尿及汗液有霉臭或鼠尿味。当确定小儿患这种病时应摄取低苯丙氨酸的饮食，虽然母乳中苯丙氨酸的含量较牛奶明显为低，但这些婴儿最好不吃母乳或仅吃少量母乳，而应摄入无苯丙氨酸的特制奶粉或低苯丙氨酸的水解蛋白质，再辅以奶糕及米粉、蔬菜等，并应经常检测血中苯丙氨酸的浓度。

还有一种疾病叫乳糖不耐受症，是由于体内乳糖酶缺乏使乳糖不能消化吸收，表现为婴儿吃了母乳或牛奶后出现腹泻，长期腹泻则会影响到婴儿的生长发育，并导致免疫力低下及反复感染，这时小儿也应暂停母乳或其他奶制品的喂养，代之以不含乳糖的配方奶粉或大豆配方奶。

母乳不足时可以混合喂养

有些母亲的乳汁分泌的确不足，经过用各种增加乳汁的方法也难以奏效，此时可以考虑采用混合喂养的方法。混合喂养就是既吃母乳又喝牛奶或其他代乳品的一种方法。混合喂养虽然不如母乳喂养好，但是却优于单纯喂牛奶或其他代乳品的人工喂养。

混合喂养时，可以每次先给孩子喂母乳，如若不足再喂一些牛奶或其他代乳品。也可以在某一顿用牛奶喂婴儿。

具体的做法一：每次喂奶时先喂母乳，两侧乳房都要喂，让孩子充分吸空乳房，如果还未吃饱再用小汤匙喂一些牛奶，注意牛奶要按孩子的日龄来进行配制，牛奶的量以孩子吃饱即可，不要喂得太多，以免引起孩子吐奶。

具体做法二：在每一天中，给孩子喂几次牛奶或其他代乳品，其余时间仍然喂母乳。比方说，早晨8点吃母乳，到11点喂牛奶，再下一餐又喂母乳。

提醒家长：给孩子喂牛奶的次数不要过多，最好不要超过一半，否则可能导致母乳喂养失败。

奶嘴不能太大

我们鼓励婴儿用力吸奶，不但是因为可促进乳汁的大量分泌，更因为婴儿吸奶的过程，也是锻炼肺活量、促进下颌运动的过程。

选择奶嘴应根据宝宝的食量。通常奶嘴分为小圆孔（慢流量）、中圆孔（中流量）、大圆孔（大流量）、十字孔（大流量）。一般来说，小圆孔奶嘴适合刚出生的婴儿使用，中圆孔奶嘴适用于喝水、牛奶，而大圆孔和十字孔奶嘴可用于喝果汁、米粉等稍稠的流质食品。对于6个月以上婴儿，可根据孩子的食量选用大圆孔和十字孔奶嘴喝牛奶。

需要注意的是，对于新生儿来说，奶嘴孔并不是越大越好。如果奶嘴孔太大，孩子容易吃呛、呕吐。

给宝宝买安全奶粉

○给孩子选奶粉的种类时要注意什么

目前，国家对奶粉的质量和内部成分都有严格的国家标准，正规市场上见到的奶粉基本上都是合格的，但并不是每一种奶粉都适合孩子，比如脱脂或全脂奶粉，一定要选择有婴幼儿配方奶粉标识的奶粉，这种奶粉最适合孩子。而且，妈妈应在生产之前后，向预定的儿科医师咨询在母乳之外最适合自己宝宝的配方奶种类。

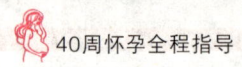

如何为宝宝选择适当的奶粉

为宝宝选择合适的奶粉，首先要求宝宝食用后无便秘、无腹泻等现象，体重和身高等指标正常增长，宝宝睡得香，食欲也正常。还要求食用后宝宝无口气，眼屎少，无皮疹。

其次，奶粉成分越接近母乳成分越好。目前市场上的奶粉大多接近母乳成分，只是在个别成分和数量上不同。母乳中的蛋白质有27%是α-乳清蛋白，所以要首选α-乳清蛋白含量较接近母乳的配方奶粉。

再次，知道奶粉的成分有助于选择。DHA是主要针对宝宝大脑部发育所添加的一种成分。铁和锌能促进神经末梢之间的信息传递，增强宝宝的记忆力、学习能力。牛磺酸对视力、脑部的发育非常有益，它能促进视觉神经的信息传递到脑部。

最后，也要看配料。配方奶粉中的组合成分是最主要的，比如适合添加什么成分、应该添加多少、成分之间量的比例是多少等，都需要专家严格按照规定配制，所以应选专门配制婴儿奶粉的厂家。

那么价格高的奶粉是不是在质量上更有保证呢？

高价格并不等于高质量。现在市场上的进口奶粉非常热销，其原因主要有四：一是不少人认为进口奶粉质量一定好，高价格等于高质量；二是进口奶粉厂家为消费者提供了周到的服务，例如举办育儿知识讲座、开辟专家热线、赠送婴儿营养食谱、育儿手册等，使家长感到亲切、可信；三是进口奶粉的包装、口味、溶解性确实比国产的好；四是婴儿对第一口奶有很强的适应性，吃了第一次奶粉后会导致婴儿对该产品的依赖性。但是，现在我国多家著名的奶粉生产厂都采用了国外先进的生产设备、技术和工艺，因此，国产奶粉的质量也已有了很大的提高，在许多方面已接近或达到进口奶粉水平。目前，国产奶粉使用的是用普通植物饲料饲养的牛产的奶为原料，比有些国外的吃动物饲料的牛产的奶粉更安全。

◎让宝宝吃上安全奶粉

为了让宝宝吃上安全奶粉，让家长们放心，下列建议可供年轻父母参考：

🍎 看包装上的标签标识是否齐全。按国家标准规定，在外包装上必须标明厂名、厂址、生产日期、保质期、执行标准、商标、净含量、配料表、营养成分表及食用方法等项目，若缺少上述任何一项，最好不要购买。

🍎 营养成分表中标明的营养成分是否齐全、含量是否合理。营养成分表中一般要标明热量、蛋白质、脂肪、碳水化合物等基本营养成分，维生素类如维生素A、维生素D、维生素C、部分B族维生素，微量元素如钙、铁、锌、磷，或者还要标明添加的其他营养物质。

🍎 选择规模较大、产品质量和服务质量较好的知名企业的产品。

🍎 要看产品的冲调性和口感。质量好的奶粉冲调性好，冲后无结块，液体呈乳白色，入口奶香味浓。

🍎 要根据婴幼儿的年龄选择合适的产品。消费者在选择产品时要根据婴幼儿的年龄段来选择产品，0～6个月的婴儿可选用1段婴儿配方奶粉；6～12个月的婴儿可选用2段婴儿配方奶粉；12个月以上至36个月的幼儿可选用3段婴幼儿配方乳粉、助长奶粉等产品。如果婴幼儿对动物蛋白有过敏反应，应选择全植物蛋白的婴幼儿配方奶粉。

新妈妈学会调配牛奶

在动物乳中，常被选作喂养婴儿的乳汁是牛奶，和其他乳类比较牛奶蛋白质含量较多，而且容易买到。为了使牛奶的成分尽可能接近人乳，并使之无菌、便于婴儿消化，我们要对牛奶进行调配，

方法如下:

(1)稀释:由于牛奶中蛋白质、脂肪和矿物质等含量较多,对较小的婴儿,尤其是刚出生的婴儿不合适,必须给予稀释,0~7天的婴儿吃2:1牛奶,即2份牛奶加1份水。

(2)加糖:因为牛奶含糖量较低,较低的糖口味欠佳,三大物质(糖、蛋白质、脂肪)比例不如人奶合理,故在喂养婴儿前要在牛奶中加一些糖。一般以100毫升牛奶中加5~8克糖为宜。

(3)煮沸:牛奶很容易被细菌所污染,细菌在牛奶中可以很快地繁殖,牛奶在喂给婴儿前一定要煮沸消毒。煮沸的目的一是灭菌,二是改变牛奶中蛋白质的性状,也就是说让牛奶的酪蛋白分子变小,使之容易为婴儿所消化。鲜牛奶一般煮沸3~4分钟为宜,如果煮沸过久,则破坏了奶中的维生素、酶和脂肪酸等物质。

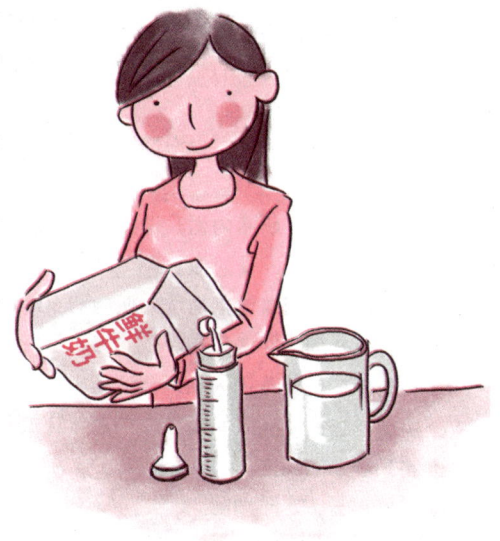

除了煮沸的方法外,也可用水浴法进行灭菌。水浴法就是将牛奶置于奶瓶中隔着水蒸,水沸5分钟即可。有条件者还可以用巴氏消毒法或蒸汽消毒法。

如何精心养个"水嫩"宝宝

宝宝处于生长发育的关键期,新陈代谢旺盛,对水的需求量较大。因此,在注重宝宝营养吸收的同时,还要科学地为宝宝补水。水是宝宝健康发育的保证,能够帮助其维持体内各种物质的平衡状态,调节体温、促进新陈代谢。

宝宝每日每千克体重需要水120~160毫升,主要是从母乳、牛奶等食物中获得。母乳的矿物质含量适度,不会超出宝宝的负载,且母乳中含有大量的前奶,能提供充足的水分。因此,母乳喂养的宝宝在添加辅食前,通常情况不需要额外补充水分。

人工喂养的宝宝,由于配方奶粉里矿物质的含量比母乳大,超出身体需要的多余矿物质须排出体外,但宝宝的肾脏功能尚未发育成熟,需要有充足的水分才能完成排泄任务。如果水分不足,肾脏就不能正常完成任务,即使勉强完成了,也会损伤肾脏功能。虽然牛奶中含有一定量的水分,但宝宝新陈代谢快,容易导致体内水分不足。因此,对人工喂养的宝宝,在喂奶之外应适当补充水分,以维持正常的生理需要。

对于宝宝的饮水量,父母可灵活掌握,根据具体情况制定具体实施方案。在炎热的夏天,宝宝体内水分蒸发速度会加快,不仅人工喂养的宝宝要补充水分,母乳喂养的宝宝也要补充一定剂量的水分。除此之外,宝宝生病期间,也会因发热、腹泻等因素,使体内水分流失较多,此时补充水分不仅能满足正常的生理需要,还有利于宝宝排出体内有害物质,减轻病情。当然,水分的补充也有一定的尺度,过多过快地补充水分,不仅不利于宝宝的健康,还会加重宝宝肾脏功能的负担。

新手妈妈奶瓶消毒备忘录

奶是引起肠胃炎细菌的理想培养基,而对于新生婴儿来说,肠胃炎也许是致命的。对于人工喂养或混合喂养的宝宝,奶瓶和奶嘴的消毒直接关系到孩子的健康问题。

对于奶瓶和奶嘴的消毒工作，必须严格遵照步骤进行，只要妈妈对宝贝实施人工喂养，就要坚守原则——凡是宝贝的奶具，在使用前都需要清洗干净并消毒！在这里，我们提供以下基本步骤，仅供参考：

- 将用过的奶瓶中倒入少许奶瓶专用清洁剂。
- 加入少许水。
- 用奶瓶刷擦洗奶瓶内面，洗掉全部奶渍，仔细清洗颈部及螺纹处。
- 用自来水彻底冲洗奶瓶。
- 刷蘸少许专用清洁剂清洗奶瓶内侧及外侧。
- 用自来水彻底冲洗奶嘴。
- 用量杯在电子蒸锅内加入合适的水。
- 将清洁过的奶嘴、奶嘴套、奶瓶依次放入架子上。
- 将架子置入锅内。
- 盖好锅盖，定时即可。

◯ 3种消毒方法之优劣比较

1. 微波炉

优点：方法简便，时间短，但需要注意的是同样需要准备专用的口袋或者器皿来装纳奶瓶和奶嘴。

缺点：局限性强，无法携带。

2. 电子蒸汽消毒锅

优点：有专用的支架放置奶瓶和奶嘴，定时装置让消毒过程变得轻松而且省力，携带方便，特别是出门旅游的时候。

缺点：是只适用于奶瓶和奶嘴的消毒。

3. 煮沸消毒

优点：每样用具都能浸在水里煮沸消毒，经济实用。

缺点：时间长，受水质影响大。

新妈妈们还特别需要注意的是，如果家中有洗碗机，可用洗碗机代替手工清洗奶瓶等用具，但需要注意的是，即使清洗的水温再高，也不能等同于消毒，还需要进行蒸煮才能达到消毒的目的。

◯ 预防婴儿消化不良的6个卫生方案

- 所有的喂奶用具在使用前都要消毒，即使是新买的也不例外。
- 如果宝贝没有吃完配好的奶，剩下的都应倒掉，不要留到下一次再喂，因为宝贝的唾液已经污染了奶水。
- 调配好的奶，放在冰箱中保存，保存时间不要超过24小时。如果没有冰箱，宝贝需要喝奶的时候再进行调配工作。
- 加热过的奶，即使宝贝没有碰过，30分钟后也要倒掉，因为加热的奶液很容易滋生细菌。
- 不要把消毒过的奶瓶和奶嘴放在案板上晾干，也不可以用纸巾或者抹布擦拭，应该放在厨房纸巾上晾干。
- 父母在接触消毒过的用具前一定要洗手。

4. 小宝贝,大学问——科学护理新生儿

送给小宝贝的第一份礼物——舒服的尿布

首先要选择适合新生儿的尿布,纯棉质地的尿布透气性和吸湿性均优于化纤织品,而且柔软舒适,很适合婴儿使用。尿布最好选白色棉布,这样会使我们容易看清孩子大小便的颜色和性状。白色棉布未经染色,还可以避免染料引起过敏和刺激宝宝皮肤等。

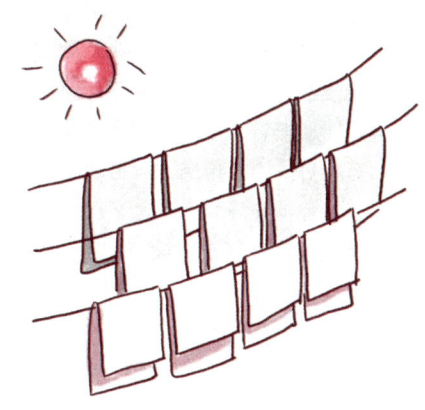

正方形的尿布边长应达70~80厘米,使用时可对折成三角形。长方形的尿布可做成35厘米×(100~120厘米)大小。一般要准备25~30块尿布才能满足更换、洗涤、晒干之所需。

正确地垫尿布不仅仅是为了保证孩子大小便不泄露出来,不弄脏衣裤和被褥,更重要的是让孩子的膝、髋关节处于自然的状态,避免尿布过窄和使双腿伸直,固定下肢而造成髋关节脱位。新生儿的双腿像螃蟹一样分开,膝关节处于弯曲状态是自然的姿势,大腿骨顶端的圆形骨只有在这种状态下才能安稳地待在关节臼内,不至于因拉直双腿而造成滑脱。

可以将三角形尿布和长方形尿布配套使用,男婴可在三角形顶角部位垫厚一些;女婴可在底边部位垫厚一些,这样较符合其生理特征,避免尿湿衣被。

尿布要勤更换,勤洗烫,多日晒。若不及时更换尿布,婴儿皮肤在浸湿的情况下更容易受大小便和尿布上残留洗涤剂的刺激而造成红臀和尿布疹。勤洗烫的作用是显而易见的,既可洗去尿布上残留的尿、便等污染物,又可起到消毒的作用。日晒是利用阳光中紫外线的照射来消毒,它比晾干、烘干等方法要好得多。

近年来随着科技和经济的飞速发展,工业生产的纸尿裤不断更新换代,年轻父母为了省去洗尿布的麻烦而将这类产品作为首选。我们认为在外出和夜间使用这类产品可避免许多尴尬和不便,而白天家中有人照料婴儿时还是使用布尿布较好,一方面舒适、透气;另一方面让孩子体验尿湿和凉的感觉,这种感觉有利于丰富孩子的感知经验,对脑发育有利。

在新生儿后期还可以练习把尿。喂奶后15分钟左右或睡醒后及时把尿会让孩子逐步形成条件反射,有利于长大后的排便训练。

不要把宝宝捆起来

在我国,人们多年来护理新生儿的传统习惯,是把新生儿用布、毯子、夹被、小棉被严严实实地包裹起来。有时,为怕孩子手脚乱动打散了包裹,还要用带子或绳子捆绑起来。这种包裹方式最终把新生儿裹成一个长长的小包裹,我们称之为"蜡烛包"。现代育儿专家则认为打"蜡烛包"存在许多弊病:

🍎 孩子越小,生长越快。严实的包裹不但限制手脚运动,还限制了胸廓的运动。既限制了孩子的体格生长,又限制了肺功能的发育。

🍎 孩子的四肢运动受限制会妨碍大脑发育。感知觉是刺激大脑神经细胞发育必不可少的条件。包裹过严恰恰使孩子减少了获得这些刺激的可能性。

🍎 在拉直下肢时，稍不注意会造成孩子髋关节脱位，而在襁褓中不易发现，等学站、学走时才发现孩子跛行已经晚了。

🍎 不经常打开包裹，孩子容易形成尿布疹、脐炎、皮肤感染、皱褶处糜烂等。这与通气不良、清洗少、皮肤表面不干净、细菌容易滋生有关。

🍎 新生儿体温调节功能尚不够健全，过厚过严的包裹会造成散热困难，导致体温过高。

到底应该怎么包新生儿呢？最好还是给新生儿穿上纯棉制品的、小和尚领的内衣；裹上尿布，注意不要遮盖脐部，以免尿湿污染；外面裹上薄棉毯；上边再盖一层被或将孩子放入睡袋。包裹薄棉毯时，要将孩子放在毯子对角线上，先将一侧毯子角提起向对侧包住孩子，折转放在孩子身下，再将另一侧按相反方向折转后放于孩子身下，足部多余的毯子角折回放于臀下。这样包裹后，孩子既能保持安静的睡眠，又可避免包裹过严引起的弊端。

现在的睡袋下端多设有拉锁，便于打开换尿布，比较宽松，便于活动。睡袋薄厚可调节，还可经常洗涤，既保暖又清洁，制作简单，完全可家庭自制。

新生儿的抱法

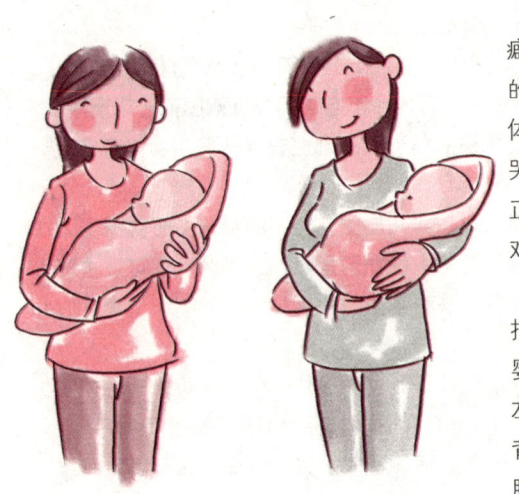

旧的传统观念认为新生儿不能抱，抱了易形成抱癖，对大人和小孩都没什么好处，这种想法是不正确的。现在的观点是新生儿应该常抱。经常抱着的孩子体形会变得优美，这也是婴儿的运动之一。婴儿的啼哭多是由于身体某个部位不舒服引起的，有时是一种正常的运动，不是因为不抱而哭。整日躺着的婴儿，对父母是方便的，但不利于婴儿的生长和发育。

新生儿的抱法大都采用手托法和腕托法两种：手托法是用左手托住婴儿的背、脖子和头，用右手托住婴儿的屁股和腰部。腕托法是轻轻地将婴儿的头放在左胳膊弯中，左小臂护住婴儿的头部，左腕和左手护背部和腰部，右小臂护婴儿的腿部，右手护婴儿的屁股和腰部。

新生儿的皮肤清洁很重要

正常新生儿的皮肤柔嫩，表面的角质层薄，皮层下毛细血管丰富，因此皮肤呈玫瑰红色。初生时，新生儿皮肤表面覆盖一层灰白色的胎脂，是由皮脂腺分泌的皮脂等组成的，具有保护皮肤、防止感染等作用。出生后数小时，胎脂开始逐渐被皮肤吸收，一般不要人为地用水洗去或用纱布等东西将它擦去，如果头顶部胎脂较厚可搽一点植物油待其干燥脱落即可。有的新生儿初生时脸好像有些肿，过段时间后，脸部水肿一般会消失。

胎毛通常于婴儿出生后1周开始脱落，给新生儿洗澡时可看到水中漂着许多细绒毛。在出生后的10~15天中，新生儿全身皮肤会呈现干燥、鱼鳞状纹路，以后会脱皮。脐带一般也已脱落。

有的新生儿起初头上长有黑发，但不久就陆续脱落，这是正常的，新的头发迟早会长出来，这与胎毛完全不同。

新生儿皮肤很娇嫩，局部防御功能差，故很容易受损伤，且受伤处也容易成为细菌入侵的门户，轻则引起局部感染发炎,重则可能扩散至全身(如引起败血症等)。

因此,这段时期的新生儿皮肤的清洁卫生很重要,头、颈、腋窝、会阴部及其他皮肤皱褶处应勤洗并保持干燥,以免糜烂。每次换尿布后,特别是在大便后应以婴儿湿巾清洁臀部,再用婴儿护肤品涂抹,以防发生尿布疹(即红臀)。

脐带脱落后的婴儿,夏天要每天洗一次澡,最好每天洗2次;冬天可每2～3天洗一次澡。

安全使用婴儿湿纸巾

刚出生的新生儿皮肤娇嫩,每次大小便后,用婴儿湿纸巾擦擦,能让小屁股干干净净、舒舒服服。另外,带宝宝出门诸多不便,外出携带一包湿纸巾,随时可以擦净小花脸、小脏手和臭屁屁,实在很方便。但是,如果湿纸巾选购不当,很可给宝宝的皮肤带来伤害,因此,我们在这里教你几招。

1. 注意外包装

注意外包装上面应有厂名、厂址、电话、保质期、有效成分、生产批号、生产日期、卫生许可证号、执行卫生标准号、使用说明及注意事项等内容。

2. 注意保质期

注意不同用途的湿巾都有其各自的保质期。

🍎 "普通湿巾"主要用于清洁皮肤,保质期一般为6个月～3年。

🍎 "消毒湿巾"分为两种,一种用于小伤口及周围皮肤的清洁和消毒;另一种是具有广谱杀菌作用,用于皮肤清洁、润滑、消毒、杀菌及日用品、卫生洁具的杀菌消毒,这两种杀菌湿巾的保质期为2年。

🍎 "婴儿专用护理湿巾"专门用于清洁和护理婴儿面部或臀部,保质期一般为1.5～3年。

🍎 "女士卸妆专用湿巾"保质期一般为3年;"女士护理专用湿巾"保质期一般为1年。

3. 注意感官性

合格的湿纸巾有种柔和、淡雅的味道,质地洁白,使用后不会起毛。

4. 注意密封性

湿巾的包装应密封,不得有破损;盒装和罐装的湿巾包装应完整,不得有损坏。包装密封好,是为了保持湿巾的杀菌消毒作用的有效性。取用湿巾后,应随即贴好密封条,以避免高温或阳光直射,造成湿巾干燥而影响使用效果。

5. 注意刺激性

不要用湿巾直接搽眼睛、中耳及黏膜处。如果使用湿巾之后,宝宝出现皮肤红肿、发痒、刺激反应等症状时,应立即停止使用,严重的应到医院急诊。

应该怎样给新生儿洗澡

◯ 洗澡步骤

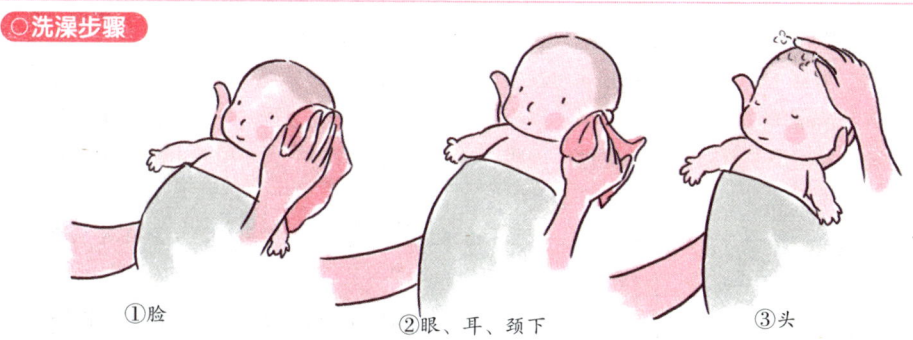

①脸　　　　　②眼、耳、颈下　　　　　③头

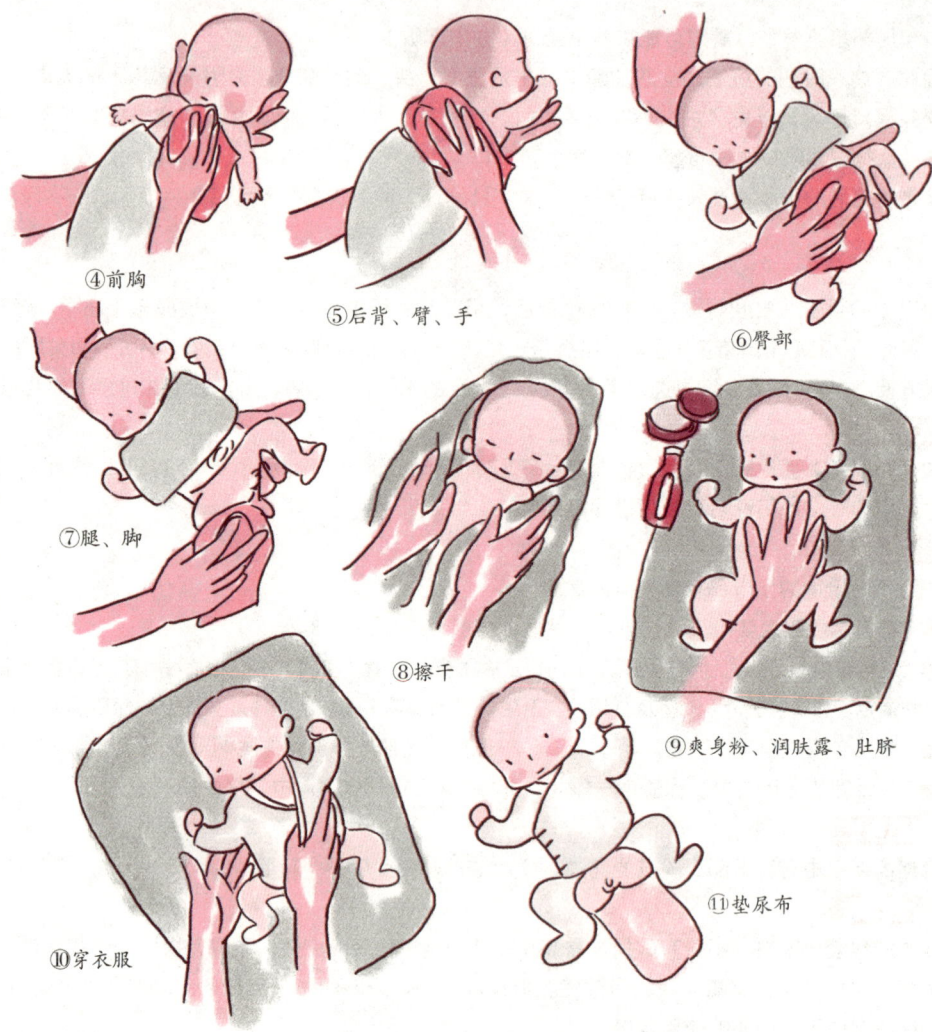

④前胸　⑤后背、臂、手　⑥臀部　⑦腿、脚　⑧擦干　⑨爽身粉、润肤露、肚脐　⑩穿衣服　⑪垫尿布

🍎 新生儿出生后便可每天洗澡,时间应在早晨喂奶前或喂奶后1小时。夏季1~2次/日;春、秋、冬1次/日或1~2次/周,并且要常擦颈、腋下、臀部等皮肤皱褶处。

🍎 备浴盆、盆架、浴巾、小巾、爽身粉、婴儿浴液和润肤露等。

🍎 室温26~28℃;水温38~40℃,沐浴前应用手背或肘部试温。

🍎 抱洗时,防止摔伤;头上鳞状斑块,不可强行祛除、耳、眼、鼻、口不得入水;盆洗时,托稳不可使头部落进水中,防止呛水生病。

🍎 患肺炎、呼吸心力衰竭、皮肤损害等严重疾病时不宜洗澡。

新生儿脐带未脱落时不能放水中洗澡,以免脐带感染。脐带脱落后,可坐躺在盆架上洗。先洗上身并包好下身,用左肘部和腰部夹住小屁股,左手臂托住背和头,拇指和中指分别堵耳,用小手巾沾水轻轻洗。

顺序:上身脸→眼→耳→颈下→前胸→后背→臂和手。下身(上身包裹,头靠在左肘窝,左手握左大腿)臀部→腿→脚。

洗完→擦干→爽身粉→润肤露→肚脐(擦干、消毒、脱碘)→穿衣服→垫尿布→结束。

勤洗小屁屁

每次为宝贝换纸尿裤或者尿布后，都要用婴儿湿巾擦拭宝贝的小屁屁，尤其是女宝宝，要从前向后擦，防止细菌进入尿道，引发感染。如果宝贝拉臭臭了，最好用清水清洗，并且及时涂护臀膏，防止发生尿布疹。

给宝宝一个安静舒适的环境

新生儿来到人间，为了独立生存就必须自己呼吸，自己摄取营养，其心脏和循环系统因而发生了巨大变化。此时保持安静，避免婴儿长时间的哭闹就显得十分重要。过多的刺激会加大新生儿的运动量，无形中会多消耗氧气，加大孩子呼吸系统的负担。环境不安静还会影响母亲的休息，不利于她休整产时的疲劳，也不利于她尽早下奶。所以为了母子健康，我们要提供安静、舒适的环境。

强调安静并不是说产房或坐月子的居室必须保持寂静无声。其实，孩子对一般的声音还是很有适应能力的，房间内有人说话或放些轻柔的音乐都不会影响他（她）。但猛地一关门，突然大声说话都会惊醒他（她）。

为孩子保持安静并非一声不吭。如果你过于小心，强调寂静无声，孩子睡觉时你连说话都不敢，最终你可能会培养出一个对声音过度敏感的、神经质的孩子。

过分逗笑有损婴儿健康

婴儿适当地笑，可增进健康，但过分大笑，则有损婴儿的健康。所以成年人在逗婴儿笑时，一定要把握分寸。婴儿过分大笑会产生以下伤害：

- 使胸腹腔内压增高，有碍胸腹内器官活动。
- 易造成暂时性缺氧。
- 进食、吸吮、洗浴时逗笑，容易将食物、汁液吸入气管。
- 逗笑过度，会引起痴笑、口吃等不良习惯；大笑会引起大脑长时间兴奋，有碍大脑正常发育。
- 过分大笑还易引起下颌关节脱臼。

帮助父母理解宝贝的哭声

面对哭得上气不接下气或是哭声一阵比一阵紧的宝贝，父母常常会十分困惑，心里也非常紧张……应该怎么办？

婴儿的哭声多种多样，父母最好学会聆听。研究表明，啼哭是婴儿表达自己以及与人沟通的最有效的方法。一般来讲，婴儿的啼哭可以表现出自身的生理需求、心理需求和疾病等三种情况：

1. 生理需求性啼哭

包括尿布湿了、饿了、渴了、热了、冷了、太不安静了、光线太亮或太暗了等。这些啼哭是人的本能反应，通常哭声比较婉转悦耳，富有感情，扣人心弦，有一种倾诉之感。只要给予满足，婴儿马上就会停止啼哭。

2. 心理需求性啼哭

往往见于那些出生后比较难带的婴儿。这些婴儿通常性情敏感，对周围环境的适应性较差，平时容易被惊吓，总是喜欢盯着大人，或是伸出双手想要人抱着，或要有人陪伴。心理需求性啼哭的哭声一般较小，只要大人多陪伴或多逗着玩，婴儿的情绪就会好转，因为能使婴儿感到满足。

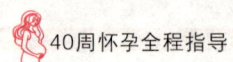

随着婴儿的生长发育特别是到了6个月后，肢体的活动日益增多，生理需求性啼哭会逐渐减少，而表达情绪的啼哭则会越来越多。

3. 疾病性啼哭

大多表现出哭声要比平时尖锐、凄厉，难以哄住，比如换了干尿布、喂了奶或抱起来还是不住地哭，还常常在啼哭时有蹬腿动作，烦躁不安。而后，哭声越来越弱，越来越少，最终可能无声啼哭乃至不哭。通常便秘（以夜间啼哭为多）、肠套叠（因腹痛而啼哭）、关节脱位或骨折（常会哭声不止）、中耳炎（一碰耳朵即大哭不止）、颅内出血（高音调、短促而直的尖叫性啼哭）等病痛，都会使婴儿出现异常啼哭，哭声也是判断新生儿疾病轻重的一个重要标志。

当啼哭实在找不到原因时，父母仔细检查一下婴儿的全身，如颈下、腋下、腹股沟等部位，以了解有无皮肤糜烂、溃疡或炎症。如果是男婴，还要注意观察一下脐部或腹股沟处，看看是否发生了嵌顿性疝气等急症。

新生儿不能睡枕头

很多人喜欢给刚刚出生的婴儿枕一个小枕头，但有关专家提醒说，此举纯属多余，小枕头不利于新生儿的正常发育。

专家解释说，新生儿的脊柱是直的，平躺时，其背和后脑勺在同一平面上，不会造成肌肉紧绷状态而导致落枕；加上新生儿的头大，几乎与肩同宽，因此新生儿并不需要枕头。如果头部被垫高了，反而容易造成头颈弯曲，影响新生儿的呼吸和吞咽，甚至导致意外。

婴儿长到三四个月时，其颈椎开始向前弯曲，这时睡觉时可枕1厘米高的枕头。七八个月时，婴儿开始学坐，胸椎开始向后弯曲，肩也发育增宽，这时孩子睡觉时应枕3厘米高的枕头。过高或过低的枕头都不利于孩子睡眠和身体的正常发育。

婴儿不宜睡在父母中间

不少年轻父母晚上睡觉时，总喜欢把孩子放在父母中间，其实这样睡对孩子的健康是十分有害的。

人体中脑组织的耗氧量最大。成人脑组织的耗氧量约占全身耗氧量的20%，而孩子越小，脑耗氧量占全身耗氧量的比例就越大，婴幼儿可高达50%。婴儿若睡在父母中间，成人排出的"废气"双管齐下，会使孩子处于一个高浓度二氧化碳和缺氧的环境中，使孩子出现睡眠不安、半夜哭闹等现象，影响孩子的正常生长发育。

同时，婴儿睡在父母中间，也增加了成人无意中挤压孩子的不安全因素，因此孩子还是不要睡在父母之间为好。

新生儿应采取什么睡眠姿势？

刚出生的新生儿从早到晚大多数时间都处在睡眠状态，自己又无能力控制和调整睡眠的姿势，他们的睡眠姿势都是由别人来决定的。作为母亲怎样为自己刚出生的孩子选择最佳睡眠姿势呢？

睡眠姿势可以分为仰卧、俯卧、侧卧。大多数母亲喜欢让孩子仰睡，但仰睡有两个缺点：一是呕吐时容易被呕吐物噎塞喉咙；二是仰卧总是以一个姿势睡，就会引起头颅变形，形成扁头，影响头型美观。

俯卧睡（趴着睡）是欧美人的习惯，他们认为俯卧睡这种姿势便于肠道内的气体排出，故不易引起腹痛（腹部绞痛）。在新生儿呕吐乳汁的时候也不用担心会引起窒息，同时头的后部（枕部）也不会因仰卧而变得扁平等。但是刚出生不久的新生儿颈部肌肉长得不结实，自己还不能抬头，如不注意很容易堵住鼻口而窒息。这种卧姿在新生儿阶段也不宜采取。

新生儿初生时保持着胎内的姿势，四肢仍屈曲，为使在产道咽进的羊水和黏液流出，出生后24小时内，可采取低头右侧卧位，在颈下垫上一块小手巾，并定时改换另一侧卧位，否则由于新生儿的头颅骨骨缝没有完全闭合，长期睡向一边，头颅可能变形。如果婴儿经常吐奶，刚喂完奶后，要取右侧卧位，以减少漾奶。一般每4小时左右，给新生儿调换一次卧姿，同时注意不要把耳郭压向前方。

新生儿不用清洗口腔

有些母亲特别注意新生儿的清洁卫生，就像成人刷牙那样，每天也要给新生儿清洗口腔。其实没必要特别为新生儿清洗口腔，更不能用纱布、手帕、棉签等来擦洗口腔黏膜，因为这种做法很容易将口腔黏膜擦破而引起细菌感染。

新生儿的口腔一般不需要特别清洗，因为新生儿口腔内尚无牙齿，而且口水的流动性大完全可以起到清洁口腔的作用。要给新生儿清洁口腔的话，只要在给新生儿喂完奶后，再喂点温开水，将口腔内残存的奶液冲洗掉就可以了。个别新生儿的确实需要清洗时，可用干净的棉签蘸上水轻轻涂抹口腔黏膜，但千万不能将黏膜擦破。

给小婴儿拍照不宜用闪光灯

人眼的结构就好比一架相机，眼球前边的角膜和晶状体相当于一组镜头，虹膜相当于光圈，眼球周围的巩膜和脉络膜相当于暗箱，而眼球最后面的一层视网膜相当于感光底片，对光线反应最为敏感。刚出生不久的孩子其眼球发育不完善，尤其是视网膜里的感光细胞很娇嫩，非常怕强光的刺激。

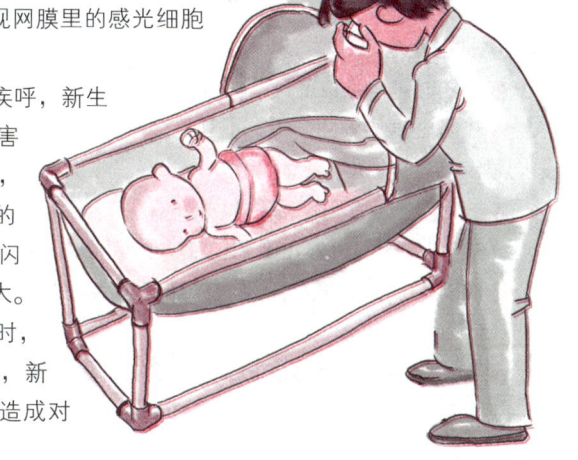

美国科学家曾在世界眼科学会上大声疾呼，新生儿的眼球尚未发育成熟，强烈的光束会损害他们的眼睛。如果用闪光灯对准他们拍照，闪光灯闪光的一刹那，哪怕是1/500万秒的闪光灯的光束也会损伤其视网膜。而且，闪光灯离眼的距离越近，对视网膜的损害就越大。

因此，家长在为小于6个月的孩子拍照时，一定要采用自然光，不能用闪光灯。同样，新生儿的寝室灯光也不宜过强，否则同样会造成对孩子眼睛的伤害。

既要保暖，也要防热

● 保暖

新生儿皮下脂肪少，排汗散热能力弱，身体对外界温度变化的调节能力差，所以，新生儿的体温极不稳定。在过分保暖的情况下，体温可上升到40℃，甚至引起抽搐。在寒冷的冬季，如果保暖不好，体温就会下降，全身冰凉，甚至皮肤硬肿。因此，对新生儿应保持适当室温。外界环境要暖和，冬天室内温度最低保持在20～22℃。夏天室内要通风，但避免直接吹到小儿，也可在地上洒水或放盆冷水吸热。新生儿不要包得太紧，捂得太严。寒冬季节，室内要有取暖装置，如暖气、生炉火、烧热炕等。如果室温不够，小儿手脚冰凉时，可以在新生儿棉被下放热水袋。

○防热

有些缺乏知识的家长错误地认为，孩子发热是风寒所致，于是就层层加被，甚至暖在怀里。这种"火上浇油"的做法极易导致"热极生风"，百害而无一利。遇此情况，父母应针对小儿病因进行处理。适当降低环境温度，调好温箱，必要时室内放置冰块、电风扇，但应避免直吹患儿。用冰袋或冷水袋在小儿头部降温，或用温热水擦浴。如采用上述措施无效，又有抽搐倾向者，可进行酒精擦浴。要给小儿多喂水，有助于降低体温。

通常不用阿司匹林之类的退热药，因新生儿体温调节中枢发育不成熟，对退热药不敏感，而且对药物耐受性低，易产生副作用。现实生活中，给孩子服用超剂量退热药导致孩子中毒死亡的实例，并不罕见。因此，孩子发热后，家长千万不要自作主张，随意用药，应及时就医，查明原因；有感染病灶者，还应给予那些无毒副作用又有特效的抗生素治疗。

给新生宝宝安全喂药的9个法则

刚刚出生的宝贝，吞咽能力还没有发育成熟，喂药时药液很容易呛到气管里。加上胃贲门肌松弛，容易发生呕吐，喂药时妈妈更要谨慎，以下推荐的方法对妈妈会有所帮助：

🍎 最佳喂药时间宜在吃奶后1~2小时，这时胃中的奶已部分排出，可以减少药物刺激引起的呕吐。

🍎 需要空腹服用的药物，宜在吃奶后3~4小时喂食，这时宝贝的胃已经排空，有利于药物吸收。

🍎 宝贝太小，可能会吸吮得很慢，妈妈要有耐心，切勿着急。

🍎 不管是药片、药粉还是药丸，先溶解在水中，让宝贝通过奶瓶吸吮进去。但要注意药液温度，一般以30~35℃为宜。

🍎 喂药时可以抱着宝贝，保持侧卧或头部侧位，头部稍提高，防止呕吐引起窒息。

🍎 喂药速度要缓慢，每次不宜喂得过多。先从数滴开始，观察宝贝的吸吮和吞咽情况。如果没出现呛咳，增加到1~2毫升。一次最多喂2~3毫升，不要太多，以免误吸到气管里。

🍎 一定要在宝贝呼吸平稳的安静情况下喂药，并在喂药前后仔细观察宝贝的面色、呼吸等情况，如有异常情况马上停止喂药，赶快去看医生。

🍎 喂完药后避免搬动宝贝，保持安静状态或使其睡30~60分钟，保证药液吸收到血液里以免引起呕吐。

🍎 刚出生的宝贝胃肠道抵抗力非常弱，碾碎药物、溶解及喂药的用具一定要注意清洁，以免引起胃肠感染。

晒晒太阳，宝宝强壮

到户外晒太阳，可以吸收阳光中的紫外线，促使人体皮肤中的胆固醇转化为维生素D，可预防维生素D缺乏性佝偻病。

新生儿要不要晒太阳呢？回答是肯定的。其实新生儿也非常需要户外活动和晒晒太阳。在夏秋季节出生的新生儿，在出生后半个月即可开始短时间、间断地在户外晒晒太阳，接触一下大自然，呼吸一些新鲜空气，这对新生儿的生长发育和健康都有好处。满月后再逐渐增加户外活动的时间。

刚开始到户外时，可选在风和日丽的天气，每次活动的时间可稍短一些，待新生儿适应后逐渐增加时间和次数。在夏季不要让太阳直射身体；应在风小的地方晒太阳，能暴露出皮肤的部位尽量多暴露，但不要使新生儿受凉。

在室内可将新生儿的小床放在太阳能照到的地方，打开窗户，让阳光照到新生儿身上，并可使室内的空气流通、新鲜，也非常有益于新生儿的健康。

5. 无微不至的呵护——早产儿的护理

让人又爱又怜的早产宝宝

如果宝宝出生前能听懂父母的话，他一定知道爸爸妈妈希望他能健康安全地来到这个世界。虽然你也很急切地想和他见面，但也不希望过早地见面，否则会影响到他的身体健康。许多宝宝理解你们的心情，如约来到这个世界，但总有一些调皮的宝宝会早早地"溜"出来和你们见面。对于调皮的早产宝宝，父母们总是又爱又怕。是啊，新爸爸也想早点看见那个在心里勾画了千百遍的宝宝，但又害怕宝宝没有发育成熟的身体，不能经受这个世界过多的考验。

早产儿有如下身体特征：

1. 体重

2.5千克以下。

2. 身长

45厘米以下。

3. 皮肤

鲜红而且薄嫩，褶皱处较多，多胎毛。

4. 生殖器官

女婴小阴唇未被大阴唇覆盖，男婴阴囊较小，睾丸未降至阴囊。

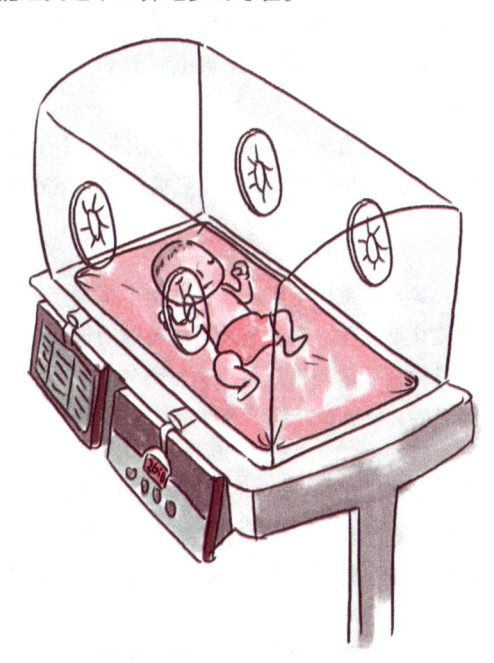

事实证明，早产宝宝的确比正常宝宝身体的各方面素质要差一些。宝宝在母体的生长发育时间过短，各个器官和组织发育相对不成熟，功能也不健全，对外界环境的适应能力也较差。因此，对于早产宝宝更要细心照护，不然很有可能会影响其生长发育，甚至危及其脆弱的生命。

早产儿成长的5道大关

早产儿（胎龄小于37周，体重小于2.5千克的未成熟儿）由于全身各个器官都未发育成熟（胎龄越短，越不成熟），难以适应子宫内外环境的骤然变化，易发生各种疾病，甚至死亡。早产儿出生后主要面临5个方面的问题，即5道关。

1. 呼吸关

早产儿因呼吸中枢发育不成熟，呼吸常不规则，甚至出现频繁的呼吸暂停或呼吸衰竭。另外，人体与外界进行气体交换的基本单位是肺泡。肺泡要保持张开状态而不萎陷，需要一种称为肺泡表面活性物质的参与。早产儿的肺泡表面活性物质较少，容易出现肺泡萎陷，出现呼吸困难和呼吸衰竭。

2. 体温关

正常体温是肌体维持正常新陈代谢的基本条件。早产儿体温调节能力差，皮下脂肪薄，体表面积相对较大，容易散热，而用于产热的棕色脂肪较少，故保暖不当易发生低体温，出现肢端发冷、硬肿、哭声低弱、吸吮差、心率降低，甚至休克、肾衰竭、肺出血等症状危及生命。若室温过高，则又会出现脱水热。

3. 感染关

新生儿皮肤黏膜薄嫩，易被擦伤，成为细菌侵袭的通道；脐部为开放的伤口，细菌易繁殖并进入血液；部分免疫球蛋白虽可通过胎盘由母体进入胎儿，但与胎龄有关，胎龄越低，免疫球蛋白水平越低。故早产儿体内免疫球蛋白水平较低，易发生各种感染性疾病，甚至败血症。

4. 黄疸关

胎儿在子宫内由于处于氧分压偏低的环境，生成的红细胞数较多，出生后环境中氧分压提高，红细胞相对过多，多余的部分被破坏，并代谢成胆红素，加上早产儿对胆红素的转运和代谢能力差，容易出现黄疸。另外，早产儿血脑屏障的通透性高，胆红素容易从血液侵入脑组织，并对脑组织产生损害。

5. 喂养关

早产儿由于吸吮能力差，不会吞咽，易发生呛咳；由于胃容量小，食管下端的括约肌张力低，易出现溢乳；由于各种消化酶和胆汁缺乏，消化吸收能力差，对食物的耐受性差，喂养不当易出现小肠坏死。

早产儿有这么多可能发生的危险，所以我们应尽量做好孕期保健工作，避免早产；对已出生的早产儿应加强护理，防止可能发生的意外情况，保证其健康成长。

更密切的产后监护

早产宝宝皮下脂肪少，体温中枢发育不完善，对环境温度的变化比较敏感，体温易随环境温度变化而变化，但自身又不能有效地调节体温，且对疾病的抵抗力低于足月宝宝，对生活环境的消毒隔离要求更高。早产宝宝身体内部器官的功能性较差，如果没有采取安全有效的护理措施，其口腔、皮肤及脐部等身体部位就很容易发生病变。

现在许多医院专设了早产儿监护室，可以为宝宝提供更科学、更安全的特殊护理。早产儿监护室在与足月儿监护室同等条件的基础上，额外配备了婴儿培养箱、远红外保暖床、微量输液泵、吸引器和复苏囊等设备，能够对宝宝进行特殊监护。同时，还有固定的工作人员为其进行护理工作，并及时地实施诊断和治疗。相对于普通的足月儿室，这里还制定了严密的消毒隔离制度，确保宝宝不会发生细菌感染。

这种特殊的治疗和护理相结合的手段，能为新爸爸们省去不少后顾之忧，也是对宝宝身心有利的一种选择。当宝宝度过危险期出院回家后，新爸爸就要担任起宝宝的护理专家，给宝宝建设一个良好的家庭监护室。

更合理的喂养计划

早产宝宝要恢复正常的生长发育，必须补给充足的营养，对于营养素的需求也高于正常宝宝，但这种需求同时和宝宝的生理特点存在着矛盾。早产儿宝宝的吸吮能力较差，吞咽反射不敏感，过多过快的喂养容易发生呛奶。另外，早产儿宝宝的胃容量较小，胃肠道消化功能不健全，吃奶量过多易导致胃储留引起溢奶，严重的还会造成消化不良、腹泻。

针对宝宝的生理特点，父母应做好合理的喂养计划。首先丈夫应做好妻子的思想工作，尽量用母乳喂养宝宝。对一些由于特殊原因不能进行母乳喂养的宝宝，新爸爸应选择适合早产儿的配方奶粉。喂奶的时间应尽可能提前，因为宝宝体内储存的糖分较少，早喂奶可以预防低血糖。此外，新爸爸还应根据宝宝的耐受力来制定喂乳量，使宝宝尽量避免发生呕吐的情况。奶量可以由少到多逐渐增加，让早产宝宝脆弱的消化系统有充足的时间进行自我调节。为了解决喂奶量不足而引发的营养缺乏，新爸爸应该给宝宝勤喂奶，少吃多餐，调解宝宝的生理特点和营养需求之间的矛盾。

在做好基础喂养工作后，新爸爸还可额外地给宝宝补充适度的维生素和矿物质，避免其因缺乏某种营养物质而发生身体病变。对于宝宝的身体情况，新爸爸每天应做详细记录，便于准确分析并及时调整宝宝的营养结构。

更谨慎的母乳喂养

早产儿是指孕期不足37周的新生儿，由于早产儿的各种生理功能相对不健全，早产儿的喂养也有其特殊性。

早产儿可能会由于合并一些严重的疾病，或由于体重过轻而住院治疗。孩子住院与母亲分离，就影响了母乳喂养的正常进行。因为与母亲分离，孩子没有与母亲很好的接触、没有吸吮，母乳的分泌受到影响；加上孩子住院使母亲的情绪受影响阻碍乳汁的分泌。早产儿怎样才能坚持母乳喂养呢？

（1）妈妈一定要有信心，相信自己的乳汁最适合喂养孩子，要想办法让孩子吃到母乳，或者想办法让孩子出院后吃到母乳。

（2）尽可能地与早产儿接触，如孩子住院的医院有母婴同室病房，妈妈最好陪伴孩子住入母婴同室病房。

（3）对不能吸吮或吸吮力弱的孩子，妈妈要按时挤奶（至少每3小时挤一次），然后将挤出来的奶喂哺婴儿。可用滴管或小匙喂给孩子。选用的滴管应到专门的医疗器械部门去购买。小匙应选用边缘钝的瓷质匙或不锈钢匙为好。不管是选用滴管或瓷质匙和不锈钢匙，都要将乳汁从早产儿的嘴边慢慢地喂入，切不可过于急躁而使乳汁吸入婴儿的气管中。早产儿的吸吮力往往不足，每次的摄入量不会太多，所以要多给早产儿喂养，一天应给早产儿喂12次奶左右。对于有吸吮能力的早产儿，可以直接、尽早地让孩子吸吮母亲的乳头。

（4）如果孩子住院暂时不能吃到母亲的乳汁，妈妈也要坚持挤奶，让孩子出院后能吃到母乳。这对早产儿来讲是十分重要的，因为早产儿的身体发育已经较足月的孩子落后了，需要有一个奋起直追的过程，母乳喂养是这个过程的有力保证。只要坚持给出院后的早产儿喂母乳，母乳喂养也一定会成功。

更良好的抚触

早产宝宝不仅生长发育落后于正常宝宝，心理和智力上的发育也会在起跑线之后。研究证明，大多数早产宝宝长大后表现为好动不安、注意力不集中、动作不协调、胆小害羞、脾气急躁。这一类宝宝的社交能力往往比较差，缺乏自信，容易受挫折。当然，新爸爸们也要相信人定胜天，只要你能对宝宝进行良好的情感抚慰和心理引导，宝宝的先天不足是可以通过后天的努力来弥补的。

早产宝宝在母亲体内没有发育完全，便匆匆来到这个世界。为了弥补宝宝的先天不足，新爸爸应给其更多的身体刺激，促进身体功能的发育。抚触是宝宝非常需要的亲密接触，有助于调节其神经、内分泌及免疫系统，促使胃泌素、胰岛素分泌增加，同时减少宝宝的焦虑情绪，增加睡眠时间和吮奶量。相对于妈妈的抚触，爸爸的抚触有可能更利于宝宝的身心发育。有资料表明，父亲和孩子的接触过程，不仅有利于建立深厚的父子（女）感情，还能培养孩子坚毅、勇敢的性格。

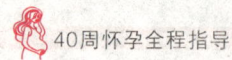

婴儿抚触的顺序

头部→胸部→腹部→上肢→下肢→背部→臀部。

1. 头部

🍎 用两手拇指指腹从眉间向两侧滑动。

🍎 两手拇指从下颌上、下部中央向外侧、上方滑动；让上下唇形成微笑状。

🍎 一手托头，用另一只手的指腹从前额发际向上、后滑动，至后下发际，停止于两耳后乳突处，轻轻按压。

2. 胸部

两手分别从胸部的外下方（两侧肋下缘）向对侧上方交叉推进，至两侧肩部，在胸部画一个大的交叉，避开新生儿的乳头。

婴儿抚触的顺序

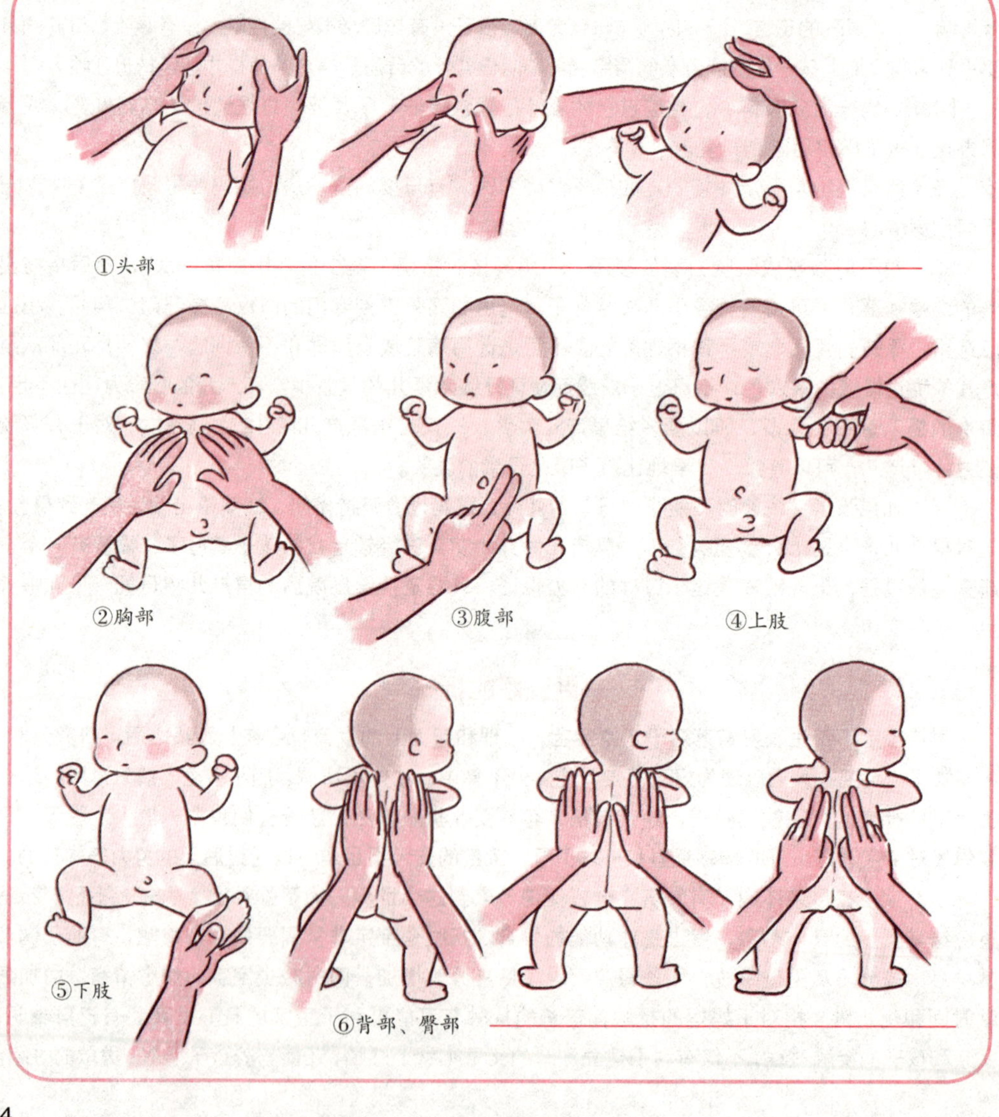

① 头部

② 胸部　　③ 腹部　　④ 上肢

⑤ 下肢　　⑥ 背部、臀部

3. 腹部

示、中指依次从新生儿的右下腹至上腹向左下腹移动,呈顺时针方向画半圆,避开新生儿的脐部。

4. 四肢

两手交替抓住婴儿的一侧上肢从腋窝至手腕轻轻滑行,然后在滑行的过程中从近端向远端分段挤捏。对侧及双下肢的做法相同。

5. 手和足

用拇指指腹从婴儿手掌面或脚跟向手指或脚趾方向推进,并抚触每个手指或脚趾。

6. 背部、臀部

以脊椎为中分线,双手分别放在脊椎两侧,从背部上端开始逐步向下渐至臀部。

婴儿呈俯卧位,两手掌分别于脊柱两侧向中央滑动。

以脊柱为中线,双手示指与中指并拢由上至下滑动4次。

○ **抚触的注意事项**

- 确保抚触时不受打扰,可伴放一些柔和的音乐帮助彼此放松。以每日3次,每次15分钟为宜。
- 抚触时小儿应在温暖的环境中,婴儿体位舒适。
- 选择适当的时间进行抚触,当婴儿觉得疲劳、饥饿或烦躁时都不适宜抚触。
- 最好在婴儿沐浴后或给他穿衣服时进行抚触,抚触时房间需保持温暖。
- 做抚触之前,要将双手指甲修平,无倒刺,并将首饰摘掉,以免划伤孩子的皮肤。
- 抚触之前需温暖双手,将婴儿润肤液倒在掌心,先轻轻抚触,随后逐渐增加压力,以便婴儿适应。

早产儿如何防止脑瘫发生

早产儿脑发育不成熟,出生后容易患一些疾病,如呼吸困难、缺氧、脑室内出血、脑组织损伤等。此外,早产儿营养不充足,也影响脑部发育。早产儿体重越小,发生脑瘫的概率越高。据调查,100个早产儿约有3个脑瘫患儿。小儿脑瘫表现有以下4大特点。

(1)运动落后和主动运动减少:正常小儿3个月时俯卧位时会抬头,仰卧位时有踢腿动作,而脑瘫患儿很少有这些动作。正常小儿4~5个月时能主动伸手触物,而脑瘫患儿上肢活动很少。

(2)肌张力异常:脑瘫患儿比正常儿肌张力低或高。

(3)姿势异常:脑瘫患儿经常有头向后仰,6个月坐位时后倒,两腿夹紧,把尿和更换尿布困难等。

(4)反射异常:正常小儿头部位置突然放低有拥抱反射(如惊吓一样表现),一般6个月以后消失,而脑瘫患儿则不消失,还会伴有其他各种反射异常。

脑瘫患儿有时伴有智力低下、癫痫、行为异常和听觉障碍。脑瘫也有轻有重,脑瘫重的孩子将来不会坐、站和走,生活完全不能自理。康复治疗花费很大(每月需数千至万元),年龄大的脑瘫患儿虽经康复,但只能减轻症状,改善生活质量,不能治愈。给个人和家庭带来极大的痛苦和负担。

那么,怎样防止小儿脑瘫的发生呢?父母按照一定方法在家中给孩子做按摩、体操(每日2次,每次5~15分钟)和主动运动训练,如按月龄增长做相应的抬头、拉坐、翻身、坐、爬、站和走等运动,促进运动张力发展。同时纠正不正常姿势,发展正常姿势,这些方法既安全又可行,并且经过研究证明是有效的。

研究结果表明,按照以上方法,脑瘫可以减少2/3以上,即使发生脑瘫,也可明显减轻。

6. 关注新生儿的9种常见病症

第一周关注热点：新生儿脐炎

脐带是连接胎儿和母亲的重要器官。胎儿在母亲子宫内的时候，就是通过脐带的血液运输，从母亲那里得到氧气和营养物质来维持正常的生长发育。宝宝出生后的第一周，新手父母们就有可能要接受来自宝宝的第一个考验：新生儿脐炎。有些孩子因为家庭护理不当造成新生儿脐带炎症，严重的脐炎甚至可能导致败血症危及生命。

◉ 新生儿脐炎症状

正常情况下，出生后 3~7 天新生儿脐带的残端就会脱落，护理不好则会发生炎症。轻度发炎时，父母可以在孩子的脐带脱落处发现少量黏液或脓性分泌物，周围皮肤发红，在比较严重的情况下会出现脐部脓肿，并波及大部分腹壁，同时还会出现发热、哭闹、呕吐、拒食等现象。父母在发现轻度炎症症状时，就应该及时请求医生的帮助，千万不要以为是小事忽视拖延，导致病情迅速发展。

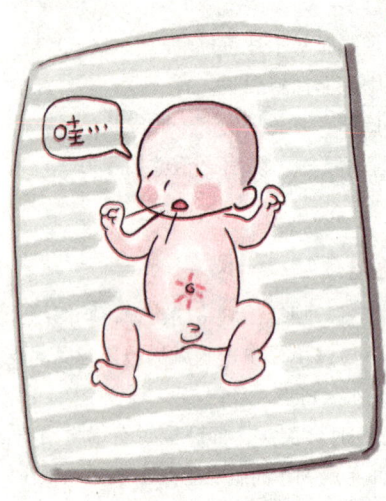

◉ 新妈妈细心呵护

🍎 保持孩子脐部干燥。新生儿脐带脱落之前，不要把孩子放在水盆中洗澡，最好采用擦浴的方式，因为将脐带浸湿后会导致延期脱落且易致感染。

🍎 选择质地柔软的衣裤减少局部摩擦。

🍎 新生儿洗澡后涂用爽身粉时应注意不要落到脐部，以免长期刺激形成慢性脐炎。

🍎 不要轻易使用脐带粉和甲紫，因为粉剂撒在局部后与分泌物黏连成痂，影响伤口愈合，也增加感染机会，而甲紫只能起到表面干燥作用。

🍎 尿布不宜过长。避免尿湿后污染伤口。有条件可用消毒敷料覆盖保护脐部。同时可以用95%酒精擦脐部，每日 4~6 次，促进脐带尽早干燥脱落。

🍎 脐带脱落后，如果脐窝处仍有分泌物，可用 1.5% 碘酒涂在脐窝处，每日 2 次。脐周被碘酒涂盖处可用 75% 酒精脱碘，以免妨碍观察周围皮肤颜色。

第二周关注热点：新生儿黄疸

新生儿黄疸是指新生儿体内胆红素过高而引起的一种疾病，严重时可导致新生儿神经系统受损引发胆红素脑病，影响新生儿智力发育，是严重威胁新生儿健康的"隐形杀手"。因此及早发现和治疗新生儿黄疸在优育学方面和提高人口素质方面具有极其重要的意义。对新生儿黄疸的治疗，尤其要注意三早，即"早发现、早诊断、早治疗"，做到未雨绸缪。

正常的生理性新生儿黄疸一般在出生后的 3~5 天出现，到 10 天左右就基本消退，最晚不会超过 3 周。大部分的新生儿黄疸都会在第 2 周消退。假如在第 2 周，父母依然发现孩子出现比较明显的黄疸，这个时候就需要多留心，及时区分生理性黄疸与病理性黄疸以免延误治疗。

◉ 新生儿黄疸症状

生理性黄疸一般黄疸色不深，妈妈会发现宝宝的食欲依然很好，精神也不错，没有过多的吵闹现象。在 7~10 天的时候就会自然消退。病理性黄疸则出现黄疸时间过早，或者症状过重、延续时间长，这个时候就要怀疑是病理性的黄疸。病理性黄疸通常有这样一些症状：在新生儿出生后 24 小时内黄疸就非常明显；黄疸遍及全身，为橘黄色，且在短时间内明显加深；黄疸减轻消退后又加重或重新出现；黄疸出现后 2~3 周仍不减轻甚至更明显；宝宝的大便颜色淡或呈白色，尿呈深黄色；黄疸同时伴随有发热、拒奶、精神不好、嗜睡、两眼呆滞等症状。

● 新妈妈细心呵护

（1）生理性黄疸：生理性黄疸通常是由于婴儿的肝脏功能不成熟而造成的。随着新生儿肝脏处理胆红素的能力加强，黄疸会自然消退，所以生理性的黄疸，家长一般不需要额外的护理，在孩子黄疸期间可以适量多喂温开水或葡萄糖水利尿。

（2）病理性黄疸：严重的病理性黄疸可并发"脑核性黄疸"，通常称"核黄疸"，造成神经系统损害，导致儿童智力低下等严重后遗症，甚至死亡。父母需要仔细观察孩子的黄疸变化，当出现特殊情况时，应及时送往医院，请求医生的帮助。

第三周关注热点：新生儿鹅口疮

鹅口疮又称"雪口疮"，是由一种叫作"白色念珠菌"的真菌引起的口腔黏膜感染性疾病。此病多见于新生儿，多通过被真菌污染的母亲或医护人员的手、吃奶用具感染，也可由患霉菌性阴道炎的母亲在生产时传染引起。

鹅口疮的表现主要为：在牙龈、颊黏膜或口唇内侧等处出现乳白色奶片样的膜样物，呈斑点状或斑片状分布。膜样物表面光滑且容易被刮去，刮去后出现潮红的黏膜。患处一般无疼痛等不适感觉，大多也不影响小孩吃奶，但病变范围大者对吃奶可能会有一些影响。

第三周时，很多新手父母们都会在心里暗暗舒口气：最手忙脚乱的时间过去了。不过要提醒大家的是，假如卫生工作不够到位，孩子也可能会患"鹅口疮"。

● 新生儿鹅口疮症状

在新生儿的口里，出现白颜色的东西，看起来有点像奶片，开始是一小片一小片，慢慢地融合成一大片。一般的奶块很容易擦掉，但是鹅口疮则不易擦掉。有的父母会用手强制扣掉，被剥落的部位会少量出血，但没有多久，你会发现在原来的部位又出现了新的白片。

一般情况下，孩子出现"鹅口疮"，不痛、不影响吃奶，也不会出现其他症状；但是如果鹅口疮特别严重，整个嘴里都被覆盖住，这个时候孩子可能会出现呕吐、吞咽困难、声音嘶哑或呼吸困难等症状。

● 新妈妈细心呵护

鹅口疮在新生儿中很多见，最重要的原因在于婴幼儿抵抗力差，易通过食具、奶头等途径受真菌感染。预防鹅口疮的最好方法就是做好哺乳时的清洁卫生。

对于母乳喂养的孩子，妈妈在让孩子进食前，要做好个人的清洁卫生，用清水轻轻擦洗孩子的入口部分，妈妈的内衣要保持清洁、干燥，注意清洁手及经常接触孩子的部分；吃配方奶或者是混合喂养的宝宝，要注意奶瓶的清洁卫生，使用前用开水煮一下，一般以 20 分钟为宜；宝宝进食过后，可以给孩子喂点清水，使霉菌不易生长和繁殖。

发现宝宝已经患有鹅口疮，妈妈可用消毒棉签蘸 2% 苏打水清洗患处，然后涂上 2% 甲紫，每天 3~5 次。不严重的情况下，2~3 次就有明显效果。同时给患儿口服维生素 C 和复合维生素 B。如果症状比较严重，最好还是到医院，在医生的指导下进行处理。

第四周关注热点：新生儿呕吐

呕吐是新生儿常见的症状，绝大多数是由于喂养不当引起的。如喂奶不定时，有时吃得太多，有时又进食不够，使胃肠的运动缺乏规律性；喂奶前后如哭闹，奶头眼儿太大，吃奶时会吸进大量空气，当空气由胃溢出时就会把奶带出来，造成呕吐。因此，孩子呕吐先要在喂养方法上找原因，如果发现问题，及时纠正之后孩子就不吐了，那就说明呕吐是喂养不当引起的。

婴儿呕吐并不是这一周出现的新情况，但是如果一直延续到本周，并且有症状加重的表现，这样的呕吐多半是不正常的，新妈妈需要多加重视。

新生儿呕吐症状

说起新生儿的呕吐，很多妈妈会将溢乳与新生儿呕吐混淆起来，两者的差别在于：一般溢奶是从孩子的口角边上自然流出，孩子的表情很安定，不会有明显的异常表现；呕吐则不同，通常在呕吐之前可以发现孩子情绪不佳、烦躁不安，呕吐时可见到孩子表情痛苦，呕吐物是从胃中冲出来的。

新妈妈细心呵护

🌸 仔细观察孩子呕吐物的性质，如果不是咖啡色或带血丝的（母亲奶头有伤口的除外），也不是草绿色或粪质样，孩子表现正常、反应灵活、肤色红润、肚子不胀、没有发热、大便正常、吐后仍然想吃东西就不要紧。

🌸 为了减少呕吐发生，一般在喂奶后将孩子竖着抱起来，伏在妈妈肩上轻拍小儿背部让其将吞入的空气呼出来，再轻轻放平向右侧卧即可。

🌸 在出现下列症状时，需要带宝宝去医院：把宝宝竖立抱起后没有明显效果；孩子呕吐时，精神不好，伴有发热现象，也有些孩子虽然体温没有上升，但是出现拒绝进食，孩子明显消瘦或者是腹泻水样大便和血性大便、大便不通等，只要出现任何一种现象，就应该立刻带孩子去医院就诊。

新生儿脱水热是怎么回事

新生儿脱水热是由于新生儿肌体内水分不足而引起的发热。新生儿在生后2～4天时体温骤然升高到39～40℃，孩子常烦躁不安或啼哭，并无其他疾病的表现。如果给孩子喂几次葡萄糖水或注射葡萄糖液后，体温会迅速下降，一切恢复正常，医生将其称为"脱水热"。

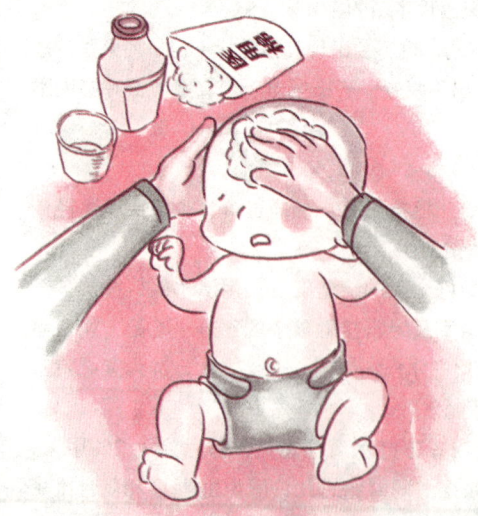

新生儿脱水热在天气干燥与炎热季节发病率较高。若给孩子保暖不当，人为地会给孩子创造高温环境，也同样可引起脱水热。

母乳不足时，要增加对乳房的吸吮，吸吮得多，母乳就下得快。以上方法可预防新生儿脱水热的发生。

新生儿患脱水热时，一方面可用市售的75%浓度的酒精对等量水，用纱布蘸擦额头、手脚心、颈部、腋下、大腿等处，进行物理降温；另一方面，要立即给病儿口服5%的葡萄糖水，每2小时1次，每次15～20毫升。如果仍不退热或抽搐不止，应立即送医院。

宝宝眼屎多，不是上火

有的新生儿有眼屎多或流泪的表现，家长通常认为是患儿"上火"所致，其实这是先天泪道发育障碍或新生儿结膜炎的炎性分泌物所致。

新生儿的泪腺极小，约1个月后才具有分泌功能，故新生儿哭而无泪。泪道排出泪水的功能要在新生儿出生后几周甚至几个月才完成。

先天性鼻泪管闭塞新生儿临床常见症状是溢泪，多数发生在出生后10天或稍后时间，在泌泪功能充分发育后开始有流泪，有时伴有不同的结膜炎，有黏液或脓性分泌物，表明已有感染。如有上述症状，家长应及时带孩子就诊，根据不同的情况作处理，应用按摩疗法，每天2～3次。如有分泌物存在，应用抗生素眼药水点眼、鼻泪管治疗。

宝宝怎么变成了红屁屁

新生儿皮肤非常娇嫩，出生后又离不开尿布，经常会发生尿布疹。顾名思义，尿布疹就是发生在兜尿布的臀部，表现为皮肤发红，继而出现红斑、丘疹，较重时发生糜烂、溃疡，故俗称红臀、红屁屁。皮疹可向外延及大腿内侧或腹部等处。

尿布疹是兜尿布所造成的，但不是兜尿布的婴儿都发生尿布疹。那么，尿布疹是怎么形成的呢？

由于尿液中含有尿酸盐，粪便中含有吲哚等多种刺激性物质，兜尿布后，这些物质持续刺激皮肤，加上婴儿皮肤娇嫩，就容易发生红臀。发生红臀的诱因如下：

（1）尿布不勤换：婴儿排尿后没有及时换尿布，特别是夜间不换尿布，或用一次性尿不湿一夜到天亮。长时间不换尿布，尿液对臀部皮肤很容易引起刺激。

（2）便后不清洗：婴儿的大便稀、量多，母乳喂养的婴儿大便一天通常有4～5次。因为兜着尿布，大便常沾满了整个臀部。有些父母或保姆在小儿大便后用尿布将臀部的大便擦去，而没有清洗臀部，使整个臀部仍黏附着大便。当再兜着尿布时，在潮湿有刺激物的环境下极易导致红臀。

（3）臀部潮湿：许多父母对孩子的护理特别仔细、精心，不仅大便后将孩子的臀部洗得干干净净，而且每次小便后都清洗臀部。夏季时一天洗2～3次澡，冬天也几乎天天洗澡，每次洗完臀部或洗澡后还在臀部拍上一层爽身粉，可以说得上是尽心尽力。清洗后换上干净的尿布，外面再包裹一层塑料纸，将孩子整理得很干净，可是孩子还是发生了红臀，他们不明原因来找医生。这种情况发生红臀的直接原因就是局部潮湿。婴儿臀部皮肤皱折多，清洗臀部后水不易擦干，马上包上尿布，外面再裹上塑料纸，使局部不透气；而潮湿的臀部拍上爽身粉，似乎是使臀部皮肤干燥，但实际上爽身粉吸水变成块，不仅局部仍然潮湿，而且爽身粉对皮肤也形成刺激。潮湿的环境使局部皮肤的抵抗力下降而发生红臀。

（4）尿布粗糙吸水性差：有些父母没有认识到孩子的皮肤特别娇嫩，所准备的尿布粗糙或用化纤布做成的，吸水性能特别差，使局部皮肤更潮湿；在擦拭臀部时，由于动作粗暴及尿布粗硬，造成皮肤损伤，继而在潮湿刺激环境下更容易发生红臀。

得了红臀，由于皮肤破损，细菌易繁殖造成局部感染，严重时细菌从感染的局部侵入血液，引起败血症。因此，新生儿尿布疹重在预防，发现臀部发红、糜烂时要及时治疗。

宝宝便秘，不容小觑

婴儿便秘是很常见的问题，一般是指婴儿超过3～4天不排大便，排出的大便又硬又干，甚至出现肛门损伤、出血等情况。如果婴儿存在便秘，大便表面带有少许血丝，则可能是硬性的大便损伤肛门所致,只要纠正便秘,血便可自然消失。如果孩子大便通畅,大便不硬,也没有腹胀及呕吐现象,精神和食欲都很好,那么就算孩子2～3天才排1次便,也不用特殊处理。一般来说,人工喂养的婴儿比母乳喂养的婴儿更容易发生便秘。

造成便秘的原因主要有:没有及时给孩子添加辅助食物,添加的辅助食物量不足,食物过于精细或者饮食中缺少含膳食纤维的食物,如蔬菜、水果等。此外,添加了配方奶的婴儿也容易发生便秘,因为配方奶中的酪蛋白较多,含糖量较少,容易使大便干燥。婴儿活动量过少也是便秘的常见原因之一。

便秘的处理视情况而定:如果孩子大便减少是因为母乳不足,那么可以及时给孩子增加奶量;如果孩子吃的是配方奶粉,在两次喂奶期间,可适当多喂白开水,也可以加点果汁,或者给婴儿喂米汤;4个月大的婴儿可以添加一些果酱、菜糊;选用含低聚糖的配方奶粉也有助于预防便秘发生;每天顺时针给孩子按摩腹部有助于改善便秘,每次10～15分钟,每天2～3次;增加户外活动,多运动可以促进肠蠕动,使大便通畅。

如果婴儿存在顽固性便秘,经上述处理均无效,就需要请医生进一步检查和治疗。因为便秘还有可能是其他疾病的表现,例如先天性巨肠症、肛门疾病、甲状腺功能不全等。

7. 新生儿早期教育

重视新生儿早期教育

早期教育是指比常规教育时间提早一点实施的教育。过去认为对新生儿根本谈不上什么早期教育。近年来研究得知人脑中神经细胞的增生期是从妊娠前3个月到出生后1岁,而维持神经细胞的营养、传导等支持细胞的增生是从妊娠的后期延续到出生后2岁。加强大脑的功能活动能使神经细胞纤维髓鞘化的过程加快完成。丰富的环境和良好的教育可以促进身心发展,它对智能发育偏离正常的小儿进行早期干预是可能改善的。

早期教育能造就人才,关键在于激发儿童的潜在能力。然而潜在能力是遵循着一种递减规律的。比如生下来具有潜在能力的儿童,如果一出生就进行理想的教育,就可以成为具有100分能力的人;若从5岁开始教育,即使是理想的教育,也只能成为具有80分能力的人;若从10岁开始教育,就只能成为具有60分能力的人。

也就是说,教育要越早越好,早期教育实施的越晚,儿童生下来所具有的潜在能力发挥出来的比例就越低。人一生中学习潜力最大的时期不是在大学,也不是在幼儿时期,必须从0岁开始就进行适当的训练。人具有发展各种心理能力的可能性,但发展并不等速,且有着不同的关键时期。人的心理发展关键期多处于儿童时期,如语言学习最佳时期在5岁前,学习乐器的关键期在4～5岁,优秀的品德亦应从早期开始熏陶。若能配合最佳时期进行教育,就会取得较好的效果,错过关键期,就会失去发展能力的机会。

目前,早期教育已经引起了世界各国的关注,因为所有父母都希望孩子成才。早期教育的重要性对孩子的智力发育至关重要,有研究表明,学龄前儿童有惊人的学习潜力,而且具有一定的关键期或敏感期。不失时机地抓紧进行早期教育,可以最大限度地挖掘小儿智力和潜能,使他们变得更加聪明和出众。无数事实证明,接受早期教育的孩子,比不接受早期教育的儿童更聪明、更健康,日后的成长也更快乐。

性格培养

婴儿从生下的那一瞬间就开始了学习，就有了各种感觉能力，他的性格也开始显露出来了。心理学家认为，这一阶段婴儿性格发展的重点是建立基本的信赖感。这种信赖感不仅是对抚养者的信赖，而且还指对自身的信赖，相信自己有能力去适应外界环境。

信赖感，是婴儿性格培养的基本内容。信赖大人的婴儿睡眠好，吃得香，大便通畅，有安全感、幸福感，性格乐观。能不能使婴儿在这一时期对生活产生信赖感，要看父母给孩子创造的环境能否满足婴儿生理和情感的需要。

成人适时、适度地满足婴儿的各种需要，为的是使婴儿充分地信任自己和周围世界。婴儿的性格尚处于脆弱、稚嫩的阶段，还承受不了种种失望所带来的打击，让他们生活在一个足以信赖的环境中，对良好性格的养成是非常有利的。

满足进食的需要：对婴儿来讲，饿了要吃是最基本也是最重要的需要。喂奶是对付饥饿的唯一办法。无论是母乳喂养，还是人工喂养，一定要做到及时喂奶。如果孩子饿了，成人不及时喂奶，就会使孩子缺乏信赖感。

满足睡眠的需要：婴儿在睡眠状态时以惊人的速度发展着大脑。所以，婴儿能睡多久就让他（她）睡多久，并让他（她）自然醒来，不要中间叫醒，不需频频换尿布，否则不但影响婴儿的睡眠，而且会使婴儿对尿布变得过于敏感，稍有一点脏、湿的感觉便哭闹不休。

满足感官刺激的需要：婴儿在生长发育过程中，需要大量的视觉、听觉等刺激。此外，婴儿还喜欢被人轻轻搂着、拍拍、抚摸，这样不但能使婴儿感到莫大的安慰与满足，而且还有助于婴儿产生发自内心的信赖感。

满足情绪和情感的需要：父母对婴儿的啼哭应给予足够的重视。婴儿的啼哭，是在向成人诉说着什么，如果让这种情况持续时间太长，婴儿弱小的心灵中就会产生极度的无助感，进而产生愤怒、失望等消极情绪。所以，父母一定要注意倾听孩子的哭声，去了解孩子哭闹的原因，并设法解决。

记忆训练

记忆是指人们将感知过、思考过或体验过的事情保存在大脑中。孩子在很早时就有记忆力，新生儿最早的记忆是妈妈抱着吃奶的姿势，当妈妈抱起来呈现吃奶姿势，孩子立即就会停止啼哭。出生后孩子在不断适应外界生活时，会记住许多事情，并开始形成一些习惯。

父母根据婴儿的记忆能力培养宝宝按时吃喝与睡眠的习惯。并可以练习醒来把尿，掌握大小便的规律，逐渐建立起大小便的条件反射，即做把尿的姿势和发出"嘘嘘"声，让婴儿知道这时该尿尿了。这种训练需要父母找准时机，一般婴儿在想尿尿时是有一些反应的，比如踢腿等不安的动作。

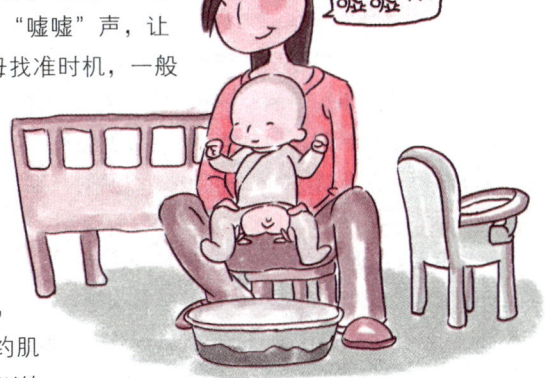

新生儿有规律地大小便，有利于宝宝皮肤的清洁和培养生活卫生习惯。从出生后15天就可以进行培养定时、定点排大小便。排便习惯的训练既培养了与成人的合作，又训练了膀胱容量的扩大，锻炼了膀胱括约肌应有的功能，是一种良好的卫生习惯和能力训练。

听觉训练

0~3个月也是婴儿听力发育的时期,适当的声音刺激可以促进婴儿听力发育。可以在小床上悬挂一些发声玩具。但这些玩具的音量不要过大,声音要悦耳,还要注意与孩子保持适当的距离,以免声音过于刺激震坏鼓膜。同时,也不要让孩子听得时间过长,避免引起听力疲劳,使孩子对语音差别的感受性降低。

○音乐

音乐是不同种族语言间的桥梁,即使在胎儿和新生儿中也是这样,给宝宝听音乐以激发快感,就等于在教说话似的。音乐可使宝宝情绪稳定、减少哭闹和感觉敏锐,听音乐还可促进听力、注意力和记忆力,它能创造良好的气氛和情绪。例如吃饭时听一些舒畅愉快的音乐可增进食欲,睡觉时听到摇篮曲可使宝宝恬静、舒适入睡,活动时听到活泼优美的音乐可使宝宝玩得愉快。听音乐要选择轻柔、甜蜜、舒展、安静,强刺激的音乐可使宝宝心跳加快。

○拨浪鼓

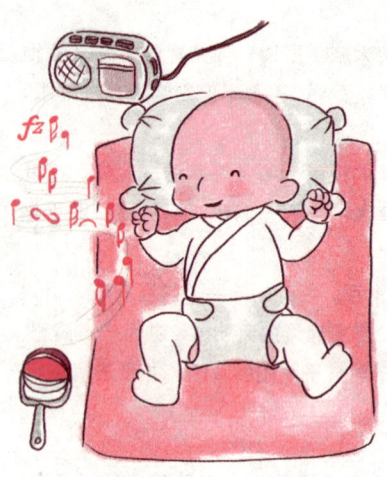

刚出生不久的婴儿对声音、光线最敏感。因此只要转动手柄,拨浪鼓发出"咚咚咚"的声音,便会吸引住婴儿。

这种玩具能给予一种良性的诱导,训练其感觉功能,培养婴儿注意力,刺激大脑发育。在宝宝清醒的时候,用拨浪鼓逗他(她)一会儿,很有益处。

○亲子对话

胎儿未出世前,父母亲与宝宝的交谈已经进行了好几个月了,对父母的声音产生了记忆。现在宝宝已经和父母相见了,应该尽早与宝宝交谈,从而早早地训练宝宝的听觉与语言能力。

当父母用柔和、缓慢的声音,与宝宝面对面交谈时,宝宝也会发出一些特别的声音,从而建立了良好的亲子对话。

视觉训练

1. 他是一个远视眼

新生宝宝的出生使他从漆黑的世界来到明亮的世界,所以宝宝早期视力焦距调节能力较差——他是个远视眼,对事物的敏感性低于成人,如果这时选用的观察物体太近、太远、太小、移动太快,均会使宝宝不能很好地捕捉到观察物,动力检影镜显示新生宝宝最优视焦距为19厘米。这就是为什么人们会觉得新生宝宝不会看东西的原因了,因为大家不了解新生宝宝的视力特点,一味按照成人看东西的样子和距离把物体放在宝宝眼前晃晃,宝宝没有反应就误以为他看不见,其实新生宝宝看东西的最佳距离是20厘米,相当于妈妈喂奶时母亲脸和宝宝脸之间的距离,这种视觉状态一直要持续到生后3~4个月时,宝宝才会有良好的视焦距调节能力。

2. 他只在安静觉醒时才看东西

新生宝宝看东西的能力与他当时所处的状态有关,他们只在安静觉醒状态时才有看东西的兴趣,然而新生宝宝的这种安静觉醒的时间又是很短暂的,仅占一天时间的1/10,所以你要捕捉到宝宝看东西的状态,除了要有足够的耐心外,还要学会敏锐地认识新生宝宝的觉醒状态,善于抓住时机。

这种状态一般在吃奶后1小时左右最容易获得,但不是在刚吃完的时候,因为这时宝宝困了,不易觉醒；也不是在喂奶前，这时的宝宝饿了，没兴趣和你合作；室内光线不宜太亮，强光会使宝宝睁不开眼。为了引出宝宝视觉表现，应将宝宝半卧位抱在你膝上，用鲜明的物体引起他的注意或让他看你的脸，不久肯定会使你惊喜。

3. 他喜欢看人脸

新生宝宝一般喜欢看轮廓鲜明和色彩对比强烈的图形，还喜欢看人脸。当你和宝宝面对面互相对视时，你会发现这时的宝宝往往将眼睛睁得大大的，眼光明亮，而且常常会停住吸吮或运动，全神贯注地凝视你。这时如果你仍面对宝宝的脸，而将头向一侧慢慢移动，宝宝可能也会追随你向着水平或垂直方向慢慢移动眼球和脑袋。假如你戴着眼镜与宝宝说话，就更能吸引他，因为眼镜的折光，声音的刺激和嘴的活动更能刺激宝宝，增强他的感受，吸引宝宝的注意力。

4. 他看后能记住物品

让人觉得有趣的是，新生宝宝除了能看东西外，还有看后记住物品的能力。在宝宝床头挂一个玩具，开始时宝宝会注意它，时间一长他就会不感兴趣了，关注的时间日渐缩短，当你换上一件新物品时，宝宝又会重新表现出兴趣去注视它，这说明宝宝对已看过的玩具具有早期记忆能力。

曾有一位患感冒的母亲为了保护宝宝，喂奶时特意戴上口罩，当她抱起出生后1周的宝宝时，就发现宝宝不断地看她的脸，然后吃奶变少了，同时不易入睡。这是新生宝宝发现喂奶的妈妈和自己记忆中母亲的样子发生了改变后而表现出的心神不定。

5. 他看后还能模仿

新生宝宝在视听能力的基础上，有时还能引出模仿人表情的奇妙能力，例如张嘴、吐舌头、噘嘴、打哈欠、惊奇和高兴等表情。

一个正常新生儿出生后就具有活跃的视听能力，他（她）既能看也能听，在觉醒状态时他们会饶有兴趣地看着周围，并由此认识周围环境。所以良好的早期视觉刺激对促进宝宝大脑结构和功能的发育极为重要，因此训练宝宝视觉能力也是月子妈妈的一项重要工作。你可以：

🍎 在宝宝的小床和卧室墙上挂上一些色彩鲜艳、能晃动的小玩具、小旗帜、小球等，品种多样，经常更换，以吸引宝宝观察的兴趣。

🍎 利用一些发声玩具或柔和音乐刺激宝宝看和听的能力并寻找声源。

🍎 在宝宝觉醒时注意与宝宝说说话，可以慢慢摆动你的头部，设法吸引宝宝的视线追随你移动。

🍎 在宝宝的耳边（约10厘米）轻轻呼唤宝宝，使他听到你的声音后转过头来看你；亲亲宝宝的小脸，让宝宝感受和分辨爸爸妈妈的脸部表情以及声音。

🍎 充分利用喂奶和护理的机会随时随地与宝宝说话并与其进行目光的交流，使宝宝既能看到你又能听到你的声音，还有优美音乐相伴，使母子情绪愉快。

注意：新生宝宝很容易疲劳，所以每次训练时间不宜过长。另外，玩具的放置距离要适中，不宜过近，也不能太远。

通过实践和摸索，年轻的爸爸妈妈一定会感觉到自己宝宝的神奇能力，抓住宝宝觉醒的时机，在与宝宝热切地对视中，交流感情、寄托希望、传递祝福、增进母子间真挚的爱。

其他训练

○ 吸吮反射

刺激吸吮反射，发展感觉反应。婴儿生来就有吸吮反射，可以利用这一特点用乳头碰碰宝宝的唇、舌，引起吸吮反射；以乳头触及左右面颊，引起婴儿左右扭转头部寻找奶头；也可将乳头

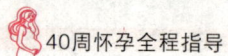

放在高低深浅不同位置,让他调整自己的位置去适应吸吮,这些刺激可提高婴儿的辨别能力和思维能力。

○味觉训练

给以气味刺激,促进味觉发展。婴儿的味觉反应在出生后已逐渐形成,在给孩子喂奶时有意识地让他闻闻奶味,妈妈进餐时让孩子闻一下饭菜的香味,或用筷子头在饭菜上蘸一蘸,然后让孩子品尝一下味道等,通过这些气味刺激,可有效地激发新生儿味觉的敏感度。

○触觉训练

经常抚摸皮肤,训练皮肤感觉。妈妈在喂奶时或在洗澡、换尿布时,经常抚摸一下婴儿的皮肤,尤其是感觉较为敏感的面颊、手心、指头、脚心、臀部等,通过抚摸,不但加深了母子感情,又加强了对婴儿皮肤感觉的训练,可明显促进孩子对客观事物反映能力的发展与提高。

附录

阿普加评分

阿普加评分是对新生儿出生时的器官系统的生理指标和生命素质评分,是新生儿的人生起点,对他的一生有着重大意义。

阿普加是 Apgar 音译,它是肤色 (appearence)、心率 (pulse)、对刺激的反应 (grimace)、肌张力 (activity) 和呼吸 (respiration) 五个英文单词的首字母组合。

新生儿阿普加评分是一种简单易行的方法,一般在小儿出生后 1 分钟内从皮肤颜色、心率(脉搏)、对刺激的反应(导管插鼻或拍打脚底)、肌肉张力和呼吸五个方面评估一次,这五项的分值分别是 0~2 分,最高为 10 分。一分钟内的评分反映的是在子宫内的情况,是出生当时的情况。有的五分钟内还需评估一次,必要时 10 分钟、1 小时重复评估。5 分钟及以后评分则反映复苏效果,与预后关系密切。

☆ **阿普加评分的标准**

1. 皮肤的颜色:全身皮肤粉红为 2 分,躯干粉红、四肢青紫为 1 分,全身青紫或苍白为 0 分;
2. 心率:心跳频率大于每分钟 100 次为 2 分,小于每分钟 100 次为 1 分,没有心率为 0 分;
3. 对刺激的反应:用手弹婴儿足底或插鼻管后,婴儿出现啼哭,打喷嚏或咳嗽为 2 分,只有皱眉等轻微反应为 1 分,无任何反应为 0 分;
4. 四肢肌张力:若四肢动作活跃为 2 分,四肢略屈曲为 1 分,四肢松弛为 0 分;
5. 呼吸:呼吸均匀、哭声响亮为 2 分,呼吸缓慢而不规则或者哭声微弱为 1 分,无呼吸为 0 分。

☆ **阿普加评分的结果**

一般根据 1 分钟内评分可将新生儿分为两类:无窒息的正常新生儿和有窒息的非正常新生儿。又可以分为三等:优秀、及格和不及格。

优秀:如果 1 分钟内 Apgar 评分为 8 分或 8 分以上则说明宝宝的身体素质和神经系统发育基础不错,属于正常新生儿,无需任何治疗,约占新生儿总数的百分之九十左右。

及格:如果 1 分钟内评分为 4~7 分则为轻中度窒息,需要医生清理呼吸道、人工呼吸、吸氧、用药等措施才能恢复其心肺功能;而且,宝宝刚来到人世的一段时间可能要在保温箱里度过了,不过不必担心,这些必要的措施是有利于宝宝日后身体和神经系统发育的。

不及格:0~3 分缺氧严重,为重度窒息,需紧急给氧抢救。也应在出生后 5 分钟、10 分钟时再次评分,直至连续两次评分均 ≥ 8 分。追加的评分可以反映抢救的效果以及帮助判断预后。

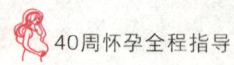

妊娠中晚期不同孕周胎儿双顶径、股骨长标准值对照表

孕周	双顶径（平均值）cm	腹围（平均值）cm	股骨长（平均值）cm
孕13周	双顶径的平均值为 2.52 ± 0.25	腹围的平均值为 6.90 ± 1.65	股骨长为 1.17 ± 0.31
孕14周	双顶径的平均值为 2.83 ± 0.57	腹围的平均值为 7.77 ± 1.82	股骨长为 1.38 ± 0.48
孕15周	双顶径的平均值为 3.23 ± 0.51	腹围的平均值为 9.13 ± 1.56	股骨长为 1.74 ± 0.58
孕16周	双顶径的平均值为 3.62 ± 0.58	腹围的平均值为 10.32 ± 1.92	股骨长为 2.10 ± 0.51
孕17周	双顶径的平均值为 3.97 ± 0.44	腹围的平均值为 11.49 ± 1.62	股骨长为 2.52 ± 0.44
孕18周	双顶径的平均值为 4.25 ± 0.53	腹围的平均值为 12.41 ± 1.89	股骨长为 2.71 ± 0.46
孕19周	双顶径的平均值为 4.52 ± 0.53	腹围的平均值为 13.59 ± 2.30	股骨长为 3.03 ± 0.50
孕20周	双顶径的平均值为 4.88 ± 0.58	腹围的平均值为 14.80 ± 1.89	股骨长为 3.35 ± 0.47
孕22周	双顶径的平均值为 5.45 ± 0.57	腹围的平均值为 16.70 ± 2.23	股骨长为 3.82 ± 0.47
孕24周	双顶径的平均值为 6.05 ± 0.50	腹围的平均值为 18.74 ± 2.23	股骨长为 4.36 ± 0.51
孕26周	双顶径的平均值为 6.68 ± 0.61	腹围的平均值为 21.62 ± 2.30	股骨长为 4.87 ± 0.41
孕28周	双顶径的平均值为 7.24 ± 0.65	腹围的平均值为 22.86 ± 2.41	股骨长为 5.35 ± 0.55
孕30周	双顶径的平均值为 7.83 ± 0.62	腹围的平均值为 24.88 ± 2.03	股骨长为 5.77 ± 0.47
孕32周	双顶径的平均值为 8.17 ± 0.65	腹围的平均值为 26.20 ± 2.33	股骨长为 6.43 ± 0.49
孕34周	双顶径的平均值为 8.61 ± 0.63	腹围的平均值为 27.99 ± 2.55	股骨长为 6.62 ± 0.43
孕36周	双顶径的平均值为 8.81 ± 0.57	腹围的平均值为 29.44 ± 2.83	股骨长为 6.95 ± 0.47
孕38周	双顶径的平均值为 9.08 ± 0.59	腹围的平均值为 30.63 ± 2.83	股骨长为 7.20 ± 0.43
孕39周	双顶径的平均值为 9.21 ± 0.59	腹围的平均值为 31.34 ± 3.12	股骨长为 7.34 ± 0.53
孕40周	双顶径的平均值为 9.28 ± 0.50	腹围的平均值为 31.49 ± 2.79	股骨长为 7.40 ± 0.53

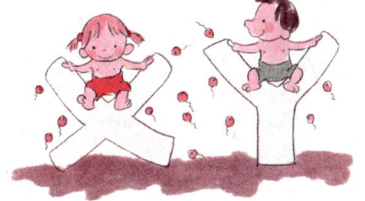

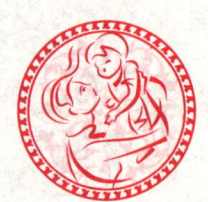